清代名医刘奎
疫病学思想研究

刘玉贤　著

全国百佳图书出版单位
中国中医药出版社
·北 京·

图书在版编目（CIP）数据

清代名医刘奎疫病学思想研究 / 刘玉贤著 . -- 北京 ：

中国中医药出版社 ，2025.4.

ISBN 978-7-5132-8988-7

Ⅰ . R254.3

中国国家版本馆 CIP 数据核字第 2024VT7313 号

中国中医药出版社出版

北京经济技术开发区科创十三街 31 号院二区 8 号楼

邮政编码　100176

传真　010-64405721

北京盛通印刷股份有限公司印刷

各地新华书店经销

开本 787×1092　1/16　印张 22　字数 495 千字

2025 年 4 月第 1 版　2025 年 4 月第 1 次印刷

书号　ISBN 978 - 7 - 5132 - 8988 - 7

定价　128.00 元

网址　www.cptcm.com

服 务 热 线　010-64405510

购 书 热 线　010-89535836

维 权 打 假　010-64405753

微信服务号　**zgzyycbs**

微商城网址　**https://kdt.im/LIdUGr**

官 方 微 博　**http://e.weibo.com/cptcm**

天猫旗舰店网址　**https://zgzyycbs.tmall.com**

如有印装质量问题请与本社出版部联系（010-64405510）

宣明往范　昭示来学

　　黄海之滨，马耳山之东，五莲县户部乡境内有一座山，山不高，但非常秀丽，因山上有一株千年古松，故当地人称其为松峰山，又因山形似笔架，主峰嵯峨如刀劈，故又称笔架山、小华山。山后为槎河山庄，因刘统勋、刘墉父子在此读书而名。山前有村与山同名，因刘墉堂弟——清代著名疫病名家刘奎在此著述疫病专著《松峰说疫》而名。我与先贤刘奎同乡，其故居距我家不过数里，自幼常听刘奎治病救人的故事。

　　当地名医刘玉贤先生是我的挚友，乃博学之士，为刘氏后裔，潜心研究刘奎学术多年，写下《清代名医刘奎疫病学思想研究》一书邀我作序，因我曾写过研究刘奎学术思想的文章，所以不揣愚陋，欣然接受。

　　生老病死，人之常情。兴衰成败，国之常态。自有人类以来，疫病就如影相随，不但影响人们的生命与健康，也对经济、政治、文化、社会各方面产生巨大危害和破坏，所以我国自古就非常重视疫病的防治，《周礼》记载："疾医掌养万民之疾病，四时皆有疠疾。"由此而产生了中医学中的温病学、疫病学科，也成就了不少温病学大家，其英名垂于千秋，盛德传乎乡里，甚至被奉为神明，如乡邦先贤刘奎便是其中突出的一位。

　　刘奎出生于清初东武刘氏家族，幼承庭训，其年少曾于国子监读书，青年随父刘绶煃宦游至直隶，壮年随叔父刘统勋、堂兄刘墉游学行医四方，曾随军抗疫南中，学研俱丰，内外妇儿各科俱精。乾隆丙午（1786）年大疫时，刘奎一边积极投身疫病防治，一边认真总结经验，撰成《温疫论类编》《松峰说疫》等疫病专著，奠定了其瘟疫学大家的地位。其瘟疫学理论突破了《温疫论》偏重研究温疫的局限，拓展到寒疫、杂疫，用药突破了清热解毒的束缚，而不避温热。他认为治疫病最宜变通，强调防重于治，广搜除瘟方、避瘟方，因此具有了与一般温病学不同的特点，体现了齐鲁温疫学派的特色，造就了山东疫病学派。故其去世后，当地百姓为之建庙宇，每年三月上巳节还有赶庙会的习俗。尽管庙宇、墓地乃至清爱堂刘氏宗祠现已不复存在，但其故居旁常青树上悬挂的祈福许愿红布条仍然诉说着昔日的辉煌。

　　与玉贤先生相识于1986年，当时我们毕业同时分配回五莲县，我到县人民医院工作，他留县卫生局，其后又相继在县卫生职业中专、妇幼保健院、中医药管理局、中医医院工作，长期从事中医药临床、教学、科研和管理工作。在任中医药管理局副局长时也是手不释卷，下乡检查工作时也随地为乡亲们处方治病。

　　我们虽不常见面，但电话微信经常联系，三年前在疫情期间就听他讲学习刘奎疫病思想的心得，他还想写本书，我很高兴，也期待能先睹为快。如今阅读玉贤先生的新著《清代名医刘奎疫病学思想研究》，一种亲切感蓦然涌上心头。不仅因为书中所写的刘奎是我熟知的历史人物，也不仅因为此书作者刘玉贤是我多年的朋友，更重要的是我从这本书中，看到了中医疫病学乃至我国中医药事业在发展前进中的缩影。奋斗与艰辛相伴，辉煌与追求相因，其中事迹，堪可圈点而感人至深。

　　学界称刘奎传承《黄帝内经》《难经》，发扬又可，精研温疫，学界翘楚。故在本书付梓之际，弁言数语，期可宣明往范，昭示来学。

　　是为序。

北京中医药大学第三附属医院　王成祥

2024 年 4 月 15 日于北京

传承中医疫病理论，打造齐鲁疫病学派

中医药文化是中华民族的伟大宝库，源远流长，博大精深。开展齐鲁医派研究，具有鲜明的传统文化属性，厘山东中医药历史文化发展脉络，对于建设山东中医药文化强省，服务于"健康中国""健康山东"，具有重要的理论价值。特别是2019年以来，新冠感染肆虐全球，在习近平总书记的亲自部署领导下，新冠疫情在我国得到有效控制。在这场疫情防控"阻击战"中，中医药发挥了重要作用和独特优势。早期及时的中医药干预，能有效缓解患者症状，减少轻型、普通型向重型发展，提高治愈率，降低病死率，促进恢复期患者的身体康复，对新冠感染的防治和预后具有重要价值。习近平总书记指出："中西医结合、中西药并用，是这次疫情防控的一大特点，也是中医药传承精华、守正创新的生动实践。"

新型冠状病毒感染是一种新发传染病，属于中医疫病范畴。中华民族有两千余年抗击疫病的历史，温病学理论发挥着重要作用，并在不断地发展中逐渐丰富，形成了针对传染病防治的疫病学理论，丰富和完善了中医学和温病学体系。中医药在新型冠状病毒感染疫情防控中发挥出的重要作用，展现了其强大的生命力，这是中医药发展的重大战略机遇。系统总结、梳理各个历史时期中医疫病防治理论，汲取古代经典著作中的疫病防治经验，深入研究治疫名家学术思想，从疫病疾病分类、辨证体系、治法方药、人才培养等方面，突破目前疫病理论研究相对滞后、疫病人才培养相对不足的局面，构建系统的、完善的中医疫病防治新体系，这是中医疫病学乃至整个中医学界十分迫切的一项历史任务。

中华民族是一个历经苦难的民族，中国古代疫病多发。《左传》曰："天灾流行，国家代有。"病原体与人类同进化，疫病与人类相始终。人类通过与疫病的抗争并不断战胜疫病，推动中医疫病学乃至整个社会的进步。大乱之后有大疫，大疫之中有大医。历史上大疫流行时期，也是名医辈出的年代。汉代的张仲景、三国的华佗、晋代的葛洪、唐代的孙思邈、明代的吴有性、清代的刘奎等大医，目睹疫病流行造成的伤害，不忍民苦，"发广愿"以救天下，钻研医术，勇于实践，学研融通，理论与临证相结合，针对他们所处时代流行的瘟疫著书论说，他们都在防控瘟疫的历史进程中作出了重大贡献。

在历史上，山东省曾多次暴发疫情，一代又一代的山东医家以自己的仁爱之心和精湛医术，为山东人民的健康贡献了自己的力量。据文献记载，民国以前在疫病方面有突出贡献的山东医家有200余位，除作为独立专科的小儿痘疹外，与其他疫情相关的医学人物共有 68 位，他们在疫病流行时或一心赴救，济世活人；或创立新方，广施于人；或勤于著述，创新理论，成就突出。其中，刘奎就是一位典型代表。

刘奎（1724—1807），字文甫，号松峰，清代诸城（今山东省五莲县）人。在乾隆年间极为惨烈的丙午（1786）大疫中，刘奎不顾个人安危，勇于担当，率领诸子不避险急，积极投入到疫情防控中，遍施方药治疗，全活甚众。又与秉锦研究《灵枢》《素问》，深探玄微，探究疫病发生原委，总结疫病防治规律，著成《松峰说疫》和《温疫论类编》等著作。这些著作探本穷源，融古创新，集中医疫病学之大成，上溯《黄帝内经》运气学说，下宗吴又可《温疫论》等诸家论述，且有自己的独到见解。其首创"三疫说"，将疫病分为温疫、寒疫、杂疫；重视寒疫，创制寒疫新方苏羌饮；尊崇《黄帝内经》运气学说，以"五运郁发"阐释疫病发生规律，组方用药以治"郁"为主；创立瘟疫六经治法，继承发展仲景学术思想；总结瘟疫统治八法，揭示七十二种杂疫证治；治疫善用辛凉清解、芳香除秽之品，用药推崇浮萍、降香；系统提出了防疫措施，注重调摄情志等，构建了中医疫病学的理论框架，卓然自成一家，反映了齐鲁医派对疫病学的独特认识，成为齐鲁疫病学派的创始人。其疫病学思想广泛影响我国，还影响了日本等国。直至今日当传染性非典型肺炎、新型冠状病毒感染等大疫来临之际，其疫病学思想和方法仍是医学界寻求战胜重大疫情灵感的重要宝库。

我的家乡就在五莲县，我自幼对刘奎防治瘟疫、治病救人的事迹多有耳闻，作为一名中医药事业管理者，自然为故乡有这样一位先贤大家而倍感自豪，但也常常为未能见到对其深入发掘、系统研究的成果而深感遗憾。我与刘玉贤主任中医师相交甚契，早在 1991 年召开山东省中医外治法学术研讨会时就已相识，次年，他借调山东中医药学会筹备全国首届中国象数医学研讨会期间，来往频繁。其后，无论我回家探亲，还是他出发来济，总要抽暇相聚，回忆重现。在长期的交往和与家乡领导的深谈中，深知他是一位有着深厚中医情怀的名医，也是柳氏医派第三代代表性传承人，出版了 120余万字的《柳氏医学流派》。今见其所著《清代名医刘奎疫病学思想研究》一书，展卷详读，深为其挖掘之深、探讨之精、论述之广、定位之准而深为震撼。尤其通过他的爬梳整理和田野调查，刘奎的有关事实被挖掘出来，人物形象清晰丰满，栩栩如生，彻底改变了正史记载语焉不详的状况。特别是通过他的深入阐释和条贯梳理，刘奎的疫病学思想和理论体系得以彰显天下，造福黎民，为打造齐鲁疫病学派奠定了坚实的基础。故乐为之序。

山东省中医药管理局原副局长　管锡钦

2024 年 1 月 20 日于济南

承前启后　继往开来

自古中医之传，多为师徒相授。中华人民共和国成立之后，院校教育成为培养中医人才的主要途径。余以为两者互补，再加上熟读经典，师友切磋，勤于实践，更有利于中医人才的成长。

《素问·气交变大论》曰："得其人不教，是谓失道，传非其人，漫泄天宝。"《灵枢·官能》载雷公有"何以知其可传"之问，黄帝乃有"各得其人，任之其能，故能明其事……各得其能，方乃可行，其名乃彰，不得其人，其功不成，其师无名，故曰：得其人乃言，非其人勿传，此之谓也"之答。后世凝结成"择师难，择徒更难"的观念。"择师难"，言后学欲拜师学习，因有成之前辈众多，故选准对自己成才帮助最大化的老师甚难；"择徒更难"，说有成之前辈欲从莘莘学子中择取德才兼备、称心如意且能够传承衣钵的徒弟，则更为艰难。故余谨遵经旨，虽然学生不少，但以各种理由坚辞收徒。

但我在不惑之年后不久，却因机缘所至，打破了自己所定戒律。刘子玉贤，在完成理论学习后，到莱阳中心医院跟随我毕业实习。师生相契，心神相应，玉贤多次提出拜师之请，心诚志切。通过临床带教与余交代事宜的完成情况，余见其天资聪颖，心地敦厚，志坚行苦，功底扎实，乃能传医道和医术之人，故于1986年5月欣然收其为徒，为余之开山弟子。时家严吉忱公尚健在，聆余禀报，沉思后喟叹："得天下英才而教之，亦人生之一大乐也。"余承父愿，倾毕生之学，尽传于之。

郭霭春云："天下有非常之任，必待非常之人，而天下非常之人，乃能真胜天下非常之任。"玉贤拜师后，三十余年来，矻矻孜孜，百倍努力，以"九折臂"之功，力求"学功精深"，未曾有点滴之懈怠。对柳氏医派的学术渊源、学派特色、流派特征、创新理论和学术架构等，皆深有体会，于2022年梓行120余万字的《柳氏医学流派》。以此为基础，其对诸如中医思维、临床药对、中药双向调节、用量规律等医道—医术—医学研究，皆有所精进，使医派思想更加精细化、条理化，甚合吾意，堪慰余心，故余有"吾道西矣"之叹，而山东省中医药管理局首任局长蔡剑前在为《柳氏医学流派》作序时称："甘霖庇荫逾六千，昌明大道有一贤。"

刘奎家族与胶东大地渊源很深，刘奎九叔父刘绂焜在乾隆年间曾任莱阳县学教谕，绂焜之六子刘墱娶福山县古现庄太常寺少卿王杲公女为正室，刘墱次子锡朋出嗣刘埠为后，两大书香世家交融互进。刘奎为清代瘟疫学大家，其《温疫论类编》《松峰说疫》为疫病学名著，为温疫学派理论体系的构建者和集大成者。刘奎疫病学成就为柳氏医派的重要学术渊源之一，余亦常以清代陈象谦为《松峰说疫》别本《疫痧二症合编》所作序中所云"无岐黄而根底不植，无仲景而法方不立，无诸名家而千病万端药证不备"训徒，要求学人必须探本溯源，首先深研经典，然后旁通诸家。故当玉贤当选为中华中医药学会感染病分会委员后，余特嘱其从刘奎疫病学入手，深研温病学体系，丰富柳氏医派理论。不意恰逢新型冠状病毒感染流行，玉贤担任医院抗疫前线总指挥和全县中医药专家组组长，其将刘奎疫病学思想和方法用于防控实践中，理论与实践双相验证，俱有丰获，实属难得。

今阅其新作《清代名医刘奎疫病学思想研究》一书，倍感欣慰。医圣张仲景在东汉大疫中著《伤寒杂病论》，确立了中医学辨证论治体系；吴又可于明清之交大疫中著《温疫论》，实现了伤寒、温病的分立；刘奎于乾隆丙午大疫中著《松峰说疫》，推动了伤寒、温病的融通。清代刘敞序刊《温疫论》时称吴又可为"仲景之功臣"，日本丹波元简为《温疫论类编》翻刻本作序时推刘奎"为吴氏之功臣"，则今谓刘玉贤为刘奎之功臣，亦似不为不可矣。

故乐为之序。

柳少逸于梨城莱阳三余书屋

2024 年 4 月 15 日

肖 序

2023 年 7 月到山东莱阳拜访柳少逸先生，得闻他的高徒五莲刘玉贤先生正在编写《清代名医刘奎疫病学思想研究》，作为温病学专业的我甚是高兴，脑海里立刻浮现出《松峰说疫》来，刘奎倡导温、寒、杂三疫分类，治疫不避温热而避苦寒，其读《伤寒论》而不泥《伤寒论》的学术风格，使得他的疫病理论深入人心。

书稿收到，洋洋洒洒五十万字，很是震惊。展卷细看，刘玉贤先生岂止研究的刘奎疫病学，他是深入挖掘了刘奎的家世背景、教育背景、抗疫经历，是对刘奎整个人的研究。

刘奎生于书香门第，其叔父为清代军机大臣刘统勋，堂兄为乾隆时期政治家、书法家、文学家、史学家刘墉。刘奎幼承庭训，少年时读书学习，青年时随父刘绶煃宦游，壮年时随叔父刘统勋、堂兄刘墉游学四方，并拜师郭右陶学医，他博览群书，其见识、学识远非民间医生可比。其言"仅读伤寒书不足以治瘟疫，不读伤寒书亦不足以治瘟疫"，强调学习经典的重要，更强调临证变通的重要。其治疫虽以六经为纲，但是又与仲景的六经内涵不同。刘奎认为，苦寒、泻下药在瘟疫的一定阶段使用效果好，但是真正解毒去秽，生地黄、牡丹皮、金银花、天麦冬、玄参、石膏、童便等可能更好。其对疫病独到的见解，成就了《松峰说疫》，也成就了其在中国医学史上独特的位置。

医生，尤其是名医的学术观点形成是复杂的，但是学习和经历的影响不容小觑。深入剖析刘奎的家世背景，对刘奎学术观点形成的理解颇有裨益。这或是刘玉贤先生安排此书内容的用意。

书将付梓，先睹为快，略陈数语，愿有益于读者深入理解。

甲辰夏定陶肖培新序于北京

目 录

绪论 ⋯⋯⋯⋯⋯⋯⋯⋯⋯⋯⋯⋯⋯⋯⋯⋯⋯⋯⋯⋯⋯⋯⋯⋯ 1

第一章 刘奎家世与生平 4

　　第一节 刘奎家族 ⋯⋯⋯⋯⋯⋯⋯⋯⋯⋯⋯⋯⋯⋯⋯⋯⋯ 5
　　　　一、刘奎家族迁徙史 ⋯⋯⋯⋯⋯⋯⋯⋯⋯⋯⋯⋯⋯ 5
　　　　二、刘奎家族的形成与衰落 ⋯⋯⋯⋯⋯⋯⋯⋯⋯⋯ 11
　　　　三、家风家训 ⋯⋯⋯⋯⋯⋯⋯⋯⋯⋯⋯⋯⋯⋯⋯⋯ 21
　　　　四、家族成就 ⋯⋯⋯⋯⋯⋯⋯⋯⋯⋯⋯⋯⋯⋯⋯⋯ 32
　　　　五、社会影响 ⋯⋯⋯⋯⋯⋯⋯⋯⋯⋯⋯⋯⋯⋯⋯⋯ 40
　　第二节 刘奎生平 ⋯⋯⋯⋯⋯⋯⋯⋯⋯⋯⋯⋯⋯⋯⋯⋯ 41
　　　　一、籍贯 ⋯⋯⋯⋯⋯⋯⋯⋯⋯⋯⋯⋯⋯⋯⋯⋯⋯⋯ 42
　　　　二、生卒时间 ⋯⋯⋯⋯⋯⋯⋯⋯⋯⋯⋯⋯⋯⋯⋯⋯ 43
　　　　三、生平事略 ⋯⋯⋯⋯⋯⋯⋯⋯⋯⋯⋯⋯⋯⋯⋯⋯ 45
　　　　四、刘奎著述 ⋯⋯⋯⋯⋯⋯⋯⋯⋯⋯⋯⋯⋯⋯⋯⋯ 66
　　　　五、刘奎家庭 ⋯⋯⋯⋯⋯⋯⋯⋯⋯⋯⋯⋯⋯⋯⋯⋯ 73

第二章 刘奎的医学成就 79

　　第一节 刘奎的医学著作 ⋯⋯⋯⋯⋯⋯⋯⋯⋯⋯⋯⋯⋯ 79
　　　　一、《温疫论类编》 ⋯⋯⋯⋯⋯⋯⋯⋯⋯⋯⋯⋯⋯ 80
　　　　二、《松峰说疫》 ⋯⋯⋯⋯⋯⋯⋯⋯⋯⋯⋯⋯⋯⋯ 97
　　第二节 刘奎学术思想特色 ⋯⋯⋯⋯⋯⋯⋯⋯⋯⋯⋯ 107
　　　　一、厚植文化，底蕴深邃 ⋯⋯⋯⋯⋯⋯⋯⋯⋯⋯ 107
　　　　二、文以载道，辞以行远 ⋯⋯⋯⋯⋯⋯⋯⋯⋯⋯ 109
　　　　三、以民为本，济世救人 ⋯⋯⋯⋯⋯⋯⋯⋯⋯⋯ 112
　　　　四、注重传承，融古出新 ⋯⋯⋯⋯⋯⋯⋯⋯⋯⋯ 115

五、详略有致，参差互补 ————————————— 118

六、论理醇正，治法精专 ————————————— 124

七、取精用宏，厚积薄发 ————————————— 127

八、承前启后，寒温融合 ————————————— 129

九、知常达变，最宜变通 ————————————— 131

十、不为名累，辨析精湛 ————————————— 133

第三章　刘奎疫病学思想体系　　135

第一节　中华文明应对疫灾概说 ———————————— 135

一、古代中国是瘟疫多发的重灾区 ———————— 136

二、古代中国应对疫病的总体思想 ———————— 137

三、古代中国对疫灾的历史记录 ————————— 140

四、古代中国应对疫灾的赓续创新 ———————— 141

第二节　刘奎疫病学思想 ———————————————— 142

一、明辨温疫名义 ——————————————— 142

二、首创"三疫"学说 ————————————— 144

三、按脉症宜变通 ——————————————— 151

四、首创"统治八法" ————————————— 156

五、完善"六经治法" ————————————— 169

六、注重临证善后 ——————————————— 173

七、详论愈后抄复 ——————————————— 175

八、强调防重于治 ——————————————— 178

九、总结防治方药 ——————————————— 181

十、厘定运气民病 ——————————————— 203

第三节　刘奎疫病学理论体系 ————————————— 207

一、病名 ——————————————————— 207

二、病因 ——————————————————— 213

三、病邪特性 ————————————————— 222

四、发病三要素 ———————————————— 228

五、发病方式 ————————————————— 238

六、发病三阶段 ———————————————— 240

七、传播方式 ————————————————— 241

八、疫邪定位 ————————————————— 244

九、传变规律 ————————————————— 247

第四章 刘奎疫病预防学体系 ————————————— **250**

第一节 刘奎疫病预防学思想 ———————————— 251
一、明确病因，予以预防 ————————————— 251
二、重视运气，把握规律 ————————————— 252
三、表里分传，三阳传胃 ————————————— 253
四、固护正气，避其毒气 ————————————— 253

第二节 刘奎疫病预防方法 ———————————— 254
一、守住鼻窍，控制发病 ————————————— 254
二、截断病源，避免感染 ————————————— 255
三、切断途经，控制传播 ————————————— 256
四、培植正气，增强体质 ————————————— 259

第三节 刘奎疫病预防技艺 ———————————— 264
一、药物预防 ——————————————————— 264
二、非药物预防 —————————————————— 297

第五章 刘奎的影响和地位 ————————————— **301**

第一节 刘奎对疫病学的影响 ———————————— 301
一、《清史稿》正史立传 —————————————— 302
二、医著流布广泛 ————————————————— 306
三、书目著录评析 ————————————————— 307
四、研究代不乏人 ————————————————— 309
五、国际影响显著 ————————————————— 315
六、现代研究应用 ————————————————— 322

第二节 刘奎在中国疫病学史上的地位 ——————— 329
一、温疫学派的集大成者 ————————————— 329
二、温疫学派四大家之一 ————————————— 333
三、齐鲁疫病学派创始人 ————————————— 334

后记 ———————————————————————————— **336**

绪论

———————

在科技昌明、医学高度发达的今天，一场突如其来的新冠疫情肆虐全球，顿令全世界陷入一片慌乱，不仅给全球的政治、经济、文化和社会各阶层带来了难以估量的影响，也几乎影响到了每一个人的正常工作和日常生活。而现代科技和医学未能如人们所愿比较迅速地在抗击疫情中取得全面性的胜利，且有愈演愈烈之势，至今仍然难以消除其负面影响，这不得不促使人们将目光投向历史上的疫病治疗，希望能从中发现抗击疫病的灵感和经验。

瘟疫，又称疫病，是外感疫疠邪气所引起的，具有强烈传染性，易引起大流行的一类急性发热性疾病的统称，属于西医学的急性传染病范畴。现已明确传染病是由病原微生物（细菌、病毒、衣原体、支原体、立克次氏体、螺旋体、真菌等）以及寄生虫（原虫、蠕虫等）引起并能传播给他人的一类疾病。中医疫病学一般将起病急、病情重、变化快、传染性强的一类疫病作为主要研究对象，称其为"疫""疠""时行""疫疠""瘴疬"等，具有强烈传染性，在一定条件下可以在人群中传播流行，且危害较大，有起病急、发病迅速、传染性强、症状相似、致死率高、治疗棘手、不分年龄种族和易于流行等特点。在人类文明发展的历史进程中，疫病始终伴随人们的成长和发展。每次疫病的流行，都会给人们造成巨大的伤痛和难以估量的损失，不但给人们的身体健康和生命安全带来严重的威胁，也使人们产生极大的恐慌心理，对正常的社会秩序造成严重的冲击，还会导致社会的衰退，甚至国家的灭亡。

人类与传染病的斗争经历了漫长的岁月。自人类出现以来，就在与疫病进行着顽强的斗争，从而推动了医学的形成和发展，并在临床实践中积累了丰富的经验。20世纪以来，随着科学技术的不断进步，抗生素的广泛应用，防治措施的合理推行，特别是疫苗的发明和应用，使不少传染病得到了有效的控制，有些传染病甚至已经被消灭，这是人类在与传染病的斗争中所取得的重大成果。但是也应当看到，传染病并未在地球上绝迹，而且有些已被控制的病种发病率又有上升趋势，还有一些未被认知的新病种也悄然袭来。正如诺贝尔奖获得者莱尔德堡格所说："同人类争夺地球统治权的唯一竞争者就是病毒。"因此，人类与疫病的斗争是艰难而长期的。面对诸如此类的新问题，目前医学界的困惑是：对病毒性疾病，西医学尚无有效的抗病毒药物；对细菌性疾病，虽然抗生素有确切疗效，但因近年来滥用抗生素而导致了细菌耐药性的弊病，致使药量越用越大，而疗效却未必越好，而且其毒副作用难以控制；还有一些新病种，由于人们对其知之甚少，其尚未得到及时、有效地防治。而有着优秀传统的中医学，虽然对致病性微生物认识得并不充分，然而却在防控过程中取得了良好的效果，越来越得到医学界甚至国际的广泛认可。在这种新形势下，就给现代中医学提出了新的任务，如何深入发掘中华民族的优秀医学遗产，开创出中医药防治急性传染病的独特思路与体系，在疫情防控和疫病救治中发挥出应有的作用和优势，这正是中医疫病学所应担负起的艰巨而光荣的历史使命。

中医疫病学，是在中医学理论的指导下，研究疫病的发生、发展、变化规律，有效地预防和辨证论治的一门学科，在防治疫病方面在中国乃至世界医学史上写下了浓墨重彩的一笔。我国古代先民对疫病的认识较早，早在史前文化中就不乏疫病防治的史料。中医学产生以后，自春秋战国时期就开始对防控疫病进行了有益的探索，而后经过历代医家的不断努力，对疫病的认识逐步深化，临床诊疗经验不断丰富，治疫技术、药物、方剂逐步增多，至明清时期终于形成较为完整的疫病学学术体系。可以说，中医疫病学是在古代科学尚不发达的情况下，历经两千多年的较长历史时期，在多次疫病流行的危急时刻，通过无数医家前赴后继的不懈努力，经过艰难、危急和反复的大量实践，在海量死亡病例与获救病例中筛选总结出来的精华，是中华民族文化在疫病防治方面的具体体现，是中华民族鲜血与生命凝结出的奇葩，对维系中华民族的种族绵延、繁衍昌盛做出了不可磨灭的贡献，是中医学宝贵遗产中的重要组成部分。在全世界都在对传染病给人类造成的危害重新认识与估量的今天，重新发掘中医疫病学遗产，更觉弥足珍贵，进一步将其发扬光大，将是中医学对中华民族乃至全人类的重要贡献。

疫病学作为中医学的重要组成部分，历代医家在疫病防治中的不断实践和探索，对于疫病的病因、病机、传变、治法、遣方用药和预防等各个方面都积累了丰富的经验，一直传承至今。清代著名医家刘奎就是其中比较突出的一位。面对乾隆年间丙午大疫，刘奎在中医学基本理论的指导下，进行了不懈的理论探索和大量的临床实践，形成了较为系统而独特的疫病学思想，集中地反映在《温疫论类编》[1]《松峰说疫》[2]等著作中。尤其《松峰说疫》一书，在疫病的防治方面形成了独特的体系，为中医疫病学的发展作出了重要贡献，在当今防治传染性疾病方面仍然发挥着非常重要的作用。本书旨在整理分析归纳刘奎《松峰说疫》《温疫论类编》中对疫病防治的认识，并以此为核心，发掘古代医家防治疫病的相关思想与方法，以及对现代防治传染性疾病的启示，为临床上防治疫病的相关研究提供理论基础和新的思路。

刘奎总结了清代以前历代医家对疫病的认识及其防治经验，对疫病进行了详细分

---

[1] 正文引自王国强总策划，周仲瑛、于文明总主编，熊益亮、林楠校注，湖南科学技术出版社、岳麓书社2014年12月第1版《中医古籍珍本集成·温病卷》本。书中所缺《读论要言》、刘奎《自序》及丹波元简《翻刻＜温疫论类编＞序》等取自日本亨和三年（1883年）江户文征堂、尚书堂刻本。

[2] 正文引自张灿玾、张桂珍、李心机、柳长华点校，人民卫生出版社1987年4月第1版《中医古籍整理丛书》本。书中所缺刘藻序取自1923年上海千顷堂书局石印本《说疫全书》；刘奎的《发凡》取自湖南科学技术出版社2014年《温疫论类编》本；六篇小序引自曹洪欣总主编，李成卫校点，福建科学技术出版社2007年第1版《温病大成》本。

类，内容丰富，包含范围广，方法种类多。同时又加以发挥和补充，重视运用五运六气，对疫病预防、传播途径的阻断及与易感人群隔离与消毒等，也提出了独到的措施和认识，在预防治疗疫病方面独树一帜，为发展中医学在预防现代急性传染病中提供了思路。但当前对刘奎疫病学思想的研究并不多，本书广泛吸收古今医家的研究成果，对其疫病防治思想进行系统整理，挖掘其疫病防治理论体系，并对现代疫病防治进行补充，尝试阐述其学术思想，以期丰富和发展中医学疫病预防思想和方法。

第一章

刘奎家世与生平

————

《孟子·万章下》曰："颂其诗，读其书，不知其人，可乎？是以论其世也。"就是说，如果想要真正把握一篇诗文的思想，了解一个诗文作者，就必须知晓其所处时世及其在这个时世中的行为和经历。对古籍的研读和阐释也应遵循这一原则，不能用现代的观点直接对原著进行评论，而应按成书时的实际情况进行论说。中医学早就强调这种思想，如对于医圣张仲景《伤寒杂病论》的研究，清代医家沈尧封以其原序而言："'撰用《素》《难》'，当即以《素》《难》释之，《难经》'伤寒有五'，即《素问》寒、暑、燥、湿、风之五气为病也，故仲景于太阳论中五证并列。"这就是说，张仲景撰写《伤寒杂病论》，明确指出"撰用《素》《难》"，那么，我们认识、阐释、应用和发挥《伤寒杂病论》，就应当遵从《素问》《难经》的观点，《难经》明确指出"伤寒有五"，也就是说《伤寒杂病论》所论为广义伤寒，那么我们就应依广义伤寒来加以应用，而不能拘泥于我们现在所理解的狭义伤寒的狭隘范围。

故而，若要对刘奎疫病学成就进行深刻阐释和系统研究，就必须全面了解刘奎其人其事。而欲了解刘奎其人，首先要从了解刘奎的经历开始，这就不能不泊刘奎出生、成长并影响其一生的家族家世肇端。刘奎是历史上著名的人物，《清史稿》将其列入正传，似乎不再需要进行严肃的考证。然而，《清史稿》是在其离世一百余年以后才得以成书的，内容又十分简略，而成书后又经过了近一百年才来到今天，一百多年的社会发展和历史变迁，我们的国家经历了封建社会、半殖民地半封建社会和社会主义社会等几个不同的发展阶段，其记载内容与当今社会相比肯定发生了翻天覆地的变化。因此，不得不进行全面系统的考证，以使当代读者能够对刘奎其人其事有全面而正确的认识。

《清史稿·刘奎传》云："奎，字文甫，山东诸城人。"[3]刘奎出身于清代望族——山东诸城逄戈庄（原作逄哥庄，现属高密市柴沟镇）清爱堂刘氏家族，其家族是清初至中叶中华第一家族，在很多方面为中华民族作出了突出的贡献，这是刘奎得以成就其

---

[3] 赵尔巽修·清史稿：卷五自二·列传二百八十九·艺术传一·刘奎传//二十五史（百衲本）[M].浙江古籍出版社.以下简称《刘奎传》，不再出注。

医学思想的家庭基础和文化底蕴。因此，我们的研究就要从对诸城逄戈庄刘氏家族的认识开始。刘奎及其家族的真实历史，端赖于历史学家的辛勤劳动，才能打破尘封，透过迷雾，释疑解惑，一点一点地拨显出来。在此，我们运用史学和医学相结合的方法，对刘奎家族的历史进行简略叙述。

第一节 刘奎家族

刘奎（1724—1807），字文甫，号松峰，清代山东诸城（今五莲县户部乡杨家峪村）人。其父刘绶烺，精通医理。刘奎幼聆庭训，自幼有"不为良相，则为名医"之志，习儒之暇，取家藏医书纵观之。后因不利于场屋，尽弃举业，专攻医学，临证各科皆擅，尤以温疫见长。著有《松峰说疫》六卷、《温疫论类编》五卷等，为清代著名医家。其为医，志在救人，不求财贿，对贫困者尤为关心；其著书，上溯《黄帝内经》《难经》，下及闾里，多为穷乡僻壤艰觅医药者说法；其从医风格，大爱无疆，大道无垠，与家族文化背景密切相关。清代东武望族逄戈庄刘氏家族是清代中前期第一望族，数百年间，刘氏祖孙绵延，家学相继，形成了深厚的家学积淀，在政治、经济和文化各方面成就非凡，在水利、刑名、书法、医学、金石学、版本目录学、诗学、史学、理学、佛学和文字学等文化领域均有建树。受家世影响，刘氏后人除在科举、仕途上成就斐然外，在其他领或也多有建树，如以医学称盛的刘奎祖孙三代等。

一、刘奎家族迁徙史

清代东武望族逄戈庄刘氏家族是清代初中叶第一望族，然其籍贯却非诸城逄戈庄。如同中华民族的大多数家族一样，刘奎家族在历史上曾有过许多次的迁徙，或为整个大家族的集体迁徙，或为个别家庭的搬迁或个人的寓居；或为时代政治经济文化的大环境所决定，或是个别家庭或个人的散在行为；或为政府严令或生活所迫不得不忍痛做出的决定，或为家庭或个人为追求更好的发展目标而自觉自愿做出的抉择。刘氏宗族，蔓延复杂，由于文献的缺如，明代以前的刘奎家族具体迁徙史已不可确考。而明代以后的迁徙，经过对其家族多个家谱等历史文献的系统考证，全面梳理，已基本清晰，传承接续合榫合卯，一脉贯连。

（一）第一次迁徙：山东莒县→徐州府砀山

清代乾隆五十三年戊申年（1788年），山东日照"草涧刘"分支——莒县小刘沂水村刘氏祖茔中立谱碑。碑额"汉室苗裔"，碑文记云："水有源也，源远者流长；木有本也，根深者叶茂。吾族隶莒，始于朱虚侯之封，固汉室之支派也。"[4]

---
[4] 夏勇.刘墉祖籍及刘氏家族[J].日照史话，2005，（3）：170-176.

道光二年壬午年（1822 年），刘撰在菜园（小沂水刘氏一个分支）《刘氏家谱·序》中亦记："吾家入籍城阳，由来久矣，自汉迄今千有余年。"

莒州刘氏为西汉城阳王刘章之后。刘章，为汉高祖刘邦庶出长子齐悼惠王刘肥之次子。孝文帝前元二年癸亥年（公元前 178 年）二月乙卯，封为城阳王，都莒（即今山东莒县）。建城阳王国，历九代十王，一百八十三年。

据刘邦故里江苏丰县金刘寨《刘氏大成谱》记载，刘章之后乃刘氏望族之一"东莞刘"，这支刘姓乃汉皇后裔，子孙繁盛。后世名人有刘穆之徙居京口，在南朝宋国，累官尚书右仆射，其后裔亦为一大望族；还有南朝梁国文学理论家刘勰，著《文心雕龙》。

2003 年在东港区三庄镇卜落崮村刘禄后人处发现的明万历四十八年（1620 年）九月九日刘存仁撰写的《草涧刘氏族谱》序言记载："《礼》云，万物本乎天，人本乎祖。既有其祖，即当记忆不忘。我刘氏自汉隶籍于莒，由来久矣……委因元社将废，我祖见机，迁居徐州府砀山县大刘家村。"[5]

城阳王刘章之后裔繁衍于莒，发展壮大，元朝时期，其中一支迁居徐州府砀山县大刘家村。

（二）第二次迁徙：徐州府砀山→东海当芦村

明万历《草涧刘氏族谱》序言记载："红巾乱起，我祖逃居东海当芦村。"

红巾军起义是韩山童、刘福通等领导的元末农民大起义，因起义军头裹红巾，故称"红巾军"。原属红巾军的朱元璋独树一帜，1368 年正月在南京称帝，建元洪武，国号大明。元末动乱起初的主要战场在长江中下游，该地百姓为避战乱，纷纷向沿海一带迁移，史称"红巾赶散"。为避"红巾之乱"刘奎先祖由安徽砀山县迁至江苏海州东海当芦村（今属江苏省连云港市）。

（三）第三次迁徙：东海当芦村→山东日照草涧村

《草涧刘氏族谱》序言云："至熙朝洪武三年，下旨迁民，我祖复由东海迁居日照喜鹊窝。"

明朝建立后，中原地区劳动力严重不足，土地大片荒芜，财政收入剧减，直接威胁明王朝统治。面对内忧外患，朱元璋采取了移民和军民屯田的政策，以加强北部边防，开垦荒地，保障军民用粮，恢复农业生产。从此，一场大规模的历经洪武、建文、永乐三朝，历时约 50 年的移民运动开始了。从明太祖朱元璋 1367 年 10 月首次下令移民到明成祖朱棣在永乐十四年（1416 年）1 月的最后一次大规模移民为止，明朝初年的大规模移民活动持续了 50 年，前后共计 18 次之多。

明洪武三年（1370 年），根据政府移民令，东海当芦村刘氏的一支，在刘奎先祖的率领下，从当芦村出发，迤逦来到群山巍峨的甲子山西北十公里（现日照市岚山区

---

[5]［明］刘存仁.草涧刘氏族谱［M］.1932（民国二十一年）.

黄墩镇与莒县交界处），只见这里群山环绕，涧水涓流，花草茂密，树木繁荫。涧泉边参天古树上，住着一窝喜鹊；涧边山岭，两翼宽阔，北高南低，像一只传说中的凤凰，俨然一处风水宝地，于是便在这里定居下来，取名"喜鹊窝"。

刘家定居后，人丁日盛。然至英宗天顺年间，一场意外火灾，使刘氏家资焚烧殆尽。刘氏兄弟时有五人，于宪宗成化年间，析家分迁，只有老二刘思源从喜鹊窝向北约一公里处的大槐树北侧，搭盖草棚居住下来，后名为草涧村，草涧刘氏家族得以确立，以刘思源为始祖。

（四）第四次迁徙：日照草涧村→山东诸城逄哥庄

刘思源定居草涧村后，开荒种地，繁衍生息，娶本村张氏为妻，生福、禄、寿、禧、诗、书、忠、厚八子。面对生齿日繁的家族和逼仄的生存空间，刘思源再一次作出了分家的决定：刘福、刘禄二人同迁三庄刘家沟，刘寿迁刘家庄，刘诗迁大朱洲，刘书迁莒县，刘忠迁临沂，刘厚迁沂水刘家店，刘禧和父母仍住故里。因避匪患，孝宗弘治年间，刘福将长子志干、次子志贞托付二弟刘禄，携其三子刘恒复迁诸城逄哥庄。

对此，《草涧刘氏族谱》有详细记载："天顺年间，该村被火……成化年间，我高祖移居草涧庄，生福、禄、寿、禧、诗、书、忠、厚兄弟八人。余与弟君质修谱，断以思源为始祖，以福、禄诸祖为二世焉。虽然，惟禧祖仍住故里。如福、禄二祖，同迁大刘家沟。福祖又避匪，率三子恒公迁居诸诚逄哥庄，将长子志干、次子志贞托付于我二世祖禄。寿祖分居刘家庄子。诗祖分居洙洲庄。书祖分居西刘家沟。忠祖迁居兰山全刘庄。厚祖迁居沂水刘家店，分支卜全庄。"

几个家谱前后相应，榫卯相接，严丝合缝，使日照草涧刘氏传承系统得以连续记录，使其繁衍生息情况逐渐明晰。

诸城为虞舜故里，琅琊旧郡。据考证，中国上古名君虞舜就出生在诸城的诸冯村，诸城自此得名。西汉初年置县，始称东武，隋代改称诸城，宋、金、元属密州，明、清称诸城，属青州府。中华人民共和国成立后设诸城县，1987年撤县建市。青州为古九州之一，位于山东省东部，诸城市位于青州府的东南部，在泰沂山脉和胶潍平原交界处，东与胶州连接，南与日照接壤，西与莒县、沂水为邻，北与安丘、高密交界，为连接水陆的咽喉之地。

诸城文化源远流长，历史古迹众多，山水奇秀，疆域广阔，为人文渊薮之地。北宋文豪苏轼在此处任知州期间，其弟苏辙有诗言"至今东鲁遗风在，十万人家尽读书。"而首开此风者，即孔子弟子公冶长。诸城在春秋时期处于鲁之东鄙，即所谓"东鲁"，而"公冶子于鲁之东，蔚然洙泗之小宗"，这便使诸城人养成了浓厚的读书风气。故所谓"东鲁遗风"者，盖谓自春秋以来的读书之风也。

逄戈庄（原名逄哥庄）清代属诸城，诸城古名东武，故逄戈庄刘氏家族又称东武刘氏、诸城刘氏、逄戈庄刘氏。刘统勋在其修谱凡例中明确写道：吾家自前明弘治[6]年

---

[6]"弘"为避乾隆皇帝"弘历"讳而写为"宏"。

间，始祖讳福公，自江南砀山县迁于山东诸城县。至祖讳恒公，家谱因遭兵烬，中间世次莫考，故列祖恒公为第二世。

吾家祖居诸城北乡之逢哥庄。[7]

江南砀山县，是东武刘氏口口相传的原籍，只不过逢戈庄刘氏并非由砀山县直接迁入，而是在江苏东海当芦村、日照草涧村分别过渡了一个阶段之后才搬到诸城逢戈庄的。弘治年间，是刘福父子迁入逢戈庄的时间，并非搬离砀山县的时间，而是在江苏、日照过渡以后迁入逢戈庄的时间。然因"家谱因遭兵烬"莫考，故刘统勋径言明弘治年间迁入，且以刘福为一世，而《草涧刘氏族谱》则断以刘福之父思源为始祖，两谱相差一世。

（五）第五次迁徙：诸城逢戈庄→五莲槎河山庄

逢戈庄，地处袤阔肥沃的胶莱平原，土地肥沃，自然条件优越。位于今高密市注沟镇东侧，平日公路北侧，东邻方市村，西靠注沟镇驻地，南连张戈庄村，北与水西村相邻。刘福为人质朴无华，迁此后力本重农，吃苦耐劳，勤俭持家，逐渐定居，繁衍生息，发展成为东武刘氏一族。

刘福有志干、志贞和恒三个儿子，迁居逢戈庄时只带领三子刘恒。刘恒主家的时候，由于战乱兵灾，刘家族谱被毁。从此，族人对来诸城以前的刘氏家族情况就无从得知了。刘恒有三子：玭、瑁、瑚；玭有独子思智；思智有二子：通、远，刘奎就是刘通的后代。

刘福初迁逢戈庄，以务工为主；定居东武后以务农为生，至第四世思智始读书成邑庠生。五世刘通好学，家甚穷无钱买书，只好抄书读，后成诸生，在明清之交时因土贼乱害。刘通有三子：必显、必前、必大。

刘必显（1600—1692），字微之，号西水。年十九补庠生，岁试第一。明天启四年（1624年）举人，清顺治九年（1652年）中壬辰科会试三甲第八名。初授行人司行人，敕授文林郎。颁诏偏沅（即湖南），奉使粤东等地，后升户部河南司主事。康熙三年（1664年），出理芜关税政。官至户部广西司员外郎，官阶为奉直大夫。"前后在官不及十年，然风裁峻著，不可以私干，教子孙亦以厉廉隅为吏治之本。"[8]其有子四人：桢、果、棨、棐，俱有重名。女二人：长女嫁浙江景宁（今景宁畲族自治县）知县王文煌，次女嫁直隶布政使单务亭。

刘必显致仕后，想寻找一处远离尘世、僻静优雅、耕读相伴的地方安身隐居，培育子孙后代。与逢戈庄一马平川的地形不同，诸城南部是一片丘陵地带，山清水秀，景色优美，历代不少世家大户在此购置别业，营造园林。"东武多佳山水，士大夫皆构

[7]［清］刘统勋，乾隆二十一年（1756）编修.刘镮之，嘉庆十九年（1814）重修.东武刘氏家谱［M］.清嘉庆十九年（1814）刻本.以下简称《东武刘氏家谱》，不再出注。

[8]［清］宫懋让，修.李文藻，等，纂.（乾隆）诸城县志//中国方志丛书·华北地方·第385号［M］.台湾：成文出版社，1976：996.以下简称《（乾隆）诸城县志》，不再出注。

园亭植花木，以为读书之庐。"[9]别业多以"花园"为名，如藏家花园、白家花园等，还有径直称为花园者。槎河山庄位于五莲、九仙山之阴，马耳、常山之阳，齐长城由此经过。据明万历《诸城县志》所载，明弘治年间白氏迁此立村，并建私家苑囿——白家花园，至明末清初已经败落。刘必显见其群山环抱，绿树成荫，野花遍谷，流水成溪，毅然买下白家花园及周边山场，营建别业，筑舍建亭，过着悠闲生活，附近百姓遂称为槎河山庄。"槎河"一词，来自汉代张华《博物志》"乘槎游天河"的历史典故，其好友丁耀亢赠寺云："炉峰旧是读书处，胜地为君一袖收。因买名山酬白璧，偶携明月过林丘。""千金自喜买烟云，翠璧丹崖一笑分。久识犹龙能绝俗，安知天马竟空群。"其后，刘必显又于槎河山庄东南置东槎河山庄。

刘必显之所以出资购置这座山庄和山场，用意有三：一是为自己和后人留条后路，以防世事有变遭到不测，退到这深山野壑可避风躲难，这是与其亲身经历密切相关的。顺治元年（1644年）七月，土寇李德斋等掠其村，其父刘通死之，必显亦为贼所迫，长子刘桢右背被伤，次子刘果有膂力，善骑射，叱声引满，贼应弦倒，围解。后二年，避地金陵，时县人郑瑜以南明御史巡视京营，郑瑜与刘必显为中表，奇刘昊之才，欲用之行间。必显未应，乱定后旋里。而东槎河山庄原名"羊角沟"，是一条东西走向、形似羊角的山谷，出入只有沿溪而成的一条羊肠小道，一边为悬崖峭壁，一边临浩荡山水，而山庄就坐落在两岭相夹的陡峭谷口处，颇有"一夫当关，万夫莫开"之势。越往上走，越是狭窄，直至巅顶处融合，似一只硕大的羊角。由谷口到峰顶，十里有余。沟深坡陡，利于隐蔽。若遇乱世，避难其中，即使有千军万马，也难寻踪。若得警报，翻山越岭，则别有天地。谷中平坦，土地肥沃，流水潺潺，植被茂盛，勤加耕耘，生存无虞。二是这里的水土、环境是滋性养人的绝妙去处，且能远离尘世，避开污浊，适于培养治国安邦的栋梁人才。三是此处风水好，能保证日后人财两旺。此地三面环山：南有九仙、五莲，一涧相隔，双山对峙，天设锁钥；北有马耳、常山，高耸呼应；西有古长城岭，列为屏障；一面临水。有凤凰山、笔架山、砚台山、燕子坪、瀑布等景观，环境幽雅。"而刘氏槎河山庄为尤胜。"[10]庄前十余里为明简肃公邱橓故里邱家店子村，隔河相望就是王沛恂隐居的胡林村，再前十余里为丁家楼子村，该村有其好友丁耀亢，丁耀亢著有《续金瓶梅》《醒世姻缘传》等著作。此处皆为当地书香门第。遍地芬芳，满山墨香，利于潜心攻读，修身养性。

刘必显建成槎河山庄后，"惟聚子孙一堂，教以耕读，不及世事也"。他从62岁告老还乡，到92岁去世。在此归隐30年，"亲课童仆，教以耕读"，教子有方，皆有所成。故周围的府县官员纷纷慕名而来，拜访这位身兼教育家的"刘户部"。呼之日久，西面与马耳山、九仙山相连的一道山岭由此演变为户部岭，这片土地后来被划为户部乡。村南松朵山前有潮河，乾隆《山东通志》卷二六载："九仙山，潮河出此，山势高耸摩空，尝有仙人居之。"潮河虽是季节河，但河流流量不大，然由于九仙山山势陡

---

[9]［清］李澄.质庵文集：卷二·槎河山庄记// 四库未收书辑刊·第9辑·第29册［M］.北京：北京出版社，2000：482.

[10]［清］李澄.质庵文集：卷二·槎河山庄记［M］.北京：北京出版社，2000：482.

峭，每到汛期，偶遇暴雨，则山洪暴发，河水泛滥，故河滩宽阔，砾石密布，甚难通行。从南边而来的官员，在 20 余里以外便需下马下轿步行，遥相叩拜，由此形成"叩官""留（刘）官""造（皂）官"地名，五莲县户部乡、叩官镇及潮河镇（现日照市北开发区）的"留（刘）官""皂官"等村镇由此得名，保留至今。而潮河沙滩，直至 20 世纪 70 年代，才在五莲县委的统一领导下，集全县之力，得到全面治理，数万民工经过多年的辛勤劳作，凿山石垒堰，掘河沙围堤，缩窄河道，沿河修了公路（即现 342 国道）；整平河滩，从其他地方运来熟土，覆盖其上，建成了大片肥沃农田。同时，作为潮河重要支流，村西溪流上建成户部岭水库（2017 年改名为宰相湖），现已成为日照市城区居民的主要饮水源。而作为潮河主要源头的九仙山支流，于 2014 年建成龙潭湖，成为著名的旅游胜地。

刘必显三子刘棨（1657—1718），字弢子，号青岑、清岑。自幼才思敏捷，聪颖过人，11 岁补诸生，人称誉其为佼佼乡童。年十五，德州田雯奇其文。康熙十四年（1675 年），中乙卯科顺天第一百二十五名举人。康熙二十四年（1685 年）乙丑科会试中式二十六名贡士，殿试二甲第二十名进士。刘必显将槎河山庄赠予三子刘棨。棨子十人：绲炤、绂熙、绥焕、绖煜、统勋、组焕、维焯、纯炜、绂焜、经焘。在次子绂熙中举后，刘棨又将槎河山庄赠予绂熙。清代李滢《槎河山庄记》对此有简略记载：

赠公（必显）晚年置槎河山庄，爱之，亲课童仆，教以耕读，经理者数载。方伯（棨）捷南宫，即以与之，曰："用奖汝志，且以励后人之读书者。"方伯公又与仲子恬园（绂熙）。恬园早逝，有子七人，皆聪敏，能读祖父书，其叔父孝廉引岚（绥焕）又督之甚力，延吾邑马蓼亭先生为之师，余侄立斋与余亦相继馆于其家[11]。

方伯，古代诸侯中的领袖之称，谓一方之长。后泛称地方长官，明清时期用作对布政使的尊称。因刘棨尝任四川布政使，故李滢尊称之"方伯公"。刘墉在《槎河山庄诗序》中也有详细论述：

东坡诗中九仙山有二，其云在东武"奇秀不减雁荡"者，余家实依其麓。先曾大父西溪农部之别墅也，以付大父青岑方伯，亦为别业。传至第二伯父，家焉。草堂有二，斋庐倍之。楼为内室者三，先文正公尝读书其中之锦秋亭。逮后兄弟七人，析而居之[12]。

刘绂熙，字尔厚，号恬园，康熙五十二年（1713 年）中癸巳恩科顺天第一百九十三名举人，候选知县。年 36 岁卒。据李滢撰于雍正七年（1729 年）《槎河山庄记》所云"恬园早逝"，再加上我们前述绂熙比统勋大八岁左右的考证，可见其约卒于雍正五年（1727 年）。刘绂熙学识渊博，工诗善书，著有《南村诗集》行世，有诗数首载于王赓言编著的《东武诗存》。刘绂熙娶安丘夏坡庄河南中牟县知县李其昂女，生子七人：培、垣、坪、埝、堈、埘、墫。

东槎河山庄，就是今五莲县户部乡杨家峪村。五莲县，是中共中央华东局在抗战时期中共建立的日北、莒北、诸莒边等抗日政权的基础上合并而成的。若以清代区划

[11] [清] 李滢. 质庵文集：卷二·槎河山庄记 [M]. 北京：北京出版社，2000：482.

[12] [清] 唐岱，绘. 山东博物馆，藏. 槎河山庄图：刘墉槎河山庄诗序.

而言，即诸城、日照和莒县三县交界处的丘陵地带，境内有山头近千，有名者七十有二，著名者如九仙、五莲、马耳、大青等，其中马耳山主峰海拔 706.7 米，为鲁东南第一高山，为现五莲县户部、许孟、松柏三乡镇接壤处。以五莲山最为秀美壮丽，且其上有明代敕建皇家寺院光明寺，故以山命县。

此前，杨家峪一直属诸城县。刘家子孙多在此读书，刘统勋、刘墉和刘奎的童年都是在槎河山庄度过的。为管好这处园林，刘棨命次子绂熙、三子绶烺前来安家落户，成为这一带刘氏的始祖。据当地老者回忆，东槎河山庄花草丛生，一到四五月间，南山旺里的映山红、兰锦花竞相开放，姹紫嫣红，煞是好看。直到现在，这里仍绿树成荫，野花遍布，村里的白墙、红瓦、炊烟袅袅，辛勤劳作的农人掩映其中，在茂林香花里时隐时现，透出浓郁的山庄气息。这个"月明松影窥窗际，夜静溪声到枕时"的老家让他们感念至深，他们曾请当朝名家唐岱绘制《槎河山庄图》，并有嘉庆皇帝及纪晓岚等众多名流题写咏吟诗篇，极一时之盛。刘氏后裔把槎河山庄视为家族发祥地，不仅经常来拜谒，还不断有人歌颂，如刘缙炤三子刘壔到山庄拜谒并赋诗《宿槎河山庄》等。槎河山庄历经刘家数代人修葺，直到清末民初仍然保持着相当规模。

光阴荏苒，往事如烟。当年山庄旧居虽已不复存在，但遗留下来的一棵古树十分引人注目。它坐落在杨家峪村后一朝阳的慢坡上，胸径约 1.5 米，冠幅100m²。每年4月开花，秋季结果，食之延年益寿。相传，此树为北宋所植，已越千年，被人们视为当年槎河山庄珍贵遗存。这棵树属稀有品种，生长缓慢，学名小叶朴树，榆科，朴属。其树根非常奇特，有相当一部分裸露在外，粗的似树桩，细的似人的肢臂，盘根错节，弯弯曲曲。树根的表层像被百般摔折后长出的疙瘩，如同人体上的疤麻，当地人称它为"疤麻树"。此树攀附于岩石之上，其根与石相搏，聚劲如同健身，一年四季前来祈福还愿者络绎不绝，枝枝杈杈挂满许愿的铜钱红布条，是著名的旅游打卡地，堪称华夏一绝。

《槎河山庄图》中就有这棵树的影子，被乾隆皇帝御赐为"长青树"，寓有清朝长久延续之意，刘统勋窥破天子之意而自号"延清"。树下就是被当地人称为"学屋"的遗址，不仅刘统勋及刘墉、刘奎等刘氏子弟在此读书，还接纳周围地区可造之才。相传刘墉曾和乾隆年间担任过都察院左都御史、会试大总裁升内阁大学士的窦光鼐在槎河山庄一同居住、读书。难怪刘墉曾戏称比自己小一岁的窦光鼐为"前辈"，若无从发小就开始的相知相契，想必也不会如此亲昵戏言。清朝虽然未能"长久"，但刘氏家族在槎河山庄学堂培养的栋梁之材确实为清朝的延续作出了不可磨灭的贡献。而这棵古树，却长青不衰。经历了多少风风雨雨沧桑巨变，朝代更换，人也一代代更替，但这树却年复一年抽枝展叶，这种顽强的生命力让人肃然起敬。

二、刘奎家族的形成与衰落

明清之际，诸城县有臧、王、刘、李、丁五姓，号称五大望族，这是按照各个家族兴旺发达的先后顺序排列的。若以成就而言，早在道光年间，以刘氏为诸城望族之冠已有定评。道光十四年（1834年），诸城知县汪封渭在《（道光）诸城县续志》序中，就给予了刘氏家族领袖群伦的高位："至邑之仕宦，以刘氏相业为隆。"诸城刘氏不仅为诸城望族之冠，而且在明清山东六十世家当中，也是山东世家望族之翘楚，且有全国性影响。近年来编纂的《山东文化世家研究书系》，主要选取了山东省历代在政治、经济、社会领域，或文学、艺术、教育等方面具有代表性的43个文化家族，每家各成一书，如孔氏、孟氏等。南京航空航天大学艺术学院张其凤教授所撰用以介绍东武刘氏的《清代诸城刘氏家族文化研究》便是其中之一。人民出版社在2015年11月出版的《中国名门家风丛书》，一共11家，张其凤、屠音鞘编著的《诸城刘氏家风》为其一家，可见其在历史上的地位。

（一）刘奎家族的分期

诸城县风景秀美，名人辈出，为人文渊薮之地。明中期，诸城刘氏始迁居于此，直到清初才发展成科举仕宦大族。《东武刘氏诗萃·序文四》云："去吾邑东北六十里，有水自东南来，蜿蜒流入潍水者，涨溪也。自明之中叶，刘氏来居此溪之右，历年百余。及有清而大显，文正、文清既已致身宰辅，勋彰史册矣。先后任封疆、列卿二者，复代兴不乏。此高庙赐诗所称'海岱高门第'也。"纵观刘氏家族的发展历程，大体可以分为奠基期、兴旺期、鼎盛期和衰落期四个阶段。

1. 奠基期

从明中叶始祖刘福定居于此耕种为生，前三代都默无声息，至明末四世祖刘思智起始濡染书香，补为诸生。在近百年的时间中，刘氏几代人都以耕种为生，属于社会下层，无一人读书参加科举。明末刘思智"始读书，补诸生"[13]，从此读书科举之路渐开。刘思智在家族发展史上的地位是重要的，他使刘氏家族从下层农户转向书香门第，开启了诸城刘氏的耕读之路。

2. 兴旺期

从五世刘通为邑庠生至刘果、刘棨高中进士是刘氏家族的兴旺期。明末清初，刘通坚贞不屈死于匪乱，其孝义之行使刘氏家族成为地方上忠君孝亲的名门，得以名列官修《（康熙）诸城县志》。自明末至清初，东武刘氏第六、七代以科举起家，此后科甲相继，人才辈出，成为山左望族。六世刘必显为明末天启四年（1624年）举人，清代顺治九年（1652年）中进士，官至户部广西司员外郎，阶奉直大夫。顺治十五年（1658年）刘果中进士，官至正三品按察使。康熙二十四年（1685年）刘棨中进士，官至从二品布政使。通过科举之路，刘氏族人成功地跻身于仕宦之途，并通过自己的努力使刘氏清名远播，康熙御赐"清爱堂"实为刘氏家族莫大的荣耀。此时，诸城刘氏家族科举、仕宦已云蒸霞蔚，大有世家望族的恢宏气象。

[13]［清］张贞.杞田集：卷十·封奉政大夫刑部四川司员外郎加一级原户部广西司员外郎刘公墓志并铭.//四库未收书辑刊·第7辑·第28册［M］.北京：北京出版社，1998：684.

3. 鼎盛期

从乾隆时期到嘉庆中期是刘氏家族的鼎盛期，此时期刘统勋官至东阁大学士、刘墉官至体仁阁大学士。雍正、乾隆、嘉庆三朝中刘氏家族共出了 10 位进士、27 位举人，三品以上官员 8 人，刘氏族人获得功名多是在这一时期。在仕途上，刘氏家族也达到了前所未有的高峰。刘统勋在乾隆中期成为朝廷重臣，死后赐谥文正；刘墉被嘉庆视为定册阁老，死后赐谥文清；刘镮之继刘墉之后为嘉庆所垂青，死后赐谥文恭。"一门三公，父子同宰"是刘氏仕宦家族的鼎盛期，乾隆赐诗曰"海岱高门第"。诸城刘氏自乾隆朝成为书香门第、仕宦望族，其家族一直赓续不辍，刘镮之曾作诗曰"天章久许继家声，海岱瀛洲吾最荣""百年旧泽俨如新，论定无如美谥真"[14]。

4. 衰落期

刘镮之之后，清王朝风雨飘摇，内忧外患接踵而至，国势迅速由盛转衰，刘氏家族在仕途上渐渐衰落。首先在科举上考得功名者日益减少，虽然在仕途上人数众多，但以中下层官员为主。随着科举和仕途的衰落，刘氏家族在地方上的声望也大不如前，只是靠祖荫庇佑，勉强维持世家大族的名望。也正是在这个时间段，刘墉家族最后一个高官刘喜海，官至浙江布政使即被弹劾罢免，刘家从此一蹶不振，至清末已几乎杳然无闻了。清朝道光以后，世变日亟，面对日益严重的社会危机，诸城刘氏对清廷的态度也在改变。有人继续与朝廷合作，甚至甘心为清廷殉葬；有人道废则隐，采取不合作态度；也有人加入推翻清廷、创立共和的会党组织。

（二）代表人物

《清史稿》中《循吏·刘棨传》云："（刘）棨子统勋、孙墉、曾孙镮之，并为时名臣。"[15] 刘统勋、刘墉、刘镮之三代均官至一品，又分别得谥为文正、文清、文恭，成就了刘奎家族三世一品、三世得谥的佳话，被家族后人尊称为"三公"。刘氏祠堂供奉的先人像就是他们三位的画像。因此，若从全国综合影响而言，三者当为刘氏家族的代表人物。

然这三位代表人物的出现，皆是先祖们的荫庇，尤其离不开刘棨的奠基性作用。刘棨于康熙二十四年（1685 年）登进士第后，益学书，博涉子史，时刘必显年大耋，刘棨与刘果皆未出仕。父忧服除，刘棨始谒选，康熙十四年（1675 年）初授湖南长沙县知县，居官清廉，尤善应变。得湖广总督吴琠举荐，康熙三十七年（1698 年）升任陕西宁羌州（今陕西省宁强县）知州。康熙四十一年（1702 年），擢升宁夏中路同知，未赴任，家母去世，理应丁忧回籍，但因在宁羌代民完赋而负累，无路费返里奔丧，只得嘱咐其同母四弟刘棐代售家产，偿付后方得以返里。康熙四十三年（1704 年）丁忧期间，乡里大饥后复大疫，与棐相约日行村外十里，见菜色者，予粟三升，

---

[14] [清] 刘延玗，辑.东武刘氏诗萃：卷七·冬日勉励喜海下帷五首 [M].民国十二年（1923）刘氏爱闲簃石印本.本书所引刘奎家族的诗多出此版本，以下简称《东武刘氏诗萃》，不再出注。

[15] 赵尔巽.清史稿 // 二十五史（百衲本）[M].浙江古籍出版社，1488.以下简称《刘棨传》，不再出注。

棨单日出，棐双日出，十个月而后已。又遣人拣拾白骨葬之。服除，迁长沙同知。引见，奉温旨："刘棨居官甚好，未知学问如何？"因试四书文一篇，蒙褒赏，即授山西平阳府知府。刘棨至，释奠，见笙镛不具，延请曲阜孔尚任为制乐器，教以雅奏。又主修《平阳府志》，修建卜子夏、王通、司马光、薛瑄诸祠，恤其后裔。康熙四十八年（1709 年），康熙下诏，由大学士、九卿举荐操守清廉、才具优长之员，天下知府得举者二人，棨居其一。康熙四十九年（1710 年）擢天津道副使，迎驾五台山，颁赐稠叠，因奏兄刘果任职河间时恭录天语，蒙恩赐御书"清爱堂"。升江西按察使，时值恩诏大赦，棨详勘死因，得原者百余人。康熙五十二年（1713 年）晋升四川布政使，道经平阳，宁羌父老夹道欢迎，声震山谷。到四川，事繁益，勤厉无少懈。康熙五十五年（1716 年）春，康熙询问外官中清介者，九卿共举四人，刘棨与焉。驾幸汤泉，又以刘棨治状语诸从臣，而刘棨以筹划兵备致疾。康熙五十七年（1718 年）夏五月十二日卒于官，时年六十二岁。葬逢戈庄南茔，崇祀名宦乡贤祠。宁羌州民为彰其德，在州城南门内建刘公祠，刻石详志。刘棨性和厚，为治无所矫饰，遇人温温善下，时人称之。工诗文，与王述、张氏四逸及家诸兄弟子侄等相友善，有诗数首载王赓言编著的《东武诗存》。

"吏治重在亲民，以守令为主……历代循吏，迁史、班书仅收数人，盖其慎也。唐宋不过一二十人，《明史》正传三十人，附见八十余人。今正传五十人，附见较少于《明史》。"[16] 在编纂《清史稿·循吏传》时，著者夏孙桐从《国史·循吏传》等专著以及各省志乘、近人文集和官书载籍中，择取最有影响力的五十人列为正传，而刘棨赫然在列，可见其亲民之明澈，事迹之感人，由此而荫及家族后人，有"子统勋、孙墉、曾孙镮之，并为时名臣"之显宦。

1. 刘统勋

史载"棨有十子，唯有统勋最有名"。刘统勋（1699—1773），字延清，号尔钝，棨五子。雍正二年（1724 年）进士，曾任左都御史、漕运总督、太子太傅、翰林院掌院学士、协办大学士、陕甘总督、上书房总师傅、刑部尚书、吏部尚书并兼管多部事务等职务，最后积官至首席军机大臣、领班大学士。刘统勋去世后，谥"文正"。《清史稿》有传。据《清史稿》《清史列传》《刘统勋刘墉刘镮之年表》[17] 及《东武刘氏家谱》等记载，简介如下：

康熙三十八年（1699 年）十二月二十三日戌时，生于其父刘棨陕西宁羌州署。

康熙四十一年（1702 年）正月，棨母杨夫人去世，丁忧回籍，统勋"从父回籍"。

康熙四十三年（1704 年）九月，棨晋湖南长沙府同知，旋授山西平阳府知府。此间，统勋读书于槎河山庄。

康熙五十六年（1717 年），与四兄绽煜同榜中式举人三十六名。

康熙五十七年（1718 年），统勋二十岁，"五月，父青岑公卒于官舍，从母郭夫人

[16] 夏孙桐 . 观所尚斋文存：卷六·《清史·循吏传》编辑大意 [M]. 蒲城忭堛本，1939.

[17] [清] 刘镮之 . 刘统勋刘墉刘镮之年表，稿本 . 以下简称《三公年表》. 不再出注.

扶柩归里"。其后读书于槎河山庄锦秋亭。

雍正二年（1724 年），会试第二百二十二名，殿试二甲十七名进士，改庶吉士。遂成为家族史上第一个翰林。散馆，授编修，入直南书房，成为家族第一个在天子身边当值之人。先后直南书房、上书房，四迁至詹事。

雍正七年（1729 年），任湖北乡试正考官。

乾隆元年（1736 年），升内阁学士兼礼部侍郎，命从大学士嵇曾筠赴浙江学习海塘工程。八月署刑部右侍郎。

乾隆二年（1737 年），授刑部左侍郎，留浙江。三年，还朝。

乾隆三年（1738 年），母忧归。

乾隆六年（1741 年），服阕，诣京师。九月，擢都察院左都御史，官从一品大员，从而进入朝廷重臣系列。子刘墉中举。

乾隆十一年（1746 年）三月，署漕运总督，九月还京。

乾隆十二年（1747 年），充顺天府乡试正考官。

乾隆十三年（1748 年）三月，受命同大学士高斌查办山东赈务。

乾隆十四年（1749 二）十二月，迁工部尚书。继而兼翰林院学士，改刑部尚书。

乾隆十六年（1751 年），子刘墉中进士。

乾隆十七年（1752 年），诏命入军机处行走，所谓大学士非兼军机处，不得为真宰相。至此，统勋为真宰相矣。以查验通仓短少米石不实被免职留用。

乾隆十八年（1753 年）九月，铜山一带黄河决口，奏陈疏防之策，绘图以进。朝廷据图令其随地规划堵御。黄河复归故道，朝廷嘉奖叙升。他十视河坝，两修海塘，前后奏章数十起，皆中机宜，剔除积弊，利于民生。河南百姓为之立生祠于黄河南岸。此时，刘奎当侍奉于侧，此后伴随身边多年。

乾隆十九年（1754 年），加太子太傅。协办陕甘总督事务，赐孔雀翎。统勋巡视巴里坤、哈密驻兵，正遇睦尔撒纳回部首领扰伊犁，定西将军永常自木累退师巴里坤。他据此上奏，请弃巴里坤，退守哈密。朝廷震怒，即行革职押解回京。其子墉亦夺职，与在京诸子皆下刑部狱，籍其家。未几，从宽免罪，命以司员办理军需，效力赎罪。释其诸子。

乾隆二十年（1755 年）六月，补授刑部尚书，发还本籍家产。寻命勘铜山县孙家集漫工，解总河富勒赫任。即命统勋暂摄。是冬，工竟。

乾隆二十一年（1756 年）九月，子刘墉出任安徽学政。统勋自觉育子有成，故在其祖刘福迁移到诸城 250 余年后，始创家谱，其凡例云：

——吾家自前明弘治年间始祖讳福公迁诸城后，至祖讳恒公，家谱因遭兵燹，中间世次莫考，故列祖讳恒公为第二世。

——族谱刊于都中，丙子冬间，凡我族人有游宦他省及在家乡者，其新生男口名字，家邮未及致，概不谱载……容续纪。——统勋谨识。

乾隆二十二年（1757 年）五月，云南巡抚郭一裕怂恿总督恒文购金制镶，统勋受命前往审查得实。十二月命赴徐州督修近城石坝，加太子太保。翌年正月，迁吏部尚书。

乾隆二十四年（1759 年）二月，西安将军都赉克扣军饷，由统勋往查，按律被斩。又与巡抚塔水宁会审山西归化将军保德、同知世图侵吞公款案。奏议如实，保德受斩。授协办大学士。

乾隆二十六年（1761 年），拜东阁大学士，兼管礼部事务，继兼管兵部。八月，查勘河南杨桥漫工。十二月，工竣。其侄刘臻任江南砀山县知县，因避讳辞职。

乾隆二十七年（1762 年），上南巡，复命勘高、宝河湖入江路，疏请开引河，择地筑闸坝。上谕谓："所议甚合朕意。"又以直隶景州被水，命勘德州运河，疏请移吏董理四女寺、哨马营两引河，毋使淤阏。

乾隆二十八年（1763 年），兼翰林院掌院学士，充上书房总师傅，兼管刑部，教习庶吉士。

乾隆三十年（1765 年），兼管刑部，充国史馆总裁。

乾隆三十三年（1768 年）十二月，统勋 70 岁，乾隆皇帝赐御书"赞元介景"匾额。

乾隆三十五年（1770 年），为大学士领班大臣。

乾隆三十六年（1771 年）四月，为首席军机大臣，从而开启了汉人长期担任首席军机大臣的先例。

乾隆三十八年（1773 年），任《四库全书》总裁。十一月卒，年 75 岁。乾隆皇帝悲痛异常，亲往吊唁，"流涕谓诸臣曰：'朕失一股肱！'既而曰：'如统勋，乃不愧真宰相。'"[18] 晋赠太傅衔，赐祭葬，入祀贤良祠，谥"文正"。柩归故里前，诏令沿途二十里内文武官员，均至灵前吊祭。列五阁臣中，乾隆皇帝对其非常倚重，赞其"练达端方，秉公持正，朝臣罕有其比，故凡谳大狱、督大工，悉命往莅事，无勿治者"[19]。

刘统勋是被载入史册的标志性人物，是第一位长期担任首席军机大臣、领班大学士的汉人。位至东阁大学士、军机大臣等显官要职，为乾隆皇帝最受器重的重臣之一，在清史中占有相当地位。逝后"晋赠太傅，入祀贤良祠，赐祭拜，谥文正"，这几项都是当时汉臣难得的殊荣。刘统勋生前为太子太保，以太子太保晋升为太傅是史上少有之事，清代梁章钜云："其由太子太保越赠太傅者，则惟刘文正统勋一人。"在中国古代，不管是皇帝还是大臣，死后都要由在世的大臣根据其一生的品行做出评判。谥号是大臣死后皇帝给予的评价，刘统勋赐谥"文正"，是整个封建社会谥号中最高者。按谥法的规定——道德博闻曰"文"，靖共其位曰"正"，能够被赐予"文正"谥号的官员，生前不仅德才兼备，而且要恪尽职守，忠君爱民。在中国历史上被追封此谥号的一共不过二三十人，其中清朝一代，仅有 8 人，而在中国古代历史上最为著名的康乾盛世，终乾隆一世，只有刘统勋一人获此谥号，而且是清代第一位初殁即得谥"文正"之人，乾隆皇帝曾赞云："如统勋，乃不愧为真宰相。"由此我们不难推知，在乾隆时期诸大臣中，刘统勋在乾隆皇帝心目中处于至高无上的位置。乾隆皇帝赋诗《故大学士

[18] 赵尔巽. 清史稿·刘统勋传 // 二十五史（百衲本）［M］. 杭州：浙江古籍出版社，1998：1176.

[19]［清］弘历. 御制诗四集 // 四库全书·第 1308 册［M］. 台北：台湾商务印书馆，1986：288.

刘统勋》褒奖诗中云："遇事既神敏，秉性原刚劲……得古大臣风，终身不失正。"[20]而称赞大臣用"神"字，为乾隆皇帝一生绝无仅有的一次！在中国历史上，也极为少见皇帝称赞臣下有此"神"字！可见乾隆皇帝对刘统勋空前绝后的信任和倚重。

嘉庆帝曾称赞："前任大学士刘统勋翊赞先朝，嘉猷茂著。"

黄鸿寿《清史纪事本末》卷三十七云："墉父统勋，遇事神敏，性复刚劲，有古大臣风，高宗颇敬惮之。"

何以得敬？因其"遇事神敏""嘉猷茂著"；何以能"惮"，因其"秉性刚劲"，砥砺清节。在此举乾隆皇帝对纪晓岚的态度略作比较。乾隆晚年，因承平日久，而习于骄奢，六次南巡，因供亿烦苛，居民实不堪其苦，当统勋门生、侍读学士纪晓岚婉转劝谏："东南财力竭矣，上当思所以救济之"时，乾隆皇帝竟言："朕以汝文学尚优，故使领四库书馆，实不过倡优蓄之，汝何敢妄谈国事。"[21]令人闻之胆寒。由此可见刘统勋在乾隆皇帝心目中的位置。

刘统勋有子二，长子刘墉，次子刘堪早逝。家教甚严，常以当朝圣训和儒家传统教导他们，要求他们长大做忠臣贤相，为官牢记"民惟邦本，本固邦宁。"

刘统勋位极人臣，生前备受皇帝倚信，身后备极哀荣，是历史上少有的完人之一。其廉洁公正，可比历史上任何名贤。其见微知著之能与大局观之好，受到时人一致挂誉。其才能的全面，有清一代罕有其匹。他在吏治风气、刑名、水利、人才察举与涵养、文化事业上都具有不可磨灭的贡献。《清史稿》本传赞其"有古大臣风"，《(道光)诸城县续志》称其"刚毅笃厚，久值机密，襄赞纶扉，随事献纳，推贤黜佞，为百余年名臣第一"[22]，良非虚言。

2. 刘墉

刘墉（1720—1804），字崇如，号石庵、青原，别署香岩、东武、穆庵、溟华、日观峰道人等字号。乾隆六年（1741 年）中举人，乾隆十六年（1751 年）中进士，曾任安徽学政、江苏学政、太原知府、江宁知府、陕西按察使、内阁学士、户部侍郎、吏部侍郎、湖南巡抚、左都御史、工部尚书、礼部尚书、吏部尚书、协办大学士，最后成为领班大学士。晋赠太子太保，入祀贤良祠，谕祭葬，谥文清，回籍葬白家庄北茔。

乾隆六年（1741 年），中式山东举人第五十四名。

乾隆十六年（1751 年），中式六十四名贡士，殿试二甲第二名进士。入选翰林院庶吉士。一年后散馆，授翰林院编修，继升侍讲。

乾隆二十年（1755 年）十月，其父以办理军务失宜下狱，墉与诸兄弟一起下狱，逾月获释，降为编修。

乾隆二十一年（1756 年）五月，充任广西乡试正考官。九月，钦点以编修放安徽

[20]［清］弘五.御制诗四集//四库全书·第1308册［M］.台北：台湾商务印书馆，1986：288.

[21]印鸾章.清鉴纲目［M］.长沙：岳麓书社，1987：405.

[22]［清］刘光斗等，修.朱学海，纂.(道光)诸城县续志：卷十三·刘统勋传.//中国方志丛书·华北地方·第385号［M］.台湾：成文出版社，1976：302.

学政。赴任前，乾隆皇帝特意召见并赐诗，其中有"海岱高门第，瀛洲新翰林"之句，希望其能不辱门楣，有所建树。任职期间，针对当时贡生、监生管理的混乱状况，上疏"请州县约束贡监，责令察优劣"，并提出了切实可行的补救办法，"部议准行"。刘奎随兄赴任。

乾隆二十四年（1759年）十月，调任江苏学政。任前，乾隆皇帝仍有诗相赠，对墉抱有厚望。墉也不辱使命，很是严肃认真。据清人笔记记载："昔日刘石庵相国视学江苏，严肃峻厉，人多畏惮。"[23]

乾隆二十七年（1762年），任山西太原知府。

乾隆三十年（1765年），升任冀宁道台。次年因在太原知府任内失察阳曲县令段成功贪侵公帑，坐罪革职拟死。诏免，发军台效力赎罪。逾年释还，命在修书处行走。

乾隆三十三年（1768年），统勋七十寿辰，乾隆皇帝亲书匾额志贺，又加恩墉以知府候补。十二月，授江宁府知府。

乾隆三十四年（1769年），任江宁府知府，有清名。姚永朴《旧闻随笔》称："初为外吏，听断明审，人以比包龙图。"墉"颇以清介持躬，名播海内，妇人女子无不服其品谊，至以包孝肃比之"[24]。

乾隆三十五年（1770年），迁江西盐驿道。

乾隆三十七年（1772年），擢陕西按察使。翌年，因父逝世，归籍丁忧。

乾隆四十一年（1776年），服阕赴京。三月，授内阁学士兼礼部侍郎，直南书房，官至从二品。十月任四库全书馆副总裁，并派办《西域图志》及《日下旧闻考》，任总裁。

乾隆四十二年（1777年）七月，充江南乡试正考官，不久，复任江苏学政。认真校士，勇于革除考试中的各种弊病。焦循、阮元为其录取举人。焦循尝云："公课士简肃，恶浮伪之习，试经与诗赋尤慎重，用是试者甚罕。"焦循原未习经，从刘墉之嘱始研经书，终成著名经学大师，并最早辑佚华佗弟子、三国时著名医家吴普的药学著作《吴氏本草》。阮元为清代考据学之"殿军"，与刘镮之同年中进士，为状元，且又曾在刘统勋麾下任职，故为《（道光）东武刘氏家谱》作序云："元为文正公门下之士，文清公亦为馆师，今大司农又同榜进士也。"

乾隆四十三年（1778年）年底，迁户部右侍郎，后又调吏部右侍郎。

乾隆四十五年（1780年）三月，擢湖南巡抚。《湖南通志》赞其"政简刑清，吏民畏服"[25]。

乾隆四十六年（1781年）二月，迁都察院左都御史。次年三月，仍任职南书房。不久，又充任三通馆总裁。四月，奉旨与和珅等一起审理山东巡抚国泰结党营私、贪赃舞弊案。刘墉以民间查访所获证据，历数国泰罪行，据理力争，终使之伏法。国泰

[23]［清］诸晦香，辑. 明斋小识.// 笔记小说大观［M］. 扬州：江苏广陵古籍刻印社，1983：21.

[24]［清］昭梿，撰. 何英芳，点校. 啸亭杂录［M］. 中华书局1980：53.

[25]［清］卞宝第、李瀚章等，纂修.（光绪）湖南通志.// 续修四库全书·册664［M］. 上海：上海古籍出版社，2002：31.

案结，命署吏部尚书，兼管国子监事务。不久授工部尚书，仍兼署吏部，并充任上书房总师傅。

乾隆四十八年（1783 年）六月，兼署直隶总督。八月，又调吏部尚书，不久，充顺天乡试正考。是年底，充经筵讲官。

乾隆四十九年（1784 年），为吏部尚书。五月，复兼理国子监事务。六月，授协办大学士。

乾隆五十一年（1786 年），充玉牒馆副总裁。在厘革粮弊案中，刘墉弹劾大批腐败官员，这批官员以和珅为首形成合力，使得乾隆疏远刘墉。

乾隆五十四年（1789 年）四月，以上书房阿哥师傅们久不到书房，刘墉身为总师傅而不予纠正，被降职为侍郎。寻授内阁学士，提督顺天学政。

乾隆五十六年（1791 年）初，迁都察院左都御史，旋擢礼部尚书，并再次兼管国子监事务。五月，又署吏部尚书。

嘉庆元年（1796 年），乾隆禅位，嘉庆登基。元日禅位大典，乾隆皇帝未带玉玺，仪式难以进行，众臣惧逆龙鳞，无敢言语。独刘墉挺身而出，向乾隆皇帝追回玉玺，仪式方得以收场。嘉庆皇帝由此视之为定册阁老，以心腹相托。

嘉庆二年（1797 年）四月，授体仁阁大学士。五月，奉旨偕同尚书庆桂到山东办案，并察看黄河决口情况。

嘉庆四年（1799 年）正月初四日，乾隆宾天次日，嘉庆皇帝突然拘捕文华殿大学士和珅，刘墉奉旨办理和珅结党营私、勒索纳贿一案，依律处死和珅，并没收其家财入公。旋加赐太子少保，后命其充任会典馆正总裁。时京野皆盛称"定册元老"，权力和地位居汉臣之首。辅佐嘉庆皇帝整肃朝纲，励精图治，出现了短暂的嘉初盛世。

嘉庆六年（1801 年），充任会典馆正总裁。

嘉庆七年（1802 年），嘉庆驾幸热河，墉留京主持朝政。此时，他 80 有余，却轻健如故，双眸炯然，寒光慑人。

嘉庆九年（1804 年）十二月二十五日，刘墉于北京驴市胡同家中逝世，享年 86 岁。晋赠太子太保，入祀贤祠，谕祭葬，赐谥"文清"。刘墉去世当天，还到南书房当值，晚上还开宴招待客人，"至晚端坐而逝"。《啸亭杂录》记，刘墉死时"鼻注下垂一寸有余"，暗合佛语解脱之意。

刘墉外娴政术，内通掌故，博通经史，长于古文考辨。曾三兼署国子监，数任乡试、会试正考官，在乾隆、嘉庆"稽古右文"之时，多次受命编纂钜典，先后任《四库全书》《玉牒》馆副总裁，续修《西域图志》《日下旧闻考》《三通》《会典》《石经》《明史》等。著有《书法三昧》《刘文清公应制诗》3 卷及《刘文清公遗集》17 卷等。

刘墉擅长书法，其书貌丰骨劲，味厚神藏，外表朴拙，内涵深厚，有"棉里裹针"之妙，时称为"浓墨宰相"。与翁方纲、铁保合称清朝书法三大家，又与成亲王、翁方纲、铁保合称四大家。其部分墨迹，由其侄刘镮之奉诏整理，摹勒上石，以《清爱堂石刻》刊行。刘墉好题跋，自诩甚高。英和《恩福堂笔记》记其尝言："吾平生有三艺，题跋为上，诗次之，字又次之。"

刘墉没有女儿，只有亲生儿子杭珠，聪慧可喜，但是十岁而夭[26]，无奈过继九叔绶焜六子刘镫的次子刘锡朋为嗣子，并收弟堪之子镮之为养子。

3. 刘镮之

刘镮之（1762—1821），统勋孙，墉侄，堪子。字佩循，号信芳。三岁丧父，自幼由伯父刘墉抚养教育。乾隆四十四年（1779 年）钦赐举人，乾隆五十四年（1789 年）会试中式进士第四十九名，殿试三甲第二十三名，选翰林院庶吉士。

嘉庆四年（1799 年）出任浙江学政，十月迁詹事府詹事，诰授资政大夫。次年擢内阁学士兼礼部侍郎。

嘉庆六年（1801 年），迁兵部右侍郎，七月转兵部左侍郎。

嘉庆九年（1804 年）正月，命提督江苏学政，六月调吏部右侍郎，仍留学政任，诰授荣禄大夫。十二月，伯父刘墉去世，奉敕赴京，经理丧事。

嘉庆十年（1805 年），奉敕将伯父刘墉书法作品搜集并刻成《清爱堂法帖》。

嘉庆十二年（1807 年），任顺天学政。

嘉庆十五年（1810 年）六月，充浙江乡试正考官，八月命提督江苏学政。

嘉庆十六年（1811 年），擢兵部尚书。

嘉庆十八年（1813 年），署刑部尚书兼顺天府尹。不久，大兴人林清领导的起义，潜入北京，由太监接应攻入皇宫。失察，应降职，皇帝加恩留任。

嘉庆十九年（1814 年），调任户部尚书。续修《东武刘氏家谱》，并请阮元题序。除女性及移居外省、外地未入谱者不计在内，刘氏家族已繁衍 14 代，其家族有男丁 822 人。

嘉庆二十年（1815 年），将伯父刘墉书法结集出版。

嘉庆二十二年（1817 年），嘉庆皇帝从热河秋猎回京，镮之入见，皇帝诘问："为何奏事不多？"又问"怎么不及时捕教匪？"镮之不能对。皇帝责其玩愒，降为侍郎候补。

嘉庆二十二年（1817 年）年底，迁都察院左都御史，仍兼顺天府尹。

嘉庆二十五年（1820 年）春，任兵部尚书。

道光皇帝嗣统，调任吏部尚书，加太子少保。

道光元年（1821 年），卒于官，赐祭葬，谥"文恭"。《清史稿》《清史列传》均有附传。镮之居官清廉，卒后，道光皇帝谓其"明白敢言，深为悼惜"。

光绪《山东通志·人物志·国朝人物》对其有中肯评价：

刘镮之席累世勋旧之泽，四督学政，再典乡试，历顺天、浙江、江苏三省，前后兼尹近十年，廉静自饬，门可罗雀，无赫赫之名。遗疏入，上谓其明白敢言，深为悼惜，而章奏多不闻于外，盖古之所谓良显者矣。

总的看来，刘镮之官做得甚大，也深得皇帝宠信。但时局多变，朝廷上下实心干事的人愈来愈少，刘镮之也难脱俗，与其祖辈相比就平庸许多，这也是整个刘家衰落与时代衰敝丛生相互作用的结果。

---

[26] 于植元. 英和与奎照［M］. 沈阳：辽宁人民出版社，1988：56.

三、家风家训

梁启超谓："吾中国社会之组织，以家族为单位，不以个人为单位，所谓家齐而后国治是也。"[27] 指出和谐的家族单位对国家的正面影响。家族思想的根基即为家风，或称门风，它是一种道德修养、价值取向、生活习惯、行为准则和做人为官的道理，是一个家族在长期的发展过程中，祖祖辈辈传承所得，一旦形成之后，不仅对当代家族成员有影响，而且若无重大变故，会世代相传，成为一种顽强、稳定、持久的习惯势力。家风其实是一种以家族为单位的，在家族世代发展中形成的无形的文化精神，由家族成员的言谈举止及为人行事反映出来。

清朝时期在北方各省中，以山东地区文化发展最为昌盛，才俊众多，科举连胜，很多文化大家族也聚居在这里。何成对明清时期山东全省的望族做过统计，"明清时期，山东地区门第长盛不衰、诗书文翰流布海内或科举蝉联、达官显宦代有人出的代表性官僚世家或文献望族大致有六十余家"。[28] 古人云："国之世臣，乡之望族。"[29] 东武刘氏枝繁叶茂，代有显宦、才人，属于典型的科举文化望族。

明清时期科举望族的盛衰是变化莫测的，很多家族不过数代之间就衰落下去。而诸城刘氏却绵延数百年之久，成为清代影响一方的仕宦望族。之所以有此盛况，与其世代相传的家风门风有很大关联。钱穆先生指出："一个大门第，绝非全赖于外在之权势与财力，而能保泰持盈达于数百年之久；更非清虚与奢汰，所能使闺门雍穆，子弟循谨，维护此门户于不衰。当时极重教门风，孝悌妇德，皆从两汉儒学传来。"[30] 何启民先生也说："门第的维系，经济虽重要，家风与家学、婚姻与交往，尤其重要。"这便肯定了家风对名门望族的决定性影响。所谓"家风""门风"，是指家族世代传承的家族精神与文化传统，笼统来说就是家族文化。家族文化是中国社会文化的重要方面，是中国传统文化的固有成分。诸城刘氏家族是典型的通过科举而形成的仕宦家族，堪称清代齐鲁仕宦家族之首。支撑起这个繁盛家族的无非三件事，即余逊所说的"一曰德行，二曰学问，三曰功业。有此三事，门阀之荣，得以永世常在"。

刘奎家族与清王朝之间存在一种神秘的联系，他们家族几乎是伴随着清王朝在关内的兴起而兴起，又伴随着清王朝的衰退而没落，而整个清王朝的盛世阶段又都离不开刘奎家族的忠君爱民，辛勤劳作。从刘棨所请康熙皇帝亲题家族堂号"清爱堂"而言，既是用以铭记康熙对刘果仕宦"清政爱民"官风的亲口褒奖，也是康熙乃至朝廷对其家族给予厚望、特别关爱的披露，更是对其家族家风的期冀。而刘奎家族最重要的人物刘统勋，其号为"延清"，就其字面意义而言，既可理解为赓续"清政爱民""清白家风"之意，更有延续清王朝之隐喻，这是向清王朝无声的表白，也是乾隆

[27] 梁启超.自由心影录[M].成都：四川文艺出版社，1998：381.

[28] 何成.新城王氏对明清时期山东科举望族的个案研究[D].山东大学，2002.

[29] ［宋］刘宰.漫塘集：卷21·希墟张氏义庄记//四库全书·第1170册集部109别集类[M]上海：上海古籍出版社，1987：580.

[30] 钱穆.国史大纲[M].北京：商务印书馆，1994：39.

皇帝对其特别倚重的内在基础，而就其对清王朝的巨大贡献来讲，说他延续了清王朝的国祚亦非过誉。"风不正，则气不顺。气不顺，则人人皆生怨恨之心。整个社会怨气丛生，则创业之举无从谈起。"乾隆皇帝想励精图治，必先整饬官场风气，因此特别倚重清正的刘统勋。刘统勋谢世后，继任者于敏中独掌大权，无人掣肘，清廷官风随之大变，以至于后来初步醒悟后的乾隆皇帝只好将其撤出贤良祠；其后和珅擅权，"政府之事益坏"，但乾隆皇帝一直对其宠爱有加，然而在其驾崩次日，嘉庆皇帝就遽然拘捕和珅，并依律处死。正是在这样的情形下，幸得刘墉和刘镮之等后代也秉持清廉爱民之家风，并受到重用。而从整个家族来讲，刘奎家族是在清初顺治时期考中两个进士、两个举人，初奠世家之基的。到清王朝兴盛之际的康雍年代，刘奎家族科举、仕宦已云蒸霞蔚，大有世家望族的恢宏气象。到了乾嘉时期，清王朝已至其巅峰时刻，而刘奎家族则三世一品，刘统勋、刘墉父子俱为贤宰相，刘氏科举联捷，仕宦、书法、医学、诗歌人才辈出，达到了家族的鼎盛时期。道光年间清王朝风雨飘摇，内忧外患接踵而至，国势迅速由盛转衰，也正是在这个时间段，刘奎家族最后一个高官刘喜海，官至浙江布政使即被弹劾罢免，东武刘家从此一蹶不振，至清末在全国层面已几乎湮没无闻了。

张其凤教授的《清代诸城刘氏家族文化研究》《诸城刘氏家风》《刘墉家族与日照》和王宪明教授的《清爱堂遗闻》等著作，对刘奎家族的家风家训叙述甚详。在此，我主要就与刘奎学术成就相关的内容简述如下。

（一）耕读为本，勤俭节约的立身之本

潘光旦认为"人口分子中间，流浪性太大固然不能成就什么事业，而安土重迁的又大都故步自封，唯有在相当的刺激之下能自动地选择新环境的人，才真正能有为有守，一样成家立业，也只有这种人才最能维持久远。时和景泰，他可以进而博取功名利禄；时难年荒，他可以退而株守田园，韬光养晦"。进一步解释出现这种现象的原因就是，作为一个移民家族要想在当地站稳脚跟，并融入当地社会，必须有突出的表现，突显自己的优势，使自己的家族以高人一等的面貌出现，以赢得当地人的认同。逢戈庄刘氏自日照迁往诸城后，最初几代人皆以耕种为生，到第四世刘思智才始沾书香。直到清初刘必显高中进士，诸城刘氏才开始仕宦之途。从此以后，刘氏家族进士、举人辈出，循良之吏、清廉之官世代有兴，康熙御赐其家"清爱"，乾隆亲语"海岱高门第"，最终成就了仕宦大族的声名。究其发迹根源，皆在于刘氏家族学问与德行的并重。

张贞在刘必显墓碑铭文上讲，刘氏自刘福始，逢戈庄刘数世皆"力田孝弟"。五世刘通非常喜欢读书，无奈当时刘氏家族还只是个耕种之家，"家贫不能购书"，更无经济能力延师讲学，刘通便"于亲友处草写成帙，归乃录真以便诵读"。就是在这种半耕半读的艰苦条件下，刘氏家族开启了读书科举之路。刘通之子刘必显明末考取举人，其后战乱纷争，必显弃儒从商，改变了刘氏家族拮据的经济状况。清朝定鼎后，必显重走科举之路，于顺治年间高中进士，使刘氏家族成为当地有名的耕读之家。必显十

分注重教子读书，认为"教子之方，莫要于读书。必能读书乃能明理，能明理始能成器，始能保家，至进取成名。登科、发甲，固视乎命运。然其家三世读书而发始达者十居八九，若先世目不识丁，而其身崛起田间，至登甲、乙榜者，百中仅一二焉"。为了使自己的家族成为科举大族，他严厉地督促子弟读书，最终为刘氏家族成为仕宦大族奠定了深厚的文化基础。必显之后，刘氏家族科举日益繁盛，中进士、举人者不胜枚举，随着科考的繁盛，诸城刘氏的声名渐渐扩大。

诸城刘氏第六世以后，科举仕宦之家正式形成，虽然其家声名卓著，但是族人皆不忘耕读之本。刘镮之作诗曰："人生有常业，力穑其一端。弗辞胼胝苦，且免冻绥干。而我面诗书，讵敢怀晏安。"刘镮之时诸城刘氏声名正炽，在族运鼎盛之际，他仍不忘耕读，继承了传自先祖的良好家风。自康熙、乾隆朝，刘氏恩宠日隆，族荫绵长，一直到嘉庆朝刘氏家族多次受到来自先祖的恩荫。刘镮之深知科举对仕宦家族的重要性，勉励家族子弟刻苦读书，他赋诗勉励其子喜海云："桂满秋轮亦偶然，龙门拱把待参天。闻鸡起舞吾家事，莫误长沙射策年。"与来自先祖的恩荫相比，科举之途还是维持仕宦大族的根本保证，因此耕读之风的世代传袭就显得尤为重要。

随着家族的兴旺，走上仕途的人越来越多，但刘氏族人无论官阶多高，始终保持着勤俭上进的持家之道，从未因为高官厚禄而骄纵奢华。"勤俭守成"作为刘氏家族世代持家之本，从未因为官位高低，身份贵贱而改变。

（二）敬老慈幼，入孝出悌的道德之基

孟子云："道德传家，一代以上，耕读传家，次之，诗书传家，又次之，富贵传家，不过三代。"在整个封建社会的思想领域，占统治地位的始终是儒家思想，不管这种思想在各个时期经历了怎样的变化，其本质内容并没有改变，它始终是维护封建统治的思想基础，也是统治阶级用以钳制士子的思想武器，其精髓就是"忠君"和"孝亲"。撇开其在政治方面的消极作用，"忠君"和"孝亲"在维护社会稳定和家庭内部和谐方面确实起着不可替代的作用。诸城刘氏可谓是这方面的典范，其家族的成员都是"忠君"和"孝亲"的楷模。

冯天瑜等在《中华文化史》中指出"孝亲成为中华民族的道德本位"，人们思维的核心部分也就是所谓的血亲思维，它包括六亲和九族两类。古代的齐鲁文化也是以子孝兄睦为关注点，孔子在《论语》中指出孝是仁之根，孝悌先行，可为仁，其次才是做学问。而且他的观点也表示孝悌可维持一个国家的长治久安。"孝悌"即代表子孝兄睦。它是学问世家的思想要求，是封建社会最基本的道德规范，只有在家对父母孝，对兄弟悌，才能在履行社会职责中忠于职守，兢兢业业。也就是说，先孝悌后效国。

在以血缘关系为纽带、以宗法家族为基本组织形式的中国古代社会中，"孝"作为儒家文化中最主要的行为规范和维系国家社会稳定的核心观念，历来受到统治阶级的提倡。对一个家庭或家族来说，"孝悌"既是为世人最为看重的基本家族道德准则和维护家族凝聚力最为重要的家庭伦理规范，同时也是乡闾里巷评议一个家族或者品评一个人物的主要标准。不论如何，要想一个家族繁荣昌盛经久不衰，"孝"字至关重要。

刘氏家族不断发展壮大，为了处理好家族内部成员间的尊卑亲属关系，维持宗族内的和睦友善，刘氏家族子弟不但在家庭教育中十分重视孝悌传家，而且身体力行。孝敬父母、兄友弟恭、人伦醇备、忠信仁义是中华民族的传统美德，刘家的子弟世代传承这些美德风范，留下了诸多佳话。由此看出孝悌二字已植根于每位刘氏族人心中。刘氏家族在当地以孝悌闻名，且由来已久。其家族中孝悌之事不胜枚举，孝悌家风在这个家族有很深的根蒂。

1. 对长辈孝顺

康熙年间，刘果入京参加进士考试，会试通过等候殿试之际，闻祖母病重，而父亲远在广东出差，未及殿试，疾驰归里。

戊戌成进士。奉政公（刘必显）以行人使粤东。公闻祖母王太宜人病，不俟廷试，驰归。侍汤药者两阅月，无倦容。及卒，衣襚棺殓，必诚必信，父亦得无遗憾。[31]

刘果丁继母孙宜人忧期满后，应补授道员，其弟刘棨中进士应授知县，皆因父亲年事已高而未出仕，"于是两孝子之名闻天下"。刘必显卒时，刘果已66岁，"犹作孺子泣，鬻产营葬，哀礼兼备"。刘棨四子刘绂煜，父卒后，庐墓三年，人称其为孝子。孝子不匮，永锡尔类。

2. 兄友弟恭

刘家父子兄弟之间和睦友爱，往往相互激励扶持。如刘果中进士后，"定省余暇，即教两弟读书，如是者十三年"。康熙三十四年（1695年），刘棨丁忧期满，出任湖南长沙县知县，刘果赠诗云："三千路隔水盈盈，岳麓山头雁字横。爱尔风流新令尹，赠君清白旧家声。慈能利物方成惠，廉足招尤为好名。使气恃才皆俗吏，循良自古尚和平。"刘墉堂弟刘礼知山西浮山县，刘墉赠诗《从弟叔雅之官浮山以芝岩研山送行并赋此诗》以勉励。

3. 父子相勉

刘氏家族亦不乏父子相约，共同为民者。刘臻，字凝之，号筹谷。刘棨孙行十三，刘组焕长子。乾隆九年（1744年）中举人，充咸安宫教习，初授江南砀山县知县，敕授文林郎。在砀山知县任上，其政绩最为突出，"邑人为立德政碑"[32]。因砀山县是刘奎家族的祖籍，故刘臻在砀山的表现深牵长辈之心。在获知刘臻政声不错的消息后，其长辈也深为欣慰，其父刘组焕亲自赋诗一首以示勉励，诗云："别来已是再经春，闻尔仁声政克敦。心警桁杨如保赤，情殷桑梓善推恩（余家原籍砀山）。清勤永励媲三异，敬慎常怀对九阍。我勉簿书儿抚字（余官户曹），循良家学共图存。"[33]诗中有对祖籍的深情厚谊，有对刘臻的满意与勉励、期望与嘱托，还有与刘臻共同坚守循良家风的共勉。

[31] [清] 张贞．杞田集：卷七·诰授奉政大夫提督江南学政按察使司佥事刘公墓志并铭//四库未收书辑刊·第7辑·第28册 [M]．北京：北京出版社，1998：652.

[32] [清] 刘王瑗，纂修．（乾隆）砀山县志：卷六·职官志上//中国方志丛书·华中地方·第130号 [M]．台湾：成文出版社，1976：376.

[33] [清]（乾隆）诸城县志//中国方志丛书 [M]．台湾：成文出版社，1976：310.

这是刘奎家族注重家教最为典型的一条史料。

4. 崇尚仁义

"仁"是儒学倡导的最高道德准则，以仁为本的道德修养是齐鲁世家人文素养的重要组成部分。刘通即建立起怜贫好义的道德规范——"尝卖田园为人息讼。崇正（祯）十四年，岁饥，于高密注沟集买一妇，旋怜其夫妻生离，毁券还之，不索值"[34]。刘必显初与徐氏订婚，徐氏有首疾，其家人要求辞婚，必显坚持大义，坚决不许，娶徐氏入门，待之情深意笃，时人比之宋代娶盲女的密州通判刘庭式。刘果年少时以意气自豪，赴人之急甚于己私，"居官刚劲不可挠折，与人交初若难合，久之更乐其坦易。长于言语，声劲作洪钟声。遇是非曲直，辨说挥霍，一坐尽倾。少以意气自豪，赴人之急甚于己私。或以险难告，脱手数百金不自顾计。尤重友朋，交游几遍海内"。[35]乾隆五十七年（1792年），山东大旱，五十余州县颗粒无收，刘墉联络山东籍官员，疏请豁免钱粮，发放赈济。恩准免除两年税赋，广设粥厂，救民于水火。刘奎甚至说："邪不侵正，孝可格天，真祛疫之良方也。""阴德无量，诚祛疫之良方，世人所当着眼。"

（三）崇文重教，笃实好学的为学之风

传统社会，许多家族将"耕读传家"作为家风，或以对联的形式贴在大门上，或题写在匾额上悬于堂屋或附在族谱中，以激励族人。东武刘氏家族早期也是遵循这一流行的家风，耕读兼顾。后来刘氏家族子弟逐步由亦耕亦读演变为专职的读书人，将"耕读传家"提升为"崇文重教，笃实好学"，这也是这一家族最终发展壮大的根本所在。

刘福率刘恒迁至诸城逄戈庄之初，家境贫寒，无力读书，以务农为生，刘福、刘恒、刘玳三世没有任何科名。康熙三十一年（1692年），安丘著名文人张贞在《杞田集》中，对逄戈庄刘前几世的情况有一段比较简略的记述，其言："自处二公讳福者，徙山东之诸城，家焉。数传皆力田孝弟。至大公讳思智，始以文学补邑庠生。"[36]四世刘思智虽然开始读书，但层次很低，只是邑庠生而已。然自此肇始崇尚文教，数世攻读不辍。到其子刘通一代，刘家开始转型。刘通虽然也仅是个邑庠生，但为刘氏第一次赢得了社会声誉，名列官修《诸城县志》[37]。家贫无银购书，"游戚党间，阅古今文字，遇心赏者，辄录之旧纸，或书掌肱间"，回家后抄录成册教授其子必显，"非圣贤之书不置案头，恐防业且坏心术"[38]，对必显的为人、为学奠定了重要基础。

刘必显"缘此，学日以富，十九岁补府庠生，岁试以经书三执拔第一，为十四城冠。甲子，以第六人举于乡"。必显少年聪颖，"稍长，出就外傅授之书。读一再过，

[34] [清]（乾隆）诸城县志 // 中国方志丛书 [M]. 台湾：成文出版社，1976：1104.

[35] [清] 张贞. 杞田集 [M]. 北京：北京出版社，1998：652.

[36] [清] 张贞. 杞田集 [M]. 北京：北京出版社，1998：684.

[37] [清]（乾隆）诸城县志 [M]. 台湾：成文出版社，1976：1104.

[38] [清] 张贞. 杞田集 [M]. 北京：北京出版社，1998：685.

即成诵"[39]，刻苦向学，"年少与民避乱山中，众方喧闹，忽闻读书声，迹之，则公于石上摊书朗读。"[40]25岁即明天启四年（1624年）中举，虽然其后功名一直不顺，在明朝数应会试不第，但他并没有气馁，为立榜样于子孙之前，百折不挠，坚韧不拔，中举二十八年之后，53岁时，才于清顺治九年（1652年）考中进士。《杞田集》对此具体描述如下。

甲子，（刘必显）以第六人举于乡。时公文誉久著，士林指数，皆谓当立陛上，第乃困顿公车几三十载。又倔疆（强）成性，耻事干谒，遂至家徒四壁立，或劝以禄仕，公慨然曰："嘻，岂知我者哉？余性傲急，且无宦情，惟思得'进士'二字，启牖后人耳。以青袍致台鼎，非其好也。"自是坎坷百罹，终不废读，遂登顺治壬辰进士，殿试二甲，授行人司行人，旋捧诏偏沅[41]。

"余性傲急，且无宦情，惟思得'进士'二字，启牖后人耳"，刘必显在此再清楚不过地表明了他孜孜不休于进士考试的目的。不是为了自己释褐晋身，而是为家族后人读书进阶立标杆，做楷模。明清之交，战乱不已，刘必显携家眷避难金陵，其亲戚——时任南明御史的郑瑜劝刘必显父子到军营任职，必显辞曰："家世业儒，虽未能以文章名世，终不敢投笔事戎。"[42]至必显中进士入流后，家境逐渐殷实，仍把读书放在首位。他十分崇向教育，认为：

教家之道，千条万绪，非言语文字能罄述。然以身教者从，以言教者讼。教子之方，莫要于读书。必能读书乃能明理，能明理始能成器，始能保家，至进取功名。登科、发家，固视乎命运。然其家三世读书而发始达者，十居八九；若先世目不识丁，而其身崛起田间，至登甲、乙榜者，百中仅一二焉。俗语所以诵"书读三世发"之言也。[43]

刘必显晚年回到故乡，隐居槎河山庄，构建槎河山庄别业及其学塾，"惟聚子孙一堂。教以耕读，不及世事也"。其三子刘棨中进士，即将槎河山庄奖励给刘棨，曰："用奖汝志且以励后人之读书者。"逝前为后人立下家训：

当官清廉，积德行善，官显莫夸，不立碑传，勤俭持家，丧事从简。

教子有方，皆有所成。他的4个儿子中有2个中进士，他的17位孙子中，有12位中举人，为清代兄弟登科之冠。

如果说刘必显是刘家优良家风学规的开创者和缔造者，那么刘棨就是实践者和继承者。刘棨教子严谨，曾延请青州名士王述等为东席。李滩在《槎河山庄记》中对刘家学规有准确的表述：

余闻赠公（刘必显）之教家也，崇惇厚，黜浮华。方伯公（刘棨）则益严，子孙六岁就外傅诵经书，不中程度辄予夏楚，出入跬步无敢嬉戏。既长，被服食饮，比于

[39] [清] 张贞. 杞田集 [M]. 北京：北京出版社，1998：685.

[40] [清] 王培荀. 乡园忆旧录：卷四•槎河山庄 [M]. 济南：齐鲁书社，1993：234.

[41] [清] 张贞. 杞田集 [M]. 北京：北京出版社，1998：685.

[42] [清] 张贞. 杞田集 [M]. 北京：北京出版社，1998：651.

[43] [清] 张贞. 杞田集 [M]. 北京：北京出版社，1998：685.

寒素，读书汲古之外不得有他嗜好，亦不得妄有所交接。以故近世言家法者，首推东武刘氏。

刘棨后来又将山庄奖给同样学业有成的次子刘绂熙，绂熙早卒，三子刘绶炾建东槎河山庄，落实对子侄的教育：

今引岚兄弟骎骎贵显矣，植身修行，益恪守方伯公家法。而引岚惓惓于诸犹子，为慎择师友，日夜勉其树立，勿坠前人家声[44]。

雍正、乾隆年间，安丘马长淑、李潍、李大本，诸城鹿荤、高密王万里等地方名士，皆曾执教于刘家。这些名士，多有大成，如李潍乾隆元年（1736 年）中进士，官至国子监祭酒，不久就被乾隆皇帝挑选到咸安宫当教习，专教太子（嘉庆皇帝）。而山庄培养出来的优秀学生更可以列出一份令人叹为观止的名单。

重视教育、诗书传家是刘氏家族的传统。历代科举入仕者不断，家族文化得以传承。时至乾嘉年间，刘氏受朝廷恩宠日隆，仍把读书放在首位。刘镮之担任尚书后，还谆谆告诫后代"闻鸡起舞吾家事，莫误长沙射策年"。

正是良好的家庭教育，使得清爱堂刘氏子弟在科场上崭露头角，创造了八子登科、槎河山庄八举人、五世蝉联进士等科场奇迹。刘家能发展为高门望族，崇文尚儒的家风功不可没。

（四）持躬俭节，上进守成的持家之方

刘奎家族本是寒门，勤苦持家的观念根深蒂固，显贵之后依旧坚持，未曾少改。刘必显是刘家第一个出仕为官之人，也是刘家清廉为民官声的创立者。其为人"崇惇厚，黜浮华"，任户部河南司主事时，被差往通州督理中南仓，虽"地处脂膏，未尝以毛发自润"，官舍后种蔬自给，恒数日不肉食。甚至连老乡所送礼物也一概拒绝。

运弁某者，乡人也，以无核枣及银厄为饷。公诃曰："故人宜知我，乃反以此相污邪？"弁曰："可。不须厎，枣为乡味，似无害。"公曰："凡自外入者，皆非义也。"立却之[45]。

此种定力，可令鬼伏神钦，堪媲美"畏四知"的东汉杨震。其同乡好友丁耀亢赠诗专记此事云："到门偏厌客求鱼，下榻先言未扫除""官府计斗难分俸，隙地成园目剪蔬"。

在其影响下，其二子刘果、刘棨都成为康熙年间著名的廉吏。其后世子孙保持了淳朴节俭的优良家风，受到世人的赞誉和敬仰。次子刘果，其为人"老来敛退，匿迹深村，出入驾凸尾草驴。长吏经年不一见其面也"[46]。刘棨"益严子孙"，"被服食饮，比于寒素"，以至雍正年间执教于刘家的安丘名士李潍不无感慨地说："近世言家法者，首推东武刘氏。"

刘统勋、刘墉父子更是以淳朴节俭闻于朝野。"先世贵显，至公官愈尊而贫如故。

[44]［清］李潍.质庵文集.卷二·槎河山庄记［M］.北京：北京出版社，2000：482.

[45]［清］张贞.杞田集［M］.北京：北京出版社，1998：685.

[46]［清］张贞.杞田集［M］.北京：北京出版社，1998：652.

宅第不修，车马不饰，老仆犹呼'十二叔'，有教以呼'大人'者，公闻大怒，如东坡教坏司马公家人也"。乾隆年间刘统勋官至内阁首辅大学士、首席军机大臣，虽位极人臣，但仍尚节俭。清代史料中有许多关于他生活俭朴的记载，"朝珠无十两以上者，线断散落不复拾"；出差时，"二仆相从，食物不索珍馐"；"尝因事籍没家资，耕田四驴入官"[47]；"家故有田数十亩，敝庐一处，服官五十余年，未增尺寸"[48]。卒后，乾隆皇帝亲自到刘家吊唁，见刘统勋居所"门闾湫隘"，"去舆盖然后入"，不觉大恸，痛呼"朕失一股肱矣"，称赞道："如刘统勋，乃不愧为真宰相"，可见乾隆皇帝对他的倚重，但他却没给后人留下富足的家产，家里没盖楼堂瓦舍的阁老府，门前和祠堂无炫耀官显的旗杆，茔里没歌功颂德的石碑，就连当时皇帝御赐他祖茔的蟠龙石碑也没树起来，只给后人留下了一个清官的美名流传至今。刘墉严守家训，崇节俭，为官俭朴，"居官风骨甚峻，洁如冰霜，德望重朝野。"[49]其赴任太原知府时赋诗云："帽破衣残到太原，故人犹作旧时看"[50]，这与乾隆末年的奢华之风形成了鲜明对照。在一封家信中，刘墉曾谈到京中房屋的修缮问题，说只能花一千两修理南院，北院只消二三百两，"然暂缓之，力不足也"[51]。一个贵极人臣的大学士却负担不了千余两的花销，比之当时动辄花费数十万装修别墅的官僚来说简直难以让人相信！他在另一封家书中言："惟当宽绰心胸，以安贫婆之常；开阔眼界，以念荒歉之苦。"嘉庆九年（1804 年）七月，刘墉奉命前往江苏为母亲祝寿时，尽管贵为大学士，却仍是残衣破靴的打扮[52]。这种情形着实令人感佩，故道光《诸城县志》等称他"砥砺风节，正身率属，自为学政、知府时即谢绝馈赂，一介不取，遇事敢为，无所顾忌，所至官吏望风畏之"。嘉庆帝曾对刘墉的侄子刘镮之说："汝伯简朴，文正公当日如此，朕随皇考到汝家，见马厩在宅旁，何其逼仄"，又说"汝伯父之轿子，我在藩邸即见，破极矣"，当时曾叮嘱刘墉："老年人不可受风寒，轿子无帏，万不可者。"逝后谥号为"文清"，门生吴振棫在《养吉斋丛录》释云："避远不义为清，洁己奉法曰清。"清代大臣殁后得谥"文清"者，仅有数人，刘墉为其一。

刘镮之做到户部尚书，也是十分俭朴，其诗有"家因俸薄贫无补，诗为官闲格益清"之句。其子刘喜海亦颇有清名，任汀州知府时，百姓曾为之立生祠。

刘必显曾立下"不立碑传"的家训，后世子孙恪守祖训，不请名家撰写墓志、神道碑文、行状、传记等。像刘棨、刘统勋、刘墉这样的达官显宦，茫茫史海中竟没有留下一篇关于他们生平的墓志铭、墓表、神道碑之类的纪念性文章。清末王培荀《乡园忆旧录》记载，刘统勋卒后，刘墉以其父勋业在国史，不撰行状，不乞作墓碑及志铭，"第取所奉谕旨及奏疏，编录以示子孙""以前格套一洗而空"。这当然是一种良好

[47]［清］王培荀．乡园忆旧录：卷二·刘统勋［M］．济南：齐鲁书社，1993：90.

[48]［清］刘光斗等．（道光）诸城县续志：卷十三·刘统勋传［M］．台湾：成文出版社，1976：302.

[49]［清］王培荀．乡园忆旧录：卷二·刘墉［M］．济南：齐鲁书社，1993：92.

[50]［清］刘墉．刘石庵公墉家书真迹∥《近代中国史料丛刊》第 72 辑第 771 册［M］．台湾：文海出版社，1966：57.

[51]［清］刘墉．刘石庵公墉家书真迹［M］．台湾：文海出版社，1966：60.

[52]［清］王培荀．乡园忆旧录：卷三·刘墉［M］．济南：齐鲁书社，1993：181.

修养和理想追求，但也给后世留下了许多遗憾。如我们现今研究刘统勋、刘奎的生平，若有行状或墓志铭等类似的原始资料，我们就可以省下许多考证的精力和工元，而且，可以肯定地说，无论我们费多大的精力和工夫，也难以考证出如前述历史记录一样准确的事实。

（五）乐善好施，泽被乡里的桑梓之情

敦睦乡邻、乐善好施在刘奎家族代代相传。刘通、刘必显都以乐善好施名于乡里。史料记载，刘通"倜傥有志节""贫而好施"。明万历四十三年（1615 年），诸城闹大饥荒，刘通拾到一宗银两，等候失主不至，乃煮粥施灾民，救人无数。尝见一贫苦人家卖妇女，即买下，付款后，又将证券当面撕毁，让那妇女回家团聚。刘必显"助婚嫁、恤丧葬、赎女童以完人骨肉，囤粟以周乏"，善行不胜枚举，且"令子孙踵行之"。

刘棨兄弟继承祖、父衣钵，与其父祖相比，有过之而无不及，人到至何处便把善行推广至哪里。康熙四一年（1701 年）刘棨丁母忧归里，康熙四十二年（1703 年），淫雨弥月，造成冬季及次年春天的大灾荒，《清史稿》卷四十《灾异志》载次年"秋，章邱、东昌、青州大疫；福山大疫，人死无算；昌乐疫，羌州、宁海、潍县大疫"。棨与弟棐相约轮流日行村外十里，见菜色者，予粟三升，一直坚持了十个月，至灾缓方止。此事详见于《（乾隆）诸城县志》卷三三《列传五·刘棐传》："康熙四十三年，大饥，（刘棐）与棨约，日行村外十里，见菜色者予粟三升。棨单日出，棐双日出，十阅月而后已。又遣人拣拾白骨瘗之隙。"[53] 其七子维焯，每遇荒年，省用捐食以周济他人，出田种穄子，存于社仓，救济灾民，其仁义之举被乡里称颂。

刘家子孙秉承祖训，仗义疏财，泽被乡里，被载入《诸城县志》者代不乏人。刘绍辉，字几先，号赤霞，必显长子桢之长子，"性俭朴，周恤贫匮无吝色。奴仆与人争，必先自理，然后较曲直"。[54] 刘奎"多为穷乡僻壤艰觅医药者说法"与"又以贫寒病家无力购药，取乡僻恒有之物可疗病者，发明其功用，补本草所未备，多有心得"。直至清末，刘家依然保持着这种乐善好施的优良传统，在乡里传为美谈，也为其家族赢得了很高的声望。

在此举一例，以见刘奎家族之家国情怀。嘉庆九年（1804 年）七月刘墉"奉旨往江南寿太夫人，沿路不见一客，至济南各上宪请谒，皆以病辞。诸城令以事在省，禀见，刻即延入。相劳苦，自谓久居都门，离乡井，族间或有依籍声势为非者，必严惩，勿偏循。"事毕回京时，嘱刘镮之云："吾家世受国恩，今天恩又隆重如是，吾老矣，无以回报，汝居官，当刻刻勿忘。"又曰："吾来匆遽，未及告假省墓，心甚歉然。汝回朝尽职，更须时时修先人祠墓。"[55]

（六）清正廉洁，爱民善治的为官之道

清正、敬业、廉洁是社会的道德规范，处于这个社会且世守儒业的刘氏家族将其

---

[53]［清］（乾隆）诸城县志［M］.台湾：成文出版社，1976：1004-1005.

[54]［清］（乾隆）诸城县志［M］.台湾：成文出版社，1976：250.

[55]［清］王培荀.乡园忆旧录：卷三·刘墉［M］.济南：齐鲁书社，1993：181.

作为家风是理所当然的，只有如此，才能与社会发展同步。清正廉洁，在刘氏家族家风中是广义的，既有对朝廷的清正，也有对国家和百姓的廉洁，还包含忠于职守，亲民善治，其表现便是敬业。食君之禄，忠君之事，在任期间，一言一行必须符合国家规定，在其位谋其政，鞠躬尽瘁，造福一方百姓。刘氏家族清正爱民之宦德达于圣听，明主康熙亲笔御赐"清爱"，刘氏家族额于家庙，故有清爱堂刘氏家族之称，誉满神州。

刘果，字毅卿，号木斋，晚号樵芸老人。顺治十一年（1654 年）中举，十五年戊戌（1658 年）中进士，康熙三年（1664 年）授太原府推官。修文庙，立义学，却愧赠，严刑法，又主持引汾水灌太原、榆次诸县田。勤于勘验，详明教条，纷争乃息；大盗傅青山等盘踞葫芦峪，出没无常，刘果"以剿为抚"，平定匪乱，声名远播，人称刘青天[56]。六年丁未（1667 年），裁天下推官，改补直隶河间知县。河间知县一任，令其名声大噪。据《（乾隆）诸城县志·刘果传》载："河间繁剧多盗，果一化以仁慈。又力行保甲法，颂声洋溢，达于宸聪。"[57]"颂声洋溢，达于宸聪"，非同小可。以区区七品知县之任，让治下百姓的"颂声"传到当时还非常年轻的英主康熙那里，诚非易事。这就让刘氏家族超越了地方性的局限，初次获得了全国性的声誉。张贞《杞田集》详细记载此事：

庚戌（1670 年），皇上时巡畿甸，未至河间百余里，微行田舍，问守令孰贤。村民以河间令对。入境，上复微行，憩卧佛寺，见一老儒，问如前。老儒曰："我生七十年，从未见贤如刘令者。"顷之，扈从毕集，羽林伙飞之众，震耀禅扉，始知其为上也。老儒仆地不能起，上令扶去之。即日召对。公俯伏驾前，上命骑马后随，以便顾问。先问年，次问出身，次问历俸，次问河间徭粮条目，公奏对称旨。从行十余里，又问："汝平选应得何秩？优擢应得何秩？"天语温文，不殊家人。又从行十里，命回县办事。旋谕吏部云："朕田猎畿南，访知河间知县，清廉爱民，才具优长，着从优议叙。"部议以台省用。缘承缉前案未结，格于例，以主事用，遂升刑部江西司。[58]

旋擢刑部江南司主事，预修《大清律》。康熙皇帝对刘果"清廉爱民"为官作风的肯定，是对刘氏整个家族为官者的巨大鼓舞，这对酿就刘奎家族清廉爱民家风具有非常重要的作用。

康熙四十九年（1710 年），刘棨擢天津道副使。康熙五十一年（1712 年）二月，康熙"南巡"，迎驾五台山，颁赐稠叠，棨因奏其兄刘果在河间县任知县时受到"清廉爱民"褒奖之事，并顺势恭求康熙皇帝赐书，康熙皇帝十分高兴地赐写了"清爱堂"堂号。以上事迹在《清史稿》第 476 卷《刘棨传》中有明确记载：

（刘棨）兄果，官山西太原府推官，有声。改河间知县，康熙八年，驾幸河间，问

---

[56]［清］（乾隆）太原府志//中国地方志集成·山西府县志辑［M］.南京：凤凰出版社、上海书店、巴蜀书社，2005：398.

[57]［清］（乾隆）诸城县续志//中国方志丛书·卷三三·刘果传［M］.台湾：成文出版社，1976：998-999.

[58]［清］张贞.杞田集［M］.北京：北京出版社，1998：652-653.

民族苦，父老陈果治状，召见褒之。卒，祀名宦……

四十九年，（刘棨）擢直隶天津道副使，迎驾淀津，诏许从官恭瞻，亲洒宸翰。棨因奏兄果昔官河间知县，丞"清廉爱民"之褒，乞赐御书"清爱堂"额，上允之。

"清"者清廉也，"爱"者爱民也，"清爱"乃"清廉爱民"之简称也；又清朝国号为"清"，"清爱"亦寓有"清朝钟爱"之意，故康熙乐为之题写。康熙为刘家题写此堂号，既有对刘果、刘棨政绩的表彰，又饱含着对刘氏家族的殷切期望。刘家从此以之颜其堂，并借其语义教育其为官子弟"清廉爱民"，保有祖风。刘氏后辈中凡入仕途者皆恪守祖训，否则，死后灵位不得入刘氏祠堂。《乡园忆旧录》记云："果，字毅卿，号木斋，官江南提学道。宰河间时，圣祖南巡畿辅，有'清廉爱民'之褒，家遂有'清爱堂'。"[59] 东武刘氏遂亦有清爱堂刘氏之称谓。

清爱堂刘氏凡为官者，皆尊刘必显"以厉廉隅为吏治之本"，其家族清廉爱民、风裁峻整的为官风气，则是其家风在仕途上的体现。其惠民政绩太多，仅举一例：刘氏家族许多子弟死因是"以劳致疾""卒于官"，都是鞠躬尽瘁，为清王朝、为老百姓坚持到生命的最后一刻。如刘棨、刘统勋、刘缙炜、刘绶烺、刘墉、刘峒、刘礼等，均是如此。刘缙炜，字书思，号愚庵，棨长子。雍正三年（1725 年）授固始县知县。其做官事迹以乾隆《诸城县志》卷三三《列传五》介绍得最为详尽："性严毅，遇事不避艰难，黠吏豪民闻风摄迹。次年秋，河水溢，缙炜立淖中指画救援三昼夜，喉为之喑。急发帑赈之，民无流亡。年四十九，卒于官。"[60] 刘绶烺，字尔重，号引岚。棨三子，统勋三兄，奎父。康熙五十二年（1713 年）举于乡，后任唐县知县，卒于官，年五十六。刘诗，字孟雅，号学三。乾隆三十三年（1768 年）中举人，乾隆四十三年（1778 年）中进士，历任福建邵武县知县，调晋江县知县，再调台湾彰化知县，卒于官，享年四十二岁。刘礼，字叔雅，刘棨孙行二十八，刘纯炜三子。乾隆三十三年（1768 年）中举人，由四库全书馆议叙任直隶望都县、迁安县、山西浮山县知县，卒于官，享年四十九岁。刘峒"为成县知县，有清名。岁饥，大府属发仓庾贷民，民不能偿，峒代偿之。以劳致疾，卒于旅舍。贫不能归榇，布政使赀助之以归"。[61] 从"有清名"，"民不能偿，峒代偿之"，到"以劳致疾，卒于旅舍"，我们都可以看到他祖父刘棨的影子。至于"贫不能归榇，布政使赀助之以归"，其清廉之状，奚复待言！

刘奎家族的男丁固然如此，而女眷也多有懿德可表。如刘统勋继室颜氏，80 岁御赐"令寿延祺"匾额，90 岁御赐"萱晖颐祉"匾额。嘉庆九年（1804 年），85 岁高龄的刘墉，奉嘉庆之命，领着赏赐之物，从京城前往江苏，为九十大寿的继母颜太夫人祝寿。这场祝寿活动，因有皇帝的参与，朝野上下格外关注。刘墉的同僚和门生，纷纷登门贺寿。由于刘墉一再表示拒绝接受礼金、礼品等，大家只好在祝寿的对联上下功夫。浙江巡抚阮元撰写的寿联是："帝祝期颐，卿士祝期颐，合三朝之门下，亦共祝期颐，海内九旬真寿母；夫为宰相，哲嗣为宰相，总百官之文孙，又将为宰相，江

[59]［清］王培荀.乡园忆旧录：卷四·槎河山庄［M］.济南：齐鲁书社，1993：234.

[60]［清］（乾隆）诸城县志［M］.台湾：成文出版社，1976：1103.

[61]［清］（道光）诸城县续志［M］.台湾：成文出版社，1976：316.

南八座太夫人。"协办大学士朱硅请人代作的寿联是:"夫作宰相,子作宰相,仑见文孙咸宰相,古今一品太夫人,能有几个?天许长生,帝许长生,更闻多士祝长生,富贵百年曰寿考,请增十龄。"这些寿联不仅仅是对九旬老太夫人表达祝福,更是对这个赓续大清多朝的仕宦家族表达的尊崇和恭维。刘奎家族受朝廷嘉奖的多有人在,如刘棨长兄桢有子二,绍烨、绅杰。绍烨,字几先,号赤霞。康熙丁巳举人,内阁中书,子三:塾、塈、堃。刘塾,字学一,号雍来,庠生,赠承德郎,任大通府通判。年三十一岁卒,娶李氏,赠安人。葬夫淇河西茔。雍正五年丁未秋七月,诏旌节妇生员刘塾妻李氏门 [62]。

更为令人惊异的是,刘奎家族 200 余年 200 多名各级官员中,竟无一人因贪赃枉法、索贿受贿而受到惩处。偶有受处分者,皆是政见不同所致,而最终的事实证明多为刘氏族人的观点为正。这不能不说是一个奇迹,也是刘奎家族的当然选择。

"忠孝传家远,诗书继世长",这副世人熟知的对联一语道破了优良家风的不朽功用。一个世代昌隆的门第,必有它赖以维系的家风。清爱堂刘家能够发展为名门世家,优良家风的数百年传承是其重要成因。从刘奎家族家风可以看出,它符合封建时代的要求和儒家的道德规范,因而得到了社会和族内的认同,对家族的崛起和兴盛起到助推作用。涉及中华优秀传统文化的内容如厚德、重教、向善、忠诚、敬业、孝友等应该传承借鉴。

四、家族成就

章炳麟《礼记·订孔·上》云:"古之世禄,子就父学,为畴官。""东武遗风今尚在,十万人家尽读书",刘奎家族有清一代十世文庠奕叶相继,诗礼名族,忠孝传家,诸凡小心畏天,乐善慎行其身,可为能终矣。

1. 科举世家

与清代诸多的名门望族一样,"清爱堂"刘家亦是著名的科甲名族,蝉冕联翩,贵盛无比。自清顺治年间刘必显中进士,至清末废科举的 200 余年里,刘家先后有 11 人中进士,另有 31 人中举人,创造了父子九登科、三世一品、父子祖孙翰林、五世蝉联进士的辉煌业绩。尤其"父子九登科"更为后人津津乐道,据史料记载,父子九人荣登科第,历史上独清爱堂一家而已,故为有清一代盛极一时的名门望族。

"父子九登科"指刘棨及其八子皆登科。刘棨年少时即有才名,11 岁考中秀才,康熙二十四年(1685 年)乙丑科会试中式二十六名贡士,殿试二甲第二十名进士。刘棨共有十子,有八子先后中举人,其中有三子中进士。其长子缙炤、次子绽熙、三子绥烺,于康熙五十二年(1713 年)同榜中举;康熙五十六年(1717 年)四子绖煜、五子统勋同榜中举;雍正二年甲辰(1724 年)五子刘统勋,会试第二百二十二名,殿试二甲十七名进士;雍正八年(1730 年)七子维焯中进士,雍正己酉、庚戌联捷进士;雍

[62] [清](乾隆)诸城县志·志三·总纪下[M].台湾:成文出版社,1976:42.

正四年（1726 年）八子纯炜中举人，乾隆四年己未（1739 年）中进士；雍正十三年乙卯（1735 年）九子绂焜中举人，官兖州府教授。

刘家科名兴盛与家族素来崇尚教育息息相关，刘必显幼时，家境贫寒，然好学不辍，其父"游戚党间，阅古今文字，遇有心赏者辄录之旧纸或掌股间，归而授读"。刘必显对功名孜孜追求，中举后数十年不中进士，仍刻苦攻读，曾云："余性傲急，且无宦情，惟思得'进士'二字启牖后人尔。"据统计，从顺治九年至乾隆四十三年，在120 多年里，他的 4 个儿子中有 2 个中进士，他的 17 位孙子中，有 12 位中举人，3 位中进士，为清代兄弟登科之冠。

自刘必显开始步入科甲士族，孕育了五世蝉联进士、三世一品、父子祖孙翰林、父子宰相等诸多辉煌业绩。从科考角度衡之，诸城刘氏无愧于科甲望族称号：刘统勋、刘墫、刘墉、刘镮之三世 4 位翰林，刘必显、刘果、刘棨、刘统勋、刘维焯、刘纯炜、刘墫、刘墉、刘诗、刘镮之、刘泌六世 11 位进士。诸城刘氏一门共出了 42 个举人（含11 个进士），152 个监生（含 18 个贡生），59 个庠生，计 264 个科名。可谓人才辈出，功名称盛。

而逄戈庄刘氏从始祖刘福到十四世，《东武刘氏家谱》所载男丁只有 822 人。科名数占总人口比例的 31.75%。而刘奎家族鼎盛期，亦即八世、九世、十三世共有进士 7人，举人 30 人，贡生 11 人，监生 76 人，庠生 21 人，共 145 科名。而刘奎家族八世至十世，谱载总人数为 235 人，科名数占同时期人口总数的 61.7%。这是一个很惊人的数据！因为这意味着，鼎盛期的刘氏不到两个人就拥有一个科名。这大概在其他世家大族中也是很少见到的一种科举盛况。

据统计刘氏家族鼎盛期科名总数占家族科名总量的 55.56%，进士占总量的63.64%，举人占总量的 71.43%，贡生占总量的 68.75%，监生占总量的 57.14%，庠生占总量的 35.59%。

从统计数据看，鼎盛期刘氏除科名中层次最低的庠生所占家族总量的比例不足50% 以外，其他所占比例均在 57.14% 以上，这说明，刘奎家族鼎盛期的科举情况与其他时期相比，不仅量大，而且质优。这种量大质优的科举盛况，为刘奎家族子弟的仕宦铺平了前进的道路，为刘奎家族登顶清王朝臣位之尊，建立不朽功业，奠定了重要基础。子孙出任者达数十人，门第之盛，冠冕山左，可谓诗礼簪缨、钟鸣鼎食之家。

2. 官宦世家

清代嘉庆十九年（1814 年）刘氏家族重修家谱时统计了从五世祖刘通科举考得秀算起，先后科考得中 198 人，其中进士 11 位，举人 35 位。科考取中者，约占其家族男丁比例的 25%，自清顺治初年五世祖必显步入仕途算起，至道光末年止的六朝中，其家族官位在七品以上的官员就出了 73 位，接近家族总人数的 10%[63]。出任的官职，从知县、知府、道台、学政、布政使、巡抚、总督、御史、尚书至内阁大学士、军机大臣各个级别都有。

---

[63] 张其凤. 中国书法全集·刘墉卷 [M]. 北京：荣宝斋出版社，2001：15.

刘奎家族是闻名海内外的官僚世家，衣冠盛族。刘统勋、刘墉父子先后入相，且为贤相，统勋还被称为"百余年名臣第一"，在明清全国世家之中乃绝无仅有之例。在清代汉族中只有张英、张廷玉父子可以与之相媲美。清代梁章钜在《楹联丛话》卷九《佳话》中云："我朝韦平济美者，满洲人为多……汉人则山左刘文正公统勋、文清公墉及嵇氏、张氏，皆以父子相继，此外无闻焉。"刘氏家族自五世至十四世，有7人官至二品以上，3人官至一品。而其所拥有的数量惊人的有品官衔与无品官衔，同样能够证明刘氏在政界具有非同寻常的地位与声势。其有品官衔多达411人次（含封赠），无品官衔多达91人次（含封赠）。从有品官衔来看，正一品有14人次，从一品官衔有40人次，正二品有8人次，从二品有36人次，即刘氏仅从二品以上的官衔就多达98人次。其无品官衔的含金量比有品官衔的含金量毫不逊色，其中包括权力最大的军机大臣（刘统勋、刘墉），人望甚高的上书房总师傅（刘统勋、刘墉），四库全书馆正总裁（刘统勋）、副总裁（刘墉），三通馆总裁，国史馆正总裁，会典馆正总裁，玉牒馆副总裁，经筵讲官等职务。担任万众瞩目的科举考试官的有25人次，其中，刘棨1次、刘统勋11次、刘墉7次、刘壿1次、刘镮之5次，另外还有提督学政11人次。而在皇帝离京时，只有社稷重臣才能承领的临时职务"留京办事大臣"，刘统勋、刘墉父子均曾担任过，刘统勋甚至曾经多次担任。由以上种种，我们不难断定，在明清世家当中，刘奎家族应属一流的仕宦世家。

清代二百余年中，"海岱高门第"清爱堂刘氏，科甲、仕宦不绝，特别是乾嘉间刘统勋、刘墉，相继为相，选贤任能，定疑决难，关爱生民，同时对清朝统治者的民族压迫政策，予以斗争抵制，为缔造、维持中国封建社会最后的"盛世"局面作出了重要贡献。

3. 诗学世家

因风俗所沿，诸城读书形成了一种风气。李焕章曾云：

诸于郡雄大邑，秦台汉坝，突兀迅激。其人皆磊异豪迈，好功名，喜富贵，多专制举义。弓冶相继，冠盖相望，篮舆衮马，交错市中。且攻声律，能词章，王门之瑟，于于何为。

"攻声律，能词章"，这是对明清时期诸城读书人精神风貌的生动写照。仅《东武诗存》《琅琊诗略》《琅琊诗人诗》《琅琊诗人小传》和《续东武诗存》等地方诗集中收录的诸城诗人就达400余位，而历代《诸城县志》人物传所载"能诗""善吟咏"而无一字传世者，以百千计。这不能不说是诸城文化的一道亮丽的风景线。

作为清代百年第一大家，自然也将诗学作为立足乡邑之基。自刘必显始，刘奎家族为诗而著声誉者80余人，真可谓诗书传家。徐世昌编纂的《晚晴簃诗汇》中收录了刘家11位诗人，清末刘氏后人刘延圻编纂《东武刘氏诗荟》，收录了刘家72人诗作千余首。

刘必显归里后，隐居槎河山庄，怡志林泉。年事已高的他在结束了十年仕宦生涯回到山庄后，兴奋异常，题诗亭壁"十年尘梦冷渔矶，又向滩头理钓丝。久客乍归鸥作伴，短墙半缺水为篱。月明松影窥窗际，夜静溪声到枕时。独坐悠然成大觉，挑灯拂壁一题诗"[64]。此诗诗情画意浓郁，意境浑然天成，而音律之美妙，情韵之幽雅，置诸任何一部诗集，亦当毫无愧色。刘必显在诗歌上的精湛修养，于此也可略窥一斑，有《西水公诗集》结集。而他对诗歌的喜爱及创作上的身体力行，直接影响了自己的后代，使后世家人循而发挥，踵事增华。

刘奎家族在刘必显以前的四世刘思智、五世刘通均无诗作流传下来。刘必显虽然开启了家族诗歌创作先河，但创作处在自娱阶段，尚未在社会上产生区域性或全国性的影响。但其次子刘果《芜园集》《十柳堂诗集》和《木斋公诗稿》等诗集的流传，显然全面超越了其家族前世诗歌方面的成就，为刘家诗歌赢得了全国性社会声誉。《续修四库全书总目提要》中有如下评述：

《芜园集抄》一卷，刘墉家族抄本。清刘果撰……田雯序其集，谓"木斋之诗，权舆历下，概其平时，似不专力于诗。然豪气间作，即发之吟咏，而于七言律，尤踔其胜。吾甚怪夫穷年专力于诗，自矜风雅者，偏不若木斋之工"云云。

田雯评其诗"权舆历下"是赞誉刘果诗开清初山左诗坛风气之先，对整个山东诗坛具有启迪引导之功。像田雯这样的诗坛大家如此称许刘果诗作，那么其诗歌创作在时人心目中和诗坛上的地位可想而知。并引明代谢榛之语赞其："凡作近体，诵之如行云流水，听之如金声玉振，观之如明霞散绮，讲之如异茧掺丝，所谓诗家四关，木斋兼之。"刘果以母亡辞职归籍后，在槎河山庄建有"浇书阁"的别墅或书斋，经常约聚一些当地的文人才子，论学饮酒赋诗为乐。如诗人王咸炤就著有《雪夜饮刘木斋浇书阁分韵赋此》，记录其以诗会友、分韵而作的情景。刘果还是清初古文提倡者，康熙十八年（1679年），擢江南提学佥事、提督学政。刘果曾与探花翁叔元于康熙十五年（1676年）"取有明大家之文遒劲可法者，抉择二百余篇，名曰《文起》，版行之。且谕以文必己出，剽袭涂墼者，抑置下驷。由是风气大变，复古有机矣"[65]。《文起》即"文选"，用"起"乃避康熙"玄"之讳。

刘棨工诗文，年十五，德州田雯奇其文。后与王述、张氏四逸及家诸兄弟子侄等相友善，常相酬和。有《养厚堂诗稿》《青岑公诗稿》传世，并载录于《东武诗存》等诗集。如《晚晴簃诗汇》云："休怪年来白发新，添丁汤饼会频频。掌纹差喜堪绳祖，食指添繁渐累人。我以江山经岁月，儿从褓襁走风尘。何时共聚枌榆社，绕膝含饴乐是真。"感慨由于自己忠贞爱国，"以江山经岁月"，儿子也随己宦迹"从褓襁走风尘"，期盼"何时共聚枌榆社，绕膝含饴乐是真"。惜政务繁忙，竟卒于官，未能得到片刻歇息。

而刘氏家族九世尤其刘棨老三支诸兄弟，在诗歌方面的成就可以说是真正地步入了全国一流的行列。如缙炤、继炫、绒熙、绥烺兄弟四人的文章和诗稿，后世编为《四刘合稿》；二子绒熙还单独著有《南村集》；八子纯炜著有《霁庵诗略》。刘统勋诗学卓著，曾被康熙称为"大老"，列为"五词臣"的著名诗人钱陈群在其著作《跋自书

[64]［清］王培荀．乡园忆旧录：卷四·槎河山庄［M］．济南：齐鲁书社，1993：234.

[65]［清］张贞．杞田集［M］．北京：北京出版社，1998：653.

与诸城唱和诗册后》中盛称刘统勋深于诗学，超过自己[66]。

刘棨孙辈继承家学，文气森茂，英才辈出，多有诗集行世。缙炤三子壉，字淡明，号廉园，雍正十年（1732年）壬子科顺天京兆第一百七十一名举人。刘壉为人旷浪疏傲，简弃世事，唯好读书。诗纵心孤往，无所仿效。尝曰："学近体诗，无不取法于唐者，然衣冠形貌望之似唐，则唐之下者也，善学古人者，大抵能变而出之，令观者知为某时某人之诗，足矣。"他中年喜内典，每徘徊林树间，类有所深思。病笃，出诗一帙，付其友而卒，享年四十四岁，有《清欢堂诗集》一册。棨孙行八、纮熙四子堉，字长庵，号南浦，乾隆六年（1741年）中举人，栋选知县，享年五十四岁，工诗，与修武等人相唱酬，著有诗集《锦秋亭集》传世，其还有诗四首载于王赓言编著的《东武诗存》中。孙行九、纮熙五子垌，字仰晦，号君修。与四兄堉同中乾隆六年（1741年）举人，历任胶州、滨州学正，广东永安县知县，湖南慈利县、沅江县知县，湖北松滋县知县，享年八十四岁，著有《写意诗集》《写意集》《槎河山房集》。孙行十，纮熙六子刘垍，字敬庵，号西岩。雍正十三年（1735年）中举人，历任福建漳州府诏安场盐课司大使，甘肃成县知县。著有《海上吟》《丙戌诗草》。

刘绖煜，只有独子畇，字原隰，号信南。因献诗而升官，《诸城县续志》载其"乾隆四十一年献诗赋，召试一等"[67]，授广西凌云县县丞，奉议州州判。著有《贻清堂诗抄》一册、《防边草》和《扶苏近草》等诗集。

刘墉著有诗集《石庵诗集》《刘文清公应制诗集》三卷和《刘文清公遗集》《石庵公诗稿》等，王昶在《蒲褐山房诗话》中称刘墉的诗"清新超悟，有香山、东坡风格"。《东武诗存》载录其《读战国策》《读吴梅村集》《咏史》《秋思》《忆旧》等诗作七十首。然政声太盛，遂淹没诗名，正如《乡园忆旧录》所云："所作诗，卓然成家，则人未尽知也。"[68]与弟刘奎、同学新城伊桂、甥丁熙、周景垣等相友善，互酬和。

棨孙行十三、组焕长子刘臻，与奎同岁，是刘奎家族最有诗才的子弟之一，时人对他评价很高。山阴（今浙江绍兴）童钰为作《诗序》赞云："�谷旷世轶才，幼癖吟咏，于世之所称大家名家者，无不摭其华而寻其根，而且不摩拟以从同，不搜奇以立异，无一诗不类前人，无一诗不自成其为�谷。不离古，复不泥古，所谓变而益上，卓然能自有其体者，非欤？"其著有《筠谷诗略》《遗泽草堂集》《清泽草堂草》和《魏塘唱和诗》等，《东武刘氏诗萃》与徐世昌《晚晴簃诗汇》都收录其不少诗作。刘臻又善书法。与叔纯炜，兄壣、垍、壉、墉，弟奎、埠等家人以及邵武县令刘诗孟等相互吟咏，与王中谷、李宜蕃、密水夏松龄、单次升、龙潭禅师、周景垣侍讲、印可上人等交游。组焕三子界，字子仁，号云岩，候补府经历，借补直隶祁州吏，享年五十一岁。著有《倚树吟》《云严公诗稿》等。四子㻒，字进之，号篔溪，直隶候补，有《留

[66]［清］王培荀．乡园忆旧录：卷三•刘统勋工诗［M］．济南：齐鲁书社，1993：138.

[67]［清］刘光斗等，修．朱学海，纂．（道光）诸城县续志•十一•列传第一//中国方志丛书•华北地方•第385号•［M］．台湾：成文出版社，1976：316.

[68]［清］王培荀．乡园忆旧录：卷二•刘墉［M］．济南：齐鲁书社，1993：92.

余斋诗抄》《苣溪集》等[69]。

奎行十四，善古文诗词，有《松峰诗略》《松峰文略》传世。遭遇坎坷，家道猝落，悠然旷达，不介胸中。故其诗多消闲乐易之趣。卜宗智赠句云："本是超然台下客，定知风调得髯苏。"十三兄臻为其诗集作序云："弟与余同年生，而颖悟过余。尚记伯父引岚公命余及弟诵诗，叩所会心处，弟即朗吟东坡'青山断处塔层层'句。伯父笑曰：'此子异日必耽拈吟毫也'。"他与李作哲、家兄刘臻等人相唱和，有诗十首载王赓言编著的《东武诗存》，其中与槎河山庄、九仙山、五莲山有关的有《游平山堂》（三首）《春池》《春桃》《晚憩凤凰店口占》《松韵亭》等。官至安徽布政使的诗人王显绪盛赞其"善古文诗词"。挚友刘嗣宗对其诗更是推崇备至，其在为《温疫论类编》作序云："古来业岐黄家殊少能文之士，山人以韩、苏之笔而阐卢、扁之微，求之昔贤中能有几人哉……且俾后之读书论世者知山人为齐鲁名士，当与渔洋、秋谷鼎足千秋，而不仅以医见重也。"渔洋即王士禛，秋谷即赵执信，两人皆为盛清时期诗坛领袖，刘嗣宗将刘奎与这两位大佬相提并论，可见他对刘奎诗作的推崇。

八子纯炜长子诗，字孟雅，号学三。乾隆三十三年（1768年）中举人，乾隆四十三年（1778年）中进士，历任福建邵武县知县，调晋江县知县，再调台湾彰化知县，卒于官，享年四十二岁。其著有《洗心亭未定草》一册、《园林百吟》等。次子刘书，字仲雅，号云樵，监生，由四库全书馆议叙，任广西江州州同知，升山西大同府通判、江西饶州府通判，升四川石柱厅同知，著有《仲雅诗草》。

十子经焘，只有独子墇，字峻若，号澹园，监生，行二十六，年六十岁卒，著有《西江一棹集》一卷、《挹秀山房诗集》八卷和《澹园集》等，后人整理有《澹园公诗稿》四卷。

十一世有铨玮《顾溪诗集》、铨珹《琪园诗草》、秉鋘《松台诗草》和秉钧的《乙照书屋试草》等诗集。

十二世有仲爵的《淡虑轩诗草》《寄庵公诗稿》，喜海的《嘉荫簃论泉绝句》《燕庭公诗稿》，华清《半园诗草》，长源《莲南诗草》，刘涛《云岩诗草》一册、《集古诗草》两册，刘渼《冶园诗稿》《诒园公诗稿》，刘津《晴川诗草》，刘瀚《诗稿》等。

后世所著诗集仍然不少，不再赘述。其中，咏颂家乡尤其是槎河山庄的诗句就有不少。如刘必显的《题槎河山庄亭壁》、刘壔《宿槎河山庄》和刘臻《乙亥春与敬庵兄同寓京都之即山禅寺偶忆槎河山庄之胜因栩栩然有归兴》等。

同治二年（1863年），刘绍庭（字延圻）收集了刘氏八代72人的重要诗作，编为《东武刘氏诗萃》八卷，堪称巨典，反映了刘氏家族诗学之盛。2015年10月，徐雁平、张剑主编《清代家集丛刊》第38～39册收录了"民国"十二年（1923年）刘氏爱闻簃石印本《东武刘氏诗萃》，由国家图书馆出版社出版发行。清代王赓言《东武诗存》《国朝山左诗钞》《国朝山左诗续钞》《国朝山左诗汇钞后集》和民国徐世昌《晚晴簃诗汇》等诗集中收录了不少刘氏家族的诗作。

[69]［清］刘光斗等，修．朱学海，纂．（道光）诸城县续志·六·艺文考//中国方志丛书·华北地方·第385号·[M]．台湾：成文出版社，1976：119.

《东武诗存》中所载诗作截至清嘉庆年间，潍坊学院王宪明教授 2007 年 6 月出版的《续东武诗存》对嘉庆以前的诗人拾遗补漏，对嘉庆以后的诗人，凡有文献可证的，尽量收入，共收入了诗人三百余家，诗词千余首。其中有刘奎家族20 余人，如刘镮之、刘喜海、刘文澍、刘长源、刘士林、刘攀龙等，其所选诗歌仅刘喜海所著就有 115 首之多。

正是由于家族成员的传庚接续，踵事增华，吟诵不辍，使刘氏家族成为与山东新城王氏，德州卢氏、田氏，临朐冯氏山左四大世家相提并论的"山东诗文世家"[70]。

4. 文化世家

自刘必显之后，刘氏家族人才辈出，在历史的长河中奔流不息，积淀了厚重的文化底蕴。良好的家教，使刘氏子孙不依赖父辈，树立了较强的自尊心和进取心，一个个成为学富五车的饱学之士。刘统勋作为中国历史上空前规模的丛书——《四库全书》的首任总裁，主要编纂者如纪昀、陆锡熊等都是由他推举引荐，从某种意义上说，也决定了这部丛书的取舍体例甚至清代中后期学术发展的方向。刘统勋、刘墉父子先后被钦点为《四库全书》总裁、副总裁，统领全国四千三百多人的学术大军，编纂经、史、子、集一万二百四十六种，把中国古代的学术文化典籍，几乎包揽殆尽。

因为家学功底深厚，刘氏家族中知识渊博、学问精深者代不乏人。如从学术艺事角度来看，刘氏家族同样无愧于文化世家的称誉。

刘统勋不仅为清朝一代水利、刑名名臣，诗文皆佳，同时深谙佛学，还提携了大批后辈学者，人尊"刘诸城"。他兴修水利，消除水患，造福百姓，尤值得大书特书。水患是封建社会中最大的自然灾害，其破坏力强，往往与瘟疫相伴发生，且生产恢复起来比较慢，故而水患的影响非常大，政府为防止水灾，对治理河道投入的物资也十分可观。乾隆十八年（1753 年）七月，刘统勋与尚书策楞行视江南河工，详细审查高邮堤闸冲决之原因，揭发了高斌、张师载贪污案件，给全国水利之臣敲响了警钟。刘统勋不仅治理河臣风气，也深谙水利技术，其治水之术非常巧妙。黄河于铜山决堤之后，刘统勋实地勘察，想出开引河减轻压力之法，并据实绘图陈奏于乾隆皇帝。得到乾隆皇帝首肯之后，刘统勋于施工过程中详细勘查、把握时机，终将水患平息。对于黄河入海口因冲刷造成的塌陷之弊，刘统勋发明"铁心堤"阻挡海潮，功效显著。"统勋凡十视河堤，两修海塘，前后章疏数十，皆中机宜，剔除积弊，利赖民生"。因其治水大惠黎民，河南百姓为其在黄河边上立生祠。

除刘统勋外，刘纯炜在水利上也多有建树。在刘纯炜仕途低迷之时正是他的水利技术使他重新走上了升官之途。刘纯炜官分宜知县时因事被免，当时他心灰意冷，在仕途上已有去意。"检点三年事，归装一叶舟。凄凉行色晚，惨淡暮云收。结绶嗟何滞，悬车愿早休。故园松菊在，念此倍难留"。其受布政使王兴吾邀请主持饶州书院。饶州地处长江沿岸，官民饱受水患之苦，"江水盛涨，各郡田庐被淹，饬修堤防不逾时辄坏"，堤坝筑成即毁，修筑之事毫无进展，巡抚范时绥深为焦虑。"有言纯炜识水利

[70]［清］刘延圻，辑.东武刘氏诗萃·傅丙鉴序［M］.民国十二年（1923 年）刘氏爱闻铉石印本.

者，范遂专属之。堤成奏疏，奉旨仍以知县用"。范时绶专程到饶州拜访刘纯炜，将修筑堤坝一事全权托付。刘纯炜也不负重托，按时完成了堤坝的修建工作，既解除了水灾隐患，惠及长江沿岸黎民，又发挥了自己的才能，作出了一番成绩，凭借治水之术重新走上了仕途之路，授官为海宁知县。海宁为长江入海口所在地，将军隆升、巡抚卢焯在尖山、塌山之间修筑堤坝以挡海潮，但是涨潮之际海水倒灌，长期以来"涨沙弥漫，拥护坝根。嗣海潮由北大覃直入中小覃，故道渐淤塞。而尖山南涨沙浸以坍刷，潮汐直趋坝根"。长期冲刷之下，石坝岌岌可危。海宁周围全是平原低地，"石坝坏则苏松七郡田庐可危"。刘纯炜就地取材，在堤坝前密布竹落阻挡潮汐的冲刷之力，改良了长江入海口处的堤坝，使其更好地发挥作用。乾隆皇帝南巡之时，赞叹其法巧妙实用，对刘纯炜进行了赏赐，并晋升其为同知。离任之时，绅士耆老赠诗句衣伞，刘纯炜专门为此作诗酬谢。赠衣伞是官吏离任时，治内百姓表示爱戴之情的举动。刘纯炜获此殊荣，正说明他治水之事惠及百姓，功劳巨大。

刘墉更是学识渊博，为清代帖学之冠，乾嘉名臣，士林领袖，有深厚的经学造诣。李元度在《国朝先正事略》卷十六这样评价刘墉："文清少跻馆阁，通掌故。中年扬历封圻，外娴政术，及继正揆席，天下呼为'小诸城'。所学贯串经史百家，诗道练清雄，题跋尤古雅。"[71]刘墉门生、满族名臣英和在其《恩福堂笔记》卷下这样评价刘墉："刘文清公熟于《史》《汉》，博通前人诗古文词，尤精于内典，旁及说部。"《清史稿》载"墉工书，有名于时"，与成亲王、翁方纲、铁保合称"刘、成、翁、铁"四大家，而刘墉又首推第一，被公认为"本朝书法之最"，有"浓墨宰相"之誉。书法兼采众长，独成一家。其书用墨厚重，枯润互映，貌丰骨劲，味厚神藏。清代学者徐珂《清稗类钞》颂云："文清书法，论者譬之以黄钟大吕之音，清庙明堂之器，推为一代书家之冠。盖以其融会历代诸大家书法而自成一家。所谓金声玉振，集群圣之大成也。其自入词馆以迄登台阁，体格屡变，神妙莫测。"

刘奎为清代一流疫病学家，与子秉锦合著《温疫论类编》五卷、《松峰说疫》六卷和《濯西救急简方》六卷等医著。

刘喜海为兵部尚书刘镮之长子，其为钱币学的奠基人、一流的金石学家、大藏书家，撰有多部金石学著作，被认为是清代金石学名家之首。刘喜海，字吉甫，号燕庭，又作燕亭、砚庭。室名嘉荫簃、味经书屋、十七树梅花山馆、来凤堂等。藏书处为味经书屋、嘉荫簃、清爱堂、金石苑等。嘉庆二十一年（1816年）丙子科第二十五名举人，道光四年恩荫兵部员外郎，历官户部郎中，道光十三年官福建汀州府知府、福建兴泉水道，二十一年升陕西延榆绥远道、权潼商兵备道、四川按察使，二十五年署四川布政使、浙江布政使，升浙江巡抚。刘镮之喜藏古器，所藏金石、碑板、字画、古钱颇多，成亲王尝题其书室为"百书百研之斋"。喜海承家学，酷爱金石，富收藏，邃于金石碑刻，尤致力搜集秦代出土文物、唐代古器塑像，对所获文物与鲍康质证考订，成《长安获古编》三卷，辑金石文字5000余通，撰《金石苑》一百零一卷传世，又著

[71]［清］李元度，辑.国朝先正事略.//续修四库全书·第539册［M］.上海：上海古籍出版社，2002：191.

有《古泉苑》一百卷附皇朝钱法一卷、《海东撷古志》《海东金石苑》《海东金石存考》《昭陵复古录》《清爱堂家藏钟鼎彝器款识法帖》《嘉荫簃论泉绝句》等。亲手辑录《刘文清公应制诗集》三卷、《刘文清公遗集》十七卷。为大兴翁树培撰《古泉汇考》八卷全部做了补注，此书又由利津李佐贤、福山王懿荣批注。他工书法，善篆隶。刘喜海为清代著名的金石学家、古泉学家和藏书家，与阮元齐名，时称"南阮北刘"。

另外，刘奎家族还建有味经书屋等家刻机构。如刘墉曾题写"味经书屋"匾牌，落款为"壬寅秋日"，刘墉经历过两个壬寅年份，一个是康熙六十一年（1722年）壬寅，一个是乾隆四十七年（1782年）壬寅。刘墉生于康熙五十九年（1720年）七月十五日亥时，卒于嘉庆九年（1804年）十二月二十四日申时，享年八十五岁，故该壬寅年为乾隆四十七年（1782年）。该书屋刊刻了不少经史书籍，如刘墉《刘文清公遗集》十七卷等，后为刘喜海的藏书处。

这些实学或艺文成就，不仅在清代山东，少有世家可以比肩，即使置之全国，亦属凤毛麟角。刘氏后裔精通水利、刑名、书法、医学、金石学、版本目录学、诗学、史学、理学、文字学等门径，据不完全统计，尚留下各类著作180余部，另有参与主编、主持的大型丛书十几套，如其中的《四库全书》《清三通》等均举世瞩目，在这些规模宏大的学术工程中，刘统勋、刘墉父子厥功甚伟。因此，诸城刘氏以其在学术、艺术上的杰出表现，理应在中华文化世家中有重要一席。

五、社会影响

刘奎家族最为骄人者，是作为正史的《清史稿》中，收录了其家族六人入传（刘果、刘棨、刘统勋、刘墉、刘奎、刘镮之），其中刘棨、刘统勋和刘奎皆为正传，这在海内名家中绝无仅有。《清史列传》收其四人入传（刘棨、刘统勋、刘墉、刘镮之）。在《清实录》中，刘棨出现过3次，刘果出现过1次，刘统勋出现过827次，刘纯炜出现过16次，刘墉出现过247次，刘墫出现过27次，刘镮之出现过14次，刘喜海出现过9次。累计出现过1144人次。另有2人入祀国家最高的崇祀机构贤良祠，3人次入选名宦祠，5人次入选乡贤祠。《诸城县志》《诸城县续志》等收刘氏子弟数十人入传，这也是中华多数世家难以比拟的数字。

在封建社会，对臣下而言，来自皇帝的题赐无疑是最高的荣宠与肯定。而刘氏获得了清王朝三代皇帝相继对其家族的高度称誉。先是康熙皇帝给刘氏赐匾"清爱堂"，继之乾隆皇帝将诸城刘氏誉为"海岱高门第"[72]，嘉庆皇帝则情见乎词地盛称"相国家声著……怀旧仰高风"[73]，这使刘氏家族不仅在山东世家中脱颖而出，而且名噪全国，跃升为清代具有全国一流声誉地位的名门望族。又因诸城刘氏子弟仕宦者爱民如子，

[72]［清］弘历，御制诗二集：卷七一·赐安徽学政刘墉//四库全书·第1304册［M］.台北：台湾商务印书馆，1986：35.

[73]［清］颙琰，味余书室全集定本·题石庵师傅槎河山庄图//故宫珍本丛刊·第579册［M］.海口：海南出版社，2000：175.

深受百姓拥戴，老百姓就在民间故事中将自己对刘氏的好感与来自帝王的推誉相呼应，经常指称诸城刘氏为"天下第一家"，使诸城刘氏的民望在全国大家族中鹤立鸡群，成为有清一代世家望族的杰出代表。

中国过去的封建官场，对于"谥号"极其重视，"谥，行之迹也""谥者，别尊卑，彰有德也"，其精神与一字褒贬的春秋大义一脉相承。臣下的谥典，例由礼部奉准后，行知内阁撰拟。得谥文者，拟八字，由大学士选四字；不得谥文者，拟十六字，由大学士选八字，恭请钦定。清朝礼制尤重"文"字，"正"字，唯有翰林出身或官至大学士者，方得谥文，道德博文曰文；而"正"字尤为难得，靖共其位曰正；"文正"二字联璧，更非臣下所敢擅拟，无特恩不得用。清自天命建号，至宣统退位，共296年，芸芸众生，衮衮诸公，得谥"文正"二字者，不过仅仅8人而已，是乃国重明器，彰显名臣风范也。而终中华历史上最为强盛的乾隆盛世，乾隆朝仅有刘统勋一人获此谥号，且于初殁时即赐谥，足见刘统勋在乾隆皇帝心目中的地位。

中国古代社会，最重宗法，表现在学术上就是重师承、重系统、重门户、学以人传。所谓人在学在，人亡学亡。学术传承最有韧性的纽带，当然还是所谓的"家学渊源"。诸城文化深厚博大，源远流长，自秦汉伏、郑、王、卢、徐、梁丘、诸葛到明清臧、王、刘、李、丁、孟、张、尹、窦、郑等，多以文献传家，代有学人。而刘奎家族就是其中比较突出的世家。综上所述，我们认为，刘奎家族不仅可以被称为仕宦世家、科举世家、文化世家，还是明清时期世家中科举、仕宦、文化发展最为平衡的世家之一，是综合实力最强的世家之一。而清爱堂刘氏家族的后人们，他们的身上都还延续着他们先人自强不息的家族传统和刻苦进取的奋斗精神，正在用自己的聪明才智和勤奋精神续写着新的辉煌。

第二节　刘奎生平

每一个历史人物都有构成对其理解的疑难点，都或多或少地存在着准确破译其历史迷雾的路障。这些路障如果不被拆除，或者不能逾越，往往会对认识历史人物的本来面目或确认其历史成就造成极大的障碍，而这对于以求真为使命的历史研究来讲无疑是致命的。研究清代医学大家刘奎，就会遇到本书所考的几个疑难问题，本书通过实地考察和文献排查的方法，比较彻底地解决了这些问题。

刘奎作为清代瘟疫大家，其著有《温疫论类编》和《松峰说疫》两部医著，有幸得到学界的关注，并有相关的研究文章问世。然而，无论是《清史稿》，还是《东武刘氏家谱》，乃至刘臻、刘嗣宗和王树孝等人为刘奎著作所作的序，对刘奎生平的叙述都极其简略。尽管由此能看到他生命中诸多事迹，但受资料、研究视角和研究理念等诸多因素的影响和制约，从中展现的生命形象却依然支离、片段，缺乏灵性，甚至还相互抵牾。本书虽无力全面呈现刘奎完整而鲜活的生命历程和形象，但力图围绕瘟疫学这一主题，依据刘奎著作和上述记载，参考历代前贤和时下俊彦所研究的成果，通过实地调研去勾勒他学医、行医和治医的人生履迹，去梳理其思想和心灵的变化历程，去破译他勇于任事、济世救人的精神世界，去展现他的学术学养和医学成就，去体会他民族的、人文的灵魂，去理解他新旧交织、秉持人文理性而内心坚守传统的文化心态。显然，他是一个内心丰富而个性鲜明的人，他的生命史价值，值得更多地梳理和挖掘。

一、籍贯

在各种记载中，无论是《清史稿》还是现代的各种中医学词典及书籍，均记载刘奎为"诸城人"，这在清代当然是正确的。然随着社会的变迁和行政区划的变革，中华人民共和国成立后的各种词典、著作若仍作如此介绍，则恐有不当。

在嘉庆十九年（1814年）刘锶之重修《东武刘氏家谱》中，刘奎记录在刘绶烺条下。

先是在九世一系上有如下字样：

绶烺（居东槎河山庄）。

然后在"绶烺居东槎河山庄"正下方，有如下一段文字：

奎，字文甫，号松峰。监生。享年八十四岁，忌正月初十日。娶李氏，同邑古城庄监生则徵公女，享年五十六岁，忌八月初六日。葬东槎河山庄。子四人：秉鉴（出嗣堳后）、秉淦、秉鏻、秉锴（即秉锦）。女二人：长适同邑银河庄钟；次适同邑老鸦村贡生李丕恭。

绶烺，字尔重，号引岚。刘棨子，统勋三兄。康熙五十二年（1713年）中举人，官至直隶唐县知县，敕封文林郎。年五十六岁卒于官，忌八月初二日。娶薛氏，侧室张氏，封孺人。葬魏家沟北茔。子二：奎、堳。女一人。

其为官事迹可分为两个方面：一是有仁者之心。他在任唐县知县时，凡鞫狱皆谆复开导，不假威刑，人称"刘一板"。有兄弟构讼者，劝以骨肉至性，各流涕去。二是积极作为，奏修水利，唐县旧有广利渠，引唐河水溉田数千亩，历久淤塞。绶烺遂历陈于总督，奏请疏、开渠、建闸，民终赖之。

刘奎乃刘棨孙，刘绶烺长子，刘墉堂弟。他出生于东槎河山庄，卒后与妻李氏同葬在东槎河山庄南茔。刘奎生于兹，长于兹，归根于兹，其一生与东槎河山庄密切相关。他垂髫启蒙家塾清爱堂，幼年入京师读书国子监，成年随父兄行医于京师、直隶、西安等地，晚年返乡隐居。他的住所前有山峰如笔架，乾隆皇帝名之为笔架山，邑人因其奇松密植，习称松朵山，刘奎故取松朵山之松峰而自号"松峰山人"，年迈后遂又易之曰"松峰老人"，朋友称其为"松峰道人"。其医书，以此命名曰《松峰说疫》，其诗、文集也分别称为《松峰诗略》《松峰文略》。刘奎与东槎河山庄及山庄附近的松朵山可谓缘分深矣。

因此，以后介绍刘奎时，其籍贯当改为"清代诸城（今山东省五莲县）人"。

刘奎家族繁衍的大体脉络如下：刘思源→刘福→刘恒→刘玳→刘思智→刘通→刘

必显→刘棨→刘绶炄→刘奎→刘秉锦。

二、生卒时间

因刘奎生卒年历史记载不详，后人在介绍时，就根据自己的理解，或将刘奎称为乾隆时期的瘟疫学家，或将其称为嘉庆时期的瘟疫学家。因此，对刘奎的生卒年，我们就不得不做深入考究，这是一个关乎正确评价刘奎及其瘟疫学成就的重大课题。而且，这个课题，曾使许多专家学者望而生畏，随着新史料的发掘和对原有史料的进一步整理爬梳，本书主要依据张其凤教授的研究成果试对此进行进一步全面考证。

对其生年，历史文献中未见明确记载，一般人们多会根据刘嗣宗在《温疫论类编》中所述加以推究。刘嗣宗分别为《松峰说疫》《温疫论类编》写过序，并且在《温疫论类编》序中自云"余游东武四十余年，与山人（刘奎）昆仲交最深，故知之最悉"。既然刘嗣宗与刘奎兄弟交往最深，对其身世"知之最悉"，因此，人们据其所述，考订刘奎生年似乎是没有问题的。但问题恰恰出在刘嗣宗自己的序里。

在《温疫论类编·序》里，刘嗣宗云刘奎"少随厥祖青岑公方伯西川"，又云"其兄石庵公督学江左，携之俱往"。刘棨（青岑）卒于康熙五十七年（1718年），而刘墉（石庵）生于康熙五十九年（1720年），也就是说，刘棨去世后两年，刘墉才出生。刘嗣宗讲刘奎呼刘墉为兄，此与刘墉在刘棨孙辈行十一、刘奎行十四也相合。也就是说，刘奎比刘墉出生得还晚。因此，刘奎根本不可能见到其祖父刘棨，刘嗣宗所讲"（奎）少随厥祖青岑公方伯（棨）西川"便是根本不可能发生之事。由此看来，刘嗣宗其他评述，我们不能随便否认其正确性，但就其所述此事显属听闻错误，是将后来刘奎因金川战役到过西川之事误作"少随厥祖青岑公方伯西川"，这在后面的论述中我们还将破疑。

我们可以通过刘奎家族中前期一世间隔的大致时间加以考究。刘思智长子刘通生于明万历四年（1576年），时年，刘思智21岁。刘通长子刘必显生于明万历二十八年（1600年），时年，刘通25岁。刘必显长子刘桢生于明天启三年（1623年），时年，刘必显24岁。刘棨生于顺治十五年（1658年），刘棨长子刘缙炌生于康熙十八年（1679年），时年，刘棨20岁。刘统勋生于康熙三十八年（1699年），刘墉生于康熙五十九年（1720年），时年，刘统勋22岁。由《东武刘氏家谱》可知刘堪于乾隆二十九年（1764年）21岁去世，可知刘堪生于乾隆八年（1743年），而刘堪之子刘镮之出生于乾隆二十七年（1762年），是年，刘堪19岁。从中可以看出，刘氏一世间隔时间最长者25年，最短者19年，平均值约为21.8岁。

我们再从刘统勋兄弟之间间隔的年龄加以考究。长兄缙炌生于康熙十八年（1679年），统勋生于康熙三十八年（1699年），两者间隔20年，前五兄弟每两兄弟之间间隔2.2岁。长兄缙炌、二兄绽熙、三兄绶炄，于康熙五十二年（1713年）同榜中举；四兄绽煜与统勋于康熙五十六年（1717年）同榜中举，绶炄与统勋中举的时间相差四年。绶炄能与两兄同榜、统勋与四兄同榜，说明诸兄弟中二人的学业做得较好。由此可以看出，绶炄与统勋之间相差大约四岁。也就是说，刘绶炄约生于康熙三十四年

（1695 年）。

　　在刘棨一脉近 40 个孙辈中，刘墉在兄弟大排行中为十一，故其晚年在给老家兄弟家书中，常署"十一兄具"款。譬如刘墉写于嘉庆四年（1799 年）五月十八日的家书中曰："奉问诸弟安好。浙信常通。尊前（按：指颜老夫人）康健。京中石庵如常，饕餮日甚，是其过耳。月岩[74]未来。收成大好，此一好则无不成也。沉孙顺带此信，再报不既。廿三弟览。十一兄具。"其中的"浙信"指与刘镮之叔侄之间的通信，时镮之任浙江学政；"月岩"指刘燈，乃刘墉九叔绶焜之六子，为刘墉嗣子锡朋的父亲；"沉孙"指刘沉，乃刘墫次子钜琛之长子，字孟李，号清臣，乾隆戊申（1788 年）顺天举人，江苏后补知县，因随刘墫居京，与刘墉关系密切，故刘墉在其上任江苏顺路归籍省亲时，让其顺带此信。绽熙有七子：培、垣、坪、堉、垌、塒、墇，堉行八，垌行九，塒行十，墇行十二；组焕子四，长子臻，排行十三。可见奎之叔兄弟在排行上是紧密相连的，而且行八的刘堉与刘墉同为乾隆辛酉（1741 年）举人，行十三的刘臻为乾隆甲子（1744 年）举人，两者中举时间相差三年。因此，几个堂兄弟之间年龄肯定不会相差悬殊。刘绶焜与统勋相差四岁左右，绶焜有子二、女一，长子刘奎行十四，次子刘堳行十五，兄弟二人排行紧连，推测绶焜之女为长，然后有兄弟二人。如此推测，刘奎可能比刘墉小 4～5 岁，刘墉生于康熙五十八年（1719 年），故刘奎约生于雍正二年（1724 年）。

　　最后，我们可以通过考证确定刘奎的生卒年。其十三兄刘臻为其《松峰诗略》作序云："弟与余同年生，而颖悟过余。"即刘臻与刘奎同年生人，只不过刘臻的生日比刘奎早，故刘臻行十三，刘奎行十四。通过查阅刘臻的有关史料，我们完全可以考证出刘臻的生卒年。目前所知，最后记录刘臻的文字可能是清代王祖昌《秋水亭诗草》卷二中的一首诗——《刘筠谷擢翠山房即景》，其云："晨起开疏窗，前山送寒翠。高人爱清景，支颐自相对。此时别有天，此心绝无碍。隔树闻樵音，丁丁落空外。"[75]该书按年排印诗稿，卷二收录了乾隆乙巳（1785 年）至己酉（1790 年）此五年所作古今体诗 96 首，上诗排在"戊申（1788）"年，说明该年刘臻仍然存世。通过查阅资料，发现《说疫全书》保存一篇刘臻为《松峰说疫》所撰序言，落款是"时乾隆丙午五月上浣兄臻筠谷于泸溪之擢翠山房"，即乾隆五十一年丙午（1786 年）阴历五月上旬，可能为《松峰说疫》最早刻本即乾隆五十一年丙午（1786 年）解经书屋刻本所收录。刘奎与刘臻同年，最为相契，故其著作皆请刘臻为序，如《诗略》《松峰说疫》等。但乾隆五十四年（1789 年）《温疫论类编》成书时，与刘奎最为相契的堂兄刘臻却没有再为撰序，说明刘臻已经仙去。《东武刘氏家谱》言刘臻"年六十六岁"，根据古时惯例，此

---

　　[74] 指刘燈，乃墉九叔绶焜之六子，字高文，号月岩。监生。道光十九年尚在世。墉因独子夭折，以燈之次子锡朋继嗣。刘燈的岳父为太常寺少卿王杲，山东福山（今烟台市福山区）古现村人，《福山县志稿》中有载。其族中后裔王懿荣（1845-1900）是我国甲骨文之父。而刘嗣宗首闻刘奎之名于安徽布政使王显绪，亦为同村同族。可见王杲家族亦是文化世家，且与刘奎家族为世交。

　　[75] [清] 王祖昌. 秋水亭诗草：卷二·刘筠谷擢翠山房即景 [M] .// 清代诗文集汇编·第 424 册. 上海：上海古籍出版社，2010：141-173.

为虚岁，即 65 周岁，而刘臻又于 1786 年为刘奎《松峰说疫》作序，至戊申（1788 年）尚在世，但己酉（1789 年）已经故去。如此可判定刘臻约生于 1724 年即雍正二年。此后，再未见到关于刘臻存世的资料，这说明，在王祖昌拜访后不久，刘臻不幸去世。尤其值得注意的是，同卷另录记载了刘奎的一首诗作——《寓刘松峰芝圃》，其云："学道向空山，山空何所有？石上有灵芝，采采将盈手。黄绮不复见，惆怅谁为友？但见云中鹤，时来下林薮。"[76] 说明这次东武之行，他先后拜访过刘臻、刘奎兄弟，并寓居在刘奎家中，以方便到五莲山、九仙山等地畅游，留下了多首描写高山胜景的诗篇。

如此，我们认为刘镜如先生在《东武刘氏家乘》提出"刘奎（1724—1807）"的观点是正确的，即刘奎生于雍正二年甲辰（1724 年）。《东武刘氏家谱》载刘奎"享年八十四岁，忌正月初十日"，即 83 周岁，因此，我们也可判断刘奎的卒年是嘉庆十二年，即公元 1807 年。刘墉卒于嘉庆九年（1804 年），《东武刘氏家谱》云其"享年八十五岁，忌十二月二十日"，即卒于嘉庆九年阴历十二月二十日，然公历则是 1805 年 1 月 24 日，故而，《家谱》所言"享年八十五岁"，不仅是传统的虚岁年龄，而且也是公历的周岁纪年。兄弟二人年龄相差三岁左右，兄弟情笃，相知甚深，故刘墉才能在赠《送文甫弟返里》诗中有"一夕联情话"的蜜语。而刘墉去世后，刘奎亲笔书写挽联："兄弟四十人，超世绝伦推第一；死葬二千里，深山旁谷叹离群。"

基于以上考证，我们认为以后介绍刘奎时可以直接注明其生卒年为"（1724—1807年）"，其医学活动时间集中在乾隆、嘉庆和道光三朝，因此，我们应该将刘奎定位为乾隆、嘉庆年间的瘟疫学家比较符合客观实际。

三、生平事略

能够留下不朽著作的历史人物，自然会有一番不平凡的人生经历，但无论是《清史稿》，还是《东武刘氏家谱》，乃至刘臻、刘嗣宗和王树孝等人为刘奎著作所作的序，对刘奎生平的叙述都极其简略，我们只有通过对大量的碎锦散珠般史料的整理，从零墨碎语的启发中加以钩沉发覆，再通过田野调查等，才能抽绎出一个活生生的历史人物的真实形迹，将其呈现在广大读者面前。

（一）韶年善病

清前期医事制度多沿袭明朝旧制，从中央到地方都设立了专门管理医疗事务的机构。顺治元年（1644 年）设太医院为独立的中央医事机构，主要为皇室成员和王公大臣诊视疾病、配制药物。地方的医疗机构称为"医学"，《清史稿·职官志三》载："医学：府正科，州典科，县训科，各一人（俱未入流），由所辖有司遴谙医理者，咨部给札。"一个县十几万甚至几十万人的医疗救治和疫情防控，由一位不入流的医学人员全

[76]［清］王祖昌.秋水亭诗草：卷二·寓刘松峰芝圃［M］.//清代诗文集汇编·第424册.上海：上海古籍出版社，2010：174.

部担负起来，显然是不现实的。于是，有一定文化基础的儒者多自行习医，此即清初名医张璐自序《张氏医通》所言"比户皆医"的医药实况。

虽然槎河山庄以其学塾声名远扬，吸引大批有志学子前来求学，但毕竟地处一个偏僻的山沟，远离县城大邑，条件简陋，医疗资源不足，缺医少药现象比较严重。作为山庄的管理者，又是诗书皆优的举人，深知督学子侄责任之重，为保证家人和学子们的身体健康，以应不时之需，刘绥炆通过各种方式，购买医学书籍，广泛涉猎方书，学习医学知识，并能对一般常见病、多发病进行诊治。持之不息，医术精湛，学研俱丰。

刘奎自序《松峰说疫》云其"髫年善病"，说明其儿童时期体质较弱，经常会出现各种病痛，尤其是虚弱性证候。而这些或轻或重，或急或慢，或寒或热，或实或虚的常见证候，通过父亲的妙手诊治，祛邪扶正，补益调养，得以痊愈。刘奎自幼耳濡目染，亲临其境，由此对中医学有了初步印象。五莲山区环境优美，植被茂盛，中草药资源丰富，丹参、浮萍、黄芩、柴胡等道地药材漫山遍野，被誉为齐鲁"四大天然药库"之一。刘奎既喜闻那笃笃有韵的捣药声音，更喜与小伙伴们一起到山上坡外寻草挖药，尤其惊诧于各种奇花异草愈病却疾的神奇，由此而对中医学有了最初的朦胧理解和切身感受。

（二）童年启蒙槎河山庄

刘必显构筑槎河山庄后，创建学塾，用以教育子弟，"亲课童仆，经理者数载"。刘棨不断整修，扩大了槎河山庄和学塾的规模，对后辈要求更为严格。晚年将山庄赠予二子，惜绂熙早卒，照料山庄、教育子侄的重任落到三子绥炆肩上。绥炆建东槎河山庄，贯彻乃祖、乃父的教育理念，"益恪守方伯公家法"，对子侄要求十分严格：

今引岚兄弟骎骎贵显矣，植身修行，益恪守方伯公家法。而引岚惓惓于诸犹子，为慎择师友，日夜勉其树立，勿坠前人家声。

绥炆延请安丘名士马长淑、李滩和李大本等，设馆于槎河山庄，教育子侄。我们从留存的诗句等文献资料里可以获悉，刘统勋、刘墉父子都曾在槎河山庄学习过。关于刘统勋在槎河山庄读书一事，不仅由刘墉《槎河山庄图》诗序"先文正公尝读书其中之锦秋亭"可证，还可以通过其他可靠史料加以推算。关于刘统勋在槎河山庄读书的过程，张其凤教授曾有过详细的考证：

我们由《三公年表》所记，推导出刘统勋在槎河山庄居住的时间有两个时间段。第一阶段是他四岁至六岁随父丁忧回籍期间。第二阶段是在刘棨逝后，他从母郭夫人扶柩归里后。此一段时间当为康熙五十七（1718）至雍正二年（1724），约六年的时间。两个阶段时间相加，刘统勋住在槎河山庄的时间约有八年的时间。

实际上可能还有一个时间更长、对统勋成才至关重要的阶段，即自康熙四十一年（1702 年）正月统勋"从父回籍"至康熙五十六年（1717 年）中举这一较长时期。康熙五十六年，统勋年仅十九岁，便与四兄绖煜同榜中式举人三十六名。康熙五十七年（1718 年），刘统勋二十岁，《三公年表》载："五月，父清岑公卒于官舍，（统勋）从母郭夫人扶柩归里。"这里所言的统勋"从母郭夫人扶柩归里",有两种可能：一是统勋随父亲宦迹居住四川，父亲"卒于官舍"，便直接"从母郭夫人扶柩归里"；二是统勋居住槎河山庄，接到父亲"卒于官舍"的噩耗后从老家奔赴四川，"从母郭夫人扶柩归里"。而通过实际情况分析，后一种可能性更大。若是一直随父居住，又是如何在父亲病逝的前一年考中举人呢？因此，最合理的解释恐怕是：康熙四十一年刘棨母亲杨夫人去世，统勋"从父回籍"丁忧后，年龄较小时随父亲宦迹在外地游学，年龄稍长就回到槎河山庄攻读，并于康熙五十六年中举。当得知父亲"卒于官舍"噩耗后，从家中奔赴四川，"从母郭夫人扶柩归里"。如此，统勋"读书锦秋亭"就不仅仅"八年左右的时间"，恐怕还要长得多。

然不管这一阶段刘统勋是否"读书锦秋亭"，可以肯定的是，在刘棨去世、"从母郭夫人扶柩归里"后，从1718年至1724年，六年左右的时间，刘统勋在槎河山庄读书。纪晓岚为《槎河山庄图》题诗之二云："数重老屋是家赀，还自西川宦橐遗。指点空亭读书处，清风一榻忆吾师。"而这一时期，正是由刘绶煐管理槎河山庄，因此，刘统勋高中雍正二年进士，除自己刻苦攻读外，也离不开三兄绶煐的督学与鞭策。而且，刘奎也于这一年出生，刘叁家族可谓双喜临门，刘统勋与刘奎之间自然就多了一份亲近的情愫。

或许正是通过在槎河山庄的苦读，统勋发现了绶煐在教育方面的特殊才能，故在考中进士后放心地冷家眷留在老家请三兄照料，将刘墉的教育成人成才之大任相嘱托。因原来的学塾房屋逼仄，七或许正是由统勋提议，请三兄搬迁至东刘家槎河（即杨家峪），另建家塾（土人称为学屋）以教育子侄。

如果说，刘统勋"读书锦秋亭"的史实尚需要一番考证功夫的话，那么，刘奎与刘墉等兄弟在槎河山庄的启蒙则是不容置疑的，或许就是在新家塾启蒙的。张其凤教授经过详细考证后得出如下结论：

刘墉在槎河山庄读书的时间……有两个时间段，一是他六岁至八岁期间，他父亲还在籍用功之时；二是他二十岁时，刘统勋丁忧回籍，他应从父回到槎河山庄用功。其父服阙之年，他二十二岁，中山东乡试第五十四名举人，也可为此佐证。

乾隆三年（1738年），刘统勋以母忧归，时刘墉二十岁。实际上，统勋以母忧归籍时，刘墉可能就已在槎河山庄，因为此前一年，刘墉生母王夫人病逝，墉当回籍为母亲守孝。如此，刘墉一边连丁母、祖母之忧，一边攻读，正好在服阙之年。刘墉于乾隆六年（1741）秋辛酉科中式山东举人第五十四名，时年二十二岁。

刘统勋初中进士改庶吉士时，异常清苦，当然不会让刘墉母子随己住京。刘墉至京时间可能为刘统勋散馆授编修、入直南书房之后。而刘统勋入直南书房是在雍正五年（1727年），时年，刘墉八岁。此前，刘墉应该一直住在槎河山庄。而由刘棨所定刘氏子弟"六岁就外傅诵经书"的规矩，刘墉在六岁至八岁期间应该在槎河山庄与诸叔兄弟们一起读书。而由《三公年表》，我们可知刘墉"八岁从叔父桐园公授书"。桐园，为刘统勋六弟组煐的号。组煐因父刘棨于康熙五十年（1711年）诰授通议大夫而为荫生，一直在国子监攻读。刘统勋接家眷入京后，组煐或居住在五兄家中，或经常跑来打牙祭，并辅导刘墉功课，此乃情理之中的事情。刘墉十一岁时，刘统勋为会试同考官，八叔刘纯炜中式明通榜。由此可知，刘纯炜两年后肯定要进京准备进士的考试。此年刘墉十三岁，刘统勋已为正六品左春坊左中允。刘纯炜因此住在京官五哥刘统勋家中，而《三公年表》上也很明确地表明刘墉"十三岁，从叔父霁庵公授书。"霁庵，即为刘纯炜的号。

刘奎小刘墉四岁，既是发小玩伴，又是启蒙同窗。兄弟们跟随当地名士们踏上了启蒙之路，泛舟学海，采珠拾贝，在琅琅读书声中浸润灵魂，滋养个性。"疤麻树"下，槎河溪边，不知留下了多少童年情趣，兄弟情深。难怪多年以后，苍颜白发的刘墉在《槎河山庄诗》中深情回忆，"园亭童稚见，华发已成翁"，并告白"闲中时一过"，则讲他居京之后，不管是为父丁忧，还是外放途径，或在空闲时间，也会偶尔回籍省亲，寻找过往的记忆。优雅的环境，严格的课程，使刘奎受到了良好熏陶，更为后来的成才打下了坚实的基础。

雍正五年（1727 年）刘墉八岁时，绂熙不幸病故，绥焜独自打理槎河山庄。刘统勋恰好入直南书房，条件改善，生活好转，家有老母需要赡养，子侄需要教育，为减轻三兄绥焜的负担，才不顾生活的压力，毅然将妻儿连同刘奎一起接入京。

（三）少年入国子监读书

嘉庆十九年（1814 年）刘镮之重修《东武刘氏家谱》，云：

奎，字文甫，号松峰。监生。

监，古代官府名，即国子监，为古代国家最高学府。监生，明清两代对在国子监读书或取得进国子监读书资格的生徒的简称。

如其所述，刘奎和刘墉是真正的好兄弟，好朋友，好伙伴，好同学。雍正五年（1727 年）刘统勋接八岁的刘墉到北京生活、读书。统勋长兄绂炤在雍正三年（1725年）已上任固始县知县，二兄绂熙约于雍正五年不幸病故，不管逢戈庄还是槎河山庄，全靠早已中举多年的绥焜独自打理，颇为劳苦。而初入京的刘墉孑然一身，形单影只，家中没有玩伴，读书没有同学。因此，推测正是该年或稍后，刘统勋一则为了报答三兄绥焜的督学之恩，再则为了减轻绥焜的生计压力，三则为了督促刘墉攻读，故将刘奎接到京城，并将二人送入国子监读书。

除国子监的学业以外，统勋还亲自指点一二，还让两位学业有成的弟弟绂煥和纯炜加强课外辅导，此即《三公年表》所谓刘墉"八岁从叔父桐园公授书""十三岁，从叔父霁庵公授书"等。

之所以推测刘奎少年入京读书国子监，还有一条证据。据刘奎自称因"韶年有病"，受父亲绥焜影响，对岐黄之术萌生浓厚兴趣，自幼即有"不为良相，便为良医"的志愿。刘统勋不愧得大儒之规，"明乎良医之燮理阴阳，胥一世而登诸仁寿，与良相之赞元调鼎者侔也"[77]，对刘奎的"旁门左道"不仅未加责备，反而介绍刘奎随名医郭

---

[77] ［清］刘奎. 温疫论类编·刘嗣宗序 [M]. 长沙：湖南科学技术出版社，2014：27.

右陶学习临床医术。郭右陶，名志邃，以字行，檇李（今浙江嘉兴市）人。郭氏鉴于痧胀病发病多、传变快，治不对症，命在须臾，遂推原痧疹之理，搜求前人有关经验，总其大纲，撮其要领，于康熙十三年（1674 年）撰成《痧胀玉衡》三卷，次年刊刻。康熙十七年（1678 年），又加以续编，别为后卷，再刊时并入前刻。全书共 4 卷，是一部比较系统的痧病专著。按照医书撰著的一般规律，撰著临床医书一般是在学验俱丰的中年以后，故郭志邃著《痧胀玉衡》时至少应在 30 岁以后，如此，郭氏最晚生于 17 世纪 40 年代。

　　诸书皆言刘奎"受业于名医郭右陶"，当非空穴来风，必有所据。这就需要考察刘奎居京并就读国子监的时间段问题。刘奎入京至少有两次是明确记载的，一是刘绶炀卒于官舍、刘奎扶柩归葬后，"屡蒙荐取"，读书国子监，约在乾隆十六年（1751 年）至乾隆二十一年（1756 年）之间，此时刘奎已近而立之年，郭右陶早已过百岁，仍授业刘奎，恐无可能；二是随刘墉督学江南之时，"石庵随将山人送至京邸"，约在乾隆二十八年（1763 年）以后，此时刘奎已至壮年，而郭右陶早已过二甲子高龄，更无可能。

　　综上所述，我们通过刘奎"学医于郭右陶"等一系列可靠资料的分析，推断刘奎就读国子监的时间最有可能是在少年时期，并于读书之余师从郭志邃习医。当然，后来刘奎又有多次入读国子监的机会，此即刘嗣宗所谓"屡蒙荐取"，然因"自幼不利场屋，入闱辄病，虽力疾，草率为文而已"，故一直未能考取功名。这和其六叔刘组焕的命运相似，组焕因父刘棨于康熙五十年（1711 年）诰授通议大夫而入国子监读书，虽然有较好的读书条件，但一直未能中举，以荫生终身。初授行人司行人，敕授徵士郎，诰授奉直大夫，朝议大夫，户部福建司主事，直至乾隆二十六年（1761 年）辞官归里。

　　刘奎天资聪慧，过目成诵，读书勤奋，善于钻研。在为《温疫论类编》作序时，知己好友刘嗣宗曾记录其读书的情景时说他"抱不羁之才，读书目下十行，而又手不释卷"。可见他学习专心致志，治学态度严谨，打下了良好的文史哲的基础。对所学知识，他不但能深刻领悟，而且还提出自己的独到见解，然因博雅古文辞，厌弃八股文而屡试不中，影响了取仕，空有满腹经纶，无法施展。

（四）青年随父宦游直隶

　　刘嗣宗序《温疫论类编》，言刘奎：

　　随父引岚公分守保郡，间关万里，晋接名贤，故其诗文颇具奇气，医道多所师承。

　　刘奎父亲刘绶炀，虽然早已于康熙五十二年（1713 年）中癸巳恩科第四十二名举人，但因同时中举的长兄绶炤 1725 年已上任固始县知县，二兄绶熙约于 1727 年又不幸病故，不管原籍诸城逄戈庄还是新建槎河山庄，皆以绶炀为长。

　　百善孝为先，刘氏家族素有孝道传统。家有老母，诸弟年幼，子侄嗷嗷待哺，全靠绶炀精心打理。家事琐碎，尤其是众子侄教育一事，绶炀得众兄弟之托，最为上心，扩建学舍，聘请外傅，把槎河山庄学塾打造成了一个闻名遐迩的重要教育基地，不仅宗族子侄按部就班攻读，附近官宦子女也求学日众，再加上前有父亲、伯父的榜样，故一直不敢脱身，出外宦游。作为姻亲，被刘氏家族聘为东席的安丘名士李滢对此深为佩服，于雍正七年己酉（1729 年）撰《槎河山庄记》记云：

今引岚兄弟骎骎贵显矣，植身修行，益恪守方伯公家法。而引岚尤惓惓于诸犹子，为慎择师友，日夜勉其树立，勿堕前人家声，则刘氏之家世将日大，兹壮之花木、亭榭与山水之秀丽，将日以盛且显，而赠公（刘必显）之所贻，可百世而未艾矣。

乾隆三年（1738 年）老母亲去世，刘统勋丁忧回籍，乾隆六年（1741 年）刘墉等中举以后，刘绶烺才脱开家庭的羁绊，有机会外出履职。他先后任职于广州、河北等地，最后得授直隶唐县知县。唐县地处直隶省保定郡，为刘姓最早发祥之地，刘绶烺追根溯源，感念先德，自然更为用心，兢兢业业，踏踏实实，着力为刘氏祖庭贡献才智，其官德和事功已见前述。《（光绪）唐县志》详细记载了唐县历任知县、主簿、巡检和典史等官职的姓名、籍贯、学历、到任和离任时间等，但卷六《职官·知县》却甚为模糊，其云："萧，五年任。刘，八年任。戴，十七年任。"卷末解释道："惟乾隆时各职官旧卷失存，仅据碑碣匾联所见补书一二如右。"[78] 也就是说，乾隆时期的唐县县署的档案不慎散佚，无法一一连续记载各职官的具体情况，但根据当时各职官保留在碑、碣、匾、联上的题署，可考知部分职官题署时所任职官的散在信息，并一一整理出来，如此刘绶烺可能是乾隆八年（1743 年）到唐县任知县的，而乾隆十七年（1752 年）又有戴姓知县到任。

然就是这一点残缺的记载，使我们明确地得知刘绶烺可能于乾隆八年（1743 年）任唐县知县。此时，刘奎已到青年，随父宦游。

陈梦赉在《中国历代名医传》中言"刘引岚是保宁知府（治所在今四川阆中）"，这可能是对"保郡"的误解，将直隶保定府误认为四川保宁府。清朝时唐县隶属保定府。《东武刘氏家谱》明确将"直隶唐县知县"列为绶烺任职最末，可见绶烺最后的官职就是唐县知县。"年五十六，八月初二日卒于官"，恰与《（光绪）唐县志》的记载相符。也就是说，绶烺约卒于乾隆十六年（1751 年）八月初二。时年刘奎年近三十，堂兄刘墉中进士，正值青壮年时期。

随父赴任河北途经泰山时，刘奎到泰山游览，在岱顶碧霞祠西墙外玉女池西北方崖壁上，得睹宋代惠民和剂局镌刻的诸"挣"证治石刻，随即录存。《松峰说疫》记云："诸挣症治，余得之岱宗石壁间，录而藏诸箧笥，遇患是疾者，如法施治，历有奇效。"今岱顶玉女池故址有摩崖石壁，其下部掩于土中，或即药方石刻[79]。

绶烺在履职尽责之余，"闻人疾苦，莫不竭力拯救"，以岐黄术，造福一方，刘奎自序《松峰说疫》云：

先大人引岚公，一生精于医理，南北宦游，虽簿书鞅掌，间闻人疾苦，莫不竭力拯救。余公（恭）聆庭训，匪伊朝夕，且龆年善病，因得于暇日，取家藏岐黄书纵观之，故颇有会心处。

刘奎注意当地的风土人情，搜集民谚歌谣、民间验方，如《松峰说疫》卷一《述

---

[78]［清］陈咏，修．张惇德，纂．（光绪）唐县志［M］．台湾：成文出版社，1976：533，548.

[79] 周郢．古代医籍中所引泰山石刻药方考［J］．中华医史杂志，2018，48（1）：3-5.

古》鹧鸪条下刘奎注云：

> 松峰曰：……余至燕赵，闻此鸟鸣，询之土人，则云"打公骂婆"。昔有一妇不孝翁姑，随死变此鸟，自鸣其恶，以警众也。

在刘绶烺救治患者之时，刘奎侍诊身侧，耳濡目染，克绍箕裘。又与当地名医交往，聆听其精湛医论，学习其独特医术，临床技艺大为提高。

（五）壮年随叔、兄游学行医四方

刘嗣宗序《温疫论类编》续云：

> 后引岚公捐馆官署，山人遭遇坎坷，恬然自若，绝不一介于怀。自幼不利场屋，入闱辄病，虽力疾，草率为文而已，能屡蒙荐取。第信天安命，中年即不赴公车，惟以登山临水、师友圣贤为事。厥后其兄石庵公督学江左，携之俱往，而所学益进。伊时山人胞叔太傅相国文正公在朝，侍侧者止有犹子松崦一人。石庵随将山人送至京邸，冀其同登云路，并点朝班。

1. 随叔父行医西安

刘绶烺约卒于乾隆十六年（1751年）八月。刘奎扶柩归里，在东槎河山庄丁忧。乾隆十七年（1752年），诏命刘统勋入军机处行走，大学士兼军机处而为真宰相，刘统勋身上担子骤增，自然要将更多精力投入国事中，以替朝廷分忧。遵循仁爱孝悌之家风，更深念三兄督学之恩，故虽刘奎有"不赴公车，惟以登山临水、师友圣贤为事"之志，然刘统勋期望刘奎能尽早磨砺，特命刘奎随身左右，一则"冀其同登云路，并点朝班"，二则期得遇名医，予以深造，提升医术。故仿朝廷"夺情"例，派遣刚刚授予翰林院编修的刘墉请假，专程回槎河山庄督行。刘墉返里为外祖父、母亲扫墓，并为外祖父《诸城贾悦王氏族谱》撰写序言。刘奎遵五叔父之命，不得已赴京。

正如刘奎年少时"学医于郭右陶"一样，刘奎也不辜负叔父的期望，侍奉身侧，精心保健，并晋接名贤，提升医术。

乾隆十八年（1753年）九月，徐州铜山县一带黄河决口，刘统勋奏陈疏防之策，绘图以进。朝廷据图令其随地规划堵御。九月十日，风雨大作。九月十一日，张家马路堤工水势凶猛，急湍洪流冲漫内外堤坝七八十丈。不久，黄河告急，冲开缕堤越堤一百四十余丈。乾隆皇帝焦急万分地说："水势已十分险急。"立即派刘统勋火速到现场齐聚人力，找出对策。刘统勋先是针对"漫水半由五坝洩入高宝诸湖，过运河西堤东注下河"情势提出"此时不应堵闭二闸"的建议。乾隆皇帝十分赞同，认为"所见甚是"[80]。悬切不安的乾隆皇帝遂命刘统勋进京面陈一切。时年五十五岁的刘统勋正是年富力强之时，不到半月时间，疾马由徐州赶赴北京，向乾隆皇帝面禀一切后，又快鞭赶回工地，据圣旨与舒赫德分驻漫口东西，督率进墙。半个多月以后，刘统勋等奏报徐州张家马路堤工于十二月十二日辰时合龙。堵闭断流，黄河大溜全复故道。乾隆皇帝兴奋不已，对刘统勋等大加奖励，河南百姓为之立生祠于黄河南岸。在刘统勋的身

---

[80]［清］清高宗实录：卷四四七.// 清实录•第14册［M］.北京：中华书局，1986：818.

边，有刘奎这位保健医生，才得以在半月之内往返京城，并为其在工地上辛勤劳作的体力和精力提供保障。

从洪亮吉在其《洪北江诗文集》中为我们留下的这一条史料，不难认识到这一点：

公（刘统勋）屡奉使远出，所挈只二奴，用驿马不过六七匹。抵行馆，即使二奴居后廒，公处其前，卧亦如之。公食毕，呼二奴食，奴退，彻者乃入，不使见一人。有所需，则州县之承应者，传以出入焉。乾隆中叶后，亲信重臣出使，无有逾公者，然究未尝于令甲外有所加也[81]。

刘统勋是乾隆时期出差最多的大臣之一，初看洪亮吉所述其出差举止，我们可能大惑不解，甚觉似乎不近人情，但我们如果知道其所谓"二奴"就是自己的亲侄子，可能就好理解刘统勋的作为了。刘统勋不愧为一代名相，深谋远虑，公忠体国，在出差接待这貌似小事但实关"民生吏治"的细节上，以冰雪之操，周密安排，严守法令，正身率属，为匡正社会人心、风俗，为各级官员做出了榜样。

乾隆十九年（1754 年），刘统勋加太子太傅，协办陕甘总督事务，赐孔雀翎，刘奎侍奉左右，多次往返"秦晋于太行道中"，"见粘一纸于壁前，所见者大同小异，俱变'挣'为'翻'，盖因其方言各异耳，而症治则无殊也"，遂手录存之。统勋巡视巴里坤、哈密驻兵，正遇睦尔撒纳回部首领扰伊犁，定西将军永常自木累退师巴里坤。他据此上奏，请退守哈密。朝廷震怒，即行革职押解回京。其子墉亦夺职，与在京诸子皆下刑部狱，籍其家。未几，从宽免罪，命以司员办理军需，效力赎罪。释其诸子。或称，刘统勋巡视巴里坤期间，曾在汉城东街文昌宫中兴建义学，刘奎尝任教其中，故咸丰年间，镇西府在此设立书院，即命名为"松峰书院"，成为镇西府（驻地巴里坤）的最高学府。

时陕甘总督署衙驻今西安市的南院门街。在《温疫论类编》卷三《呃逆》中，刘奎记载其在长安治愈贺水部莲友瘟疫发黄兼呃逆验案：

松峰曰：瘟疫呃逆大是凶候，然治之得法，亦自无妨。余在长安治贺水部莲友患瘟发黄而兼呃逆，用承气辈加茵陈与服，大便行而黄渐退，唯呃不止，更兼喘而痰壅，众皆谓不治。适得鲜花粉数枚，大如臂，捣烂，少加水，搅自然汁听用，外用前胡、款冬花、橘红、香橼、柿蒂煎出，兑花粉汁频服，一昼夜服尽，呃逆稍止，瞬息复作。又令其将前药再煎一剂，兑花粉汁听用，又用平素饮水止呃之法服药，其法用箸一双，十字架于碗上，将药倾入，令病者自持碗于箸之四空（去声）处，每空吸药一口，圆转挨次，一连吸去，不要换手，未完者换手再挨次四空吸四口。服后，觉渐轻，然时作止，又迟二三日始愈。若诿之不治，不几误人性命乎！

《松峰说疫》卷二《瘟症杂症治略·呃逆》亦录该案。可以看出，刘奎此时的医术已经逐渐成形，在从事一般疾病的诊疗活动外，已经开始注意瘟疫防治。瘟疫呃逆本是大凶之候，但经刘奎一番治疗，竟痊愈而安。刘奎先治疗其瘟疫黄疸，用承气辈泻下腑热，逐邪通便，加用茵陈清热退黄，大便行而黄渐退。瘟疫为热，内热亢盛，煎

——————————
[81] [清] 洪稚存.洪北江诗文集·书刘文正遗事［M］.//四部丛刊初编·第298册.上海：上海书店，1989：3-4.

熬津液，耗伤肺胃二阴，故呃逆不止，伴痰涎涌盛，喘息不已。刘奎重用鲜花粉汁大补阴津，清热泻火，生津润燥，除烦止渴；前胡、款冬花降气止咳；橘红、香橼行气健胃；柿蒂降逆止呃。然后用降逆止呃民间疗法，患者二三日后痊愈。

乾隆二十年（1755 年）六月，统勋补授刑部尚书，发还本籍家产。寻命勘铜山县孙家集漫工，解总河富勒赫任，即命统勋暂摄。是冬，工竣。

2. 江左佐政行医

乾隆二十一年（1756 年）九月，乾隆皇帝钦点刘墉为安徽学政，并在其离京临行前亲自接见，赋诗《赐安徽学政刘墉》以示勉励。刘墉特意携刘奎同行。在序《温疫论类编》时，刘嗣宗云：

厥后其兄石庵公督学江左，携之俱往，而所学益进。

刘墉自乾隆二十一年（1756 年）九月至乾隆二十四年（1759 年）九月任安徽学政。二十四年十月，调任江苏学政。

学政，即提督学政之简称，又称提督学院。康熙元年（1662 年），江南省设提督学政一人。康熙六年（1667 年），江南分省，仍设一学政，驻江苏省，统管安徽、江苏两省学务。康熙十八年（1679 年），刘果尝任江南提学金事。雍正三年（1725 年）三月，增设安徽学政一人，驻太平府，为管理安徽省教育的最高长官。太平府，在今安徽当涂县，清代为安徽水师提督和安徽学政驻地，地扼津要，素以六朝古都金陵第一门户著称于世。刘墉的外曾祖父王斗枢曾于康熙十八年（1679 年）任当涂县知县[82]，康熙二十年主持纂修《当涂县志》28 卷。

江南地区，为疫病多发之地。太平府东部紧依南京、苏州、宁国府。早在明代隆庆年间，宁国府太平县的民间医生就发明了预防天花的"鼻苗法"，是当时世界领先的技术发明。清初俞茂鲲在《痘科金镜赋集解》中记载："闻种痘法起于明隆庆年间，宁国府太平县，姓氏失考，得之异人，丹传之家，由此蔓延天下。至今种花者，宁国人居多……近来种花一道，无论乡村城市，多处盛行。"

刘奎到达太平府之时，恰是乾隆年间发生最大疫灾之年。据《清史稿》记载，乾隆年间全国涉及范围最广的疫情有两次，分别为乾隆二十一年丙子和乾隆五十一年丙午之疫，其中尤以前者为甚。乾隆二十年，江南地区发生了一场大水灾，水患后继以虫灾，致使收成大坏，进而造成了大面积的饥荒，后造成了第二年的大疫流行。《清史稿》载"二十一年春，湖州大疫，苏州大疫，娄县大疫，崇明大疫，武进大疫，泰州大疫。夏，通州大疫。十一月，凤阳大疫"，疫灾主要集中在江南及其周边地区。这场大疫始于乾隆二十年的冬天，乾隆二十一年四五月间达到高峰，"过夏至病乃渐减"[83]"至八月始安"[84]，其后仍有余续。关于这场瘟疫的性质和症状，有医书对此有所

[82] 民国当涂县志（一）// 中国地方志集成·安徽府县志辑 [M]. 南京：江苏古籍出版社，1998：222.

[83] [清] 冯桂芬，撰. 谭钧培、李铭皖等，修. 同治苏州府志·四·卷一四九·杂记 [M]. 南京：江苏古籍出版社，1991：771.

[84] [清] 顾公燮. 丹午笔记 // 苏州博物馆等，编. 丹午笔记·吴城日记·五石脂 [M]. 南京：江苏古籍出版社，1985：187.

记载，比如邵登瀛《温毒病论》云：

乾隆乙亥冬，吴中大荒，途多饿莩，尸气绵亘。至丙子君相司令之际，遂起大疫，沿门阖境，死者以累万计。

若丙子年之疫，初起无不微有自汗，汗出不解，继无不发斑，斑透不解，又无不下之，下之亦不即解，最后而得战汗、狂汗、自汗，乃稍解。然余邪达表，尚发白痦如痞，一病而全备诸症，何哉？予细推之，是年之疫乃毒气深重之大疫，不可以常法据也。始无不自汗者，以手少阳三焦，是动则自汗出，气所生病也[85]。

可见这场瘟疫主要由湿热二邪引起，大体属于中医温病学中的暑温和湿温的范畴。时年薛雪虚岁 76 岁，学研俱丰，因其前尝主持校刊周扬俊《温热暑疫全书》，平江府（即今苏州市）知府赵酉作序刊行，此即乾隆十九年甲戌（1754 年）吴门蒋氏庸德堂刻本，故疫情发生后，赵酉邀其主掌医局，抗击疫情。蒇事后，薛雪"将数月以来所历病机，与诸子弟或阐发前人，或据己意，随所有得，随笔数行"[86]成《湿热论》一书。徐行序云：

徵君薛一瓢先生，吴医中巨擘也。著有《湿热论》，皆亲疗愈，历有成效，随时登录者。简编无多，其于湿热二者，感受之轻重浅深，治之表里先后，条分缕析，可谓深切著明者矣……因思先生于乾隆丙子岁，吴中疫行，大吏延主医局；蒇事后，承辑禹载周君《温热暑疫》方书，刊行已久。疫行春夏之交，感受二者为多。是论实与温热方书相为表里，不可偏废者也[87]。

徐行在《医学蒙求》序中还言其师吴蒙于乾隆丙子年（1756 年）校订《湿热论》，可作为旁证。

关于这次疫病的治疗，邵登瀛在《温毒病论》中云："乾隆丙子，江南治法多遵吴氏而变通之，往往应手取效。"[88]另外，袁枚在《子不语》中借瘟鬼之口录下了苏州知府赵酉颁发的治疗该次瘟疫的药方，"雷丸四两，飞金三十张，朱砂三钱，明矾一两，大黄四两，水法为丸，每服三钱。苏州太守赵文山以其方济人，无不活者"。

同治《苏州府志》载："乾隆二十年乙亥，吴下奇荒，丙子春，复遭大疫，大户犹可，小户有合门待毙者……死者不可胜计。知府赵公酉，设局（玄）庙观，招名医二十五人更番视病，过夏至病乃渐减，死者不可胜计。"刘奎伴刘墉到达江南之时，疫情虽然已经减轻，但仍有余续，故其对当时疫灾的发生、发展，疫病的主要症状，疫病的性质和诊治情况，肯定会做详细了解，尽管《湿热论》直至刘奎仙逝后的嘉庆十四年己巳（1809 年）方才刊行。

刘墉于乾隆二十四年（1759 年）十月调任江苏学政，刘奎随任。江苏学政衙署虽然不在苏州，但每年两次的会考和科考使刘奎与苏州士子多有接触，由此而对江南疫情及处理方法做了进一步实地了解，叶桂的《温热论》、薛雪的《湿热论》等虽然都尚

[85]［清］邵登瀛·温毒病论·大疫与常疫不同［M］.福州：福建科学技术出版社，2007：829.

[86]［清］薛雪.湿热论·薛序［M］.福州：福建科学技术出版社，2007：116.

[87]［清］薛雪.湿热论·徐行序［M］.福州：福建科学技术出版社，2007：115.

[88]［清］邵登瀛·温毒病论·徐锦序［M］.福州：福建科学技术出版社，2007：819.

未刊行，但刘奎对其思想和主旨肯定会有所耳闻。

刘奎精研《黄帝内经》《难经》《伤寒论》以及金元大家和明代张景岳等历代名家的理论著述与临床医术，得以提高胸次，开阔视野。不仅能发微探幽，勤奋不倦，并且从不囫囵吞枣，拘泥于一孔之见，而是集众人之智，成一家之言，学问和知识日益精深和丰富起来。刘奎置身江南，对江南时疫流行、许多百姓病死荒野的情况，多有体会，故沉研医理，荟萃群术，在治疗瘟疫疾病中，独树一帜，最终以其杰出的理论著述与实践价值被推举为医学史上的一代瘟疫学大家。

3. 侍奉伯父于京

在《温疫论类编•序》里，刘嗣宗续云：

伊时胞叔太傅相国文正公在朝，侍侧者止有犹子松庵一人。石庵随将山人送至京邸，冀其同登云路，并点朝班。

松庵（庵），为刘墫之号。刘墫，为七世刘棐之孙，棐长子继爝之五子。刘墫，字象山，号松庵（菴），又号真斋。乾隆三年（1738 年）副贡生，乾隆十八年（1753 年）中举人，任国子监学正，借居刘统勋家中，故刘奎能抽身赴安徽。刘墫于乾隆二十五年（1760 年）中进士，授翰林院庶吉士，改吏部稽勋司主事，兼文选司主事。乾隆三十年（1765 年）任两广副考官，升授吏部文选司员外郎，礼部精膳司郎中。乾隆三十三年（1768 年）任陕甘学政，调江南安徽宁池太广兵备道，督理芜湖纱关。乾隆四十三年（1778 年）任陕西按察使，次年调江宁布政使。乾隆五十二年（1787 年）内调鸿胪寺正卿，诰授通政大夫，享年 85 岁。子二人：钜玢、钜琛。钜琛，字公甫，号献夫、青岩，附贡生，子二：沅、浩。因刘墫居住北京时间很长，故与统勋父子关系最为密切。其著有《同善见闻录》八册。

刘墫 1760 年中进士，至 1765 年任两广副考官，离京赴广东。刘组焕以荫生初授行人司行人，敕授徵士郎，诰授奉直大夫，朝议大夫，户部福建司主事，乾隆二十六年（1761 年）辞官归里。刘墉于乾隆二十七年（1762 年）卸任江苏学政后，当年冬出任山西太原府知府。乾隆三十四年（1769 年）冬十二月，刘纯炜为太仆寺卿。因此，从 1761 年组焕辞官归里起，至刘墫 1765 年任两广副考官，刘统勋身边的家族子侄后辈除疾病缠身的刘堪外，只有刘墫一人，年事已高的刘统勋身边亟须有亲人陪伴。推测刘奎再次入京的时间当在 1762 年春夏之间。

刘奎在北京服侍刘统勋期间，已有医名的刘奎不仅给刘统勋提供了最好的医疗保健，而且也有其他达官贵族慕名求医。《松峰说疫》卷二《瘟疫统治八法•涌吐》就记载有这样一个案例：

吐法近今多不讲，而抑知实有奇效也。吴又可止言邪在胸膈，欲吐不吐者方用此方，而抑知瘟疫不论日数，忽得大吐，甚是吉兆，将欲汗解也。吴太史德庵宿病胃痛，痛极则吐，偶感瘟症，十余日，正危急间，又犯宿疾，胃口大痛，移时继以呕吐，困顿不止。众皆惶遽莫措，求余诊视，余曰：无妨，可勿药，有喜，不久当汗解矣。众以余言始定。至夜，果大汗而愈。盖吐中即有发散之意，彼触动沉疴而吐者，尚能发瘟疫之汗，则涌吐之功又安可没也耶！

太史，官职名，据传夏代末已有此职。明清时期，掌管钦天监天文历法和翰林院修史者，皆称为太史。吴太史德庵，未能确考，当为吴姓字或号为德庵的官员。现查阅资料，仅见其为清代画家沈宗敬所绘"山水镜片水墨绢本"画中题字："沈宗敬字南季，又字恪亭……名贵如此，得者如获拱璧。"钤有吴德庵印。可见吴德庵当为一时名士，与刘奎所言其为太史一职亦相符合。

刘奎在京服侍统勋期间，他结交了不少文化、医学名人。刘嗣宗在《松峰说疫·叙》中披露，在未结识刘奎之前，刘奎大名就已如雷贯耳，"嗣闻邑绅士显绪王君辈，谈次间曾于诸城刘相国处，遇其胞侄松峰，温文尔雅，善古文诗词，更精岐黄术。余耳其名，而未获一共谈论，蓄怀时怅怅也。因策蹇走七百余里，访松峰于东武之槎河山庄，一见相滂如平生欢。"王显绪，字维彰，号之岩（一作芝岩），又号闰轩，福山古现村（今属山东省烟台市福山区古现街道办事处）人。乾隆元年丙辰（1736年）中进士，官至安徽布政使，有《王布政集》二卷行世。乾隆二十七年（1762年）任广南太守时，尝序刻年希尧《集验良方》六卷。广南太守任罢，擢升安徽布政使。可能就是在广南太守期满、回京复命期间，到时任东阁大学士兼管礼部事务的世交刘统勋家中拜访，见到了"温文尔雅，善古文诗词"的刘奎。得知刘奎知医，与之促膝交谈，见其应对自如，对答如流，"更精岐黄术"，心有所许，或将自己的序刻本《集验良方》相赠。这在《松峰说疫》中亦可见到蛛丝马迹，如卷二《瘟疫统治八法·助汗》中载有"发汗散"：

治一切瘟疫伤寒。

雄黄四分　辰砂二钱　火硝四分　麝香一分　金箔五张

共研极细末，收磁瓶内，无令出气。遇时疫，男左女右，点大眼角，盖被即出汗。

该方或即采于《集验良方》，该书卷二载有发汗散：

雄黄水飞四分，辰砂水飞二钱，火硝四分，麝香一分，金箔五张

上为极细末，瓷瓶收贮。

主治一切瘟疫伤寒，身热口渴，头疼身痛。男左女右，点大眼角内。盖被，登时出汗而愈。

两者对照，就不难辨认出刘奎的发汗散可能就是从《集验良方》采集而来，只不过文字稍有变化而已。

4. 随军抗疫南中

《松峰说疫》卷一《述古》"鹈鹕"条下刘奎注云：

此鸟是处皆有，亦随其方言而命名各殊……余至南中，则有云"上山看火"者，有云"脱却硬裤"者，并见苏东坡、高青邱诗。

南中，有二解。一是泛指南部地区，南方。刘奎曾随任安徽学政、江苏学政的刘墉至江南，故此言自为属实。二是古地区名，相当于今四川省大渡河以南和云南、贵州两省。三国蜀汉以巴、蜀为根据地，其地在巴、蜀之南，故名。刘奎除了到过泛指

的南中地带，还到过狭义的南中地区。

关于刘奎之至南中地区，有其历史事实根据，但具体时间待考。刘奎到南中的具体时间有两种可能：

一是与黄元御一起参与平定苍旺之乱。乾隆十七年（1752年）杂谷土司苍旺为乱，四川总督策楞、提督岳钟琪乘机调兵遣将，奏请平乱。鉴于第一次金川之战大批清军水土不服、疫病流传，致使战斗力低下、伤亡惨重的情景，朝廷未雨绸缪，先行准备御疾健身，经刘统勋等大臣推荐，乾隆着太医院御医黄元御署理川军军医馆——久真堂，以解决将士水土不服之证。临危受命的黄元御等人仔细了解了藏区的气候，官兵高原缺氧和高寒特点，以及流行的伤寒、咳嗽等征象，根据宫廷秘方和临床经验，将宫廷御药房中治疗肺病、咳嗽最好的药材和藏区的虫草、贝母、红景天等名贵药材配伍，又使用名贵滋补药材作为强健官兵体魄的药引子，还把宫廷御药房银质药具和部分宫廷御药房作人一同发往成都，秘制出各类强劲体魄、提高免疫力、抗高原低氧环境的膏、丹、丸、散等剂，用于清军携带服用，以克服各类低氧、伤寒、咳嗽、倦怠、疲惫等病，清军得以保持旺盛战斗力而获胜，故而黄元御被久真堂尊为祖师爷。或许，素有习医之志的刘奎时亦从行，故有南中方言之记。唯此时刘奎尚年轻，故史书未记之。黄元御（1705—1758），名玉璐，字元御，一字坤载，号研农，别号玉楸子，山东昌邑人。尝任乾隆皇帝的御医，乾隆皇帝亲书"妙悟岐黄"褒奖其学识，亲书"仁道药济"概括其一生，被誉为"黄药师""一代宗师"。乾隆末年，齐鲁医学界有"南臧北黄中刘"之说。南臧为臧枚吉，北黄为黄元御，中刘即刘奎。而刘奎与黄元御的交往，则是凿凿于书。《松峰说疫》卷二《瘟疫六经治法》"厥阴病"之"厥阴发斑"条云：

因思能发瘟疫之汗者，莫过于浮萍，其性凉散，入肺经，达皮肤，发汗甚于麻黄，本草载之详矣。间尝以之治瘟疫，辄效。后又质诸北海老医黄玉楸，颇与余意合。用之数年，历有成效，始敢笔之于书。

黄玉楸，即黄元御。或称刘奎尝"受业于名医……黄元御"[89]，此必不然，刘氏家族向有尊师重教之传统，若刘奎曾就学于元御，刘奎断不会在自己的著作中径称元御为"老医"，而必然会使用"师尊""恩师"等尊称。刘奎之所以称元御为"老医"，实因两家世交，故虽元御长刘奎二十多岁，但论起来两人同辈。刘奎的伯祖父刘果、元御的堂祖父黄运启同为顺治十五年戊戌（1658年）进士，既是同年，又是同乡，其关系密切自不待而言。大约在乾隆十一年（1746年）刘统勋署漕运总督时，黄元御以世交寓居清河河院署。刘奎与黄元御的交往大概从两人皆在京师时就已开始。黄元御首次北游京师是在乾隆十五年（1750年）四月，一直到十一月。期间，黄元御以晚辈的身份拜见了当时山东在京盟主、大学士刘统勋。至十一月，北风呼啸，大雪纷飞，黄元御决定离京南下。适逢乾隆皇帝有疾，太医院御医们束手无策。下旬，经大臣（或即刘统勋等）进荐，乾隆下旨让黄元御进宫诊治。黄元御为乾隆皇帝开好药方后，即驱车通县，登舟南下，直奔江苏清江浦而去。乾隆皇帝服完三剂药，药到病除，龙颜

[89] 袁钟，图娅，彭泽邦，等.中医辞海［M］.北京：中国医药科技出版社，1999：1282-1283.

大悦，亲题"妙悟岐黄"匾额，并备重礼厚赐。北京城里已寻不到黄元御的踪影，乾隆皇帝便传旨将"妙悟岐黄"御匾悬于太医院门首。

其后，黄元御每年皆在京居，或全年，或短期。如次年（1751年）乾隆皇帝南巡，二月到达清江浦后，得知黄元御客居清江河院署中，便降旨随驾，到杭州等地游览。四月，乾隆皇帝北上回京，黄元御又托词请退，留住清江河院署中，修改《四圣悬枢》，撰成《伤寒说意》。八月，黄元御第二次进京。时刘绶烺卒于唐县知县任上，刘奎扶柩返里，路过京师时，到五叔父家报丧，或即此时与黄元御相遇，并就有关浮萍发汗等医学问题进行探讨，刘奎随后返里丁忧。乾隆十七年（1752年），黄元御往返于南下北上的繁忙医事，或即得到刘统勋引荐，而署理川军军医馆——久真堂，为平定苍旺之乱的将士提供医疗保障，并续成《四圣心源》。刘奎于该年由刘墉敦请赴京侍奉统勋。黄元御年长于奎，此时奎当与黄元御交往，或即同上前线。两人虽无师徒之名，但有同志之谊，情谊深笃，既有治病救人的共同理想，又有诊病研药的一致认识，探讨医术，切磋技艺，故《清史稿·刘奎传》载：

> 同时昌邑黄元御治疫，以浮萍代麻黄，即本奎说。

乾隆十八年癸酉（1753年），春节过后，黄元御即携门人毕维新从故乡赶回北京，投入紧张的撰著中。八月，修温疫痘疹，到九月十七日修改完早在乾隆十四年己巳（1749年）就已起草初稿的《四圣悬枢》，其论述浮萍的观点已经十分精熟。

二是参加第二次大小金川之役。大小金川之役是乾隆皇帝的十大武功之二。乾隆初，大金川土司莎罗奔夺取小金川泽旺印信，"意欲并吞诸蕃"，又攻明正土司（今康定）。乾隆十二年（1747年），乾隆皇帝调张广泗任川陕总督，三万清军联合小金川土司从打箭炉兵分两路征伐莎罗奔。军事行动是非常行动，不服水土、人口密集、战争恐怖、长途跋涉、饥寒交迫等使军士成为易感人群，便于疫病的暴发流行。大金川地处3500～4200m海拔，昼夜温差大，由于清军是在仓促之中急忙成军，大部分都是轻装简从开赴战区。在这种高原高寒地区，很多八旗将士和绿营军在行军路上出现严重缺氧，保暖不够，又加上部分从平原地区带来的流感病毒，高原肺水肿开始蔓延，生病和死亡一时间在军中蔓延，严重影响军中士气。莎罗奔率众奋力反抗，清军屡屡失利。最重要的是叛军在险要之处设置碉楼，碉楼用石头砌成，像一个个小号的城堡，形状像佛塔，碉楼四周高下皆有射孔，土司军队居高临下，远可射，近可砸，以守代攻，游刃有余，具有极强的防御能力。乾隆皇帝听说御史王显绪父子熟悉金川情形，即命王显绪征询其父王柔破金川之策，王柔竟然建议请终南山道士用五雷法术以击贼碉，这让乾隆皇帝哭笑不得。乾隆十三年己酉（1748年）4月，乾隆皇帝接张广泗之奏请，急命太医院在军中建立医馆——久真堂，广征川陕、湖广精通岐黄之术的名医和大夫组成随军小队，又命讷亲督师前往增援，久而无功。十二月，乾隆皇帝以贻误军机罪斩张广泗，讷亲亦赐死，改用傅恒为统帅，起用已废黜还籍的名将岳钟琪。岳钟琪为清初名将，岳飞后人，重用久真堂，加强士兵的防病、抗病能力，率军自党坝大破金川军，莎罗奔遂于乾隆十四年（1749年）请降，为笼络人心，诏赦莎罗奔，大金川事件初告平息。以后，大小金川之间常有冲突。如前所述乾隆十七年（1752年）

大小金川之间的杂谷土司苍旺为乱，黄元御等指导久真堂秘制的膏、丹、丸、散在驻军中起到了良好的防疫治病作用，杂谷土司之乱很快平定。后金川局势再度紧张，又一次引起清王朝的关注。乾隆三十一年（1766 年），清廷派四川总督阿尔泰联合九家土司会攻大金川，小金川土司僧格桑（泽旺子）却与大金川土司索诺木（莎罗奔侄孙）联合反清。1771 年清军败绩，清廷又将阿尔泰革职，派温福入川督师，向金川进兵，第二次金川之役由此开始。1773 年，温福战死，清廷又派阿桂为将军，增兵金川。经多次血战，清军死伤众多，终于于 1776 年初取胜。历时五年，死伤逾万人、耗银 7000 万两的第二次金川之役至此结束。战后，清朝在大小金川分置阿尔古、美诺两直隶厅。

第二次大小金川之役开战之前，刘统勋作为当时第一大臣，曾据金川路远偏僻、物产贫瘠的实际情况，竭力反对战事。

方金川之用兵，每当召对，公屡主撤兵议，纯皇帝颔之，然不遽撤也。

固执己见的乾隆皇帝坚持开战。然开战后不久，就遭受沉重打击，天气的燥热、战事的重挫，使精明强干、避暑承德的乾隆皇帝竟然烦懑无计，只好六百里廷寄，急召"留京办事大臣"刘统勋为之决策：

一日，纯皇帝在热河，公（刘统勋）留京办事，兼上书房总师傅行走。天暑甚，公适在三天（尚书房）中，检视诸皇子日课。忽廷寄至，令公一日半驰诣热河。公至澄怀园，索肩舆即行。驰到，日已过午，即时召对，曰："昨军报至，木果木偾事，温福已阵亡，朕烦懑，主意不定，用兵乎？撤兵乎？"公即对曰："日前兵可撤，今则断不可撤。"复问曰："谁可任？"公又对曰："臣料阿桂必能竣事，乞专任之。"纯皇帝良久曰："汝言是，朕意决矣。留京事重，汝即日回可也。"盖公晚年，纯皇帝眷注益隆，信任益笃，事或有待公而决者，即此一事可见[90]。

大小金川弹丸之地，物产有限，但山林茂密，瘴疬弥漫，道路崎岖，山洞丛集，碉楼密布，易守难攻，战事靡费白银七千万两。新疆地域辽阔，物产丰富，战役所耗亦不过七千万两，以此刘统勋不赞成大小金川之战。但乾隆皇帝执意要攻下大小金川。要做大的战役，就要做大的战争动员。兵马未动，粮草先行，乾隆皇帝集结三路大军，粮草辎重、人员、运输、后勤供应，就需要牵扯大量的人力物力。结果却一战即溃，元帅温福战死，三军只有阿桂一军独全，损失十分惨重。这时，乾隆皇帝才认识到问题的严重性，想退兵又不甘心，坐卧不安，愤懑无计，遂令刘统勋一日半驰诣热河决疑定计。刘统勋不仅清醒地意识到"日前兵可撤，今则断不可撤"，而且非常明确地断定"阿桂必能竣事""乞专任之"。果然，战局一如统勋所言，而大小金川的全面胜利，为乾隆皇帝十全武功添上了颇重的一笔。

这在《清史稿·刘统勋传》中也有记载：

方金川用兵，统勋屡议撤兵，及木果木军覆，上方驻热河，统勋留京治事，天暑甚，以兼上书房总师傅，检祧诸皇子日课。廷寄急召，比入对，上曰："昨军报至，木

---

[90]［清］洪稚存.洪北江诗文集［M］.// 四部丛刊初编·第 298 册.上海：上海书店，1989；4-5.

果木军覆，温福死绥。朕烦懑无计，用兵乎，抑撤兵乎？"统勋对曰："日前兵可撤，今则断不可撤。"复问谁可任者，统勋顿首曰："臣料阿桂必能了此事。"上曰："朕正欲专任阿桂，特召卿决之。卿意与合，事必济矣。"即日令还京师[91]。

乾隆皇帝一意孤行，然初战不利，无计可施，急召统勋公议，统勋公力战，并运筹帷幄而胜。其策之一即首先克服无名瘴气侵蚀，防止引起无谓的非战斗减员，而保证官兵的身体健康，保持旺盛的战斗力。然此时黄元御已逝，故仿黄元御参与平定苍旺之战，推荐侄子刘奎奔赴前线，参加大小金川之役事前的预防、战中的救治和战后的康复。这虽然在正史中没有记载，但通过阿桂在此后的表现可推测出这一点。阿桂得朝廷专任，首先整肃兵马，凡由北方调来的精锐部队都要经过久真堂军医问诊把脉，身体状况不适应作战的坚决不编入前线进攻部队，还在汶川、打箭炉兵站沿途设置了多处汤药处，严令各军必须连服军医药房熬制的汤药。久真堂制造的各类抗病膏、丹、丸、散剂，让清军非战损减员降到了最低，保证了各军种的人数和战斗力，为第二次金川之役的胜利提供了卫生保健的保障。

刘嗣宗在《温疫论类编·序》云刘奎"少随厥祖青岑公方伯（刘棨）西川"，其言不实，已如前述。但刘嗣宗所言刘奎尝入西川、南中，却是事实。但刘嗣宗未能详尽得知刘奎是何时、因何入西川的，故在序中有所误记。刘奎曾经确实到过西川，然非刘嗣宗序中所言"少随厥祖青岑公方伯西川"，而是在壮年时入西川的。

清代平定四川之功与刘奎家族多有关联，刘棨、刘统勋、刘墉和刘奎等皆曾参与其中。刘棨官至四川布政使，其实，他还有进位巡抚的可能，这在《清史稿》中有明确的记载："康熙五十五年……驾幸汤泉，（康熙）又以棨治状语诸从臣，会廷推巡抚，共荐棨。上嘉纳之，以四川用兵，未轻调。"康熙五十七年（1718年）卒于官舍。按照刘统勋的运筹帷幄，乾隆皇帝的十大功劳之二终得完功。刘墉于乾隆三十七年（1772年）擢陕西按察使，为金川前线提供弹药、粮草和医药供给。刘奎则从实践中对其所掌握的中医理论进行验证，并和前辈医家深入交流，最终成就其医学伟业。至于刘奎侄孙——刘镮之之子——刘喜海（1793—1853）在四川按察使任上（1845～1847）对当时清廷所称的咽匪，因勇于任事而惹人争议，则是后话。走笔至此，参透祸福，未免让人唏嘘。

或正是受此影响，不愿目睹血流成河的悲惨场面，刘奎才"居无何，而山人以病返里。"

（六）中年后返乡读书行医

自刘绶烺卒于官、扶柩归里丁忧之后，刘奎一直跟随叔父、堂兄辅政行医，更多的是侍奉在刘统勋左右，亲身感受到了宦途的荣耀。刘统勋深受雍正皇帝赏识，在雍正朝被连连超擢，年仅37岁已是正三品大员，担任詹事府詹事，成为雍正时期政坛上升势头最猛的官员之一。乾隆柄政后，更受信任。乾隆元年（1736年），年仅38岁，

[91] 赵尔巽.清史稿.// 二十五史（百衲本）[M].杭州：浙江古籍出版社，1998：1176.

在去年刚刚从正五品超擢至正三品后，不到半年时间，又被提拔为从二品的内阁学士兼礼部侍郎。总起来看，在清王朝政坛上，相比较而言，刘统勋是仕途最为顺利的官员之一，同时他也是万众景仰的位高权重的乾隆朝重臣、名臣。而早在乾隆十七年（1752 年），他就已是自雍正以来人臣权力最重的军机大臣之一。乾隆三十六年（1771 年）四、五月间，刘统勋成为军机大臣中的首席军机大臣，从而开启了汉人长期担任首席军机大臣的先例。作为刘统勋带在身边的亲人，刘奎曾享受到无限荣光。

刘奎也亲身感受到仕途的险恶。刘统勋的宦途也不是一帆风顺，曾遭遇三次挫折。第一次是乾隆十七年（1752 年），统勋 54 岁，以查验通州三仓之米短少未能及时发现，被诏革职从宽留任。第二次是乾隆二十年（1755 年），作为陕甘总督的刘统勋查验四川省给甘肃军需提供的银子，发现多有青潮，折算短银二千一百一十八两。刘统勋因此被降一级从宽留任。而最重的一次同样发生在这一年，刘统勋因在战争前线了解实际情况，因而同意将军永常暂弃巴里坤的意见，惹得乾隆皇帝龙颜大怒而被严惩。刘统勋本人被革职，初欲逮其至北京治罪，后改为军前效力。长子刘墉被革职，连同次子刘堪等也一并被逮至刑部大狱。所有祖籍及任所赀财，一并查出，为偿补军需马匹之用。幸亏乾隆皇帝后来天意回转，遂又对其父子加恩释放并授职。而这三次遭遇，刘奎恰好皆侍统勋身侧，亲眼目睹，感同身受。刘奎已为青壮年，已具备较强的抗打击能力，尚可保全。而其从弟即统勋次子刘堪被逮至刑部大狱时尚不满十三岁，心智未全，备受折磨，身心俱伤，从此落下病根，虽经刘奎及京都名医的精心调护，但还是在乾隆二十九年（1764 年）21 岁时即不幸早逝，这不能不在刘奎的心中留下阴影。

刘墉的仕途之舟同样也不是一路顺风的，有春风得意，也有暗流汹涌，甚至还有倾覆危险。刘墉出生于康熙五十九年（1720 年）七月十五日亥时，乾隆六年（1741 年）秋辛酉科中式山东举人第五十四名，乾隆十六年（1751 年）春，中式进士第六十四名，殿试中，在二百零三名进士中高中二甲二名，总排名为第五。因其擅长书法、文学，改翰林院庶常馆庶吉士，敕授儒林郎，正式踏入仕途。按常规，庶吉士应当三年散馆，但三年内如遇恩科，可以提前散馆。刘墉就是一个幸运儿。在刘墉入翰林院庶常馆的第二年，亦即乾隆十七年（1752 年），举行恩科会试，结果三年才能完成的学业，刘墉一年就大功告成，成了极少数能够借上恩科会试这一春风的庶吉士之一。而在这批幸运者中，刘墉又是最幸运的。因其在庶常馆考核中，名列优等，故一散馆，就被授予当时最为理想的职务——翰林院编修。仅隔年余，又恰逢"开坊"，被授予詹事府左春坊左中允。清代官衔入流者，从九品至正一品共分十八阶。左春坊乃东宫詹事府内部机构之一，左中允为正六品，乃为最有政治前景的升迁之位，刘墉仅用三年左右的时间，就完成了由庶吉士至左春坊左中允的跨越，其晋升之快，可谓神速。对此，刘墉本人也颇为得意，在初见其门生英和时，即言："子他日为余作传，当云以贵公子为名翰林。"

无论用多少理由开脱，刘墉升迁之快，恐怕都离不开其父乃乾隆倚重的朝中重臣的干系，尽管刘统勋可能并没有直接庇护，但大树之下好乘凉的规律不可能完全排除。

任何事物都是一分为二的，有其利必有其弊。父亲高官既是刘墉的天然保护伞，也可能成为株连之祸端。鸿运当头，开端良好，刘墉正要奋发有为、大展宏图之际，一个大祸从天而降。乾隆二十年（1755 年）九月，被乾隆皇帝倚为股肱大臣的刘统勋因办理巴里坤、哈密驻军失宜，被革职解京治罪。盛怒之下的乾隆皇帝，不仅将刘统勋治罪，而且还将刘墉等在京兄弟多人一并逮进刑部大狱。仕途上本来正一帆风顺的刘墉，因受父牵累，遭际了平生仕途第一次挫折。不仅被革职，而且还被奉旨拿交刑部！此即史上常言的昭狱！其凶险可想而知。幸亏后来乾隆皇帝天意回转，对其父子加恩释放并授职。但刘墉却没有官复原职——左春坊左中允，而是回到了两年前的位置——编修一职上。

乾隆皇帝毕竟对刘墉有一种近似亲情的特别厚爱，乾隆二十一年（1756 年）五月，特委刘墉充任广西乡试正考官，九月，钦点刘墉以编修放安徽学政，并赠诗称"海岱高门第"。刘墉在安徽学政任上，奋发有为，期满调任江苏学政，不及三年，又被调任繁难要缺——太原府知府，使其成为独当一面的地方大员。因刘墉在太原府知府任内"丰裁峻整，习掌故，达政体，于吏事以勤慎著称"[92]，遂又被擢为正四品翼宁道台这一更高的地方官职。

乾隆三十一年（1766 年）正月，刘墉在太原府知府任内时的下属阳曲县令段成功，在山西任内时为巴结山西巡抚和其衷所导致的国库亏空事被查出。因刘墉对段成功国库亏空事没有检举，部议拟斩，因乾隆皇帝格外加恩才被发往军台效力。刘墉从好运之巅再度跌入命运低谷，甚至几乎到了人生命运的零点——被斩首！这也是刘墉一生所遇到的最严重的局面。

戴罪充军效力的刘墉，蒙恩于第二年五月，由军台释放，回到北京。先在修书处任职，后又在国史馆行走，官衔又重新回到十五年前的起点——编修，一个七品官的位置上。又过了十七个月，即乾隆三十三年（1768 年）的十二月，刘墉时来运转，被授予地位十分重要的江宁知府。

而在这一时期，刘统勋更是痛心疾首，前年次子刘堪不到 21 岁时即不幸早逝，白发人送黑发人，其心情可想而知。而仅仅一年多后，长子又要发往军台效力，身边再也没有亲生儿子的陪伴，故而迫切需要亲情的抚慰，身体的照料。相信在这种情况下，刘奎不会离开五叔父而返乡。

历史是社会变迁的一面镜子，经历更是自己深入骨髓的切身体会。刘奎在叔父和堂兄的身上，既看到了盛世时仕途的通达，也明察到仕途潜隐着的险恶。官场的起伏可以受皇帝所左右，跌倒了爬起来可以继续砥砺前行。而医术是一个长期的、连续的积累过程，若因其他事故导致临床实践的连续中断，即使有救世之心而乏救世之术，也难以获得理想的疗效。因此，刘奎一直希望投身于临床一线，治病救人，但拗兄不过，"厥后其兄石庵公督学江左，携之俱往，而所学益进"。其后又以"胞叔太傅相国文正公在朝，侍侧者止有犹子松崦一人。石庵随将山人送至京邸，冀其同登云路，并

[92] [清] 曾国荃、张煦等，修.（光绪）山西通志.// 续修四库全书·册 644 [M].上海：上海古籍出版社，2002：153.

点朝班"。但刘奎"第信天安命",抱"不为良相,则为名医"之志,"居无何,而山人以病返里"。

虽然我们无法确定刘奎返里行医的具体时间,但推测大约乾隆三十八年(1773年)刘统勋卒于官,刘墉又已进京任职而与侄子刘镮之等团聚后,刘奎自觉已经尽力完成"侍侧"之职,即"以病返里"。最有可能的是,乾隆三十九年(1774年)三月,刘统勋灵柩归里,刘奎随刘墉一起扶柩返乡,然后就未再和刘墉一起赴京,一直在槎河山庄隐居。此时,刘奎已经五十岁左右。

《刘文清公遗集》载有送别诗《送文甫弟返里》一首:

> 远涉关河逼岁除,担头风雪读残书。
> 山田二顷谁常业,老屋三间有故居。
> 归路欲先南国雁,壮心还徙北溟鱼。
> 与君一夕联情话,清梦悠然到里闾 [93]。

或以为该诗就是刘奎离京时刘墉所撰。然通过其语境等考察,似乎更像是刘奎辅佐刘墉督学南方,临近春节,刘奎返里省亲团圆时,刘墉所赠。但不管怎样,通过"情话"一词,可见两兄弟情同手足、亲密无间之情景。让人读来,倍感亲切。

刘奎返回东槎河山庄后,一直隐居,诗书传家,行医救世。其人格魅力,反映在不为荣华富贵所动,淡泊名利的气节上。胸襟如山,性洁如雪。长期居住在乡间,深知当地的风土人情和百姓疾苦,体恤民情,为乡里乡亲倾心救治,遇贫不能具药饵者畀其资,予以汤剂,全活无算,颂德者遍里闾。"精于医学,志在救人。不邀财贿,婺人野老,尤所关心"。《温疫论类编》和《松峰说疫》中记载有许多成功案例。

"中年即不赴公车,惟以登山临水、师友圣贤为事",刘奎对前辈医家,多所请益,同道好友,切磋交流。"登山临水",亦非单纯游艺性情,而是为了采撷药物,鉴赏真伪,品味道地,更多的是拜贤采风,访求验方。

1. 向前辈请益

刘奎在《松峰说疫》卷三《杂疫》中提出了一个新的瘟疫病病名——"扛颈瘟",即得之于同乡前辈医家臧应詹。乾嘉年间,齐鲁大地有"南臧北黄中刘"之说,"南臧"即臧应詹,和刘奎一起收入《(道光)诸城县续志》[94]。

同卷还记载"绕脐翻"的杂疫病名:

> 其症先绕脐痛,渐痛至满腹,旋气塞胸胁,两肋胀满,冲咽喉,气不通,不省人事,不急治即死。先以针挑两耳尖,次挑结喉下咽窝两骨尖,次挑背后肩胛骨下两骨尖,并令出血,立愈。

刘奎自注云:"一名痧。莒父岳廷臣传。"岳廷臣乃嘉乾时期莒州名医,用针挑抢救

[93] [清] 刘墉.刘文清公遗集:卷十二·七律四十七首·送文甫弟返里 [O].道光六年(1826年)味经书屋刻本.

[94] 《(道光)诸城县续志》云:"臧应詹,字枚吉,诸生.孙岱岳,字鲁青,岁贡.刘奎,字文甫,监生.俱以医名,有论著,藏于家."[清] 刘光斗等,修.朱学海,纂.(道光)诸城县续志·志二十·隐逸//中国方志丛书·华北地方·第385号 [M].台湾:成文出版社,1976:433.

"绕脐翻"重症，疗效卓著，刘奎学而用之，得心应手。

同卷还提出"狼掐翻"的瘟疫病病名，认为该杂疫有两种：

其初喉痛，旋气不通，杀人甚速。对直虎耳尖，照耳叶边用磁锋刺出血即愈徐乐然传。

明言此方乃"徐乐然传"，徐乐然亦为当地名医。

2. 与同人探讨

《松峰说疫》卷一《述古》节录了喻嘉言"治瘟疫须分上、中、下三焦"和"瘟邪直行中道，流布三焦"两段论述，后云：

臧卢溪曰：二节当参看。

该卷还收录了北宋陈綦撰《葆光录》卷三中的一个故事：

黄德瑗家烹鳖，用箸笠盖其釜，揭见一鳖，仰把其笠，背皆蒸烂，然头足犹能伸缩。家人悯之，潜放河中。后此人患热病垂危，因徙于河边将养。夜有一物，徐徐上身，其人顿觉凉爽，及晓，视胸臆间悉涂淤泥，其鳖在身上，三曳三顾而去，即日病瘥。

后注云：

臧卢溪曰：热病者胸腹烦热，用井底泥涂之，亦此意也。又足见放生之报。

刘奎将《温疫论类编》卷二《论治·瘟疫十传治法》中"里证多而表证少"单独作为"十传"之"一传"后注云：

臧卢溪曰："先里而后表"节云"下之，里证除，二三日内又发热"云云，此时如脉洪数而兼长大，现阳明证，方可用白虎；如所云反加头痛身痛脉浮者，乃太阳证也，白虎大非所宜。且是症下后气血虚者亦有之，不若用小柴胡加减出入之为稳也。

臧卢溪，即臧法高，字宪庭，号卢溪。清代诸城诗人兼医家。《(道光)诸城县续志》志十九《孝义》有传："监生。事母孝，性恬退，善吟咏，岁饥施粥。"[95]著有《卢溪诗草》一册。人称臧卢溪。

表弟臧毓驹亦通医，且曾为刘秉锦诊治过疾病，《温疫论类编》卷一《阳证似阴论》篇云：

以小便赤白定阴阳，第语其常耳。余子秉锦患伤寒，汗后已愈，尚有微热未清，伊时正值初冬，思食凉物，见一西瓜尝之而甘，恣意食尽，旋觉抄复，阅三日后，小便遂作金黄色。臧表弟讳毓驹者来看视，据小便，定其为湿热，欲投凉剂。余察其现症，时时拳卧，引衣自盖，睡欲向墙，不喜见明，随断其为阴证，用四逆、理中加减出入与服而愈。是阴证亦有小便黄赤者，第知常而不知变，岂足以言医乎？

刘奎正是在深刻钻研中医学的基础上，通过向前辈的请益，与同人的探讨，和当地医家深入交流，了解老家的风土人情，掌握当地的常见病、多发病及其诊治特色，不断提高自己的医疗水平。

---

[95]［清］刘光斗等，修．朱学海，纂．(道光)诸城县续志·志十九·孝义//中国方志丛书·华北地方·第385号［M］．台湾：成文出版社，1976：410.

（七）晚年课子著述

刘奎晚岁隐居东槎河山庄，医术更精，沉疴痼疾，多妙手回春。在行医救人之余，足不出户，手不释卷，以主要精力从事著述和课子授业。

1. 课子授徒

奎有四子：秉鉴、秉淦、秉鳞、秉锦（《东武刘氏家谱》上作"鍴"）。除长子秉鉴出嗣刘埘外，其余三子皆曾从刘奎习医，而且二子秉淦和四子秉锦的医术不错，这在刘奎著作中有所反映。如《松峰说疫》上卷有"男刘秉淦镜澄同校"的字样，这说明秉淦确也知医，且文字水平较高，能够对父亲的著作有所体会。四子刘承锦更是刘奎医学事业上的重要助手，同时也有自己不俗的医学建树。

我们从刘奎已刊行的书稿来看，其书署名多是刘奎、刘秉锦父子合署。如《松峰说疫》署名为"诸城刘奎松峰著辑，男刘秉锦濯西纂述"，《温疫论类编》署名"延陵吴有性又可甫著，诸城后学刘奎松峰订正，男刘秉锦濯西编释"。再如光绪十七年（1891 年）由善成堂石印的《疫痧二症合编》署名为"诸城刘奎松峰著辑，男刘秉锦濯西纂述"[96] 等。

2. 与同人切磋

刘奎还与诸堂兄弟及同行交流研医心得，切磋制药工艺。

如堂兄刘臻亦善医，且能自己修合成药。《松峰说疫》卷四《辨赔赈散等方》载：

筠谷兄修合此药云：乳蛾等疾服之甚效。

正由于刘臻对刘奎的研医成就十分熟悉，故为《松峰说疫》一书作序。

而与堂弟刘蹄可能在临床实践方面探讨得更多。蹄，为刘奎六叔刘组焕之四子，刘臻四弟。刘蹄，字进之，号筼溪，直隶候补。《（道光）诸城县续志》志十一《列传第一》有传："蹄，字进之，亦好学。历守涞水巡检、正定府经历……以终养归。家居二十年，常制药饵，以待病者。"[97] 刘蹄习医，可能亦是受刘绶焜的影响，不仅在东槎河山庄读书时就得以启蒙，更有可能其后在河北任职时与唐县相距不远，经常请益。

3. 著书立说

刘奎晚年，随着医理的精湛和经验的丰富，受到了司马迁"亦欲以究天人之际，通古今之变，成一家之言"的深刻影响，深感"吾执方以疗人，功在一时；吾著书以教人，功在万代"，故"与其子秉锦终岁穷究《灵》《素》，探索元微"。将主要精力用于著述，记录自己的医学思想，传授丰富的临床经验。青灯枯烛，筚路蓝缕；大道行之，矢志不渝。尤其是在乾隆乙巳、丙午年诸城大疫期间，刘奎一方面不顾个人安危，勇于担当，率领诸子不避险急，积极投入到疫情防控中，遍施方药疗治，全活甚众；一方面与幼子秉锦穷究《灵枢》《素问》，深探玄微，格研疫病发生原委，总结疫病防

---

[96]［清］刘奎 . 疫痧二症合编　道光丙午年（1846 年）重镌九皇宫藏版本 .

[97]［清］刘光斗等，修 . 朱学海，纂 .（道光）诸城县续志［M］. 台湾：成文出版社，1976：310-311.

治规律，父子合著了《松峰说疫》和《温疫论类编》两书不朽著作。

由此可见，深厚扎实的理论学养，活人无数的临床实践，博学多识的儒学功底，能诗善文的艺文才情，高德大义的济世仁心，是一代鸿儒大医刘奎的真实写照。天行健，德润身。大师有爱，生生不息。他的为人之道，为医之道，为学之道，为师之道，让一代代中医人传承和弘扬其学术思想和高尚风范。刘奎既是深谙岐黄、医德广被的瘟疫大师，又是诗文史哲造诣深厚的儒者。对"做人"与"健康"之间关系的思考，使他的视野超越了医学范畴，延伸至史学、哲学等领域。在先哲时贤众多研究的基础上，结合自己的人生体验，对社会人情的思索，刘奎形成了学术性与普适性相结合的儒学观念、全科性与专科性相交融的医学理念。其医学思想强调立德养性的做人之道，熔医道、文道、人道于一炉，立意深邃，融会贯通，反映了他的博识才学和仁爱之心，更透露出浓浓的道德忧患精神，展现了一代儒医强烈的社会责任感，勤求古训、博采众方的学术观和以民为本、治病救人的价值取向。故刘嗣宗有发自肺腑的赞颂："吾闻之，其上者立德，其次则立功，其次则立言。若山人者，可谓兼而有之矣。"

四、刘奎著述

刘奎的著作包括医学著作和非医学著作两类。医学著作又分已刊本与未刊本。其已刊本即上述所言不朽医著《松峰说疫》与《温疫论类编》两部以及《濯西救急简方》六卷。其未刊著作为《景岳全书节文》《景岳全书简方》《四大家医粹》《松峰医话》四部。刘奎的文学著作皆已刊行，为《松峰诗略》与《松峰文略》两部。

（一）医学著述

刘奎医学著作包括已刊印著作和未刊印著作两部分。共有七部。

1. 已刊医著

主要有《松峰说疫》《温疫论类编》和《濯西救急简方》三种。前两种将于下章详细讨论，这里主要探讨《濯西救急简方》六卷是否刊行的问题。《濯西救急简方》虽署名"濯西"，即刘秉锦的号，但实际上仍是刘奎、刘秉锦父子两人合作而成。书名之义，正如刘奎自序《松峰说疫》所云："第是书之成，锦儿之力居多，其曰《松峰说疫》者，明乎其不敢擅为己有，以成善则归亲之意云尔。"刘嗣宗庚戌年序《温疫论类编》云刘奎"与其子秉锦终岁穷究《灵》《素》，探索元微，著有《松峰说疫》《濯西救急简方》行世。"说明早在乾隆五十五年庚戌（1790 年）年时，父子两人已经"探索元微"之合作成书，并刊刻行世，一则题署父亲之名，"以成善则归亲之意"；一则题署儿子之名，以体现"余之厚望也"。刘嗣宗言两书已"行世"，《松峰说疫》确实于乾隆五十一年丙午年（1786 年）首刻，故其言不虚；《濯西救急简方》当时已刊刻，惜后世多未见存本，亦未见有引用者。夏孙桐在《续修四库全书总目提要》中云："据刘嗣宗序云，奎所著书行世者，尚有《濯西救急简方》一种；又所著有《景岳全书节本》《四大家医粹》《松峰医话》等，并未见传本云。"[98] 从其语气来看，对两者的处理不同，但时至 20 世纪初，都未能见到这些著作的传本。近日网上搜索，见"孔夫子旧书网"有拍卖《濯西救急简方》卷之二者，为线装本，署名"诸城刘秉锦濯西纂述　福山刘颐宗南瑛参阅　李逢虔谨菴校录"，书中收录了霍乱、杂疫、中风、腹痛、吐泻、胀满、癫狂、暴喘、脱症、诸血、鼻衄、吐血、舌衄、齿衄、耳衄和大小便血等疾病的简便验方。说明该书当时确曾刊刻，至今仍有遗存。推测该书收集杂证之简便验方，与《松峰说疫》卷之五"避瘟方""除瘟方"集成疫病之简便验方相表里，构成了刘氏医学临床常用方剂体系。可飨《串雅》之雅意，《肘后方》之方寸。惜手慢迟滞，迨下单时，已被手法敏捷的高人购去，先贤有遗书而未能得睹，可谓遗憾之至。古籍已经刊刻而不见存世者，屡见不鲜。如北宋四大雕版印刷中心所刻书籍，现浙、蜀、闽版所存不在少数，而刻书量最大的京版图书，世上竟不存片纸。再如下面将要言及的清代黄乐仁摘录《温疫论类编》《松峰说疫》等书而成的《醒医瘟疫说》一卷，"印刷三千余本，以公同好"，刊刻数量不能说太少，然今竟未见只字片语，若非其姻家杨成章在《重刊〈瘟疫汇编〉序》中 [99] 提及，我们至今也不会知道清代尚存在这样一部瘟疫著作。

2. 未刊医著

刘奎的未刊著作有《四大家医粹》《松峰医话》《景岳全书节文》和《景岳全书简方》四种。前三种见于刘嗣宗《温疫论类编·序》。因未见其稿本及他书引用，故只能据医学发展规律和刘奎现存医著，推测其学术思想和主要内容。

（1）《四大家医粹》

四大家，有两说：或指医学四大家，或指金元四大家。关于"四大家"的概念，20 世纪出版的两部权威医学辞典有所解释。谢观等编著的《中国医学大辞典》载："四大家，金元四大家之简称。"李经纬等主编的《中医大辞典》解释为："四大家，明代医家多以张仲景、刘完素、李杲、朱震亨为四大家；清代医家多以刘完素、张从正、李杲、朱震亨为四大家，又称金元四大家。一般所说的四大家，都是指金元四大家。"其余各种文献的观点均不出此二种。由此可见，不同时期的医学"四大家"并非一成不变。

金元时期是中国医学知识体系的重要发展与转变阶段。由于战乱纷纭，南北隔离，医者所处的年代、地域、关注点以及临床接触到的疾病类型不同，形成了诸多医学流派，如刘河间寒凉派、张从正攻邪派、李东垣补土派、朱丹溪滋阴派，这些都是在对先前学派加以补充或纠偏的基础上形成的。"儒之门户分于宋，医之门户分于金元"，这些医学流派一方面推动了医学的繁荣，另一方面也造成了医学知识的混乱，给后世习医者造成了无所适从的困难。为此，自明代中期以后，医界人士试图调和诸家学说，构建一套完整的医学知识体系，医学"四大家"之说崭露头角。

[98] 中国科学院图书馆.续修四库全书总目提要（稿本）：第 10 册 [M].济南：齐鲁书社，1996：449.以下简称《续修总目》。

[99] [清] 刘奎.温疫论类编·杨成章重刊《瘟疫汇编》序 [M].长沙：湖南科学技术出版社，2014：21.

正德年间，世医虞抟（1438—1517）虽学宗朱丹溪，但"每憾世医多蹈偏门，而民命之夭于医者不少"，于是撰有《医学正传》，提出"伤寒一宗张仲景，内伤一宗李东垣，小儿科多本于钱仲阳，其余诸病悉以丹溪要语及所著诸方悬于其首。次以刘、张、李三家之方，选其精粹者继之于后"[100]。虞抟以"正传"之名，将各家专长予以总结，从而使学医者有所适从。弘治年间，士人出身的医者王纶以医学比附儒学，通过精简和规范，试图建立一套标准的医学知识体系，主张"外感法仲景，内伤法东垣，热病用河间，杂病用丹溪，一以贯之，斯医道之大全矣"[101]。此后，经过李濂《医史》、方广《丹溪心法附余》、张介宾《景岳全书》、程敏政《重订丹溪心法序》、孙一奎《医旨绪余》等医著的反复辩说，至李中梓《医宗必读》时专列"四大家论"，论述医学之源流，最终确立了张仲景、刘完素、李杲、朱震亨医学"四大家"的地位。

医学"四大家"的出现是医家比附儒家，实现医学知识系统化、规范化的产物。明清易代之后，在清初推行儒家思想的大背景下，随着张仲景的"医圣"地位定于一尊，随之而来的关于医学"四大家"的各种非议层出不穷。出于对一味温补流弊的反思，晚明以后张从正的学说重新受到重视，在此情形下"四大家"成员出现变动，"金元四大家"说被重新树立。经过儒医和文人的参与，金元医家各种流派和学说不断整合，构成了医学知识体系的重要内容，并获得官方的认可，最终促成了"金元四大家"观念的形成。

但以张仲景、刘完素、李杲、朱震亨为四大家的说法并未完全根除，如清初马印麟自序《瘟疫发源》即云"至于前辈如东垣、丹溪、河间、仲景四大明师，（师）岐黄，将诸病、脉理、经络脏腑、本草无不注释，详悉明白"[102]，仍然指传统的医学四大家。

应当指出，刘奎正生活在这一急剧变幻的时代，对此可能有深刻感受。刘奎对仲景学说研究之深湛，斑斑俱在，毋庸置疑，如《松峰说疫》卷二专列《瘟疫六经治法》一章，将应用仲景六经辨证治疗瘟疫列为治疗瘟疫之常用治法。虽一再强调"无岐黄而根柢不植，无仲景而法方不应，无诸名家而千病万端药证不备"，且《松峰说疫》卷二《论治·瘟疫统治八法》篇中专列"涌吐"一法，然只字未曾提及张从正，且云："吐法近今多不讲，而抑知实有奇效也。"由此可见刘奎对"四大家"的认识和应用情况。唯《四大家医粹》既未能刊刻，又未见有引用，缺乏确切的证据，我们无法判断刘氏所谓的"四大家"究竟是临床四大家还是金元四大家。但我们可以肯定的是，该书的体例略同于《温疫论类编》，是对刘奎所认为对临床诊治最为重要的古代四家的重要论述的摘编、评释。

（2）《松峰医话》

中医学论文体裁，现代有理论研究、临床研究、调查报告、实验报告、文献综述和医案医话等，古代则更为简洁，主要有医论、医案和医话等数种，其中以医话出现

[100]［明］虞抟.医学正传［M］.北京：人民卫生出版社，1965：4.

[101]［明］王纶.明医杂著［M］.北京：人民卫生出版社，1995：1-2.

[102]［清］马印麟，纂.张爱军，校点.瘟疫发源//曹洪欣，等.温病大成（第一部）［M］.福州：福建科学技术出版社，2007：111.

得最晚。医话是医家以笔记、短文或随笔等形式，阐述其临床心得体会，以及其他问题的一类著作。医话是医家的心灵感悟，也是实证的总结。它没有一定的体例，多记录个人临床治病的研究心得、读书的体会、治病的验案、传闻的经验和对医学问题的考证、探讨等，是中医学著作的重要组成部分。医话与其他医著的不同之处在于形式活泼，体裁不拘；内容丰富，无医不话；言而有据，各出心裁；医文兼通，语言流畅。

中国最早的医话著作当推宋代张杲的《医说》，该书广泛收集了南宋以前中国文史著作中有关医药的内容及个人经历或耳闻之医事，分类编排。其他不少医话内容可散见于文人小说笔记中。元明间，俞弁《续医说》、黄承昊《折肱漫录》、冯时可《上池杂说》等影响较大。清代以后，涌现出了一大批医话著作，有代表性的如魏之琇《柳洲医话》、计楠《客尘医话》、王孟英《潜斋医话》和《归砚录》、陆以湉《冷庐医话》、赵晴初《存存斋医话稿》等，数量多、质量高。

医话的文体虽然产生于宋代，但以"医话"命名的文章或书籍则要晚得多，其经过了宋、金、元、明等朝代长期积累和发展，直至清代中期才出现。现存最早以"医话"命名的著作是清代孙庆增的《石芝医话》，出自唐大烈《吴医汇讲》卷三的记载："孙庆增，名从添，号石芝。常熟人，迁居郡城蔚溪。年七十六岁，殁于乾隆丁亥。所遗《石芝医话》。"[103]孙庆增（1692—1767）[104]与"叶天士同出一门""男妇大小，为脉为症"，无所不精。他耽嗜典籍，悬壶所得即用于购书、藏书、赏书，为清初著名藏书家和版本校勘学家。孙庆增还将所见、所闻、所悟等随手记录，成《石芝遗话》，其中有他最为倾心的藏书、医学等内容。有关藏书方面的八则整理成《藏书纪要》一卷，唐大烈选择其中最有意义的医学内容12条，刊刻于《吴医汇讲》卷三，并命名为《石芝医话》。而清代程杏轩《医述》卷八《杂证汇参》肿胀门之"水肿"条、卷十《杂证汇参·厥·哲言》也分别录用2条。《吴医汇讲》是我国最早的一本医学杂志，最先刊发的卷一镌于乾隆壬子年（1792年），比《松峰医话》要晚得多。

现知最早的以"医话"命名的医著就是《松峰医话》。当《松峰医话》的书名随着《温疫论类编》的刊行为广大医者所知后，遂使这一文体兴行起来，乃有孙庆增《石芝医话》（1792年）、俞廷举《金台医话》（1797年）、黄凯钧《友渔斋医话》（1812年）等著作。

日本近代著名汉方医学家浅田宗伯（1815—1894），尝著《先哲医话》2卷，叙述了多纪桂山（即丹波元简）等13位汉医的贡献，张斯桂序，黄公度（黄遵宪）跋。日本人松山挺为该书所题跋中明确指出栗园撰写该书是受《松峰医话》的影响：

赵宋以降，诗话之多，累积可柱屋。而至文话则唯宋有王铚文话，明有闵文振《兰庄文话》《李云文话》（参见钱谦益《绛云楼书目》）而已，如医话绝无，不亦杏林缺事乎？迩者读《诗人征略》，引《灵芬山馆文钞》云：黄凯钧夙工于医，以济物为急，合善药以施，辑其所得为《医话》。《温疫论类编·序》云刘奎亦著《松峰医话》，而未见其书，每以为憾焉。栗园先生尝仿其目，辑皇朝名哲之说，名曰《先哲医话》。盖医有案有话，医之有案，犹吏之有案，断章取义，有格定之式，而话则优游厌饫，入人心

[103]［日］丹波元胤.中国医籍考：卷66·方论四十四［M］.北京：人民卫生出版社，1956：1167.

[104]刘孝文.孙庆增藏书理论及图书馆实践述要［J］.四川图书馆学报，2013，（6）：88-91.

者深。是则不可不与诗文之话并存而传也。

可谓深得粟园之心。而博学如黄公度（黄遵宪）者题跋所云"医之有话，实自宗伯始"，则未免有隔行如隔山之嫌疑了。

刘嗣宗序《温疫论类编》云刘奎"又有所著，《景岳全书节文》《四大家医粹》《松峰医话》等书，尚未脱稿"。可见，明确以"医话"命名的医话之作，实自刘奎始。刘奎有开创医学文体、发凡起例之功。惜因各种原因之限制，《松峰医话》未能刊行，也未能流传下来，我们无法得知其内容，由此也无法评述其价值。此诚为憾事。但通过《松峰说疫》卷一《述古》后半部分内容的审读，我们似乎可以大致了解其体例，然尚待更多的资料发掘和考证。

（3）《景岳全书节文》

张景岳（1563—1640），又名介宾，字会卿，别号通一子，明末会稽（今浙江绍兴）人。明代杰出的医学家，温补学派的代表人物，其学术思想对后世影响很大。张景岳晚年集一生学术思想、临床各科、方药针灸之大成，汇编《景岳全书》一部，计64卷，分为16种，成书于其卒年1640年。"《全书》者，博采前人之精义，考验心得之玄微"。《景岳全书》内容丰富，囊括理论、本草、成方、临床各科疾病，是一部全面而系统的临床参考书。景岳才学博洽，文采隽秀，尤善雄辩，文章气势宏阔，议论纵横，引证广泛，演绎推理，逻辑性强，一经刊行，即广为流传。后世叶桂等亦多承张氏的理论。道光八年（1828年）章楠《医门棒喝》初集成，论《全书》云："尝见诵景岳者，其门如市。"自顺治中叶至1828年之间，几为医所必读，可见其影响之深远，被誉为"济世慈航，天下之宝"。

刘奎对景岳学术研究精深，认为"《景岳全书》各门中讲解俱极精详透辟"，在《松峰说疫》中多有引用，如卷六《运气》一卷，几乎全从《类经》脱胎而来。而且多次对景岳学说进行评释。甚至其整部书籍的布局和撰写层次，亦几乎皆按《景岳全书》卷之十三《性集·杂证谟·瘟疫》编次思想和次序而来，由古到今，由远及近，由理论到临床，由方剂到药物，理法方药，一线贯通。

但在《松峰说疫》的具体论述中，刘奎直接引用《景岳全书》的内容并不多见，而更多的是辨疑和驳论，如卷四《辨疑》有《辨张景岳言瘟疫》专篇，用以与《景岳全书》中"瘟疫本即伤寒，无非外邪之病，但染时气而病，无少长率相似者，是即瘟疫之谓"之论相商榷，且理由充分，结论也令人信服。推测《松峰说疫》之所以未更多引用景岳学说，可能拟在《景岳全书节文》和《景岳全书简方》两部专著中加以详尽研究，故不再在《松峰说疫》中更多地引用景岳学说。而《节文》和《简方》的编撰思想，一如《温疫论类编》和《松峰说疫》一样，乃为姊妹著作篇。

（4）《景岳全书简方》

出自《松峰说疫》人民卫生出版社1987年版。

如上所述，张介宾有独特的方剂学思想，因善兵法，借用药如用兵之义，"创药方分八阵：曰补，曰和，曰寒，曰热，曰固，曰因，曰攻，曰散"，故《景岳全书》中方剂学内容十分丰富，最后15卷皆为方剂辑录，记录新方186方，古方1533方，妇科

186 方，儿科 199 方，痘疹 173 方，外科 374 方及砭法、灸法 12 种等，"总皆出入古今八阵，以神其用"。

刘奎明其理，崇其法，妙其方，用其药，故摘录《景岳全书》中的简便妙方而为《景岳全书简方》，以学其方，神其用。其编撰思想可能一如其《松峰说疫》与《濯西救急简方》，贵在有论有方。就《景岳全书》而言，论在《景岳全书节文》，方在《景岳全书简方》；就刘奎中医学思想而论，论即《松峰说疫》，方即《濯西救急简方》。理论与实践相结合，学术与临床共发展。

清代著名藏书家耿文光在《万卷精华楼藏书记》著录《温疫论类编》《松峰说疫》两书，并有《〈瘟疫论类编〉提要》一篇，实际上是两书的内容提要，他认为："松峰所著医书多未脱稿，今所传者，惟此二种。"[105]"松峰所著医书……今所传者，惟此二种"，应该是一个不争的事实，经近 40 年的爬梳搜剔，我遍查资料，虽然网络平台上有《濯西救急简方》的信息，但既未见到刘奎的其他医学著作的刻本，也未见其他医书的引用，充分说明其著作未能流传，并未对其他医家产生影响。然言其"松峰所著医书多未脱稿"，则未必然。《松峰说疫》成书于乾隆五十年乙巳（1785 年），首刻于乾隆五十一年丙午（1786 年），时年刘奎刚刚 60 岁出头；首刻《温疫论类编》于乾隆五十五年庚戌（1790 年），刘奎时年也不过 66 岁，离其嘉庆九年（1804 年）83 岁去世，尚有漫长的十余年时间，刘奎完全有时间、有能力完成上述几部著述。如果他真的未完成这几部著述，最可能的解释是，《温疫论类编》刊刻后不久，能帮助自己整理医著的四子秉锦不幸早逝，白发人送黑发人，这真是人生的一大悲哀，更何况是自己事业的得力助手，尤其是可以传承自己衣钵的亲生儿子，刘奎由此而失去了写作的动力。当然，也可能著述是完成了，但热心激励刊刻的亲朋好友如刘臻、刘嗣宗和儿子刘秉锦等人相继去世，刘奎既没有刊刻的动力，又缺乏刊刻的经费，更不愿托情有能力刊刻的子孙、亲戚，而将手稿藏诸家中。正如《（道光）诸城县续志》所云："有论著，藏于家。"

1986 年 8 月，余毕业后分配到乡镇卫生院工作一个月后，调入五莲县卫生局工作。恰遇山东省卫生厅副厅长张奇文亲自挂帅，组织编写《山东中医药志》，次年春天，余就跟随局里的老同志到杨家峪村就刘奎事迹特别是其遗书进行田野考察，经多方调查，得知这些著作确实已经完稿，保存在其后裔家中，但一直未能刊刻。1965 年，保存底稿的嫡系后裔多迁徙东北，经多方查找无果，至今存佚不明。

（二）文学著述

刘奎的文学著作有《松峰诗略》《松峰文略》两部，且皆已刊行。

1.《松峰诗略》

《松峰诗略》一册，见《（道光）诸城县续志》和《东武刘氏家乘》著录。《东武刘氏诗萃》另录有《松峰集》，即《松峰诗略》的简称。

---

[105] ［清］耿文光. 万卷精华楼藏书记：卷八十·子部五·医家类三 ［M］. 太原：山西省文献委员会，2006：17.

2.《松峰文略》

《松峰文略》一册，见《(道光)诸城县续志》和《东武刘氏家乘》著录。

刘嗣宗在序《温疫论类编》时曾对其文学作品有所评述，云：

其诗文颇具奇气……俾后之读书论世者知山人为齐鲁名士，当与渔洋、秋谷鼎足千秋，而不仅以医见重也。

渔洋，即王士禛；秋谷，即赵执信。皆为清初诗文六大家，齐鲁名士。

王士禛（1634—1711），字子真，一字贻上，号阮亭，别号渔洋山人，世称王渔洋，谥文简。山东新城（今淄博市桓台县）人，清代著名诗人、诗词理论家、文坛领袖。王士禛出生在一个科甲蝉联、簪缨不绝、诗家辈出的大官僚世家。顺治十五年戊戌年（1658年）中进士，康熙四十三年（1704年）官至刑部尚书，颇有政声。一生文政兼从，以倡导"神韵说"而著声朝野，主盟文坛达半个世纪之久，被诗家奉为"一代正宗"。

赵执信（1662—1744），字伸符，号秋谷，晚号饴山老人、知如老人，青州府益都县颜神镇（今属山东省淄博市博山区）人。著名诗人、诗论家、书法家。赵执信14岁中秀才，17岁中山东乡试第二名举人，18岁中会试第六名，殿试二甲进士，后任右春坊、右赞善兼翰林院检讨。28岁因佟皇后丧葬期间观看洪升所作《长生殿》戏剧，被劾革职。此后五十年间，终身不仕，徜徉林壑。赵执信为王士禛甥婿，然论诗与其异趣，强调"文意为主，言语为役"。所作诗文深沉峭拔，亦不乏反映民生疾苦的篇目，继王士禛而为诗坛领袖。

二人皆与刘奎家族有密切关系。新城王氏出自诸城王氏，为琅琊王氏之分支，而刘统勋之发妻即为诸城王氏。据《诸城贾悦王氏宗谱》，王宸嗣，字觐飏，号少村，一号枫崖，邑增生。明崇祯壬午山东解元、清顺治六年己丑年（1649年）进士王斗枢之次子，有《闻鸡窗诗集》行世。宸嗣有一子六女，其最小女适"逢阁庄雍正甲辰翰林东阁大学士刘公统勋"，乃刘统勋原配，刘墉生母。刘氏家族仕宦在京，与王士禛、赵执信以亲戚、同乡之谊，交往甚密。尤其是王士禛，与刘果同为顺治十五年戊戌（1658年）进士，既是同年，又是同乡，其关系密切自不待言，故张贞撰写刘必显、刘果的墓志铭时，曾请其审定，《杞园集》有明确记载。其后代交往仍然甚密，如士禛从曾孙祖昌尝与刘臻、刘奎等相交，其诗集《秋水亭诗》中存有与之唱和诗多首。刘嗣宗将刘奎与王士禛、赵执信这两位文坛领袖、一代诗宗相提并论为"齐鲁名士"，且认为能"鼎足千秋"，足见刘奎诗文之成就非凡，亦即刘奎"诗文颇具奇气"之一注。

国家图书馆藏有署名刘奎的《耒阳县乡土志》二编，《刘墉家族与日照》一书中将此列为刘奎著述。《耒阳县乡土志》，清刘德馨修，刘奎编。刘德馨，号建之，湖北汉川市人，举人，光绪三十一年（1905年）任耒阳知县，修《耒阳县乡土志》。《耒阳县乡土志》分2编14门，主要记载了湖南耒阳一地之风土人情，多有刘松峰以后之事，刊于光绪三十二年（1906年）。此书作者刘奎系清末民初人，非瘟疫学家之刘奎，乃同名异人。故《刘墉家族与日照》一书记载有误，当将《耒阳县乡土志》从刘奎著作表中删除。

五、刘奎家庭

刘奎之所以能取得如此成就，除却个人的努力之外，与家庭的影响也密不可分。刘奎家族其前虽非岐黄世家，然其父刘绥烺即已开始收集医学著作，开展医学研究，并进行了大量的临床实践活动，形成了良好的医风医德，积累了丰富的临床经验。刘奎踵事增华，有跨灶之能，成为具有全国性影响的疫病学大家。其子刘秉锦赓续传承，与父亲合著一系列医学著作，而且有其独到的经验和理论创建。祖孙三代，奕叶传芳，箕裘相继，传承赓续，终成清代著名岐黄世家。

（一）父亲刘绥烺

刘绥烺（约1695—约1751），字尔重，号引岚，刘棨三子，刘墉三伯父。六岁读书，过目不忘。康熙五十二年（1713年）与长兄绪焜、次兄绂熙同时考中癸巳恩科，为第四十二名举人。与父刘棨及诸兄弟造就"父子九登科"神话；与兄绂熙，侄垣、埠、峒、塾，孙秉钤，曾孙长源等，创就"槎河山庄八举人"盛名。

刘绥烺是当之无愧的教育家。刘统勋、刘墉的仕途畅达和刘奎的医学成就，以及诸子侄的中举登科，都离不开绥烺在槎河山庄的教育所打下的坚实基础。绥烺中举后，因长兄宦游，次兄又不幸早逝，肩负赡养老母、训导子侄之重任，建立私塾，广延名师。雍正二年举人、时任东席的安丘李潍尝云：

今引岚兄弟骎骎贵显矣，植身修行，益恪守方伯公刘棨家法。而引岚尤惓惓于诸犹子，为慎择师友，日夜勉其树立，勿堕前人家声，则刘氏之家世将日大，兹壮之花木、亭榭与山水之秀丽，将日以盛且显，而赠公（刘必显）之所赖，可百世而未艾矣。

正因如此，可能一直不敢脱身，出外宦游。直至乾隆三年戊午（1738年）丁母忧、六年（1741年）刘墉等中举以后，绥烺才可能释放"惓惓于诸犹子"之心，外出履职。约乾隆八年癸亥（1743年）得授直隶唐县知县，敕封文林郎。年五十六岁，八月初二日卒于官。娶薛氏，封孺人。侧室张氏，葬魏家湾北茔。子二人：刘奎、刘堉，女一人，嫁庠生李振西。

刘奎自序《松峰说疫》云：

先大人引岚公，一生精于医理，南北宦游，虽簿书鞅掌，间闻人疾苦，莫不竭力拯救。余公（恭）聆庭训，非伊朝夕。且龆年善病，因得于暇日，取家藏岐黄书纵观之，故颇有会心处。

刘奎自序，至少给我们提供了四个方面的信息：一是刘绥烺"一生精于医理"，既有术，又有学，既有坚实的医学理论基础，又有丰富的临床经验，学验俱丰。二是刘绥烺虽然政事繁忙，但"闻人疾苦，莫不竭力拯救"，具有济世救人的高尚医德，可谓货真价实的"坐堂先生"，不过此"堂"非彼"堂"，而是公堂，也是"坐堂先生"

这一术语之本义。刘奎置身如此家庭，从小耳濡目染，理所当然深受影响和启发，侍立父侧，目睹父亲诊病，潜心于观舌、切脉、认证，参与中药辨伪、炮制、配方，从"根"上就有学医的因素和倾向。三是亲自开蒙刘奎——"余恭聆庭训，非伊朝夕"，说明刘绥烺在公余、诊余，曾对刘奎从小就进行医学启蒙教育，对刘奎医学上的请益指点迷津。四是藏有一定数量的岐黄之书，对刘奎有所启沃。刘奎"龆年善病，因得于暇日，取家藏岐黄书纵观之，故颇有会心处"。也就是说，刘奎少年时期身体孱弱，易生疾病，刘绥烺亲自进行诊治，刘奎留心父亲所用方药，有空就翻出父亲珍藏的医书对照阅读，尤倾心于自己服药后的切身感受，很有感悟，这对于他以后研究医学起到了启蒙作用。第一、二条是刘氏业医者的职业道德之范——业务要精，人品要好。第三、四条可以证明刘绥烺正是自己儿子刘奎医学兴趣的启蒙者与才智的开发者。而职业道德是刘奎家族业医者世守之则，一以贯之。刘奎由此成长为刘氏家族最为突出的医学大家。

因此，我们认为将身兼教育家和医学家的刘绥烺推誉为刘奎家族医学家史上的开创者，他是当之无愧的。

刘奎正是在父亲的指导下得以医学启蒙，因此，刘奎的成才之路首先在于家传；其次是医学文献的继承，"取家藏岐黄书纵观之，故颇有会心处"。

（二）一姐一弟

根据《东武刘氏家谱》的记载和我们的分析，刘奎有一姐一弟。

姐嫁"安丘县曹家楼庠生李振西"，外甥不知几人。有一甥兄弟行名逢虔者，不知是否是刘奎的亲外甥，也未知学业、仕途情况，然其文笔颇佳，且有一定的医学基础，参与刘奎多种医学著作的校勘。如《温疫论类编》卷前有"表侄李逢虔男刘秉淦镜澄同校"的字样，《濯西济急简方》亦有"李逢虔谨耄较录"的记载，说明李逢虔文笔不错，可能也知医，因此刘奎请他和次子秉淦一起为自己的著作校勘，刘秉锦也请他对自己的著作进行校录。李逢虔若是刘奎甥辈，则说明刘奎疫病学当时已经传到安丘。

弟堦，十八岁早卒。未知婚否，然无子是可以明确的。刘奎将长子秉釜出嗣为堦后。

（三）四子二女

从《东武刘氏家谱》上看，刘奎共有四子二女。

长子秉釜，号峻岩，一生未获功名。享年五十九岁。因二叔刘堦早卒无子，故出嗣为堦后。嘉庆十九年（1814年）已卒，有子三人：注、泰、泗。因四弟秉锦无子，《东武刘氏家谱》载其三子刘泗出嗣秉锦。

次子秉淦，号镜澄，一生未获功名。享年六十二岁。嘉庆十九年已卒，有子三人：承、涣、瀼。因秉锦无子，《东武刘氏家谱》载长子刘承出嗣秉锦。其生平事迹，我们从刘奎的《温疫论类编》中可见到一些蛛丝马迹。如《温疫论类编》卷首有"男刘秉淦镜澄同校"的字样，这说明秉淦确也知医，且文字水平较高，能够对父亲著作有所体会。另外从《温疫论类编》其父亲刘奎按语可知，他儿时每感风寒，必作谵语：

余子秉淦每感风寒，必善作谵语。若不习知者，遇此认为里症，妄施攻下，宁有不殆者耶？

三子秉鏻，号建亭，监生。嘉庆十九年尚在世。有子三人。

四子秉锦，号濯西，享年三十二岁。不知卒于何年，已知嘉庆十九年（1814 年）就已去世。没有亲生儿女，故先是过继二兄秉淦长子刘承为后，刘承二十岁早夭，嘉庆十九年（1814 年）已去世，亦不知其卒于何年，没有子女。为此，秉锦又过继长兄秉釜三子刘泗为后，嘉庆十九年（1814 年）刘泗尚在世，育有一子。

刘秉锦不仅知医，而且水平很高，"克绍家学，精核医理"。在理论研究和临床方面均有较高造诣，是刘奎撰写医著和临床实践等各方面的主要助手。具体而言，刘秉锦主要在以下方面为父亲充当了不可或缺的助手。

一是帮助刘奎重新纂辑评释吴有性《温疫论》[106]，以《温疫论类编》书名刊布。

《温疫论类编》署名为"延陵吴有性又可甫著，诸城后学刘奎松峰订正，男刘秉锦濯西编释"。在刘奎这一医学贡献中，刘秉锦的编释事务，无疑具有不可忽略的价值。刘奎自序中说得十分清楚："因命子秉锦分别而类叙之，析为五卷：曰诸论，曰统治，曰杂症，曰提要，曰正误，取名《温疫论类编》。"而且，书中还记录了刘秉锦在瘟疫防治的两条贡献。其一是卷四《停药》中云：

停药外治用葱熨法，亦颇著效，今附录于左……

此本张景岳毫法，而秉锦用之，乃随症加减其分量，无不神效。如有表邪，或气滞者，生葱为君；寒多者，生姜为君；痰滞食积者，萝卜为君。泛用三味等分，或葱多些亦可。

停药是吴有性发现的瘟疫治疗中的一种现象，指"服承气腹中不行，或次日方行，或半日仍吐原药，此因病久失下，中气大亏，不能运药"，"乃天元几绝，大凶之兆也"，吴有性进而提出内服药物的治疗方法，"宜生姜以和药性，或加人参以助胃气"。刘奎则在此基础上，提出了外治法，即葱熨法，刘奎专门指出"秉锦用之，乃随症加减其分量，无不神效"。

其二是卷四《小儿瘟疫》，在对《温疫论·小儿时疫》进行详细评释后，又用较长的文字对小儿瘟疫症状、辨正、治疗、用药等各方面进行了论述，最后解释了之所以如此倾心小儿瘟疫，一则是因为"辨小儿瘟疫是极难的事"，二则是：

锦于儿科颇多经历，故谨跋于此。

能有亲子继承衣钵，且在某些方面又能够不断创新，作为期盼儿子成才的父亲，字里行间，其自豪之情，跃然纸上。

二是帮助刘奎纂刻医学著作《松峰说疫》。

在此名著刊行过程中，刘秉锦不仅做了大量的事务性工作，而且还将自己 10 条医

---

[106] 本书引文皆取自曹洪欣总主编，王致谱主编，张志斌校点，福建科学技术出版社 2007 年 8 月出版的《温病大成》（第一部）第 1 版。不再出注。取自其他版本的内容，分别注明。

学见解近两千字的篇幅收录入内，从而成为全书不可分割的一部分。刘奎在自序中对秉锦的贡献也别为表出，云："第是书之成，锦儿之力居多。曰《松峰说疫》者，明乎其不敢擅为己有，以成善则归亲之意云尔。"

三是帮助刘奎写作《四大家医粹》《松峰医话》《景岳全书节文》和《景岳全书简方》等书。

刘秉锦是刘奎的知音。一个人做事业，尤其是需要长期坐冷板凳的学术事业，最苦恼的是没有知音。刘奎行医治学，由深通医理的幼子朝夕侍陪，可谓人生至福。而秉锦文采出众，对医理极有悟性，对父亲的学术主旨、学术深度，心领神会，在父子的学术对话中肯定会有许多令刘奎倍感幸福的时光。正因如此，刘奎虽然有三个儿子从医，但还是对幼子秉锦的天资、水平更为欣赏，更愿交流，也更愿提携，着意培养，颇有传承衣钵之意味。所以著书论说之际，除二子秉淦在《温疫论类编》上册做过一些校对事务外，刘奎其他的医著都大胆放手交由幼子秉锦一力承担。秉锦或编或释或纂或述或出诊或联系里里外外的诸多事务，在他身边忙个不停，成为他医学事业上的接班人。

刘秉锦独立的医学成就，体现在理论著述与临床医疗两个方面，在理论上，他除了帮助父亲做医学研究及刊刻书籍外，也拥有完全属于自己的独立成果：一是前述的《松峰说疫》的 10 条按语与补注，二是自己的专著《濯西救急简方》六卷。在临床实践上，我们在《松峰说疫》中可以获取有关信息。如卷二《瘟症杂症治略》中的《斑黄并发》一篇，无论从文法、文义来看，还是从临证史实来看，当是刘秉锦撰写的：

凡伤寒、瘟疫变现诸症，相兼者多，惟斑黄二症少见同时而发者……从兄秉钦，病发黄，旋即发斑。余往诊视，甚觉骇异。以其素虚，随用托里举斑汤、茵陈五苓散，二方中采择加减服之，斑黄并治，冀可奏效。服一剂，次早战汗，后斑黄并退，其病豁然，随名其方曰"斑黄双解散"。兹录于左，以备采择。因扩而充之：或斑甚而黄轻者，则以治斑为重，而以治黄为轻；或黄甚而斑轻者，则以治黄为重，而以治斑为轻。又或有先斑而后黄者，有先黄而后斑者，有发黄而兼发疹者。斑黄之症不一，巧妙之治各殊。参伍以尽其变，错综以尽其神，左右逢源，是在业医者因时以制宜耳。

斑黄双解散（自定新方）

茵陈　猪苓　茯苓　泽泻（盐水洗，焙）　炒栀　生地　甘草　白芍　当归（酒洗）

这里交代得很清楚："凡伤寒、瘟疫变现诸症，相兼者多，惟斑黄二症少见同时而发者"。然其堂兄秉钦正是"斑黄二症同时而发者"，故秉锦初见也不免"甚觉骇异"，但经他辨证施治，竟然妙手回春，延其堂兄寿至 54 岁。秉钦乃绂熙三子刘坪之四子，而我们已知嘉庆十九年（1814 年）秉钦之独子刘观海已去世，去世时年龄尚比秉锦长4 岁，秉锦出诊堂兄疾病时，年龄肯定不大。在医学上，秉锦可谓少年成才。可惜天不假年，不然，在刘奎的引领之下，刘秉锦必会成为一代名医。

刘奎有两个女儿，"长适同邑银河庄钟；次适同邑老鸦村贡生李丕恭"。长女所嫁可能不太如意，否则《东武刘氏家谱》中不可能不留下女婿的名字。次女所嫁为贡生李丕恭。如前所述的李逢虔，若非刘奎甥辈的话，也可能是李丕恭兄弟行。尚待详细考证确认。

正是刘奎三代医学的传承赓续，造就了与清爱堂刘氏官宦世家、科举世家和诗学世家等相提并论的一个医学世家。清爱堂刘氏医学世家在当时就有不少倾慕者、追随者和传播者。如《温疫论类编》载录"表侄李逢虔谨庵、男刘秉淦镜湖同校　孙刘河带若重校"的署名字样，按：刘河，乃刘奎从兄刘玉之三子公馆（或作镕）的第三子。其家庭传递为：刘奎大祖父刘桢有二子绍辉、绅杰，绅杰后出嗣刘果，绅杰有九个儿子：堅、坛、壊、在、塾、塍、均、玉、垵，其八子玉有三子公录、公铸、公馆，公馆有三子为湄、温、河。故刘河为刘奎之从孙。刘奎之所以将《温疫论类编》交付刘河进行重校，是因为刘河不仅文字水平高，而且有一定的医学素养，能够理解并处理好书中医学问题，并通顺文字。

《松峰说疫》中还记载了刘河少年时期的一次疾病。卷二《瘟症杂症治略·蓄血》云：

余有一孙，名河，方十四五岁。感瘟疫二十余日不解，诊其脉，空虚而弱，不任寻按，亦并无喜忘如狂等症，但终日昏睡不清醒，按其腹，虽觉微痛，亦无鞭满急胀等候，医有议补者，余力持其不可。伊时余方料理儿病，未暇及孙，亦未服药。静候数日，突欲大便，随下紫血数斗，顿然清醒，此时方知其为蓄血。若当时一用补剂，则立毙矣。足见治瘟疫者，只知其常，而不知其变，犹作文看书之死于句下也。可不慎哉！笔之以俟高明者。

从"医有议补者，余力持其不可"的争论中，可以看出刘奎对疾病认证之准确，对医学正道之坚守。刘河可能正是从自己少年时病痛的切身感受，认识到叔祖父刘奎的医学修养，并于后来的成长过程中，景慕之，追随之，终克医文兼长，能够协助之整理医著。这说明，刘奎疫病学已经成功地传播了三代。同时，通过这个案列也可以看出刘果后人中，有的家庭也已从原籍逢戈庄搬迁到槎河山庄和东槎河山庄。故凡执着于槎河山庄和东槎河山庄刘氏皆为绂熙、绥烺后人的观点并不可取。

刘嗣宗之所以能够为《温疫论类编》《松峰说疫》作序，就是因为作为一个名医，出于对同行刘奎的景仰与追慕，才骑驴七百余里到东槎河山庄拜访游学。这在《松峰说疫·叙》中有明确记载："夙闻东武山川，奇秀不减雁宕，每神游马耳、常山间，如东坡所谓隐君子者，庶忻然遇之。嗣闻邑绅士显绪王君辈，谈次间曾于诸城刘相国处，遇其胞侄松峰，温文尔雅，善古文诗词，更精岐黄术。余耳其名，而未获一共谈论，蓄怀时怅怅也。因策蹇走七百余里，访松峰于东武之槎河山庄，一见相澹如平生欢。"

刘奎家族后世中有更多的追随者，实践者，传播者，发扬者。由此而成大家者，亦不乏其人。如刘篯（1906—1975）[107]，字季三。幼年从父习医，20岁独立行医，1934

[107] 刘镜如. 忆先父刘季三医治学经验 [C] // 名老中医之路（第三辑）. 济南：山东科学技术出版社，1985：452-464.

年后定居青岛，悬壶济仁，兼以著述讲学，光植后进，声明著于齐鲁。曾任青岛市中医院院长、青岛中医学校校长、山东省中医学会副理事长等职，曾被选为中华医学会第十届大会主席团成员。力主辨证论治，推崇《伤寒论》，对各家学说具有精深研究。传记收入《名老中医之路》第三辑。

其哲嗣刘镜如（1932—）先后任青岛市卫生局局长、青岛市中医药管理局局长、青岛市中医药学会会长等职，事迹以《路漫漫其修远兮》[108]为名收入《名老中医之路续编》第四辑。

[108] 刘镜如.路漫漫其修远兮［C］//张奇文，柳少逸，郑其国.名老中医之路续编（第四辑）［M］北京：中国中医药出版社，2014：117-126.

第二章

刘奎的医学成就

———————

　　刘奎是一个理论修养与临床医术兼擅的医学大家。龆年多病，由此而对医学早早产生兴趣，萌发追慕岐黄、精研医学之初心，立下"不为良相，必为良医"之志向。父亲刘绥烺有深厚的医学修养，又有督促儿子学医之愿望，故对其发蒙庀沃。刘奎幼年和青年时期读书国子监，饱读诗书，浸淫儒学，奠定了良好的中国传统文化基础。刘奎当时住在其叔父刘统勋家中，得以从学于名医郭右陶，对其痧证防治有深刻体会。青年时代随父宦游南北，寓居直隶唐县，得见父亲公余救死扶伤之精神和丰富娴熟之诊治技术，侍诊身侧，牢记于心。而随叔（刘统勋）、兄（刘墉）宦游期间，首先要保证叔、兄的身体健康，故加深了对医学的研究，通过与天下名医的交流切磋，"而所学益进"。中年返里后，专心钻研医术，"与其子秉锦终岁穷究《灵》《素》，探索元微"，多有所得，时有收获，爱以手笔，著成大作，传承于世，流芳千古。

　　"瘟疫"，是恶性传染病的代名词，通常由一些强烈致病性微生物，如细菌、病毒引起。瘟疫在中国史料中早有记载，如《周礼·天官·冢宰》曰："疾医掌养万民之疾病，四时皆有疠疾。"《吕氏春秋·季春纪》云："季春行夏令，则民多疾疫。"从古至今，人类遭遇过无数的瘟疫，其中有些瘟疫特别严重，对人类的影响巨大。刘奎恰逢一个瘟疫多发的时代，他本着救死扶伤的职业操守、实事求是的科学精神和强烈的使命感，奋不顾身地投入瘟疫救治中。刘奎勤求古训，博采众方，将自己的理论研究心得和治疗经验爱之笔端，汇集成编，有《松峰说疫》与《温疫论类编》传世。

第一节　刘奎的医学著作

　　《万卷精华楼藏书记》是继《四库全书总目提要》之后，又一部十分重要的提要性书目著作。该书作者为耿文光〔1830—1908），字星垣，一字斗垣，号酉山，别号苏溪渔隐，山西灵石苏溪村人。出生于"多藏书，兼设书肆"世家，又兼习医术，受家风熏染，自幼即好书籍，"有负书售者，期必得而后已"。遵"慎交游，甘淡泊，读古书，求秘本"家训，笃嗜藏书，据自课、训俗、考藏书、当笔记之命意而"著目"，得《万卷精华楼藏书记》146 卷。分经史子集四部，从书名、卷数、按语、出典、作者、版本、解题、序跋等方面，提纲挈领、条分缕析，全面介绍采集典籍精华。全书至精至详。民国 23 年（1934 年），山西省文献委员会将《万卷精华楼藏书记》，收入《山右丛书》第一部，铅印出版。

《万卷精华楼藏书记》卷八十《子部五·医家类三》著录《〈瘟疫论类编〉附〈松峰说疫〉六卷》，有理有法，有学有术，故其所论，颇为得当，颂誉刘奎医著文辞之优美，实为医书之翘楚；医论之精当，乃同辈之楷模。而有关疫病学防治，"最清简而有法，且多笃论"，其论"多中病情"，使知医的耿氏亦"于是书盖有取焉"[109]。

一、《温疫论类编》

《温疫论类编》是刘奎对明代吴有性《温疫论》进行条辨、评释的一部著作，因此应首先对《温疫论》有一个总体认识。

传染病对人类的危害很大，它在一定的外界环境条件下可以在人群中流行，造成传播。急性流行性传染病发病迅速，症状剧烈，波及人数多，影响范围大，严重危害了广大人民群众的生命健康。我国古代的传染病不断流行，造成大批人员死亡。特别明清两代更是大量发生，据学者统计，明代 276 年间发生了 64 次传染病大流行，而清代 276 年间发生了 74 次传染病大流行，可见传染病流行之频繁。我国历代医家对传染病的防治十分重视。如《黄帝内经》《伤寒论》《诸病源候论》《千金方》《外台秘要》等著名医著中都有防治传染病的经验的记载，但这些记载都不系统。迨至明末，出现了我国第一部治疗疫病的专著——《温疫论》，该书对传染病（温疫）的病因、感染途径、发病规律等，做了深刻的探讨。不但对温疫学派和温病学派的产生起到了先导作用，而且在世界传染病流行病学史上，也占有重要地位。

（一）吴有性及其《温疫论》

《温疫论》，又名《温疫方论》《瘟疫论》《瘟疫全书》等，是我国最早、最系统的温病著作，全书共二卷。

1. 作者

《温疫论》作者为吴又可（1582—1652），名有性，字又可，号淡斋。明末清初姑苏洞庭东山（今江苏省吴中区）人，居于太湖纲庭山。一生从事中医研究与临床，晚年致力于瘟疫研究，著有《温疫论》一书。

明末清初，连年战争，灾荒不断，各种瘟疫不断流行。据《明史》记载，从永乐六年（1408 年）到崇祯十六年（1643 年），共发生大瘟疫 19 次之多，死于瘟疫的病

[109]［清］耿文光.万卷精华楼藏书记：卷八十·子部五·医家类三［M］.太原：山西省文献委员会，2006：17.以下简称《藏书记》，不再出注。

者达数十万人。崇祯十四年至十七年（1641～1644 年），发生了我国历史上烈度最大的一次瘟疫，疫区涉及中国现今 13 个省、自治区、直辖市，疫情严重市（县）达 217 个[110]。崇祯十四年，江苏、河北、山东和浙江等省，时疫流行甚剧，"大疫，南北数千里，北至塞外，南逾黄河，十室鲜一脱者"。《崇祯实录》载崇祯十六年（1643 年）"京师大疫，死亡日以万计"。上述记载表明，当时的大瘟疫，势态极其严重。死亡人数过多，甚至是阖家灭门，竟然出现无人收尸的情况——"有阖家丧亡，竟无收敛者"。

吴又可家乡吴县一带也不例外，据乾隆时期《吴县志》记载崇祯十四年、十五年连续两年大灾之后又出现大疫，是"宋建炎金兵惨掠后，未有此奇荒"。该志卷 26《祥异二》称："十四年辛巳，正月二十日至三月，多大风，扬沙昏蔽天日……五六月，亢旱无雨，蝗来，米价每石贵至三两有奇。秋初，蝗，复生蝻，禾稼食尽。复生五色大虫，啮菽，米益腾贵。自四月至冬，比户疫痢。知县牛若麟市药设局，延医诊视，疗者什三，死者什七。推官倪长圩与若麟日收露尸，给槽瘗土以万计。"又云："十五年壬午春，米贵石至三两三钱，麦石二两三钱，民益艰食，流离窜徙，老稚抛弃道旁，城乡房舍半空倾倒，死尸枕藉……五月十四日，县西南境大雨雹。嗣后淫潦不止，又大疫。若麟设局施药，得疗者半。"邻县吴江情况相似，《吴江县志》载"当时连年瘟疫流行，一巷百余家，无一家仅免；一门数十口，无一口仅存者"。

这"千村辟历人遗矢，万户萧疏鬼唱歌"的悲惨凄凉景象，使吴又可感慨不已，非常痛心，深感作为一个医生的责任重大。出于医者本性，悲天悯人，吴又可协助当地官府设局视病施药。他刻苦钻研前人及民间有关传染病的诊治经验，不顾自身安危，深入到传染病流行区，不辞辛苦地为患者们诊治疫病。经过理论钻研和临床实践，吴又可渐渐体会到用仲景之伤寒学说来辨治当时流行的一些疫病，收效甚微，有时甚至事与愿违，出现了"疗者什三，死者什七""死尸枕藉"的结局，遂产生了另创新路，以提高疗效的想法。他推究病源，创立"戾气"致病说，"释千古之疑，泄乾坤之秘"，使瘟疫辨治，有绳墨可循，真可谓"性淡心志远，宏论益万世"。在不断的临床诊疗中摸索最有效的处方，并根据自己的临床经验，逐渐形成了一套温热病的论治方案，提高了疗效。

但因瘟疫暴发实在面广量大——"比户疫痢"，单凭个人的努力是诊治不了那么多的患者的，他白日诊治，夜晚记录，将这些经验，经过整理，于明崇祯十五年（1642年）著成《温疫论》一书。自此，不但瘟疫证治，有绳墨可循，而且他又将温热与瘟疫，逐步合为一家，充实了中医学关于传染病的内容。

2. 主要内容

本书共二卷，分列 85 个论题。卷一载论文 50 篇，主要阐发温疫之病因、病机、证候、治疗，并从中参论温疫与伤寒的区别。卷二载论文 30 篇，着重叙述了温疫的各种兼夹证治，还设立了多篇有关温疫的质疑正误及疫疠证治的文章。首次精辟地论述

---

[110] 牟重行，牟恩华.明崇祯末年疫病群发特征和流行机制［A］//宋正海，高建国，孙关龙，等.中国古代自然灾异群发期［M］.合肥：安徽教育出版社，2002：223.

了温病的病因病机、初起症状、传变诸证、兼证、治法以及妇人和小儿时疫的特点、温疫用药宜忌、调理方法等，堪称当时最全面、最有新义的疫病专书，为我国第一部急性传染病专著，在中国医学史和温病学上占有极其重要的地位。张志斌教授研究认为：

其原创思维主要体现在两个方面：

其一，创立"戾气"病因学说。吴氏强调温疫与伤寒完全不同。他明确指出："夫温疫之为病，非风、非寒、非暑、非湿，乃天地间别有一种异气所感。"这种异气，吴氏为之命名为"戾气"。戾气侵入人体的途径是自口鼻而入。传播的方式有两种：有天受——通过自然环境而感染，有传染——通过接触患者而感染。此二者只是传播方式的不同，只要感染的是同一种戾气，那么"所感虽殊，其病则一"。戾气具有多样——为病各种、特适——某气专入某脏腑经络专发为某病、偏中——其气各异，所伤不同等特点，同时还具有传染与流行的特点。吴氏认为，"气者，物之变也"，因此，他设想最为理想的治疗是特效治疗，"能知以物制气，一病只有一药之到病已，不烦君臣佐使、品味加减之劳"。在当时的条件下，吴氏也是苦于"此气无象可见，况无声无臭"，"其来无时，其着无方"，"何能得睹得闻？人恶得而知是气？"但他的这种设想是具有超前意识的科学设想。

其二，创立表里九传辨证论治思维模式。这一辨证模式是围绕"驱邪外出"这样一个中心展开的。吴氏认为伤寒中脉络，因表入里。温疫之气从口鼻而入，初起则邪伏膜原，在不表不里之间。创制达原饮以疏利膜原，溃散邪气。邪溃之后，可能出表，越于三经，可汗而已；也可能达里，内传于胃，可下而解。治疗上的特点是"注意逐邪勿拘结粪""下不以数计"。温疫后期可能有顺、逆两种情况。顺者，表里气相通，里邪下而去之，表邪或从战汗而解，或从癍出而化。逆者，则应根据邪正虚实的情况酌情论治。吴氏强调治疗中的三大禁忌，与传统热病治疗有较大的不同，即不可妄投破气药、不可妄投补剂、不可妄投寒凉[111]。

3. 影响

《温疫论》于1644年雕版刊行，其后医家竞相翻印，流传甚广。据《中国中医古籍总目》统计，自《温疫论》行世以来，版本多达80多种。但明末及清初本均已不存。经专家考察，现存最早版本为清代康熙刻本，共计4种：石楷（临初）校梓本（1691年）、张以增（容旃）评点本（1694年）、刘敞（方舟）校梓本（1709年）和《醒医六书》本（1715年以前。以下简称"石本""张本""刘本"和"醒本"）。该书在康熙后期开始见于书目记载，如清代陆漻《佳趣堂书目》著录了《温疫论》书名，《续通志·艺文略》《续文献通考·经籍考》皆著录"《温疫论》二卷，补遗一卷"，《邵亭知见传本书目》则著录为"《温邪疫论》二卷，补遗一卷"。乾隆年间朝廷组织编撰《四库全书》，将《温疫论》收入，认为吴又可"推究病源，参稽医案，著为此书，瘟疫一证，始有绳墨之可守，亦可谓有功于世矣"，遂成为通行本，《四库全书总目提要》著

---

[111]［明］吴有性，撰．张志斌，校点．温疫论·内容提要［M］．福州：福建科学技术出版社，2007：2.

录云："《温疫论》二卷，补遗一卷，通行本。"醒本和四库本，无论书名还是正文，"温疫"全改为"瘟疫"。刘奎著作正是受了醒本的影响，而将"温疫"全改为"瘟疫"。

《温疫论》对后世的影响深远，清代一些著名医家如戴天章、杨璿、刘奎、余霖、叶桂、薛雪和吴瑭等，都在《温疫论》的基础上有所发挥，有所创造，逐渐形成了温疫学说。有些医家，以温疫学说为基础，与《伤寒论》相融合，并结合历代医学所论和临床实践，在与传染病斗争的实践中创造了温病学说。温病学说，渊源于《黄帝内经》，孕育于《伤寒论》，产生于金元，成熟于明清。在温病学说的发展过程中，《温疫论》作为我国第一部治疗传染病专著，其贡献是很大的。直至今天，我国应用温病学说的理、法、方、药治疗一些传染病，如流行性乙型脑炎、流行性感冒、麻疹、猩红热、痢疾等，取得了很好的疗效。而其中很多内容就是继承和发扬了《温疫论》的理论和经验。后世又将"温"易为"瘟"，名《春生妙术瘟疫论》刊刻于世者；石本目录题书名为《温疫方论》；嘉庆十二年嘉定县署刻本题《新校温疫论》；咸丰四年刻本扉页则题名为《醒医秘集录》。而常见的《醒医六书瘟疫论》，其实仅有《温疫论》一书。合刻本有《吴郑合编》二种6卷（吴有性《温疫论》2卷、清郑奠一《瘟疫明辨》4卷）清道光间东江文光阁刻本等。

科学知识是人类的共同财富，不受国家和地域的限制。《温疫论》既是中华民族的优秀遗产，也是世界人民的宝贵财富。日本元文二年（1737年），该书一部一套经中日贸易商船带到日本，日本医家于明和六年（1769年）即组织刊印发行；1788年，日本政府组织重印。1803年，政府组织刊行刘奎的《温疫论类编》一书。"独得之见，创辟之识"，这是日本医学家丹波元简在《温疫论类编》再版的序言中对吴又可及著作的公允评价。

《温疫论》历经300多年光阴，仍在当代医学中发挥着重要作用。书中对疫病的治疗原则和治疗方剂，在今天仍然具有指导临床的实际价值。吴又可为中医学发展作出了不可磨灭的贡献，无愧于传染病学的先驱。刘奎在《温疫论类编·读论要言》盛赞云："又可先生，其殆瘟疫科中之圣乎！""《温疫论》即尊之为经，当亦无愧。""所当奉为准绳师范"。

（二）成书背景

由于各种原因限制，被誉为我国首部传染病专著的《温疫论》最初并没有得到大面积的广泛传播。如在《温疫论》刊行130多年后，成书于1776年的熊立品所著《治疫全书》，其姻弟夏朝绅在序中即言："吴君著是书崇祯末季，今才百三十年之久，数百里而遥，如吾江右医生家不唯未见其书，亦且不识吴君姓氏。[112]"而熊氏于凡例中明言："吴论著自崇祯壬午，经巡抚广东部院年（希尧）于藏书中检获抄本，授梓刊布，及进京，路由江省，予因就诊，始获此书。则先生此书尚未大行远行，无论僻壤

---

[112] [清] 熊立品，撰.王致谱、陆雪秋．校点.治疫全书·夏朝绅序//曹洪欣，等.《温病大成（第一部）》[M].福州：福建科学技术出版社，2007：218.

穷乡，目所未见；即通都大邑，亦耳所未闻，可知也。"[113] 此处"年"指年希尧，字允恭（一作名允恭，字希尧），号偶斋主人。历任工部侍郎、内务府总管及从一品左都御史等要职。博才多闻，常与友人论医，有方辄录之，并以之治人病多效。后辑成《集验良方》六卷、《本草类方》十卷行世。康熙时从笔帖式累至安徽布政使，康熙六十年（1721 年）因失察被革职。雍正登基（1723 年）甫月，起复广东巡抚。在任期间，"援捡余所藏书有瘟疫辨证秘集，详读熟玩，益信向之所以病而辄死者，皆庸医之杀之也。乃稍为诠次疏解，授诸梓人刻成印布"，刊刻于雍正二年（1724 年），所用底本乃《醒医六书》本。内中补录《集补诸瘟方治》，附《采明方及辟瘟诸法》《王恒斋先生瘟疫论》和《附辨舌法》等，不乏卓见。雍正三年（1725 年）四月，其由广东巡抚擢升工部右侍郎，经由江西省入京。熊立品以诊病之缘而获得该刊本，并加以品评、补充，撰成《治疫全书》。之前熊氏一直未见该书，可见《温疫论》当时知之者甚少，难怪康熙四十八年（1709 年）先著在为刘敞序刊本作序时喟叹道："惜其流布未广，知之者甚少。""今吴氏残编，复出于斯时，意将有可救正之机欤？"[114] 而刘敞序则称："向有颠倒原文，窜以臆见，别立书名，拟为己有，则大失作者之用心矣。今岁时疫流行，而此书近鲜传板，予因重为校梓。"[115] 而在比刘敞刊本早近 20 年的石楷刊本卷首，徐文驹（子文）所撰序言中即云："石子旧游京师，其道为公卿大夫所重……庚午之岁（1690 年），温证大行，时医不解治法，多致危殆。石子悯之，于是以吴君《温疫方论》二卷，手授坊客，俾刻之以传，其嘉惠天下之意不少。"[116] 连京师都难寻，国手皆不藏，这是用文学语言夸张其书之稀见，但其未能广泛流传乃当时医家之共识。

　　造成《温疫论》未能广泛流传的原因，概言之，约略三端：其一，此书诞生于明清朝代更迭之时，人心未稳，医典很难传播。想来《温疫论》的流传，也和《伤寒杂病论》一样命运多舛。如康熙三十三年（1694 年）张以增在刊刻时所撰《叙言》中称该书"崇祯壬午刊刻行世，其版寻为兵火所焚。即有遗书数帙，复为人庋而不观，深可痛惜。余近岁以先君子抱疴，时求治于四方国手，因购此书，而都无有藏者"[117]。是知该书虽在明末刊行，但原版已焚毁。而先著序亦言："今吴氏残编，复出于斯时，意将有可救正之机欤？"刘敞序刊本可能就是辑佚而来，而《四库全书》通行本乃辑佚之书已成定论。其二，温疫一证，旧无成法，亦鲜明文，且为急病大病，变化迅速，病死率高，当时诸医家拘泥于"法不离《伤寒》，方必宗仲景"之陈见，"虽见其书知其法，而不能信之"[118]。若非大智大勇者，一般医家能避则避，以免连累自身。其三，其书的编排极不考究，所谓"言之未文"，纪昀《四库全书提要》就曾评其书云"不甚诠次，似随笔札录而成"[119]，郑重光自序《瘟疫论补注》云其"意有执而遂偏，辞有略而

[113]［清］熊立品.王致谱、陆雪秋，校点.治疫全书·凡例［M］.福州：福建科学技术出版社，2007：219.
[114]［明］吴有性.温疫论·先著序［O］.日本明和己丑年（1769年）北陆荻元凯刻本.
[115]［明］吴有性.温疫论·刘敞序［O］.康熙四十八年（1709年）序刊本.
[116]［明］吴有性.温疫论·徐序［M］.福州：福建科学技术出版社，2007：5.
[117]［明］吴有性.温疫论·叙言［M］.福州：福建科学技术出版社，2007：7.
[118]［清］戴天章.广瘟疫论［M］.福州：福建科学技术出版社：153.
[119]［日］丹波元胤.中国医籍考：卷36·方论十四［M］.北京：人民卫生出版社，1956：598.

不尽"[120]，《万卷精华楼藏书记》亦云："又可书字句亦拙"。经过350多年的流传之后，在2007年《温病大成》出版之际，校点该书的张志斌教授经全面研究，仍在《内容提要》中特意指出："此书大致为随笔札录而成，不甚诠次。"

为了改变流传不广的被动局面，许多有志名医不懈努力，对该书进行校勘、补注、阐发者，不绝如缕。国内如蒋示吉《伤寒翼》一卷（1672年）、戴天章《广瘟疫论》（1675年）、周扬俊《温热暑疫全书》四卷（1679年）、郑重光《瘟疫论补注》二卷（1710年）、马印麟《瘟疫辩论》（1710年）和《瘟疫发源》各一卷（1725年）、舒诏《摘录〈瘟疫论〉》一卷（1736年）、孔以立《评注温疫论》二卷（1751年）、王敬义《疫疠溯源》一卷（1761年）、熊立品《治疫全书》六卷（1776年）、洪天锡《补注温疫论》四卷（1784年）、余霖《疫疹一得》二卷（1794年）、周魁《温证指归》四卷（1799年）、李炳《辨疫琐言》一卷（1800年）、蔡贻绩《伤寒疫病抉要》五卷（1812年）、邵登瀛《瘟毒病论》一卷（1815年）、汪期莲《瘟疫汇编》十六卷（1828年）、黄乐仁《醒医瘟疫说》一卷、龚少林、李砚庄重订《重订医门普度温疫论》二卷（1832年）、何其伟《瘟疫编要》（1837年）、潘道根《吴又可瘟疫论节要》一卷（1850年）、杨尧章《温疫论辨义》四卷（1856年）、王光甸《寒疫合编》四卷（1862年）、石芾南《温病合编》四卷（1867年）、韩玉潞《瘟疫小条辨》一卷（1868年）、汝琴舫《治瘟阐要》（1872年）、韩凌霄《瘟痧要编》四卷（1881年）、丁国瑞《增补瘟疫论》二卷（1906年）等；日本如元木子阳《温疫论正误》二卷（1796年）、高桥笃之《温疫溯源》一卷（1798年）、虾惟义《温病论》二卷（1800年）、最里公济《温疫随笔》二卷（1800年）、源惟和《辨瘟疫论》二卷（1800年）、畑黄山《辨温疫论》二卷（1800年）、松尾茂师《温疫论反案》二卷（1804年）、中神琴溪《温疫论国字解》五册（1805年）、大喜多泰山《温疫方论解》四卷（1810年）、长谷川松山《瘟疫论正误》一卷（1817年）、源元凯《温病之研究》二卷（1821年）、泰山文豹《温疫论解》四卷（1824年）、冈敬安《温疫论阙疑略记》一册（1831年）、小畑良卓《温疫论发挥》二卷（1837年）、山田业广《温疫论札记》二册（1843年）、秋吉质《温疫论私评》二卷（1849年）、百百汉阴《校定温疫论》（1852年）、浅田惟常《治瘟编》二卷（1859年）、山前玄春《温疫论传言》二卷（1861年）、田中华城《温疫论集览》十卷（1865年）、高岛久贯《泻疫新论》二卷（1867年）、福井枫亭《温疫论俗解》以及雨森宗倚《伤寒瘟疫考》稿本等。

概括而言，这些著作主要包括医学研究和行文两大方面：前者最为多见，包括对医理、病因、病机、辨证、方剂、药物等方面，或阐释，或纠偏，或补充，或发挥，以《广瘟疫论》《伤寒瘟疫条辨》《松峰说疫》和《疫疹一得》为代表；行文方面包括字句、编次等方面的完善与补充，则以《温疫论类编》为翘楚。

正是基于对《温疫论》流传不广情况及其原因的深刻认识，刘奎才在完成《松峰说疫》之后，又和儿子刘秉锦一起，完成了《温疫论类编》一书的创作。

[120] 严世芸，主编. 中国医籍通考（第二卷）[M]. 上海：上海中医药大学出版社，1991：1642.

（三）成书时间

《温疫论类编》成书于乾隆五十五年庚戌（1790 年）。日本亨和三年（1803 年）江户文征堂、尚书堂刻本，卷前有"乾隆五十五年岁次庚戌（1790）季夏刘奎松峰书于槎河山庄之蕴厚堂"的自序。刘嗣宗参阅后撰序，云："庚戌秋，余访山人于槎河山庄，下榻弥月，杯酒谈心，山人又出比来所著《温疫论类编》一书，俾余参阅，且问序于余。"说明该书经刘嗣宗参阅之后，随即于当年刊刻发行。

（四）所用底本

《温疫论》行世以来，版本多达 80 余种。其中评点、增补、残脱之本屡见不鲜。中华人民共和国成立后，校点本多达十种。我们可以从现存的各种版本，推测刘奎类编时所用底本。

按考证古籍版本源流的一般程序，首先寻找该书最早的刊本。经考察，明末及清初本现均不存，该书的康熙年间刻本应该是现存最早刊本。目前被用作《温疫论》校点底本的康熙序刊本主要有 4 种，即"石本""张本""刘本"和"醒本"。经专家综合考察序言、卷首题署与正文特异性等内容，认为在康熙序刊本中，以"石本""张本"为早。"刘本"源于"石本"，"醒本"则与"张本"多同。《四库全书》依据的通行本与"张本""醒本"更为接近，也是当今的通行本。但四者皆非吴有性《温疫论》的初刊本，互有缺漏，各自有其不同的特点。

张志斌教授在《温疫论·校后记》中对康熙序刊本 4 种进行了系统研究，总结石楷校梓本的特点如下：

石楷校梓本的共同特点是 2 卷，卷首署为石楷、徐文炳、唐之柱、徐易臣同参。目录题书名为《温疫方论》。吴有性的籍贯写作"延陵"。有脱漏条文（见"乘除"条）及补注按语（见"发黄"条）[121]。

《温疫论类编》本就是对《温疫论》进行重新编次，故而卷数等内容无法作为考证之依据，只能从其所录内容进行比较研究。主要从如下分析：

1. 脱漏条文考证

石本卷上末节"乘除"之文，止于"愈补愈危，死者多矣"。而在其他版本中，此下还有一段文字。如醒本、四库本接着说：

要之，真怯证世间从来罕有，令患怯证者，皆是人参造成。近代参价若金，服者不便，是以此证不死于贫家，多死于富室也[122]。

而张本则谓：

要之，真怯证世间从来罕有，令患怯证者，皆是人参造成。近代参价若金，服者不便，是以此证不生于贫家，多生于富室也[123]。

---

[121] ［明］吴有性.温疫论·校后记［M］.福州：福建科学技术出版社，2007：70.

[122] ［明］吴有性.温疫论·校后记［M］.福州：福建科学技术出版社，2007：72.

[123] ［明］吴有性.温疫论·校后记［M］.福州：福建科学技术出版社，2007：71.

张志斌教授对此详注云：

要之……多死于富室也：此据张本，石本无。其中二"死"字，张本原作"生"，醒本、四库本作"死"。二者虽均可通，似以"死"字义长，因改之[124]。

并在《校后记》中分析云：

卷上末节"乘除"之文，止于"愈补愈危，死者多矣"。而在其他版本中，此下还应有一段文字。这两处文字可以说是该系统版本的特异之处[125]。

《温疫论类编》对该节文字进行了相当大的修润编次，首先是换了篇名。卷一《诸论》以其名"原题《乘除》，不亮之至"，而易名为《病之既虚且实者当补泻闰（去声）用论》。这样就突出了篇中所论内容。其次，对具体内容进行了修润，使之遒顺流畅，如珠走盘，朗朗上口。最后，删略了部分与篇义无关的内容，如"愈补愈危，死者多矣"句后，没有张本、醒本等版本后的那一段文字。但刘奎在此做了说明，于句后明确注明"稍加节文"。其用意在于说明"愈补愈危，死者多矣"句后，仍有一些文字，但这段文字与该篇篇义不完全相符，故加以"稍加节文"，以突出主题。而且，这段文字的内容，在早已刊行的《松峰说疫》一书中已有所反映和详细评述，如卷二中的《用党参宜求真者论》等文。但正是由于此处的删略，使人无法得知这段文字究竟是原著脱漏，还是刘奎编纂时删削。由此而不能成为判定底本的最充分的证据。

虽然该处脱漏条文的证据不是很充分，但具体内容中却具备石本的特点。如"于是暂用人参二钱，以芪、苓、归、芍佐之"句下，张志斌教授校勘云："芪：此据张本，石本作'茯'"，而《温疫论类编》该句作"于是暂用人参一二钱，以茯苓、归、芍佐之""间有大便自调而不愈者，内有湾粪，隐曲不行，下之，得宿粪极臭者，病始愈"句下，张志斌教授校勘云："行，下之：此据张本，石本作'得下，下'。"而《温疫论类编》该句作"间（去声）有大便自调而不愈者，以内有湾粪，隐曲不得下，（必）下得宿粪极臭者，病始愈"。这两条均与石本同，而与张本有异。故刘奎所用底本，可以初步判断是石本系列，而非张本系列。

再如《温疫论》主要在两处论及其独创的表里九传辨证论治思维模式：一是卷下《统论疫有九传治法》云："有但表而不里者、有但里而不表者，有表而再表者、有里而再里者，有表里分传者、有表里分传而再分传者，有表胜于里者、有里胜于表者，有先表而后里者、有先里而后表者，凡此九传，其去病一也。"并加以详释，内中有"表证多而里证少""里证多而表证少"的治法，实际上是"十传"。二是卷上《原病》云："更有表里先后不同：有先表而后里者，有先里而后表者，有但表而不里者，有但里而不表者，有表里偏胜者，有表里分传者，有表而再表者，有里而再里者，有表里分传而又分传者。"此处合"有表胜于里者、有里胜于表者"二传为"有表里偏胜者"一传。在"有表里分传而又分传者"句下，张志斌注云："此据张本，石本脱。"刘奎使用石本为底本，发现了所论仅为"八传"，而又将"表证多而里证少""里证多而表证

[124]［明］吴有性.温疫论：卷上·乘除［M］.福州：福建科学技术出版社，2007：36.

[125]［明］吴有性.温疫论·校后记［M］.福州：福建科学技术出版社，2007：69.

少"两传合并为"有表里偏胜者"一传，与卷下《统论疫有九传治法》所论相差太远，故《温疫论类编》将《原病》易名为《瘟疫病情总论》后，未载具体传变内容，而于"更有表里先后不同"句后注云："解俱见下'十传治法'内"，同时加眉批予以说明。也许正是刘奎使用石本为底本，才能正确揭示《温疫论》所谓"九传"，实为"十传"，改正了流传近150年的错误[126]。

2. 补注按语

石本卷上"发黄疸"条后载：

愚按：旧论发黄，有从湿热，有从阴寒者。阴阳（病）发黄，确有其证，何得云妄？湿热发黄，尤为最多，大约如合曲相似。饮入于胃，胃气熏蒸则成湿热。湿热外蒸，透入肌腠，遂成黄病。燥火焉有发黄之理？此言为吴君白圭之玷[127]。

这一段文字直接批评了吴有性燥火发黄的观点，但此前却未见吴有性论燥火发黄的任何文字，显然此处在刊刻时有脱文，脱漏了又可论述燥火发黄的原文。

《温疫论类编》卷三《杂症》于"愚按"条后，有刘奎的评议文字：

松峰曰：吴君原未有燥火发黄之说，何云"白圭之玷"耶？是谁人批者，殊不可解。至云原有"阴黄"，又云"燥火无发黄之理"，却是确论。第阴黄亦是伤寒与杂病中有之，瘟疫无此。

刘奎所用底本，既脱漏了又可论述燥火发黄的原文，又保留了这段评语，由此可以判定，其底本当是石本系，否则就不会有刘奎的这段评说。

而刘敞校梓本在该条后有小字注："此条被重刻者驳正之论。"《温疫论类编》却未见该文，说明刘奎所用底本当非刘本。

日本丹波元简《翻刻〈瘟疫论类编〉序》对《温疫论类编》进行了再评释，云：

发黄门，"愚按旧论发黄"云"此言为白圭之玷"，诸本缺吴氏论发黄无阴寒证一则，唯年希尧本载吴氏原论，甚为详备。而云"吴君未有燥火发黄之说，何云白圭之玷耶"[128]。

如前所述，年希尧本来源于醒本，醒本中有燥火发黄之说，故《温疫论类编》肯定不是以醒本为底本。丹波元简得睹年希尧本，故对刘奎《温疫论类编》驳正之语有所垢评。

但刘奎对《温疫论》的类编、评释，可能并非石本一种，而是在对多种版本的全面考察后，选择石本为底本，而以他本对校后方才类编、评释的。仍然以《温疫论》卷上《乘除》一文为例，原文云：

但虚不任邪，惟懊侬、郁冒、眩晕而已，今投补剂，是以虚证咸去，热减六七，所余三分之一热者，实热也，乃是病邪所致，断非人参可除者，今再服之，反助疫邪，

---

[126] 刘玉贤.温疫表里传变究竟是"九传"还是"十传"？[A].中华中医药学会感染病分会2023年学术年会暨感染病分行换届选举会议会议论文集[C].2023：236-242.

[127] [明] 吴有性.温疫论：卷上·发黄[O].清康熙三十年辛未（1691年）金陵长庆堂刻本（石楷本）.

[128] [清] 刘奎.温疫论类编：翻刻《温疫论类编》序[O].日本亨和三年（1883）江户文征堂、尚书堂刻本.

邪正相搏，故加有余之变证，因少与承气微利之而愈。

《温疫论类编》则在"于是暂用人参一二钱，以茯苓、归、芍佐之"之后，删去了许多分析文字，紧接着说：

> 两剂后，虚证咸去，热减六七……

张志斌教授校勘云：

> 咸：此据张本，石本作"减"。

可见刘奎此段文字，在选用石本对原著进行大量改动时，又选用张本的"咸"字而不用石本的"减"字，以突出说明此时不能再用人参，更符合临床实际应用。

有些特征性的文本可能更具有直接判定意义。如《温疫论》卷上《用参宜忌，有前利后害之不同》有云："夫里证者，不特伤寒、温疫传胃，至如杂证，气郁、血郁、火郁、湿郁、痰郁、食郁之类，皆为里证，投之即胀者，盖以实填实也。"其"特"字，张志斌等校正云："特：此据张本，四库本同。石本误作'指'。"而刘奎将该篇篇名易为《用参宜酌表里更有暂利旋害之不同论》，其中所录该句，恰恰为"指"而非"特"，更佐证刘奎所用底本出自石本系统。同篇还有不少同类问题，如《温疫论类编》，石本作"参乃行血里之补药"，张本作"胃家喜通恶塞"；《温疫论类编》石本作"胃家乍虚"，张本作"乘其胃家空阔"；《温疫论类编》石本作"沾其补益而快"，张本作"虚则沾其补益而无害"。如此种种，则为判定底本的确切证据。同时也提醒我们，在研讨刘奎如何评释《温疫论》时，不仅要注意《温疫论》与《温疫论类编》文本之间的差别，还应考虑到《温疫论》各文本之间的差异；《温疫论类编》中与现行《温疫论》不同的内容，有些是刘奎的杰作，有些也不排除其前医家对《温疫论》的改编与修饰。

而且，刘奎已经发现了石本中的某些错误，并加以指正。如《温疫论》卷下《统论疫有九传治法》，刘奎所用底本云"间有表而再表者，所发未尽，膜原而有隐伏之邪，或二三日后、四五日后，依前发热，脉洪而数"。《温疫论类编》加眉批指出："'而'字无讲"，并在正文中在原文"而"的右侧提出了修改的意见，将"而"字改为"向。"虽然与张本、四库本的"尚"字不完全相同，但可以看出刘奎的文学修养和医学水平。再如《温疫论》卷上《表里分传》云："舌根渐黄至中央，乃邪渐入胃。"张志斌等校正云："石本二'渐'字均误作'断'。"而《温疫论类编》所用，恰好皆为"断"，故可证刘奎所用为石本，但是，刘奎已经认识到"断"字可能有误，故在二"断"字上加眉批云："'断'字疑系'渐'字之误，阛坊刻各版皆然，以讹传讹，未有能正之者，何也？"并在正文中予以改正。可见刘奎见解非凡。

当然，刘奎所用底本虽是石本系统，但并非现传石本，而是石本系列中的一种。该本以石本内容，将二卷分为四卷，如《温疫论类编》卷一《诸论·正名论》云：

> 此篇原在四卷末，则前后倒置之至矣。今移在篇首，先正其名，此自然之位置，固所应尔也。而后乃继以诸论，始有层次。

经查现存版本中未见有该本，或许已经亡佚，待高明者指教。

综上所述，刘奎《温疫论类编》所用底本当为石本系统，同时参考张本系统。想来此事可以理解，刘统勋、刘墉父子先后任《四库全书》总裁和副总裁，八叔刘纯炜尝在四库全书馆"行走",虽然刘统勋早逝,然刘墉一直参与其间,或许因为年龄和志向的原因,刘奎未必会参与襄赞《四库全书》,但刘墉对弟知之甚深,可能会就有关医家类内容进行交流,更可能将所得原本请其过目。故此,刘奎先得石本,后又从刘墉处得张本或四库本,加以类编、评释。想通此事,刘奎的有关事项就可迎刃而解了。

(五)版本流传

目前国内外现存《温疫论类编》版本有清刻本和日刻本。现代新出版的影印本。尚未见简体本和横排本。

1. 国内刊本

国内刊本有单刻本和合刻本,以清刻本为主。另有钞本存世。

(1)单刻本

主要有乾隆五十五年庚戌(1790年)初刻本、乾隆五十七年(1792年)五柳堂刻本、乾隆年间刻本羊城大文堂藏版、嘉庆四年己未(1799年)新镌本本衙藏版(合刻之单行本)、道光二十年庚子(1840年)宝庆仁记书局刊本、道光二十年庚子(1840年)三让堂刻本、咸丰五年乙卯(1855年)刻本敦厚堂藏版、咸丰八年戊午(1858年)杨成章刻本、咸丰十年庚申(1860年)刻本近文堂藏版、同治元年壬戌(1862年)新镌集古堂刻本、清光绪十七年刻本善成堂刻本等。此外,还有具体刊刻年代不详的清刻本,如羊城味经堂刻本、两衡堂刻本等。其中,清光绪十七年善成堂刻本名《增补瘟疫论》。

由南京中医药大学牵头组织,新闻出版总署、教育部、国家中医药管理局立项的大型中医古籍整理研究项目《中医古籍珍本集成》丛书,共有15卷,初步计划整理古医籍360种,在对珍本、善本古籍原版影印的基础上进行校勘、注释、点评、解读。《温疫论类编》作为一种被收录其中的《温病卷》,2014年12月由湖南科学技术出版社出版发行,这是中华人民共和国成立后第一次出版该著,其意义自然不言而喻。该书以咸丰十年近文堂藏版作底本(简称"近文堂本"),以日本亨和三年江户尚书堂刻本(简称"尚书堂本")、乾隆羊城大文堂藏版(简称"大文堂本")为参校本,由熊益亮、林楠校注。可惜所选底本不佳,严重影响了其学术价值。如以该底本与尚书堂本比较,底本正文前的内容包括刘嗣宗序、杨成章《重刊〈瘟疫汇编〉序》、刘嗣宗叙和刘奎的自序和发凡,而尚书堂本则有刘嗣宗序、刘奎自序、丹波元简《翻刻〈瘟疫论类编〉序》、吴又可《原序》和刘奎的《读论要言》,两个版本杨友章序、丹波元简序皆是为后来刊刻时所作序外,近文堂本的刘嗣宗叙和刘奎的发凡皆为《松峰说疫》而作,又缺少吴又可《原序》和刘奎的《读论要言》,而尚书堂本则皆为原著内容,仅从目录来看两个版本就可判若云泥。不知校注者既然有尚书堂本,为何要选近文堂本呢?余百思不得其解。所幸校注者及时发现了这个问题,并在校注中明确指出。

(2)合刻本

《温疫论类编》《松峰说疫》两书的合刻本有嘉庆四年己未(1799年)刻本本衙藏

版、道光二十年（1840年）三让堂新刻本、道光二十年（1840年）宝庆仁记书局刻本、咸丰十年庚申（1860年）近文堂刻本、1912年广州老臧大药房刻本等，另有不详年月的清同治刻本以及敦厚堂、聚锦堂、三秦堂等清刻本，其名即作《〈瘟疫论类编〉五卷〈松峰说疫〉六卷合刻》，总署名为"明吴有性撰 清刘奎等评释"。

《温疫论类编》《松峰说疫》与《痧胀玉衡》三书合刻本名《说疫全书》，或作《疫痧二症合编》。现存道光二十六年丙午（1846年）重镌本（广安九皇宫藏版），名《说疫全书》，将《松峰说疫》（易名为《疫痧二症合编》）6卷，《温疫论类编》5卷、《痧胀全书》（《痧胀玉衡》）4卷，共15卷合刊。光绪十七年辛卯（1891年）善成堂木刻本，题《疫痧二症合编（清代善成堂督造书籍）》，封面书签盖善成堂自在苏杭浙闽检选古今书籍发兑印章，包括《说疫全书》（即《松峰说疫》）6卷，《痧胀全书》（即《痧胀玉衡》）4卷，《增补瘟疫论》（即《温疫论类编》）5卷，共八册，落款"善成堂督造书籍"，署名"序：乾隆丙午兄臻筠谷书／叙：姑苏洞庭吴有性书／福山刘嗣宗撰／序：里人王庭题／古寶城抱和陈象谦书／叙：郭志邃右陶氏"。1923年上海千顷堂书局石印本，题《说疫全书》，包括《疫痧二症合编》（即《松峰说疫》）6卷，《痧胀玉衡》4卷，《温疫论类编》5卷，署名"延陵吴有性又可甫著 诸城刘奎松峰订正 福山刘嗣宗南瑛参阅 松江李林馥启贤氏重校 男刘秉锦濯西编释"。另有不知刊刻人和年月的清刻本等。

（3）钞本

有具体抄写年代不详的多种钞本。

2. 国外流传

主要是日本翻刻本和批注本。

日本刻本主要有：日本亨和三年癸亥（1803年）书林小仓氏刻本；日本亨和三年癸亥（1803）江户文征堂、尚书堂刻本。尚书堂刻本，丹波元简审阅并撰序。书前有手写"亨和三年（1803）正月，清商带来，是岁八月江户翻刻"的字样。

另外，英国伦敦大学亚非学院图书馆也收藏《温疫论类编》。

（六）主要内容

《温疫论》对后世影响甚大，"真为宇宙间最有用之书"，但其书的编排极不考究，刘统勋得意门生、《四库全书》总编纪昀在《四库全书总目提要》中就曾评其书云"不甚诠次，似随笔札录而成"。清代李冠仙自序《知医必辨》甚至说："至于吴又可《温疫论》，本不成书"，意思是《温疫论》并非严格意义上的书籍，而是一部论文集。刘奎虽然对其内容十分推崇，"佢嫌其叙次乱杂，前后倒置，不便观览。且行文详略，未能合宜，字句多所疵类。意或当时初脱之稿，未经订正，故丛脞如此。因命子秉锦分别而类叙之，析为五卷：曰诸论、曰统治、曰杂症、曰提要、曰正误。取名《温疫论类编》"。而刘奎并未就此止步，"更参以管见，加之评释。删厥繁芜，补其阙漏"，意在"俾后学之诵习，可一目而瞭如。作者之心思，可昭然而若揭。虽未能如成、喻等之表章仲景，而亦未可谓非读《温疫论》者之一助"。"成"即成无己，宋金时期著名医家，山东聊摄（今聊城）人，为全文注解《伤寒论》第一人。"喻"即喻昌，著《尚论篇》。刘奎认为二人是伤寒学的代表人物，素来推崇。刘奎在此虽然自谦，但希望自己对《温疫论》的加工之作能追配成无己、喻嘉言之对张仲景《伤寒论》推广作用，实是自己一番劳役的目的。

本书是刘奎对吴有性《温疫论》进行重新分类、编纂并加以增删、评释之作。全书将《温疫论》原著分为五门，凡五卷。卷一"诸论"以医论为主，集"正名论""瘟疫病情总论""杂气论"等医论二十余篇。卷二"统治"论瘟疫之治法，即"瘟疫初起治法"和"瘟疫十传治法"。卷三"杂症"论瘟疫诸杂证。卷四"撮要"摘取要点，论述"妇人瘟疫""妊娠瘟疫""小儿瘟疫"等的治疗。卷五"正误"，包括"伤寒例正误"和"诸家瘟疫正误"。书前有《读论要言》一篇，对《温疫论》一书进行全面评论，并指导阅读方法等。

本书主要宗旨与吴有性原著无二，然"而其篇中所指名有曰瘟症者，有曰疫症者，有曰瘟疫者，有曰时疫者，有曰时症者，有曰疫疠者，种种不同，便令人认症不确，不得不亟为改正，总以'瘟疫'二字称之，取其画一，以便览观"。且对阙漏处多有补充，凡谬误处皆有辩驳，故在一定程度上也体现出了刘奎的疫病学思想片段。刘奎对《温疫论》整理研究可归纳为以下四个方面：

1. "论""证"别列以分卷

刘奎将《温疫论》混编在一起的"论""证"分开，分列为"论"和"症"两类。《温疫论类编·读论要言》云：

> 《温疫论》原本疑是初脱之稿，未经裁定，故诸篇绝无伦次，文章不能简洁，如"正名"应载篇首，而反殿于末；"攻下"当居"汗"后，而反列于前。方言"杂气盛衰"，而即继以"蛔厥""呃逆"；正讲发班、诸汗，而即继以"参术养阴"；倒置参错，不可枚举。

如《温疫论》中"杂气论"之后继以"蛔厥"证，"呃逆"证之后继以"似表非表，似里非里"论，"论""证"参互，错综庞杂，前后不能连贯，同一议题散在多处，既不便于读者理解，又增加翻检之累。刘奎认为"论者何？析其理也。析其理，自不得与证、与治相间（去声）而叙次之矣"，故分为"论"和"症"两类，将"论"编入卷一"诸论"之内，将"证"载入卷三"杂症"之中，使同一议题相对集中，既减少翻检之苦，又能按顺序阅读，便于理解和研究。

以此原则进行分卷，卷之一为"诸论"，重在探讨医理，收录"正名论""瘟疫病情总论""杂气论"等医论二十余篇；卷之二"统治"，论瘟疫之治法；卷之三"杂症"，详论瘟疫诸杂证；卷之四"撮要"，论述"妇人瘟疫""小儿瘟疫"等特殊瘟疫；卷之五"正误"，辑原著正误内容于一卷。如此，则理法方药一线贯穿，一般瘟疫与特殊瘟疫泾渭分明，由论到证，由浅入深，纲举目张，顺序井然。

2. 统一篇名明议题

统一各篇篇名格式，以明确议题，彰显核心，突出重点，主次分明，便于阅读，利于掌握。如卷一《正名论》题下云："其原题有用'论'字者，有无'论'字者，有'论'字在上者，有'论'字在下者，殊涉丛杂，今于题末总以'论'字该之，取其画一。"如卷一刘氏把吴有性原著中的《传变不常》改为《传变不常论》，《论阴证世间罕有》改为《阴证世间罕有论》，《妄投破气药论》改为《纯用破气药论》，《前后虚实》改为《先后虚实论》，《行邪伏邪之别》改为《行邪伏邪论》，《补泻兼施》改为《补泻兼施与先泻后补合论》，《因症数攻》改为《因症数下大下更宜临时斟酌论》，《用参宜忌有前利后害之不同》改为《用参宜酌表里更有暂利旋害之不同论》等。

至于原篇名不确切的，亦稍加改易，或增或删，或另命名，务求概括全篇大意，使阅者一目了然，观题思意，见名明义。此即刘奎所谓"至于原命题有不亮者，亦稍为改易，务期概括通篇大意，俾阅者一目了然"。如卷二中刘奎将原著《瘟疫初起》改为《瘟疫初起治法》，以中医学于瘟疫初期有脉、治、辨证等之分，而又可原文则重在探讨瘟疫初期之治法，故易名后则文题相应，题以体文；另如卷三刘奎将原著《下后间服缓剂》改为《下后热不除》，《夺液无汗》改为《下后夺液无汗》等。

特别是原著有些篇章，浏览篇名不能让人明了所论何意，对这类篇名，则根据文中论述重点，"概括通篇大意"，另换篇名，务使之"名副其实"，文、题相应。如卷一刘奎将原著之《原病》易名《瘟疫病情总论》，《知一》易名《瘟疫百端受邪则一论》，《乘除》易名为《病之既虚且实者当补泻间（去声）用论》，《主客交》易名为《客邪胶固于血脉结为痼疾论》，《辨明伤寒时疫》改为《伤寒与时疫不同论》，《论气盛衰》改为《瘟疫岁岁不断，但有盛衰多寡之殊论》；卷三《损复》改为《病愈气复》等。然又恐抹杀了吴又可的创新性劳动成果，读者不能明白易名后的篇章与原著有何区别和关联，故"仍为原题于下，不敢深没其文焉"。

如卷一刘奎将原著《标本》易名为《治邪不治热论》，刘奎阐释易名之由云：

松峰按：篇内百余言，止"治邪不治热"五字尽之，故以之标题。时师往往泥于清热，得此论治瘟疫，始有主脑。第治邪用大黄，亦当有层次、有分寸也。

卷三《杂症》的《病愈气复》《病愈水气》《病愈类痿》三篇，是刘奎将原著《损复》篇中所论遗证和附载病案三则拆分后改名而来，其中前两个病例之病机为"气复"，有一段论述专论"水气"，病例三则是病愈后出现类似痿证的表现，故刘奎加以拆分，改易篇名，并颇为自豪地加以眉批：

原题止"损复"二字，未能概括全篇。今将原文鲜明，一即看官诸至亦才损复论，将后三项辨至杂症内，标题曰气复，曰水气，曰土化以气入药愈后症，位置庶当妥当。

刘奎的改易篇名，是在全面详尽地阅读全书以后才进行的，既符合篇名整齐划一的美学意义，又具有反映篇目议题的文学意义，且与中医理论和临床实践相符合的医学意义，名实相副，能够俾读者一目了然。

3. 整合删削重编次

《读论要言》云："又可先生卓识伟论，真乃冠绝今古，独辟蚕丛，诚瘟疫门中，字字金针，无可訾议。但论中行文处，非涉短促，即便拖沓。且其吐唇，多有格格乎。其不能达者，今稍为增减，略顺文义，不过令作者之心思曲曲传出，以毕伸其义蕴，非敢师心自用，轻议前贤。"故刘奎对原著篇章次序依据所述内容进行重新编排，对部分内容加以整合、离析，对有些字句进行删削增补。此即刘奎所谓"至于其中顺叙，诸论稍分大纲节目，次第浅深，以便观览"。

孔子云："名不正则言不顺。"故正名往往是各种论述之肇端。然《正名》一篇，原著排在"补遗"中，甚为不伦，刘奎认为"此篇原在四卷末，则前后倒置之至矣。今移在篇首，先正其名，此自然之位置，固所应尔也。而后乃继以诸论，始有层次"。

原著《统论疫有九传治法》在下卷之末，位于《调理法》之后、《正名论》之前。刘氏谓："岂有先调理而施治者乎？又岂有先施治而后方正名者乎？"故将"九传治法"移至"瘟疫初起治法"之后，合二篇成一卷，为瘟疫治法之大纲。并根据原著所论，把"里胜于表"单独列为一种传变情况，改"统论疫有九传治法"为"瘟疫十传治法"。

论者，赅论其理，理明而治疗之方不可不讲也。原本九传治法在下卷之末，已经倒置；且列于"调理法"后、"正名论"前，岂有先调理而后施治者乎？又岂有先施治而后方正其名者乎？其编次之不伦，甚矣！今将其九传治法移在"瘟疫初起"之后，合二篇成一卷，为治疗瘟疫之大纲焉。第其中止有治三阳经法，而三阴经竟乃阙如，岂作者原未及此耶？抑有之，而偶然遗落耶？此其间有甚不可解者焉。

瘟疫证候复杂多样，与伤寒相类。论伤寒者多将证候归类论述，且已形成了比较明晰系统的证候之学。而自古以来，瘟病证候多散乱在各论中，未能进行详细而准确的分类。《温疫论》是瘟疫专著，因系开创新学，受各方面原因的限制，尚未能完全摆脱这种惯性思维的影响，虽有分类之向往和相应之努力，然仍有前后无序、杂乱无章之感。故刘奎将散乱在各篇中的证候集中到卷三《杂症》中，合并论述。在卷三小序中云：

伤寒之杂症门，例有成书，兹瘟疫杂症，皆散见于各集中，参错杂出，绝不分门。即以下后之症言之，共计十条，理应叙于一处，而原本则分三次位置之中，间乃杂以他说，此何为者耶？今将诸杂症汇成一卷，稍分层次，班、汗、黄、血在前，下后、诸复居末，庶几俾习者获同条之贯而读者，省翻阅之劳矣。

如此，刘奎将疫病常见杂症，按照斑疹（发斑）、汗证（战汗、自汗、盗汗、狂汗、内壅不汗）、黄疸（发黄）和血证（蓄血）的顺序，娓娓道来，使学者开智，用者有序。令人更为震撼的是，将散乱在各卷中关于讨论下法的相关篇章，如神虚谵语、数下亡阴、下后脉浮、下后脉复沉、下后邪复聚（邪气复聚）、下后身反热、下后脉反数、下后热不除（下后间服缓剂）、下后反痞、下后反呕、下后夺液无汗（夺液无汗）和下后夺气不语等，全部集中在一起，使读者对下法应用指征、具体用法、注意事项和下后的各种异常表现及其处置等，能顺流而下，一气读完，从而对"下法"和"下后"有了全面了解。

刘奎根据论述相关内容将二篇及其以上篇章合为一篇。如《温疫论》卷上《原病》篇，又有《表里分传》一篇，讨论瘟疫"表里分传"的临床表现和治疗方法；卷下有《统论疫有九传治法》篇，详述"十传"治法。刘奎以卷下《统论疫有九传治法》篇为主干，将卷上《原病》《表里分传》合并而来，成为《瘟疫十传治法》一篇，对表里分传进行全面论述。刘奎专门将合并之由等按语如下："'瘟疫舌上白苔'一段，吴又可原本另标一题曰'表里分传'，列于上卷'急症急攻'之后，'邪热散漫'之前。绝无伦次。今移于此处，遂成一类，以便观览焉。"

刘奎还根据论述内容对原著进行重新分篇。如原著《损复》，先论后案，论、案分离，读者须全面阅读并详加辨析以后，才能使论、案相应，学、验合一。刘奎以案分篇，将其分为《病愈气复》《病愈水气》《病愈类痿》三篇，与《病愈结存》《病愈下格》（原著单名《下格》）相提并论，再加上《劳复》《食复》和《自复》诸篇，就把临床治愈后容易出现的各种遗留、复发证候的病因、病机、临床表现、治疗方法以及临床治愈后的注意事项和调理方法进行了全面梳理，使读者阅读以后，对临床治愈后患者的整体情况有了全面认识，从而对患者进行全面调理和嘱咐，有利于疫病的康复和预防。

再如原著《疟疫兼证》一篇，论述的实际上是疟疾兼疫证。然而，是先有疟疾，然后又兼疫证，还是先有疫证，后又发疟？原著从题目上模糊不清，内容上杂乱无章。刘奎将其分为《先疟后瘟》和《先瘟后疟》两篇，"今分作二症二篇，各表一题，以便观览"，在进行了详细论述后，又强调指出："此二症亦最难看，当细心辨之寒热，总在如期上辨其为疟。"

刘奎还能够据文义而补充脱文。如上篇《统论疫有九传治法》在论述十传治法后，又介绍了一种瘟疫治愈后出现的"继而一身尽痛，身如被杖，甚则不可转侧"的情况，吴有性认为"非表证也。此不必治，二三日内阳气自回，身痛自愈"。而刘奎认为是"劳心太过，阳气不用"所致，"非表证也"，然所用石本底本脱落"此不必治，二三日内阳气自回"[129]之文，刘奎以医家的敏锐发现该句不通，该段的意思并没有完全表达出来，故据医理和文义补充"不必解表，勿药静候，则身痛自愈"[130]，与原文虽然有文字的差异，但其意义基本相符。若非精于医学理论而又富有临床经验者，孰能至此！

《读论要言》介绍了对具体内容的改易的处理方法是："原篇中间有删除者，俱系闲文絮语，若稍关于医理及证治者一概存录，取原书一对便知。《温疫论》久行于世，凡有增减，未敢深没其文，故仍录全篇如旧书。纵有删削，不过两头勾出，尚留其原字，改者谨写于旁，增者别以小字，总并存之，以俟高明者去取焉。""论中有应删者，自一字至数十字、百字，皆上下勾出，而仍留其原文，两存之，以俟高明者去取。至于改正之字句，则写小字于旁。论中有应增者，俱写小字，在每行中央。其药方中炮制分量，原有者字较大，新添者字较小。以上数则，其所以大小殊观，中边异位者，

[129] 张志斌注云：此不必……自回；此据张本，四库本同。石本脱。[明] 吴有性.温疫论：卷下·统论疫有九传治法 [M].福州：福建科学技术出版社，2007：57.

[130] [清] 刘奎.温疫论类编：卷之二·统治·瘟疫十传治法 [M].长沙：湖南科学技术出版社，2014：162.

总求其开卷了然，免致雷同莫辨"，经过这样的重新编次，条理清楚，对理解《温疫论》确有提纲挈领、执简驭繁的作用。虽然现代多数医家已不从其说，但他提出的对《温疫论》进行革新编次归类的方法，从疫病学研究史上来看尚属创举之作，首开伤寒、温疫学术争鸣之端，由此而引发的"伤寒论"与"温病论"之争鸣和深入探讨，促进了温病学研究的深入与发展。

4. 增删评释出真知

刘奎在对《温疫论》进行重新编次之后，对其中的一些疑难问题，附以己见进行增删评释，多有独到之处。全书评释共有 70 余条，其中有论述原编次、行文不宜及重编之由者，亦有对原著理论与临床观点加以驳正、发挥者。前者在上述三条说明时已有所引述，此则重点引述后者。

如《温疫论》有《论阴证世间罕有》篇，强调瘟疫以阳证居多，罕有阴证。刘奎通过长期临床实践所见，不同意吴氏的这种观点，在卷一《阴证世间罕有论》后加按云：

世原有一种寒疫，发于冬月，亦能出疹，此余之所经历者。然其病绝少且轻，不能伤人。至于瘟疫俱系热证，疫分寒、瘟则可，若言瘟疫有阴证，是犹之于伤热中求阴证矣，有是理乎？唯瘟疫在表时，过服凉药，变成阴证者有之，则宜温，兹以不过造作添设之阴证耳，岂瘟疫之本来面目乎？

再如《温疫论》有《论阳证似阴》篇，吴又可认为"凡阳证似阴者，温疫与正伤寒通有之；其有阴证似阳者，此系正伤寒家事，在温疫无有此证，故不附载"。他又在《〈伤寒例〉正误》篇中一再强调："又春夏秋三时，偶有暴寒所着，与冬时感冒相同，治法无二，但可名感冒，不当另立寒疫之名。若又以疫为名，殊类画蛇添足。"刘奎却执疫病有瘟疫、寒疫和杂疫三分论，主张寒疫确实存在，并通过临证病案以驳正之，在《阳证似阴论》篇附医案：

以小便赤白定阴阳，第语其常耳。余子秉锦患伤寒，汗后已愈，尚有微热未清，伊时正值初冬，思食凉物，见一西瓜尝之而甘，恣意食尽，旋觉抄复，阅三日后小便遂作金黄色。臧表弟讳毓驹者来看视，据小便，定其为湿热，欲投凉剂。余察其现症，时时拳卧，引衣自盖，睡欲向墙，不喜见明，随断其为阴证，用四逆、理中加减出入与服而愈。是阴证亦有小便黄赤者，第知常而不知变，岂足以言医乎？

中医临床强调四诊合参，单论某一症状，即使是某些疾病的标志性症状，也不可作为确诊的唯一标准。不仅疫病如此，各科疾病的诊断又何尝有异？

再如《温疫论》有《主客交》篇，论述了患者原有宿疾，复感疫气，而导致临床误诊误治的情况。刘奎首先认为"主客交""不讲"，即"主客交"语义不通，故据医理和该篇具体内容而易名为"客邪胶固于血脉结为痼疾论"，眉批云："原题'主客交'三字未妥，论中言'主客交浑''交浑'二字，连读方明，若截去'浑'字，不通。"后在原著所提供的方剂三甲散后释云：

鳖甲色青，入肝，益阴除热，治疟疾、疟母、血瘕。龟甲入肾，味厚纯阴，亦能滋阴，兼理久疟，血枯，遗精。以二味为君，治客邪胶固于血脉。更以山甲之走窜佐之，引二甲之功能，协力并入于脏腑经络，以成厥功。故取三甲为名。蝉蜕取其善脱，僵蚕取其散结，䗪虫取其破血，当归取其养、活血，甘草取其败毒。盖客邪在身，血必受伤，更兼凝积，且邪毒蕴厚，用当归、生甘草，亦大有见解。唯牡蛎性涩，似不宜用。此时专用其涩精，亦见迂阔。白芍性敛，亦似不宜。又可先生好用白芍，但瘟疫宜散，白芍似不必常用也。至于药味分量成分者，除山甲外，他药未免太轻，投之何济于事。用此方者，似当变通之。

这样有评有释，有论有案，纲举目张，条理清晰，求理、法、方、药于一统，可以达到相对鉴别、知常达变的目的。后世以方类证、以法类证等诸多归类法的问世，就方法论而言，受其影响至深。

《温疫论类编》也删除了原著的部分内容，但"俱系闲文絮语，若稍关于医理及证治者一概存录，取原书一对便知"。刘奎认为"《温疫论》久行于世，凡有增减，未敢深没其文，故仍录全篇如旧书。纵有删削，不过两头勾出，尚留其原字，改者谨写于旁，增者别以小字，总并存之，以俟高明者去取焉"。

综上所述，吴有性《温疫论》经刘奎"类编""评释"之后，思路更加明晰，更便于读者阅读和理解。正如刘嗣宗在本书序文中所云："《瘟疫论条辨》真足以豁习者之目，而传作者之心，其有功于又可，有功于天下后世。为何如哉！"日本著名医学家丹波元简评价曰："吴氏（吴又可）为仲景之功臣，则今谓松峰为吴氏之功臣，亦似不为不可矣。"由此可见，刘奎《温疫论类编》一书，自刊行以来，受到后世医家的好评和推崇，对推动《温疫论》的传播作出了巨大贡献，刘奎不愧为吴有性《温疫论》传播之功臣。

孔子云："言而无文，传之不远。"吴氏原书，质胜于文，而且编排次序紊乱，令人不堪卒读，对其学说的传播带来了极大的不便，这也许就是该书传播不广的重要原因。经刘奎编纂评释之后，吴有性的《温疫论》才在更大的范围内传播开来。诚如其好友刘嗣宗所评述的"自吴又可先生出，始著《温疫论》一书……第举世习闻冬伤于寒、春必病温等说，其于又可之论，未必不疑信参半也。吾友松峰山人起而表章之。分为五门，加之评释，取名《温疫论类编》。真足以豁习者之目，而传作者之心。其有功于又可，有功于天下后世。为何如哉！"因此，可以肯定地说，吴有性的《温疫论》之所以会传之久远，对后世产生巨大影响，刘奎父子的类编、评释、驳正、推广之功实在是功不可没，正如丹波元简等中日医家所谓刘奎"为吴氏之功臣"。

二、《松峰说疫》

《温疫论类编》一书，对《温疫论》的推广功不可没。然《温疫论类编》一书的成就，无论刘奎安排四子秉锦对篇章的编次调整，还是他本人对吴氏学说的评释，其主旨均在于便于大家更好地阅读、理解《温疫论》，"令读者入目了然，以便诵习"，因此其成就也就主要体现在对吴有性疫病学说的推广应用上。无论是在体现刘奎疫病学研究成就方面，还是成就刘奎瘟疫大家声誉方面，虽然具有重要意义，但说到底，刘奎在该书上所有的付出，不懈的努力，还是为他人作了嫁衣，因为原著的版权最终只能归于吴有性名下。这也难怪虽然《清史稿·刘奎传》已经有关于该书的简要说明，而《艺文志》却没有著录。而其本人的著作《松峰说疫》就不一样了。《松峰说疫》一书为刘奎赢得了巨大的学术声誉，也奠定了他在中国疫病史上的重要地位。因为付梓后影响巨大，所以，一经出版便传刻不断，研习者众多，成为中国甚至日本温病学界必读书目。

（一）成书背景

1. 诸城丙午疫情

如前所述，《清史稿》记载的乾隆年间全国涉及范围最广的疫情有两次，一次是乾隆二十一年丙子年（1756年），已如前述，以湿热之邪侵犯为主。一次是乾隆五十一年丙午年（1786年）之疫。

《清史稿》卷四十《灾异志一》载：

乾隆五十年　青州府诸城县大旱，夏四月疫。

乾隆五十一年　济南府历城县春饥，饿殍踵接，夏疫。临邑县春旱大疫。齐河县春岁凶，饿殍踵接，夏疫。平原县春饥五月大疫。峄县春大饥人相食，四月大疫，疫疾传染，死者无数。曹州府荷泽县春大疫，道途死者相枕藉。单县大疫。范县春无麦，夏大疫。东昌府莘县春大饥，瘟疫时行，人多死者。冠县大旱，岁饥瘟疫流行。茌平县春大旱，各处瘟疫，人死无数。沂州府费县春大饥，秋大疫，人死十分之七。临清州夏六月大旱，饥，秋大疫。莱州府即墨县，胶州春大饥，秋大疫。潍县春大饥，大疫。兖州府汶上县大饥，人相食，疫盛行人死十六七。青州府寿光县，岁大饥，人相食，四月疫。博山县春大旱，秋大熟，各处瘟疫，人死无数。安丘县春大饥，夏有麦，大疫。昌乐县春民饥疫。诸城县春大饥，夏五月疫。沂州府日照县，莒州春大饥，人相食，夏大疫。

《（道光）诸城县续志》载：

乾隆五十年乙巳　诸城大旱（自去年秋至五月不雨），夏四月大疫。秋大旱无禾，冬十二月戊寅大雨雪，人多冻死。

五十一年丙午　春大饥（饿死无数，斗粟至银一两五钱），二月开仓赈饥，夏五月疫[131]。

这次疫情产生的原因是诸城"自去年秋至五月不雨"，即从甲辰年秋季开始直至乙巳年五月不雨，诸城大旱，因大旱引起大饥荒，从而引发大疫。此次疫情首先自乙巳年四月开始。刘奎尝见大小金川战役之惨状，又目睹瘟疫流行时百姓凄苦，见在瘟疫中死于病者有之，死于药者亦有之，为之神伤，于是不计个人安危，勇于担当，不避

[131]［清］刘光斗，等，修.朱学海，纂.（道光）诸城县续志.//中国方志丛书·志一·总纪［M］.台湾：成文出版社，1976：329.

险急，率诸子施方药治疗，全活甚众，体现了"誓愿普救含灵之苦"的仁爱情怀，以及在疫情面前，不畏寒暑、饥渴、疲劳的大医精神。《松峰说疫·治疫症最宜变通论》记录了这次疫病的特点：

> 唯乙巳年，民之所患并非奇疾怪症，不过痢疾、泄泻、肚腹胀痛等病，有何难疗？孰意用平日治此疾法治之，半皆不应。或二三人同患一症而治法各异者，施之此人而效，施之彼人而又不效矣。或有一人患是症而愈，而复作者，其治法又异，施之前次而效，施之后此而又不效矣。若非具慧眼卓识，而窥见垣一方者，岂能人人而济之乎！

可见，这次的疫病主要以"痢疾、泄泻，肚腹胀痛"等消化道症状为主，系以湿土为重，当与太阴湿土大司天有关；发病率很高，"所患并非奇疾怪症"，病情并不太危急，提示热邪并不明显，可能因太阳寒水大在泉，降低了火热之气的危害；治疗却特别麻烦，"用平日治此疾法治之，半皆不应"，这与吴又可《温疫论·论气所伤不同》"能知以物制气，一病只有一药，药到病已，不烦君臣佐使、品味加减之劳矣"的理论观点有所出入，由此促使刘奎形成了"三疫"观念和"治疫症最宜变通"的理念。

刘奎急于将自己对当前疫情与以往疫病的不同以及由此而形成的新认识公之于众，以带领大家共同抗疫。因此，与子秉锦一起，将自己历年积累的资料和当时的思考记录下来，撰成《松峰说疫》六卷，并计划其后将对《温疫论》进行全面整理、评释。故刘奎虽然服膺《温疫论》，但在该书中较少涉及，只是将与之有明确不同的思考录入卷四《辨疑》。王树孝序作于"乾隆五十年乙巳榴月"，即该年五月，推测该书撰写的时间并不长，主要是资料搜集等准备工作已经做得比较充分，故一旦发生疫情并取得初步成效后，刘奎父子就立即动手，撰写成书。成书后，当即请王树孝作序，王树孝也未曾耽搁，随即作序，以应对当时疫情。可能不久疫情暂缓，故当年未曾刊刻，但其中的应对方剂等当已流传开来，并对当年的疫病有较好疗效，为防控疫情作出了较大贡献。而次年疫情又发，故刘奎又请堂兄刘臻作序，随即刊刻。

2. 丙午疫情的大司天背景

疫病发生的天文背景除了每年的五运六气外，还有以一甲子为计量单位的大司天背景。刘奎出生于雍正二年甲辰年（1724 年），去世于嘉庆十二年丁卯年（1807 年），一生经历了第七十四、第七十五、第七十六甲子。

康熙二十三年（1684 年）开始的第 74 甲子六十年，为上元，少阴君火大司天，阳明燥金大在泉，一派热象的气候、物候、病候状态。刘奎幼承庭训，少从郭志邃习医，所见多为热证。因其年龄尚轻，从事临床诊治的机会不会太多。

至乾隆九年（1744 年）刘奎 20 岁时进入第 75 甲子中元，太阴湿土大司天，太阳寒水大在泉，当是一派寒象的气候、物候、病候状态。当乾隆二十一年丙子（1756 年）全国性大疫发生之时，刘奎恰好随同刘墉任职江南，切身感受了这次疫情的严重，并尽可能亲自诊治过患者。这次瘟疫江南一带以湿热之邪为主，还产生了以论述湿热疫为主的薛雪的《湿热论》，刘奎对此当深有感悟。

但同样发生了疫情的江北地区，湿热表现并不严重。如该年杨璿在家乡夏邑、亳州等地行医，以升降散为主诊治疫病患者：

乾隆乙亥（1755）、丙子、丁丑、戊寅，吾邑连岁饥馑，杂气遍野，温病盛行，余推广河间用双解、三黄之意，因定升降散、神解散、清化汤、芳香饮、大小复苏饮、大小清凉散、加味凉膈散、加味六一顺气汤、增损大柴胡汤、增损普济消毒饮、解毒承气汤，并双解、三黄亦为增损，共合十五方。地龙汤亦要药也。出入损益，随手辄应，四年中全活甚众，有合河间心法，读《缵论》不禁击节称赏不置也（地龙汤，即蚯蚓捣烂，入新汲水，搅净浮油，饮清汁，治温病大热诸证）[132]。

乙亥、丙子、丁丑，吾邑连歉，温气盛行，死者枕藉。予用此散，救大证、怪证、坏证、危证，得愈者十数人，余无算。更将此方传施亲友，贴示集市，全活甚众，可与河间双解散并驾齐驱耳。名曰升降，亦双解之别名也[133]。

可见，安徽的江北一带、河南省等地区的疫情以湿为主，热邪不是太重，故主要用升清降浊、散风清热之法治疗而获效。而李炳在扬州一带行医，该地虽亦是水网密布，然其疫病，与江南地区更有大不同，既有热疫，亦有寒疫：

乾隆二十二年，岁在丁丑，江苏大疫，沿门阖户，热症固多，寒症亦有……乾隆二十一年荒，二十二年疫，五十年荒，五十一年疫[134]。

乾隆二十二年，暨五十一年，皆大疫，余日治多人，其用黄芩、大黄者，不过百人中之四五人耳[135]。

有学者则进一步考证出扬州一带此灾年流行的温疫主要为伤寒[136]，这恰好与刘奎平素所诊治的疾病类型相似。可见，地理环境的不同对疫病寒热性质的影响也是比较显著的。刘奎正是处在这样的大司天背景下，临床所遇多为寒湿为疫，与其年少时所学所遇，乃至《温疫论》所论温病大有异趣，故提出包括当时人们一再批驳的寒疫在内的"三疫"说，用药则不避温热，由此而有大量后学的效仿与影从。乾隆五十年乙巳年（1785 年）的瘟疫已如上述，与《温疫论》专论湿热疫的观点迥然不同。《温疫论类编》《松峰说疫》等著皆成于此时。

不仅刘奎如此，与其同时代的李炳亦有此意，而且撰写了论述寒疫两千余言的文章，可惜不幸散佚，焦循之子廷琥跋《辨疫琐言》云：

岁庚申（1800），西垣先生以此稿质之家君（指焦循），家君命琥抄录一本，藏于家塾。乙丑（1805）夏，琥病几危，服先生药顿愈。先生曰：水灾三年，病从寒化，吾治邵伯人病，每以桂、附、鹿茸，投之辄愈，非吴又可所能知也。尝因《伤寒例》"寒疫"二字，及苏长公用庞氏圣散子治疫之法，推究以尽其变，又得两千言。今先生

[132] [清] 杨璿 . 伤寒温疫条辨：卷一·两感辨 [M] . 福州：福建科学技术出版社，2007：367.

[133] [清] 杨璿 . 伤寒温疫条辨：卷四·医方辨·升降散 [M] . 福州：福建科学技术出版社，2007：420.

[134] [清] 李炳 . 辨疫琐言 [M] . 福州：福建科学技术出版社，2007：692.

[135] [清] 李炳 . 辨疫琐言 [M] . 福州：福建科学技术出版社，2007：690.

[136] 苏北人民医院中医内科 . 任继然临床经验录 [M] . 扬州：扬州人民出版社，1960：13-14.

没，求其两千言不可得，略言梗概，以俟知者。焦廷琥识 [137]。

不仅国内如此，而且深受中医学影响的日本医家也是如此认识。如源元凯（又名荻野元凯）之子德舆在为源元凯所著《温病之研究》作序时云："先大夫温恭府君也，天明戊申（1788），疫气流行，延门合户为之死者，不可胜计。当时疫气一变（即由君火变为湿土），而上盈下虚，属少阴证者多（即湿土证）。初尚依又可氏法而疗之，不能获救。于是焦神覃思，求有所以救济。适读《岭南卫生方》，始有所发。乃用附子，往往起死回生焉。自此以往，疗疫数百人，豁然贯通，左右逢源。" [138] 正是受这次疫情的影响，源元凯才翻译并刊刻《温疫论》。

次年，即乾隆五十一年丙午年（1786年），《（道光）诸城县续志》载"夏五月疫"，《温疫论类编》又将这次疫情的特殊情况记录在案：

松峰曰：丙午夏，瘟疫大行，素虚弱者，感之反轻，且易愈。少壮者，感之反重，且多死。老人多有不感者，纵感亦轻。此又岂可以常理论耶？求其故不得。岂壮年火盛，感瘟疫之热毒，以火遇火，遂致燎原，而不可扑灭耶？老人无火，故反是。至于虚怯者，感之轻且易愈，则又不可解矣。

而同是丙午大疫，江南苏州一带的疫情与山东诸城的疫情亦有所不同，如徐行序《湿热论》云："犹忆丙午岁（1786），疫亦流行，于范文正义庄设局疗治。余承乏斯役，治有效者，悉本二书。" [139] 此二书，即周扬俊《伤寒暑疫全书》和薛雪《温热论》，可见苏州等地所见以湿热为主。

正是由于这次疫情，才推进了《松峰说疫》一书的刊刻，催生出与吴又可《温疫论》系列以及余霖《疫疹一得》不同的刘奎疫病学体系。通观明清温疫学说发展史，可以明显看出刘奎疫病学与众不同的鲜明特点，这与其所处的大司天背景和地理环境密切相关。

嘉庆九年（1804年），刘奎80岁时进入第76甲子下元，少阳相火大司天，厥阴风木大在泉，但缺乏其治病救人的记载。

（二）成书时间

《松峰说疫》六卷，成书于乾隆五十年乙巳年（1785年），初刊于清乾隆五十一年丙午年（1786年）。《松峰说疫》为刘奎代表作之一，亦是疫病学派较晚成的集大成之作。王树孝序作于"乾隆五十年乙巳榴月"，即1785年五月，故该书成书于1785年五月。其堂兄刘臻序云："时乾隆丙午五月上浣兄臻筠谷于泸溪之擢翠山房"，即乾隆五十一年（1786年）阴历五月上旬。嘉庆四年己未本衙刊本《瘟疫论条辨》误收刘奎《松峰说疫·自序》，署名为"时乾隆己酉（1789年）菊月松峰刘奎书于槎河山庄之松韵亭" [140]。故《中国中医古籍总目·临证各科·温病·温疫》将其成书时间界定为1789

[137] ［清］李炳.辨疫琐言［M］.福州：福建科学技术出版社，2007：695.
[138] ［日］源元凯.温病之研究//皇汉医学全书［M］.北京：人民卫生出版社，1955：1.
[139] ［清］薛雪.湿热论·徐行序［M］.福州：福建科学技术出版社，2007：115.
[140] ［清］刘奎.温疫论类编·刘奎《松峰说疫》自序［M］.湖南科学技术出版社，2014：35.

年，当属误解。《中国医籍考》收录刘奎《松峰说疫·自序》和署名，然删略"于槎河山庄之松韵亭"9字，则让人无法明了其撰写地点。松韵亭乃刘奎自筑读书处，刘奎尝有《松韵亭》诗吟云："结介茅庵树杪齐，携笻一日几攀跻。四围山色松当户，万壑花香水满溪。欲纳凉时天近午，故宜人处日平西。到来顿觉尘心静，佳景闲时自品题。"

（三）版本流传

从现存的版本来看，有单行本、合刻本、抄本。

1. 单行本

单行本有清代乾隆五十一年丙午（1786 年）解经书屋刻本、乾隆五十二年丁未（1787 年）刻本、乾隆五十七年（1792 年）江宁五柳堂梓行的四卷本、嘉庆四年己未（1799 年）本衙刊本、聚锦堂刻本及刻年不详的清刻本等。

中华人民共和国成立后，《松峰说疫》纳入了"中医古籍整理丛书"计划，由 2009年被评为首届国医大师的张灿玾等专家，以嘉庆四年本衙刊本为底本，以影印上海中医学院本衙本、清道光二十年三让堂本以及道光二十六年广安九皇宫本、咸丰五年敦厚堂本、咸丰十年近文堂本、1923 年千顷堂书局石印本作为校对本，并参以刘奎所引诸书，作为旁校的资料，进行了全面校勘，于 1987 年 4 月由人民卫生出版社出版。

李顺保编校《温病学全书》，共收录了 50 种温病学著作，分上下两卷，由学苑出版社于 2002 年 5 月出版发行。上卷主要为温病学著作，下卷主要为温疫学著作，《松峰说疫》赫然列于下卷中。单行本《松峰说疫》2003 年由学苑出版社出版（与戴天章《瘟疫明辨》合刊），该书是《松峰说疫》成书以来第一次简体横排印行本，以下简称《全书》本。

2007 年福建科学技术出版社以嘉庆四年本衙藏板（线装书，藏中国中医科学院）为底本，以影印上海中医药大学本衙本为主校本，以道光二十年三让堂本、咸丰五年敦厚堂本、咸丰十年近文堂本以及 1923 年千顷堂本为他校本，参考中国中医科学院所藏年代不详的清刻本，由李成卫点校，收入《温病大成（第一部）》一书出版，为最新的排印本。除正文外，仅有王树孝序，未见刘嗣宗、刘臻序。以下简称《大成》本。

2. 合刻本

合刻本的种类有三类。

一是清代嘉庆四年（1799 年）、道光二十年（1840 年）三让堂和咸丰五年（1855年）敦厚堂、咸丰十年（1860 年）近文堂以及聚经堂（年月不详）的《温疫论类编》《松峰说疫》合刻本；二是清代道光二十六年丙午（1846 年）与 1923 年千顷堂书局的《温疫论类编》《松峰说疫》《痧症全书》三书合刊的《说疫全书》本；三是道光二十六年丙午（1846 年）广安九皇宫与光绪十七年（1891 年）善成堂的《温疫论类编》《松峰说疫》《痧症全书》相合的《疫痧二症合编》本。

现存的清代嘉庆四年（1799 年）本衙刊本、日本享和三年（1803 年）江户文征堂刻本，另附刊于《说疫全书》《温疫论类编松峰说疫合刻》。还有几种年代不详的清刻本，其中以清嘉庆四年的本衙刊本为最好，其他的数种刊本，文字错讹较多，刻工亦粗，故中华人民共和国成立后均以该本为校勘的底本。

各刊本的正文内容基本一致，存在的共同问题是正文中存有许多空文，可能是重印时因为内容不妥而被铲除造成的。《温病大成》本增加了"论治小序""杂疫小序""述古小序""运气小序""辨疑小序"和"诸方小序"等各卷的六篇"小序"，均署名"松峰志"。其次序与各卷不一致[141]。而张灿玾本、李顺保本却未载。《温病大成》本也未说明是原书就有还是辑佚而来，若是辑佚，也未说明辑自何书。

当然，还有许多丛书中收入该书。如《四库之外古籍·子部·医家类》《国学文库·子部·医家类》等收入了此书，亦多为嘉庆四年本衙藏板本，只有王树孝序，其余序等均不可见。

3. 版本考证

张灿玾先生等云其校勘所用各本"均与本衙本为同一系统"，有学者进而认为该书传世者似乎只有此一种版本，余不敢苟同。我认为至少存在两种刻本，一是乾隆五十一年丙午（1786年）解经书屋初刻本，二是其后的各种版本。这可以从以下三个方面进行分析：

（1）各版本所收序文多有不同

古籍的序言是考查书籍版本来源和学术传承的重要依据。作序者往往会介绍其所刻书的底本来源、刻书的目的、对该书的学术评价等许多问题。删削了这些序言，无疑就失去了该底本的基本特征。

中华人民共和国成立后的各种整理本采用的都是嘉庆四年本衙刊本，由于各种原因，该本"仅有王树孝序"，张灿玾先生等在校点时"据三让堂本、九皇宫本、敦厚堂本、近文堂本补入刘奎自序与刘嗣宗序"[142]。但补入的刘奎自序无刘奎署名，《温疫论类编》本收有刘奎《松峰说疫·自序》和《松峰说疫·发凡》，而未收刘奎《温疫论类编》自序。

李顺保本也有后两序，然未说明是辑佚而来，还是原本就存在。

《大成》本仅有王树孝序，保持了嘉庆四年本衙刊本序文原样。

通过查阅资料发现《说疫全书》本还存有一篇"刘臻序"，是刘奎堂兄刘臻所作的序，落款是"时乾隆丙午五月上浣兄臻筠谷于泸溪之攉翠山房"，即乾隆五十一年丙午（1786年）阴历五月上旬，可能是最早刻本即乾隆五十一年丙午（1786年）解经书屋刻本所收录的。而且《松峰说疫》的衍生著作《杂疫奇方》亦标明为成书于丙午年。因此，最早刻本即解经书屋刻本首刻于丙午年，当有王树孝序、刘臻序和自序，但应当没有刘嗣宗"叙"，因为该序作于"乾隆丁未清和月"，即乾隆五十二年丁未（1787年）阴历四月。刘嗣宗作"叙"的同时，对该书进行了全面参阅，删改了部分文字，

---

[141] 刘奎，撰.李成卫，校点.松峰说疫［M］.福州：福建科学技术出版社：507-639.

[142]［清］刘奎.松峰说疫［M］.北京：人民卫生出版社，1987：9.

这可能是形成现存版本的各种空文的重要原因之一。同时增添了两条按语和两条眉批，从而使全书内容有所改变，故刘奎于该年重刻，增收了刘嗣宗序和按语、眉批，形成了乾隆五十二年丁未（1787 年）刻本。后又改动了自序的落款时间为"乾隆己酉菊月"再版，这也就是《中国中医古籍总目》将其成书时间界定为 1789 年的原因。其后，各种版本多以丁未刻本为祖本，或增或删，或改或订，形成了其后的各种刊本。然也有以解经书屋刻本为底本的，如咸丰十年庚申（1860 年）近文堂藏版本等。

（2）刘嗣宗参阅内容的存否

嘉庆四年本衙刊本卷之一前有"福山刘嗣宗南瑛参阅"的署名，说明了刘嗣宗在深研全书之后，对相关内容进行了必要的增删、补充和发挥，以"刘南瑛曰"标注或眉批的形式记录了下来。本衙刊本载有两条按语和一条眉批，两条按语均在卷一《述古》中。如：

《经》曰：春应暖而复大寒，夏应热而反大凉，秋应凉而反大热，冬应寒而反大温，此非其时而有其气。是以一岁之中，长幼之病多相似者，此则时行之气也。

这里的"《经》"，指的是《伤寒论》。刘奎对张仲景十分推崇，尊之为"医圣"，而将其著作《伤寒论》称为"经"。此处所引为《伤寒论·伤寒例》的内容，原文作："凡时行者，春时应暖而反大寒，夏时应大热而反大凉，秋时应凉而反大热，冬时应寒，而反大温，此非其时而有其气。是以一岁之中，长幼之病多相似者，此则时行之气也。"[143] 刘奎并没有完全照录原文，而是加以删节意引。该条后有刘嗣宗的评述：

刘南瑛曰：四时气候不正为病，谓之时症，与伤寒、温暑、寒疫等症不同，唯秋从未见有病者。

张灿玾教授等在校勘时，参阅了大量刊本，注云：

敦厚堂本、三让堂本均无此按语。

意思是说，嘉庆四年本衙刊行的《松峰说疫》中有这条按语，而道光二十年（1840 年）三让堂和咸丰五年（1855 年）敦厚堂的《温疫论类编》《松峰说疫》合刻本中，没有刘嗣宗的这句按语。出现这种情况，可能有两种原因：一是本衙本、三让堂本和敦厚堂本三个刻本是同一版本系统，都有这条按语，但敦厚堂本和三让堂本在刊刻时不慎遗漏。二是三者不是同一版本系统，嘉庆四年本衙本是一个版本，收录了这条按语；敦厚堂本和三让堂本是另一个版本系统，极有可能，这两个《温疫论类编》《松峰说疫》合刻本的《松峰说疫》，其底本来自初刻本。

《松峰说疫》卷二《瘟症杂症治略·蓄血》云："《活人》云：失汗而热蓄在里，热化为血，其人善忘而如狂，血上逆则善忘，血下蓄则内急。"刘嗣宗在"热化为血"上加以眉批，云：

南瑛曰：化为血未妥。

刘嗣宗的眉批颇为符合中医理论和临床实际，如下就是刘奎所阐释的蓄血证病机：

盖病在太阳失汗，热蕴于中，血为热所抟，始流经络，继溢肠胃，则当下矣。斯

---

[143]［汉］张仲景. 伤寒论：卷第二·伤寒例第三 [M] . 北京：人民卫生出版社，2005：18.

时又失于下，邪热久羁不泄，瘀于下焦，故少腹鞕满急胀，皮见青紫筋，则蓄血之症成矣。

刘奎之阐述，与刘嗣宗的眉批颇为相符。在"少腹鞕满急胀"句上，咸丰十年庚申（1860）近文堂藏版本有刘嗣宗针对"鞕"字所撰眉批：

刘南瑛曰："鞕"，乃"鞭"字之讹。鞕同硬。坊本往往刊作"鞭"字，非是[144]。

嘉庆四年本衙刊本没有这一眉批，中华人民共和国成立后各种整理本皆沿袭之。这不仅容易造成对原作的误解，更可能造成一个事关该书版本重大信息的遗漏。按照刘嗣宗的眉批，说明《松峰说疫》早已成书并刊行于世。古代刻书主要有官刻本、家刻本和坊刻本三类，一般而言，官刻本代表官方意志，家刻本体现家族影响，要求皆十分严格，质量都较高，错讹较少；而坊刻本为商业行为，质量问题就相对较多。《松峰说疫》最早刻本为乾隆五十一年丙午（1786年）解经书屋刻本，余查阅资料，未见解经书屋是家刻还是坊刻的资料，若解经书屋是家刻，则刘嗣宗此眉批说明在《松峰说疫》家刻以后，还出现了坊刻本；若是本身就是坊刻，则主要是用以说明此字之讹。无论是家刻还是坊刻，见此眉批，则说明刘嗣宗是在阅读刻本以后，发现有此讹误，因此点出并作此眉批，都充分证明了刘嗣宗在撰《松峰说疫·叙》并对《松峰说疫》进行参阅以前，《松峰说疫》已经刊刻于世。

尤应注意的是，近文堂本的字体有两种：主要内容皆为楷体，且前后一致，唯刘嗣宗《松峰说疫·叙》用的是行书字体。而且，刘嗣宗《叙》排在王树孝《松峰说疫·序》之前，而其余版本或单有王树孝序，或另加其他序，但王树孝序皆列最前。故推测其余内容皆原书所有，刘嗣宗《叙》乃后来加入的。

通过对《松峰说疫》刊刻史的系统考察，发现确实有两种不同的刊本。且按照后两个刊本所刻的《说疫全书》等，同时存有刘臻序。故此，可以推测，敦厚堂本、三让堂本可能来源于《松峰说疫》的早期版本。

（3）刘奎自序撰写时间的差异

张灿玾先生等在校点《松峰说疫》时虽然补入了刘奎的"自序"，但没有署名时间。所幸《中国医籍考》记载了刘奎自序的署名："时乾隆己酉（1789）菊月松峰刘奎书。"[145]而咸丰十年近文堂藏版《温疫论类编》中收载的自序，实际上是刘奎为《松峰说疫》所作之序，而非为《温疫论类编》所作之序，《温疫论类编·序》另有其文，日本亨和三年（1803年）江户文征堂、尚书堂刻本收录，其署名为"时乾隆五十五年岁次庚戌（1790）季夏刘奎松峰书于槎河山庄之蕴厚堂"。《松峰说疫》自序的署名时间"乾隆己酉（1789）菊月松峰刘奎书于槎河山庄之松韵亭"。由此看来，咸三十年近文堂藏版所用底本，比嘉庆四年本衙刊本更为接近原作旧貌。

《松峰说疫》从初刊到嘉庆四年仅仅过了不到二十年，本衙刊本就已经删削了刘奎自序、刘臻序和刘嗣宗三序（当然，这种删削究竟从何年、何版本，因何而删削，且正文出现空文，尚待进一步详细考证），只留存了王树孝序，正是这种删削，使许多本

[144][清]刘奎.松峰说疫［O］.咸丰十年庚申（1860）近文堂藏版本.

[145][日]丹波元胤.中国医籍考［M］.北京：人民卫生出版社，1956：601.

来很清楚的问题变得模糊起来。这是一个重要的学术课题，值得进一步详细考证。

（4）六篇《小序》的存留

《温病大成》本收有刘奎分别为六卷所作的小序，每卷一篇，共六篇，分别为"述古小序""论治小序""杂疫小序""辨疑小序""诸方小序"和"运气小序"等，均署名"松峰志"。张灿玾本、李顺保本未见这六篇小序。

通过以上分析，《松峰说疫》全本体例当略如下：

书前有王树孝、刘臻、刘嗣宗三序和刘奎自序。

发凡

目录

正文：每卷前有小序，然后展开论述（一如《温疫论类编》体例）。

由此，可以看出，嘉庆四年本衙刊本虽然刻工精细，但并非善本，该版本对《松峰说疫》原著妄加删削，如漏刻刘臻、刘嗣宗二序和刘奎自序，发凡，以及每卷的小序。也就是说，该版本除正文和王树孝序外，其余的内容全部未刻，甚至连正文都没有全部刊刻，六卷正文前的小序也都全部删去未刻。而同时作为参校本的版本中，却有这些内容。

如果能够将这些内容全部蒐罗，集中刻于一书，则可以让研究者更全面的占有资料，更容易得出正确的结论。

（四）主要内容

虽然刘奎的生活年代在叶桂、薛雪之后，而且刘奎协助堂兄刘墉督学安徽、江苏期间，对叶天士、薛雪等的温病学说可能已经有所接触，但刘奎并没有遵循叶天士的卫气营血、薛雪的三焦辨证体系，而是沿着吴又可的学术脉络不断继承创新，成为温疫学派的中坚力量和集大成者。

刘奎在《松峰说疫》自序中云："昔吴又可《温疫论》一书，较之诸家俱见卓识，独辟蚕丛，业已盛行海内，故其方论，兹集一概不录。第就自所经历者，聊纾管见，以羽翼又可，当亦谈疫者之所不斥也。"可见刘奎虽对吴有性《温疫论》颇为推崇，然其《松峰说疫》并未过多地载录《温疫论》内容，盖有关对《温疫论》的认识皆已有计划地载入其《温疫论类编》一书中；而《松峰说疫》一书，皆"第就自所经历者，聊纾管见"，其目的在于"以羽翼又可"，在《温疫论》的基础上再往前推进一步，更上一层楼，发展、完善疫病学的理论体系和临床实践方法体系。

对于《松峰说疫》一书的学术成就，以张灿玾先生的研究最为精深。虽然已经过去了近四十年，但时至今日，仍不失其重要的指导作用。兹全录其在整理《松峰说疫》时做的点校说明，并简略展开说明：

《松峰说疫》，全书共分六卷。卷一曰述古，内中广采前人有关瘟疫之论述，以明其学有渊源之意。卷二曰论治，先列总论十二条，评论瘟疫名义、立方用药、舍病治因等，次举瘟疫统治八法、瘟疫六经治法、瘟疫杂症治略，并设杂症简方及应用药。卷三曰杂疫，其中广收清代民间俗谚之各种疫症，析为七十二症。并谓："其命名也，皆出自经史子集，名山石室，并良医口授，试之而历有奇效，方敢笔之于书。"并各附有简便良方。这部分内容，在现存其他的瘟疫论著中，均未有如此详细的记述，是很珍贵的资料。卷四曰辨疑，共列一十四条。对前人关于疫者之论，就自己有所心得者，详为辨析。卷五曰诸方，设避瘟方、除瘟方二大门类、载方一百二十余首。其中有采自前人治瘟之方，有自己裁定之方，并各附方药症治。卷六曰运气，是尊《内经》"人与天地相参"之思想，分析疫病的发生规律。主要论述了"五运天时民病""六气天时民病""五运五郁天时民病"，对自然气候的变化与瘟疫病发生的关系，作了较为详细的论述。

《松峰说疫》一书采用三级分类法论述，为减少引录文字，本书采用卷、章、篇具体论述。如卷二《论治》，其"瘟症杂症治略"一章下，又分为"衄血""斑疹""发黄"等篇展开论述。

"刘氏的学说，洵为又可之功臣，并为后世医家所推重。"《中医学术发展史》将刘奎的疫病学思想置于整个中国医学发展史的高度而有此结论，评价不可谓不高，而又与历史事实完全契合。

第二节　刘奎学术思想特色

一位医家之所以能够在医学史上留下名字，一部医学著作之所以得以流传，并保持长久的客观存在，不断被后人提及和研究，必然是因为这位医家有与众不同的学术思想，这部医著有其他著作没有涉及或虽涉及却未能阐释清楚的学术内容，这个学术思想和学术内容，就构成了这位医家或这部医著的学术特色。学术特色是一位医家活的灵魂，也是一部医著的标识和名片。这些学术特色，成为这位医家和这部医著存在之依据，传承之核心，传播之标签，交流之名片，前进之旗帜，发展之根基。作为疫病学大家，刘奎既广泛吸收前人的医学思想和临床经验，又崇尚仁德积善做人，爱护百姓，济世救人，因此而体现出了自己独特的学术思想特点。

一、厚植文化，底蕴深邃 [146]

山东是儒学的发源地，以儒家文化为代表的齐鲁文化历史悠久，积淀深厚。身处儒家文化的熏陶、浸染下，儒医数量多、素质高，是齐鲁医家的一大特点。历代德高望重的名中医，都有文史哲的雄厚基础，因此中医学界有"文是基础医是楼"之说，十分形象地说明了历代杰出医家们的实际知识结构。纵观历代医学巨匠大师们的知识结构，他们跨越专业界河，纵横捭阖于不同领域，涉及医学、哲学、数学、天文、地理、历法、气象诸多学科。故而中医学的结构与中医人才的知识结构是密切相关的。

[146] 刘玉贤.柳氏医学流派［M］.北京：中国中医药出版社，2022：390-394.

正如刘奎《运气小序》所云："言医而系之以儒，良有以也。"《黄帝内经》有"其知道者，法于阴阳，和于数术"和"夫道者，上知天文，下知地理，中知人事"之论。孔子曰："通天地人曰儒。"医亦同之。《松峰说疫·运气》云："上而司天，下而在泉，中而气交，人之居也。言天者求之本，言地者求之位，言人者求之气交。"刘臻序《松峰说疫》云："吾弟少习儒书，中年婴疾累，遂本儒理罩之医学，自《素》《难》《灵枢》以下，诸书无不研究精劚，志在利人，不邀名誉。又于博参之暇，与子秉锦辑有《说疫》一编"。王树孝序亦云："忆余自幼时，耳目之所睹记，鲜见医而儒者也。乃转而思焉，其凌替当不至是，使得克自振拔者出，而一起其衰，应必有可观者焉。故余极欲留心医学……乙巳夏，山人出所著《松峰说疫》一书，属余弁言。余非知医者，固不敢强作解事。第观其全部文章，理法俱从《左》《国》《史》《汉》得来，神而明之，又自成一子，真乃才人之笔，而讵可仅以医书目之乎？能文之士，取而读之，始信吾言之不谬也。是医也，而进于儒矣。"

　　业师柳少逸先生[147]曾以刘奎忘年之交黄元御为例，对古代中医学家的知识结构进行了系统研究，他认为古代中医学理论体系和中医学家的知识结构为医道—医术—医学三个层次，其中以天人相应的整体观、形神统一的生命观和太极思维的辩证观为核心。作为黄元御的至交好友，刘奎无疑也是如此。中医学家之所以必须建立这样的知识结构，是因为古代文史哲不分家。医书与文学、史学、哲学关系极其密切，如果不懂文史哲，就很难读懂医书，更不用说要深入堂奥了。因此一位中医学家只有达到了"上知天文，下知地理，中和人事"的深广度，才能真正在医学上取得重大成就。古代名医之所以多为老年人，是因为中医极其重视知识的积累与知识运用上的圆活通透。而这些本领，没有多年持之以恒的积累、玩味、揣摩，是很难真正学到手的。如刘奎认为瘟疫"其病千变万化……其症则千奇百怪……必洞悉三才之蕴而深究脉症之微者，细心入理，一一体察，方能奏效"，而刘秉锦强调"临症而不洞悉三才，不足以言医"。

　　刘奎生于科第世家，自幼耳濡目染，童年启蒙槎河山庄学堂，幼年入读国子监，聪慧好学，才思敏捷，饱览群书，"抱不羁之才，读书目下十行，而又手不释卷"。由此而厚植传统文化，贯通诸子百家。由《松峰诗略》《松峰文略》的刊行足以佐证其文化底蕴之深厚，像所有资深的老中医一样，刘奎通晓文史哲，"上知天文，下知地理，中和人事"，达到了述古、叙事、状物、论事均能尽其所能的高度，成就了一代医学大师。

　　我们从《松峰说疫》卷六《运气》篇，不难看出刘奎深湛的哲学修养。而其由技近乎道，打通了医术与哲学的壁垒，融医学与哲学为一体，才能对医学哲学有此深邃的见解与合理得体的运用，从而才能遵《黄帝内经》"人与天地相参"之思想，分析疫病的发生规律，对自然气候、人事的诸多变化与瘟疫病发生的关系，作出深刻详细的论述。难怪狂言"忆余自幼时，耳目之所睹记，鲜见医而儒者也"、目中无人的文人王树孝，在拜读刘奎所著《松峰说疫》后，甚为震撼，叹曰："是医也，而进于儒矣！"

---

[147] 柳少逸. 柳少逸医论医话选 [M]. 北京：中国中医药出版社，2015：70-76.

而明了"谚曰：不为良相，则为良医。明乎良医之燮理阴阳，胥一世而登诸仁寿，与良相之赞元调鼐者侔也。余自幼好读岐黄书，壮而远游四方，欲求所谓良医者，领其所谓卓识伟论，以正所学。历四十年所，郁乎吾怀，迄无所遇，而四方之志，终未少颓弛也"的名医刘嗣宗，"受而读"《松峰说疫》后，"见其三才融贯而包括殆尽，古今毕举而搜罗无遗，真足解千百年之疑团，开瘟疫门之觉路"。慨叹"即云与良相之业名垂千古，亦奚不可之有"！"吾闻之，其上者立德，其次则立功，其次则立言。若山人者，可谓兼而有之矣"。正如《临证指南医案·华序》所云："良医处世，不矜名，不计利，此其立德也；挽回造化，立起沉疴，此其立功也；阐发蕴奥，聿著方书，此其立言也。一艺而三善咸备，医道之有关于世，岂不重且大耶！"

二、文以载道，辞以行远

刘奎首先认为"医书好丑，不在词华"，医书最重要的是医理正确，论述清楚，能够有效地指导临床实践，如《松峰说疫》杂疫七十二症的命名，"仍其方言土语耳"。故此，多数医者重在说明医理与医术，而不追求辞藻。如清代医家舒诏所著《伤寒集注》开宗明义即云："是书原为初学而设，不尚辞藻，凡先贤论说闲文盖置不录，或辞多于意者纂其要而登之，或意隐于辞者微加损益以显捷之，或先贤有不经意之字及后世传讹倒乱之句，皆以理正之。"

然而，"言之无文，或不可以行远"，《疫证集说·林序》云："当世不乏善医，然多自闷其说，不肯示人，即志于传世，而言之无文，或不可以行远。"[148] 刘奎之所以重新编次《温疫论》而成《温疫论类编》一书，其根本原因就在于原著"叙次乱杂，前后倒置，不便观览，且行文详略，未能合宜，字句多所疵累"，"因命子秉锦分别而类叙之，析为五卷"，"更参以管见，加之评释。删厥繁芜，补其罅漏。俾后学之诵习，可一目而豁如；作者之心思，可昭然而若揭"。

刘奎自幼聪慧好学，才思敏捷，读书一目十行，积得学深识广。曾跟随做京官的叔父刘统勋在北京学习，叔父多次推荐他为官做事，终因志趣不同而未入仕途。因见当时瘟疫横行乡里，百姓死伤惨重，于是发愤学医，立志济世救人。他边研读边实践，深研医药典籍，访问民间医生和老药农，义务为贫苦人家治病。"与其子秉锦终岁穷究《灵》《素》，探索玄微"，并将所思所验，凝于笔端。

刘奎在著述时，对文字要求严格，在《松峰说疫·发凡》中明确指出：

医书好丑，不在词华，但文理不通，终难问世。兹书行文，总不敢草率。窃效右文笔法，阐医学意蕴，有识者自能辨之。

右文笔法，指文笔迤逦，蓄势铺陈。由《松峰诗略》与《松峰文略》我们可知刘奎文学功底储备之深厚，而且在《景岳全书节文》等医著尚未刊刻的情况下，《松峰诗略》与《松峰文略》俱已付梓，也可见刘奎对这两本书的重视。而通过通读《温疫论

---

[148] 余伯陶.疫证集说［M］.福州：福建科学技术出版社，2007：1297.

类编》和《松峰说疫》两书，我们就能深刻认识到其文学底蕴确实对其著书立说起了很大的支撑作用，使他达到了述古、叙事、状物、论事均能各尽其致的高度。

在此，我们不妨以作品实例来感受一下他的这一特点。《松峰说疫》卷二有一篇专论，题目为《仅读伤寒书不足以治瘟疫不读伤寒书亦不足以治瘟疫论》：

伤寒者，为寒所伤，其来也有因，故初感总以汗散为主。若瘟疫并非因寒而得，不可以治伤寒之法治之。非惟麻、桂不用，即羌活、十神等汤，亦非对症之药。所谓读伤寒书不足以治瘟疫者，此也。至于瘟疫变现杂症之多，几与伤寒等。吴又可《温疫论》中，仅有斑、黄汗、狂等数条。至于伤寒中之诸汗、诸痛、诸血症以及谵狂、渴烦、惕眴、瘛疭、不语、摇头、大小便等症之方论，瘟疫中可以裁取而用之者，正复不少也，然必斟酌尽善而后可。总在人之学力见解，而非口说之所能尽矣。所谓不读伤寒书，不足以治瘟疫者，如此。

一篇专论仅仅只有198字。但层次如此清晰，论证如此严密，说理如此通透，文字如此优美，使门外之人也会洞悉其观点及其观点的正确性。其言之有物与论事之高明，不能不令人钦佩。故医学与文学兼擅的耿文光在《万卷精华楼藏书记》中对此倍加推崇，认为"医家文词多不工，又可书字句亦拙，李士材、汪切庵、刘松峰等笔墨稍觉可观"，且专门拈出该条，详加论述：

仅读伤寒书不足以治瘟疫，不读伤寒书亦不足以治瘟疫。"瘟疫变现杂症之多，几与伤寒等，吴论中仅有数条；伤寒中之方论，瘟疫中可以裁取而用之者，正复不少，然必斟酌尽善而后可，是总在人之学力见解，不独医家为然也。

文光案：松峰此说甚当。无论何学，皆宜聚诸家说，思之辨之，自有见解，而学力即从此出。不独医家为然，而医家尤宜斟酌。

耿氏医文兼通，有理有法，有学有术，故其所言，堪称确论，反映出刘奎医著文辞之优美，实为医书之翘楚，与李士材、汪切庵并驾齐驱，亦可"鼎足千秋"，其医论之精当，乃同辈之楷模。

在为《松峰说疫》所作序言中，我们也不难看出名士王树孝对刘奎文化底蕴的钦佩之情。王树孝对时人医著不文的贬斥可谓毫不留情："除经论外，唯李士材、汪切庵等笔墨稍觉可观。余者，字句尚多有未能通顺者，遑论其他乎？"然而他对刘奎有关时文与古文的深刻理解却十分佩服，特别有趣的是虽然刘奎自己未能中举，而王树孝的中举却得益于刘奎的指点迷津。王树孝幼时"专攻举子业"，然对举业"第其所授之文，寓目即昏昏睡去，总不记忆"，而"间尝取唐宋八家，以及诸名公真稿读之，一见辄能成诵。第期负过高，自维'取法乎上者，仅得乎中'，以此所为文词，往往不能趋时。后松峰山人为人言余所为帖括，乃传世之作，似非利试之器，当变格以相从，庶几其有合乎。或有告予者，予闻其言而是之。乃改弦易辙，始克幸博一第"。虽然王树孝对时人医著文采多不屑一顾，但其对刘奎医学著作体现出的文法与文采的高明之处却充满了敬仰之意，"乙巳夏，山人出所著《松峰说疫》一书，属余弁言。余非知医者，固不敢强作解事。第观其全部文章，理法俱从《左》《国》《史》《汉》得来，神而明之，又自成一子，真乃才人之笔，而讵可仅以医书目之乎？能文之士，取而读之，始信吾言之不谬也。是医也，而进于儒矣"。序中盛赞刘奎之文采，而称为"自成一子""而进于儒矣"，其评价不可谓不高。

而由刘奎对吴有性《温疫论》质胜于文的不满，我们不难体会到他对文字表达的重视与考究。从其著作《温疫论类编》《松峰说疫》的文笔与理法来看，刘奎无愧于医学界中的文学高手，因此刘嗣宗盛赞："古来业岐黄家殊少能文之士，山人以韩、苏之笔而阐卢扁之微，求之昔贤中能有几人哉！"韩为韩愈，苏乃苏轼，两人均是古文大家，冠盖唐宋两代，名列"唐宋八大家"，刘嗣宗将刘奎文采比拟韩、苏，可见对其的推崇。并由此为刘奎未能中举进入仕途，而以医者身份行世而感到幸运，其云："且从来士各有志，非必相同，设不如是，而一行作吏，簿书鞅掌之下，恐未必其言之文而行之远如此也。"因而丹波元简称誉其为"能文之士"。而刘奎的文学著作《松峰诗略》《松峰文略》均能付梓，而其已完稿的四部医学著作皆未能刊出，在刊书耗资甚巨的时代，我们从中不难体会到刘奎对其诗文著作的特别珍惜与对自己儒者身份的一份难以言表的重视。故在《松峰说疫》卷三中对杂疫"七十二疫症，或谓命名多不雅驯"的观点进行说明：

上七十二疫症，或谓命名多不雅驯，言之不文，似未足以行远也。余应之曰：此真所谓少所见则多所怪也！余周行海内，阅历已深，其症大概北省恒多，而南国恒少。饥馑之岁常多，而丰乐之年颇少。且其命名也，皆出自经史子集，名山石室，并良医口授，试之而历有奇效，方敢笔之于书。洵非无稽之谈，索隐鄙倍者之可同日而语也。试观古今来医书中字句之欠通，歌辞之鄙俚，平仄乖违而读不上口者，未可更仆，以视余之《说疫》曰而敢有是乎？以上不过数症，命名仍其方言土语耳。而说者辄目之为涉俗，独不闻古圣人于迩言，犹必察焉耶？吾愿世之大方家，阅是书者，不鄙薄焉，而以为刍荛之尚塈询也，则厚幸矣！

《温疫论类编》卷五《〈伤寒例〉正误》有刘奎的一条按语：

此篇初读之，并不知其意旨之所在。再三披阅，始知不过言春温夏热秋凉冬寒，纵因风雨阴晴交错而致疾，不过本气自病，不得指为瘟疫而已。第其行文不亮，故令人乍看不省耳……兹不过增删顺叙其文辞，以意逆志，伸作者之心皎然大白于天下。

由此我们不难感受到吴有性文字功底与刘奎功底的差距，同时也不难揣测到刘奎的整理对《温疫论》原著所做的巨大提升之力。

中医学是一门应用科学，其最终目的是为人类的健康服务，医著就是记录并指导临床应用的文字。单纯的文辞秀丽，若不能解决临床问题，也不能算是一部好的医书。正如刘奎在《辨张景岳言瘟疫》中所批评的那样，"犹做帖括者，认题不真，下笔便错。虽辞藻绚烂而不中肯綮，总属陈饭土羹，其何以言文哉"。清代医家蒋示吉在《伤寒翼》中亦云："逞文人之笔，骂先哲而自高；兴加罪之词，翻前案而为得。千言万语，转辩转紊，转紊转晦，以致文章可观，毫无益于临症，深可叹也！"[149]故此，文理与医道相应，文藻与医理相当，方不愧嘉文华章。耿文光30岁时有感于医类之书俗本泛滥，

---

[149]［清］蒋示吉.伤寒翼［M］.福建：福建科学技术出版社，2008：3.

且"医书中有好逞口辩者，文词虽美，不可以治病也；又有笃信宋版者，宋版虽佳，无当于四诊也"，于是将所收古本、精本辑成《医学书目》，并明确指出医学之最为紧要处是"临时审查，随机变通"。而关于刘奎医著，《〈瘟疫论类编〉附〈松峰说疫〉六卷》将之与温病学代表性著作进行了比较：

> 医家文词多不工，又可书字句亦拙，李士材、汪讱庵、刘松峰等笔墨稍觉可观。因著之疫方多可备用，葱熨法最效，人多忽之，亦见于他书。此说就其经历者言之，故于吴氏方论，一概不录。自纾所见，多中病情，余于是书盖有取焉。其他如瘟疫明辨表里，最清简而有法，且多笃论。《温病条辨》文法仲景，专尚简要，历取诸贤精妙，参以心得，其方法多本之叶天士，而味则加重。《寒瘟条辨》说呃逆最详。大抵瘟疫一门，用河间法十不失一，用景岳法为害最巨。多观疫书，庶少错误。

正由于刘奎具有深厚的文史哲基础，才能对医学理论与临床实践理解得更为透彻，表述得更为清晰。正如夏孙桐在《续修四库全书总目提要》中所云："以经学兼医学，皆与方技专门气象不同……儒者之言，亦可为医籍开一生面矣。"[150]且刘奎"自纾所见，多中病情"，因此，作为医家的耿文光"于是书盖有取焉"。刘奎既有精湛的医理，又有绝妙的文采，因此他的医著能够文而行远，流传颇广。

刘奎虽以医而名，但著述中的文字造诣也常为学术界所赞许。其为文清俊华丽，通脱流畅，辞彩遒美，古雅高华，形式仿《左传》《国语》，构句精练，如江河"恽浩流转"，水净沙明；其"雕虫篆刻之工"，有似"日月光天，山河丽地"，可令"古圣心传，昭然若揭"；其文辞不求奇，不务华，说理透彻，亹亹动人，抑扬之间，推崇独至，非轻许也；其文气曲折奥衍，表里洞达，以蓄极而发，积厚而流，无意于为文而生文焉，直入岐黄之室；其注释论证，条分缕析，抉幽摘微，扼要精当，发其微旨，拓开新义，能发前所未发，自成一家之言。正如饶兆熊序《医学心悟》所赞："所言悉有根柢，而笔又足以达之。"故能传扬万里，泛遍海内，为后世所注目并研习。

三、以民为本，济世救人

作为在乾嘉年间最为显赫的清爱堂刘氏家族来说，一直是厚德积善之家。其仕宦子弟，均恪守忠君爱民家训，成为百姓拥戴的清廉爱民的好官；其宦而兼医者，如"引岚公，一生精于医理，南北宦游，虽簿书鞅掌，间闻人疾苦，莫不竭力拯救"，堪为德医双馨之楷模。正因如此，爱护百姓，救援民众，在刘奎家族子弟心目中成了一种非常自觉的行为。百姓利益与安危，是他们行动与思考的出发点与归结点。唯其如此，刘奎才能"赋性仁慈，与世无忤，为善唯日不足"。只有这种靠几代人养成，然后族人又非常自觉恪守的家风，才会在人生做出自己抉择时，下意识地将选择的重心偏向百姓。而这一点，就非常突出地体现在刘奎疫病学的济世救人思想上。刘奎堂兄刘臻誉其"志在利人，不邀名誉"，好友刘嗣宗赞其"精于医学，志在救人。不邀财贿，婺人

---

[150] 中国科学院图书馆.续修四库全书总目提要（稿本）：第10册·医经允中 [M].济南：齐鲁书社，1996：365.

野老，尤所关心"。

清代以治疫闻名的前有吴有性，中有戴天章，刘奎、余霖则处于同一时期。《清史稿·艺术传》的作者夏孙桐非常敏锐地捕捉到了刘奎与其他几位治疫名家的根本区别，抱着读其书、可知其尚的理念，认为"有德者必有其言"[151]，特别指出：

奎……乾隆末，著《温疫论类编》及《松峰说疫》二书……多为穷乡僻壤艰觅医药者说法。有性论瘟疫，已有大头瘟、疙瘩瘟疫、绞肠瘟、软脚瘟之称，奎复举北方俗谚所谓诸疫症名状，一一剖析之。又以贫寒病家无力购药，取乡僻恒有之物可疗病者，发明其功用，补本草所未备，多有心得[152]。

其中，"多为穷乡僻壤艰觅医药者说法"与"又以贫寒病家无力购药，取乡僻恒有之物可疗病者，发明其功用，补本草所未备，多有心得"，可谓刘奎与其以前疫家最为本质的区别。其出发点即民本思想。正如刘奎自己在《松峰说疫·诸方小序》中所披露的：

其中方多简便，不费药料，间有丸散，亦可预为修和携带，即穷乡僻壤、田父窭人，以及征途旅次某肆辽远者，偶得厥疾，皆可以所给裕如仓促施治。勿药有喜则造福于群伦者，不亦鸿远哉！

许多医家，业医是为了生存和生活，这本是人之常情。但若以牟利为主，则沦为其次了。清代康熙年间广东巡抚年希尧在刊刻包括《温疫论》在内的《医书四种》时作序云："古之医以实学行道而济世，今之医以不学谋利而肥家，即其立心，已君子、小人之迥判矣。若世俗之疫则最有尤甚，唯独不通方书，并不知脉。"其行径与刘奎可谓大相径庭。刘奎的一生用自己的话说，就是"余周游海内，阅历已深"，但其"志在救人"的初衷一直贯穿其一生。如想牟利，富豪之家诊疗，自可获利万倍于贫人；如想攀龙附凤，达官贵人之处常往走动，方是此等人伎俩。而且刘奎本身就出生在簪缨之家，曾深受父亲培育之恩的"胞叔太傅相国文正公在朝"，堂兄刘墉又仕途通达，刘墉即使不欲"登云路""点朝班"，但凡有"上位"之念，自可医途通达，名满京都。但刘奎对此一概不取，反而"多为穷乡僻壤艰觅医药者说法"与"又以贫寒病家无力购药，取乡僻恒有之物可疗病者，发明其功用，补本草所未备，多有心得"。刘奎家族业医者所恪守的大医精诚、悬壶济世之风，在刘奎这里得到了最为充分的体现。因刘奎游历广泛，贫人无药可医、白白等死的恐怖局面他肯定见过多次。多数医家并非仁慈者，见到这些悲惨人事，也会尽心竭力地去治病救人，但这还只是小爱。像刘奎着眼于"多为穷乡僻壤艰觅医药者说法""又以贫寒病家无力购药，取乡僻恒有之物可疗病者，发明其功用，补本草所未备"者，方可称得上是大爱。只有如此，才能使自己化身千万，从而造成这样一个局面，人人可以得到药物，凡是医生均可妥理治疫，凡是知晓刘奎所说之法者，人人皆可成为大夫，既可治己又可救人。当瘟疫肆虐之时，才不至于尸横遍野，十室九空，保一方百姓之平安，起到燮理阴阳之用。诚为"不为良相，则为良医"之功也。刘奎医学的民本思想，使千万人得其利而不知，诚大爱之

[151] 中国科学院图书馆.续修四库全书总目提要（稿本）：第10册［M］.济南：齐鲁书社，1996：516.

[152] 赵尔巽.清史稿：列传289·刘奎传//二十五史（百衲本）［M］.浙江古籍出版社，1998：1594.

至也。故刘嗣宗赞云："吾闻之，其上者立德，其次则立功，其次则立言。若山人者，可谓兼而有之矣。"

在其自创的"绿糖饮"一方之后，刘奎注云：

五谷皆可入药，如白虎汤之用粳米，白术散之用薏仁，牡蛎散之用浮小麦，疏凿饮之用赤豆，阿胶散之用糯米，以及麦芽、黄卷、饴、醯等项，靡不各效其能以见于世。甚至于面合曲则称之曰"神"，黍酿酒则推之曰"圣"。取精用宏，未可更仆数矣。独绿豆之功能，世鲜有知者。何绿豆之謇于遇乎？绿豆性虽清凉而不寒苦，且善于解毒退热，除烦止渴，利小水，独于治瘟疫为尤宜焉。张景岳有绿豆饮，载在《新方·寒阵》中，虽极赞其妙，但惜加入食盐，以之治瘟反益发渴，而绿豆之功能隐矣。今易以洋糖，则既能解毒，且兼凉散，瘟疫初终，俱可服食，乃平易中之最佳最捷方也。至于穷乡僻壤，农家者流，以及寒士征人，仓卒苦无医药，用此亦可渐次汗解。即服药者，兼服此饮，更能添助药力，以成厥功。经症未明者服之，亦总不犯禁忌，诚治瘟疫之良剂，幸毋以平浅而忽之也。

夫绿豆、洋糖二味者，收储厨房，家家皆备，若有所需，随手拈来，其性度和平芬畅，善佐饮食奉养，使人有勿药之喜，是以仁者取焉。老吾老以及人之老，幼吾幼以及人之幼，其利博矣。《诗》曰："孝子不匮，永锡尔类。"此之谓也。《松峰说疫·诸方小序》云："勿药有喜则造福于群伦者，不亦鸿远哉！"刘奎之自况也！

刘奎的民本思想既有家风的熏陶，也有历代医家一以贯之的简便易廉优秀传统的传承。如作为刘奎学术思想重要渊源的《肘后备急方》，晋代医家葛洪在自序中就将其撰写之由说得十分清楚：

余既穷览《坟》《索》，以著述余暇，兼综术数，省仲景、元化、刘、戴秘要，金匮、绿秩、黄素方，近将千卷。患其混杂烦重，有求难得，故周流华夏九州之中，收拾奇异，捃拾遗逸，选而集之，便种类殊，分缓急易简，凡为百卷，名曰《玉函》。然非有力不能尽写，又见周、甘、唐、阮诸家，各作《备急》，既不能穷诸病状，兼多珍贵之药，岂贫家野居所能立办？又使人用针，自非究习医方，素识《明堂》《流注》者，则身中荣卫尚不知其所在，安能用针以治之哉？是使鸷雁挚击，牛羊搏噬，无以异也，虽有其方，犹不免残害之疾。余今采其要约，以为《肘后救卒》三卷，率多易得之药，其不获已须买之者，亦皆贱价，草石所在皆有，兼之以灸，灸但言其分寸，不名孔穴。凡人览之，可了其所用，或不出乎垣篱之内，顾眄可具。苟能信之，庶免横祸焉[153]！

由此而得到南北朝梁时医学大家陶弘景的充分肯定：

夫生人所为大患，莫急于疾，疾而不治，犹救火而不以水也。今荜拨左右，药师易寻；郊郭之外，已似难值；况穷村迥野，遥山绝浦，其间枉夭，安可胜言？方术之书，卷轴徒烦，拯济殊寡，欲就披览，迷惑多端。抱朴此制，实为深益[154]。

陶氏又以《肘后》"然尚阙漏未尽，辄更采集补阙，凡一百一首，以朱书甄别，为

---

[153]［晋］葛洪.肘后备急方·序二［M］.北京：人民卫生出版社，1963：3.

[154]［晋］葛洪.肘后备急方·华阳隐居补阙肘后百一方序［M］.北京：人民卫生出版社，1963：4.

《肘后百一方》，于杂病单治，略为周遍矣"[155]。既是便民、惠民的民本思想的赓续，又是医学思想的传承。

刘奎继承其思想，首先摘录出《景岳全书简方》，又与子秉锦合著《濒西救急简方》六卷，而在《松峰说疫》中专设"诸方"一卷，并在卷二《论治》中列有《瘟症杂症治略》《瘟疫杂症简方》两章，意在"为穷乡僻壤艰觅医药者说法"，"又以贫寒病家无力购药，取乡僻恒有之物可疗病者，发明其功用，补本草所未备"者。故夏孙桐在《〈松峰说疫〉六卷〈瘟疫论类编〉五卷》提要中再一次强调：

奎专家之学，兼通古今。其施治尤注意于乡僻贫寒，其取方、用药，往往就随地可得之植物发明应用，不尚珍奇，盖为穷乡僻壤而设。如当时昌邑黄元御之以浮萍代麻黄，实自奎创之。

《松峰说疫》尝云："至于五瘟丹，每岁冬间，预先修和备用亦可。"此处所谓"预先修和备用"，其含义有二：其一是治疫不能先定方，瘟疫之来无方，故预先修合避瘟、除瘟之药，一旦疫情不期而来，可以及时防治；其二，平民百姓，穷苦之家，疫情来时，无力储备药物，故各级官府、乡绅大户，应预先修合药物，待发生疫情时，及时施药、赠药，以造福桑梓。

正是传承古代名医的民本思想，加上家风之熏陶，"大医精诚""悬壶济世"等民本思想在刘奎的医学学说中都得到了最好的体现。

四、注重传承，融古出新

中医药学根植于中华传统文化，数千年来护佑着华夏生民的健康福祉，在中华文明的发展历程中薪火相传，延绵不息。"中医需要创新，更需要继承，在继承基础上的创新，才符合中医发展的规律与要求。只有传统理论与方法继承基础上的创新，才是中医真正的创新，否则就是变了味的中医"[156]。

医之为道，非精不能明其理，非博不能至其约。刘奎在京期间，曾向名医郭右陶学习临床医术，同时精研《黄帝内经》《难经》，对金元四大家的名著研考尤深。能融古出新，在治疗温病方面独树一帜。他充分运用和发展了吴又可"戾气说"治疫病的理论和方法，著成《温疫论类编》和《松峰说疫》二书。

《温疫论类编·读论要言》云：

《内经》多系后人假托，观其文章可见，即如《尚书》断自唐虞，其文辞佶屈聱牙，非注解猝莫能醒。《内经》若果系黄帝时书，其文辞之古奥，又不知更当如何者。今观其笔墨，半似秦汉文本，其为后人假托不少。况乃屡经兵火，不无错简鲁鱼，势所必然。孟子于《武成》尚取其二三策，况乃他焉者乎？

刘奎在其论著中，遵《伤寒论》六经证治之说，结合临床经验，独创温疫六经治

[155] [晋]葛洪.肘后备急方·华阳隐居补阙肘后百一方序[M].北京：人民卫生出版社，1953：4.

[156] 陈仁寿.中医流派研究中存在的问题与思考[J].南京中医药大学学报（社会科学版），2016，（4）：216-218.

法，发展了仲景学说。对历代瘟疫名家张景岳、吴又可等前辈理论，能择其善而从之。比如，历代医家认为瘟疫属热者多，而他却施以温药，认为对瘟疫防应重于治。而对于孕妇、小儿瘟疫的治疗、护理及病后调理的有效方法，尤值得后人借鉴。

由于瘟疫变化莫测，症状多样，临床上必须辨证治疗，他创立的瘟疫统治八法中的除秽、解毒、针刮、罨熨等法治疫屡屡见效，是中医临床的经典宝库。《松峰说疫》内容丰富，论证翔实，有述古、论治杂疫、辨疑、诸方、运气等六卷，杂疫中列病证140余种，方剂近200首，发展了仲景、又可学说，为医界所推崇。在此，仅举对五瘟丹的应用和改造一例加以说明。

五瘟丹是防治疫病最为常用的成药之一，以其作用明显，疗效肯定，携带方便，应用简洁，故名之为"丹"。最早为明代医家韩𢘅创制，《韩氏医通》卷下《方诀无隐章第八》云：

五瘟丹（此方自制，冬至日修合）

黄芩（乙庚之年为君）　黄栀子（丁壬之年为君）　黄柏（丙辛之年为君）　黄连（戊癸之年为君）　甘草（甲己之年为君）

此五味，各随运气为君者，多用一倍也。余四味又与香附子、紫苏为臣者，减半也。

上七味，皆生用，为细末，用锦纹大黄三倍，煎浓汤，去渣，熬膏，和丸如鸡子大，用朱砂、雄黄等分为衣，贴金。每用一丸，取泉水浸七碗，可服七人。凡天行瘟病去处，有力之家，合以施给，阴德无量[157]。

并在卷下《悬壶医案章第六》记载："戊年楚春瘟，人不相吊，予以五瘟丹投泉水，率童子分给，日起数百人。"[158]可见其应用广泛，疗效肯定。

该方虽然注明了整个方剂的总体制法，但没有详细说明每味药物的炮制等，这就给后世应用时造成了一定的困难。许多医家如明代的万全、明清之交的马印麟等在应用时，就根据当时的实际情况改善其炮制法、应用法等，甚至加减药物。刘奎对此评论道：

松峰曰：此方见《万氏家传•瘟疫门》中，与马氏《瘟疫发源》书内所载互有异同。万氏有苍、陈，而马则无之。万氏香附制炒，而马氏言俱不见火。万氏用雪为丸，而马氏用大黄膏子。万氏不贴金，而马氏则贴金。万氏服用滚白水，而马氏则用凉水。万氏甘草法制，而马氏不法制。其余俱各相同。愚意甘草制之则成人中黄，大能祛疫。苍术、香附，吾用其生者，盖炒之则未免有火气。飞金重贴亦妙，以其镇静也。至于用大黄膏为丸，于初感瘟疫邪尚在经者，大不相宜，当仍以雪水为丸，如恐不粘，酌加生蜜则易丸。初感瘟疫者，用滚白水送，大热时冷水送，不大便时方用大黄水送。取二方而斟酌尽善，此为近之。

因此，根据历代医家所论，加上临床的观察，刘奎对五瘟丹进行改造，制成"松峰审定五瘟丹"，将之列为卷五《除瘟方》之首方：

[157]［明］韩𢘅著.韩氏医通［M］.北京：人民卫生出版社，1989：38.

[158]［明］韩𢘅著.韩氏医通［M］.北京：人民卫生出版社，1989：22.

松峰审定五瘟丹（一名凉水金丹，一名代天宣化丹）专治时症瘟疫，发热头身腹痛，谵语无汗，日久不愈。或发黄、斑疹与痧，或二便五六日不行等症，并暑月一切热症。又解痘疹毒。

甘草（制，甲乙年为君）黄芩（乙庚年为君）黄柏（丙辛年为君）栀子（丁壬年为君）黄连（戊癸年为君）香附（去净细毛）苏叶（凤头者）苍术（米泔浸）陈皮（以上四味为臣）明雄（另研细）朱砂（另研细）

制甘草法：立冬日，取大青竹竿，一头截去节，一头留节，纳生甘草末于内，蜡封紧口，浸粪坑中，头冬至取出，晒干听用。

前甘草等五味，当以其年为君者，多臣数之半。如甘草用二两，则香附等四味止用一两也。雄、朱又减臣数之半，止用五钱矣。于冬至日，将甘草等九味，共为末，雄、朱另研，以一半入甘草等药末中为丸，留一半为衣，再用飞金为衣。大人服者，丸如梧子；小儿服者，丸如黍米。雪水、生蜜为丸。面东服五十丸。病轻日浅者，一服而愈；病深日久者，三四服而痊。忌腥、辛辣、油腻、煎炒一切厚味。其分两如君用一两，臣则五钱，多寡不论，总臣减君一半，雄、朱又减臣一半也。

松峰审定五瘟丹比原方加用了陈皮、苍术两味药物，增强了行气燥湿之功；甘草换用人中黄，加强了祛疫、除邪之用；分清了大人、小儿用量，病情轻重的用法，明确了药物组成及其炮制法，扩大了临床应用范围，使原方更加贴于实用。其创新完善之功不可忽视。

刘奎自己对此也颇为得意。如《松峰说疫》卷二《瘟症杂症治略·瘟疫兼暑》云："马印麟以五瘟丹治瘟暑，但中无治暑之剂，不过凉散，方亦未尽可用。倘遇此症，仍当于达原饮中，将祛暑之药加减出入之。至于五瘟丹，每岁冬间，预先修和备用亦可。"

故该方在临床上广泛应用，在此仅以《松峰说疫》卷六《运气》一卷为例。如《六气天时民病·子午之岁》中，壬子、壬午二岁，上少阴君火司天，中太角木运，下阳明燥金在泉。运生天气曰小逆，木上生火也，故病亦微。"三年化疫。微至乙酉，甚在甲申，土疫发也。药宜泻黄散，煎汤量冷，研五瘟丹，不拘时空心送下"。甲子、甲午二岁，上少阴君火司天，中太宫土运，下阳明燥金在泉。"刚柔失守。如此三年，变而为大疫也。水气被抑，至三年后必发为水疫。甲子至丙寅，三年首也。至丁卯，三年后也。药宜泽泻、知母、青黛、元参、连翘、童便各一钱，煎汤量冷，研化五瘟丹，并青黛末，调服"。同篇《丑未之岁》中，乙丑、乙未二岁，上太阴湿土司天，中少商金运，下太阳寒水在泉。"厥阴风木当降在泉，遇金运承之，降而不下，则木郁于上，发为木疫。药宜龙胆泻肝汤，加羌防研化五瘟丹送下"。辛丑、辛未二岁，上太阴湿土司天，中少羽水运，下太阳寒水在泉。"少阳相火当升司天，遇水运升之不前，则为火郁，药宜凉膈散，加知母煎汤量冷，研化五瘟丹服之"。同篇《寅申之岁》中，戊寅、戊申二岁，上少阳相火司天，中太征火运，下厥阴风木在泉。"三年之中，金疫发也。速在庚戌，迟则辛亥，即瘟疫热症。药宜泻白散，煎汤量冷，研化五瘟丹服"。丙寅、丙申之岁，上少阳相火司天，中太羽水运，下厥阴风木在泉。"二年之中，火疫发也。早至戊辰，晚至己巳，气微则疫小，气甚则疫大，故至有迟速。丙寅丙申二年，少阴君火当降在泉，遇水运承之，降而不下，人病在心，则为火郁。火郁欲发，必待得位之时，故当因其势而解之、散之、扬之。药宜五瘟丹之类解利之，竹叶导赤散煎汤研送"。同篇《卯酉之岁》中，丁卯、丁酉之岁，上阳明燥金司天，中少角木运，下少阴君火在泉。"太阴湿土，当降在泉，岁运遇木，则太阴湿土降而不下，则为土郁，人病在脾。土郁欲发，必待得位之时而后作。药宜泻黄散煎汤量冷，研服五瘟丹"。己卯、己酉二年，上阳明燥金司天，中少宫土运，下少阴君火在泉。"湿胜于上，寒胜于下，故气令民病如此。久而成郁，冷来克热，冰雹卒至。药宜连翘青黛饮，煎汤研化五瘟丹服"。同篇《辰戌之岁》中，庚辰、庚戌二年，上太阳寒水司天，中太商金运，下太阴湿土在泉。"庚辰刚柔失守，天运化疫。三年之后，发而为疫。微则徐，三年后，甚则速，三年首也。速至壬午，徐至癸未，木疫发也。药宜羌活、紫苏、薄荷、滑石，煎汤量冷，研五瘟丹服"。丙辰、丙戌二年，上太阳寒水司天，中太羽水运，下太阴湿土在泉。"丙辰丙戌岁，少阳相火，当降今岁在泉，遇此二年，水运承之，降而不下，则为火郁，变为瘟疫。药宜凉膈散，兼导赤散加知母，五瘟丹服之"。同篇《己亥之岁》中，癸巳、癸亥二年，上厥阴风木司天，中少征火运，下少阳相火在泉。"阳明燥金欲降，火运承之，降而不下，久则成金郁，发而为疫。药宜泻白散，煎汤量冷……五瘟丹送下"。辛巳、辛亥二年，上厥阴风木司天，中少羽水运，下少阳相火在泉。"君火欲升而水运承之，则为火郁，发为火疫。药宜凉膈散、导赤散，加竹叶，煎化五瘟丹服。此年受瘟，必待火得位之年而发"。同卷《五运五郁天时民病详解·火郁之发》，治宜"连翘解毒饮……冷研五瘟丹服"或"竹叶导赤散……水煎，研化五瘟丹服"。

　　刘奎的学术思想既有承袭又有突破，达到了"登峰造极"的高度。其学术成就，时至今日，仍未有逾出其右者。

五、详略有致，参差互补

　　《温疫论类编》《松峰说疫》，分则为两书，合则为一体。

　　《温疫论类编》以吴又可《温疫论》为主体，对原文进行了系统整理编次，阐述了吴又可的疫病学思想，注重的是文字的整齐划一，文辞的绚丽多姿，虽亦有刘奎自己的疫病学思想内容，但未按其体系详细说明，仅就吴又可述而不明、阐而未尽之处，稍作辨析补充。如全书共有注解70余处，其中文辞方面的论述多达50余条，占70%；疫病学方面的论述仅有20余条，占30%。可见松峰在此书中所论，重在文理，而略言医理。

　　《松峰说疫》则重在阐述刘奎自己的疫病学思想，然其阐述，都是在全盘接受吴又可疫病学思想基础上进行的。若有不同，则明确指出异同之处，或补充，或纠偏，或辨析，或评释。而相同之处，即不再明言。刘奎在多处强调了这种编辑思想，如《论治小序》明确指出：

凡为吴又可所已言，而于伤寒门同一治法者，一概弗录。虽呈漏贻讥，亦不必多赘也，有识者自能谅之。

而《温疫论类编》卷一《舍病治弊论》篇后，也告知读者：

松峰曰：余有舍病治因一论，在《松峰说疫》中，历指因食、因饮等以致邪陷不愈者，当与此参看。

不仅《温疫论》及《温疫论类编》中所言的内容不再赘述，就是各种伤寒著作已有明确记载并被人们普遍接受的医学观点、常见证候、常用治法、方剂和药物等也不予重复，而重在突出刘奎自己对疫病防治的独到见解，畅说的是刘奎自己的疫病学思想，尤其对以往人们的误解和阙遗之处详加论述，因此，而使本书体现出来的疫病学思想似乎并不系统全面。然若将《温疫论类编》与《松峰说疫》结合在一起通观，则其疫病学思想即系统完整，跃然纸上，"虽呈漏贻讥，亦不必多赘也，有识者自能谅之。"

因此，刘奎《松峰说疫》《温疫论类编》两书互为表里，相通相融，在出书不易、连有发凡起例之功的《松峰医话》等医著都未能刊刻的背景下，刘奎考虑的是尽量减少篇幅，减少刊刻的经济压力，在一书中已经明确得出的结论，就不再在另一书中做重复解释，而是直接应用结论，互通有无，简繁得当。这就要求我们研究刘奎学术思想，阐释其医学著作，探讨其医学成就，评论其治疗方法时，必须两书参看，两相对照，否则就难以得出正确的结论。

在此，仅举瘟疫表里传变究竟是"九传"还是"十传"一例 [159] 加以说明。

疫病表里传变究竟是"十传"还是"九传"的问题，是疫病学传变理论的重要内容，我们往往为吴又可《统论疫有九传治法》的题目所障目，而未深入研究其实际内容，就轻易相信吴氏"九传"的说法。实际上，吴又可书中论述的是"十传"，而非"九传"，且刘奎早就已经明确指出。我们不妨从读原著开始。

（一）原典的记载

吴有性在《自叙》中开篇即云："其传有九，此治疫紧要关节。"提出了瘟疫"其传有九"的问题，但并未展于论述。

卷上首篇《原病》对"其传有九"做了介绍，云：

至于伏邪已溃，方有变证。其变或从外解，或从内陷。从外解者顺，从内陷者逆。更有表里先后不同：有先表而后里者，有先里而后表者，有但表而不里者，有但里而不表者，有表里偏甚者，有表里分传者，有表而再表者，有里而再里者，有表里分传而又分传者。

此处虽然推出了"其传有九"的具体内容，但并未明确指出这就是瘟疫传变之"九传"。

---

[159] 刘玉贤.温疫表里传变究竟是"九传"还是"十传"？［A］.中华中医药学会感染病分会2023年学术年会暨感染病分行换届选举会义会议论文集［C］.2023：236-242.

卷下列《统论疫有九传治法》专篇，对"九传"进行详细说明：

夫疫之传有九，然亦不出乎表里之间而已矣。所谓九传者，病人各得其一，非谓一病而有九传也。盖温疫之来，邪自口鼻而入，感于膜原，伏而未发者，不知不觉。已发之后，渐加发热，脉洪而数，此众人相同，宜达原饮疏之。继而邪气一离膜原，察其传变，众人不同者，以其表里各异耳。有但表而不里者、有但里而不表者、有表而再表者、有里而再里者、有表里分传者、有表里分传而再分传者、有表胜于里者、有里胜于表者、有先表而后里者、有先里而后表者，凡此九传，其去病一也。医者不知九传之法，不知邪之所在，如盲者之不任杖，聋者之听宫商，无音可求，无路可适，未免当汗不汗、当下不下。或颠倒误用，或寻枝摘叶，但治其证，不治其邪，同归于误一也。

但其介绍的瘟疫传变乃是"十传"，而非题目中所标示的"九传"，接着，对"所言但表而不里者""间有表而再表者""若但里而不表者""有里而再里者""若表里分传者""若表里分传而再分传者""若表胜于里者""若里证多而表证少者""若先表而后里者""若先里而后表者"十种传变治法进行了详细论述。其余八种传变治法均独立成节，唯"若表胜于里者""若里证多而表证少者"两种传变治法合为一节，且论述方式有所不同。在言"若表胜于里者"时，云"膜原伏邪发时，传表之邪多，传里之邪少，何以治之？表证多而里证少，当治其表，里证兼之"，接着说"若里证多而表证少者，但治其里，表证自愈"。这明明白白、清清楚楚地论述了"十传"，然而，不知为何，原本仅言"九传"，而遗漏"有里胜于表者"或曰"里证多而表证少者"一传。

《原病》的介绍与《统论疫有九传治法》所罗列的"十传治法"不同，将《统论疫有九传治法》中"表证多而里证少""里证多而表证少"两节合为"表里偏胜"一节，其余的完全相同，故其实际还是"十传"。由于文中所论为"十传"，而标题中仅言"九传"，故造成了后人对书中所言"九传"的认识混乱，也影响了"九传治法"在临床上的推广应用。

（二）后世的补救

由于吴又可本人的失误，首先后人对书中所言"九传"就有了不同的理解，而将"十传"内容产生了各种不同组合的"九传"。现仅以《温病大成》所收论及"九传"的疫病学著作为例探讨。为了符合吴又可"九传"的说法，各家皆不惜修改吴氏原句，或合并，或删减，使"十传"变为"九传"。

1. 合并原文

合并原句者，如戴天章在《广瘟疫论》卷一《辨传经》中云："吴又可曰：疫邪有先表后里者，有先里后表者，有但表不里者，有但里不表者，有表胜于里者，有里胜于表者（二句，吴又可本作'有表里偏胜者'一句），有表而再表者，有里而再里者，有表里分传者，此为九传。"为了符合吴氏"九传"之说，故在"有表胜于里者，有里胜于表者"句下，注云"二句，吴又可本作'有表里偏胜者'一句"，以此来回护吴氏说法。

然通过查阅《温疫论》各种版本，其《统论疫有九传治法》篇从未见写作"有表里偏胜者"的！而"有表里偏胜者"只出现在《原病》篇，而《原病》篇并未明确这九种传变就是"九传"，且"有表里偏胜者"又可以分为两传：即"有表胜于里者，有里胜于表者"，仍然是"十传"。

到了何廉臣的《重订广温热论》时，其卷一《论温热与风寒各异》云："故伏邪之发，有先表后里者、有先里后表者、有但里不表者、有表而再表者、有里而再里者、有表里偏胜者、有表里分传者、有表里分传而再分传者、有表里三焦齐发者，此为九传。医必先明九传之理由，而后能治伏邪。"[160] 则将戴天章的想法变为现实，将原文"有表胜于里者，有里胜于表者"，直接改为"有表里偏胜者"一句，如此，则"九传"貌似天衣无缝矣！

这种合并条文凑成"九传"的例子，在《温疫论》原典中就使用过，因此尚算是与原著相应。另有删除条文而成"九传"的论述。

2. 删漏原文

删除条文者，如周扬俊在《温热暑疫全书》概括瘟疫传变云："更有先后表里不同：有先表后里者，有先里后表者，有但表而不复里者，有但里而不复表者，有表而里再表者，有里而表再里者，有表里分传者，有表多于里者，有里多于表者，此为九传。"[161] 并专列《瘟疫九传》[162] 一篇，将"九传"内容释为"但表不里""但里不表""表而再表""表里分传""再表再里""先表后里""先里后表""表证偏胜"和"里证偏胜"，增加了其他书籍中的"里证偏胜"，而阙书"表里分传而再分传"一传。吴坤安《伤寒指掌》卷四《伤寒类症·瘟疫九传》等沿袭之。

3. 合删并用

有些著作，根据自己的临床经验，虽仍然言"九传"，但其内容与又可所论不同。如《四库全书提要·〈温疫论〉提要》曰："瘟疫自口鼻而入，伏于募原，其邪在不表不里之间，其传变有九，或表，或里，各自为病。有但表而不里者，有表而再表者，有但里而不表者，有里而再里者，有表里分传者，有表里分传、而再分传者，有表胜于里者，有先表而后里者，有先里而后表者。"虽言"传变有九"，然"有表胜于里者"后缺"有里胜于表者"，所列传变实为"十"。

再如上所论何廉臣《重订广温热论》之"九传"，既有将"有表胜于里者，有里胜于表者"合并为"有表里偏胜者"的改编，也有"但里不表"的删漏，还有"有表里三焦齐发者"一传之增补，故虽是"九传"，但已与又可所谓"九传"大不同。

其实这种混乱早在清初就已出现，如马印麟的《瘟疫辨论》有《瘟疫九传治法》[163] 一篇，篇名下即有"表而不里"一传，然后分"表症复感""里而不表""里病

[160] 何廉臣. 重订广温热论 [M]. 福州：福建科学技术出版社，2007：999.

[161] [清] 周扬俊. 温热暑疫全书：卷四·疫病方论 [M]. 福州：福建科学技术出版社，2008：60.

[162] [清] 周扬俊. 温热暑疫全书：卷四·疫病方论 [M]. 福州：福建科学技术出版社，2008：65-67.

[163] [清] 马印麟. [M]. 福州：福建科学技术出版社，2007：94-95.

复感""表里分传"四章论述。其中"表症复感"内论"表而再表"一传，"表里分传"又分"表里分传""表里分传而再分传""表胜于里""里胜于表""先表而后里""先里而后表"六节，合计亦为"十传"，但为了与又可"九传"相符，只好打乱次序，变换说法，凑成"九"数，以"瘟疫九传治法"名篇。此外，书中尚有"里病复感"一节，无从安置，又单独论述，故虽言"九传"，实际上已是"十一传"。

4. 模棱糊混

以上所载，皆是深信又可"九传"之说，而未深究《温疫论》原著所列传变实况者。另有医家，或许正是发现了又可"九传"乃为误传，由此对其所谈的传变规律产生疑惑，而不再全部列出所谓"九传"为何，如此以减少己著的错误。如杨璿在《伤寒瘟疫条辨》卷一《温病瘟疫之讹辨》后注云："按：又可《温疫论》以温病本于杂气，彻底澄清，看得与伤寒判若云泥，诸名公学不逮此，真足启后人无穷智慧。独惜泥于邪在膜原半表半里，而创为表证九传之说，前后不答，自相矛盾，未免白圭之玷，然不得因此而遂弃之也，余多择而从之。"[164]

也有医家或许发现了又可之失误，并拟于纠正，但因《温疫论》已广有流传，且大多数医家均以谈"九传"为能事，故只好用春秋笔法，淡然处置。如《治疫全书》前三卷系全部照录原文，故未曾轻易论述"九传"。但在卷五《采录从前各医书脉症方法·治疫诸方》"金豆解毒煎"方中云："此方于瘟疫十传中，皆可加减消息用之。"[165]这是目前所见关于"瘟疫十传"最早的文献记载，惜未展开论述。不知是熊立品为了强调金豆解毒煎的应用广泛性，从《温疫论》原文详细计数所得；还是熊立品已经发现又可原文实际载有"十传"而非"九传"，故在此专门留下痕迹，以启迪后来者。

通过对又可原著和后世医家对此的解读，我们可以明确得出结论：《温疫论》所论的"疫有九传治法"，实为"十传治法"。但由于吴又可的失误，统计传变规律时少统计了一"传"。岂知这一失竟贻误至今近四百年！近四百年来，仅有刘奎一家能见其错，纠其误！

（三）刘奎的论述

1. 改"九传"为"十传"

在"疫有九传治法"流传130多年后，刘奎发现了《温疫论》的歧误，在《温疫论类编》卷二《统治》中直接以《瘟疫十传治法》为题，并解释了之所以名为"十传"而非"九传"的原因：

原题"总论疫有九传治法"，治法传本有"十"，而题只言"九"，是遗却一条矣。今特改作"十传"，似与下条列者有照应耳。

意思是说，《温疫论》原文的治法有"十传"，因吴又可失误，漏计一传，故题目作

[164]［清］杨璿.伤寒瘟疫条辨：卷一·温病瘟疫之讹辨［M］.福州：福建科学技术出版社，2007：363.

[165]［清］熊立品.治疫全书：卷五·采录从前各医书脉症方法·治疫诸方［M］.福州：福建科学技术出版社，2007：285.

"九传"。为了文题相应，名实相符，故改为"十传"，并由此校改《温疫论》原文中其他涉及"九传"的提法。

如校改同篇原文"医者不知九传之法，不知邪之所在，如盲者之不任杖，聋者之听宫商，无音可求，无路可适，未免当汗不汗、当下不下。或颠倒误用，或寻枝摘叶，但治其证，不治其邪，同归于误一也"为：

医者昧十传治法，不知邪之所在，当汗不汗，当下不下，颠倒误用，但治其症（见头治头，见脚治脚）．不治其邪（邪去而诸症悉平），同归于误也。

将原著"若里证多而表证少者，但治其里，表证自愈"，改为：

有里胜于表者，若里症多而表症少也，但治其里，表症自愈（上节言"里症兼之"者，是尚治其里，而以治表为重。此节"但治其里，表症自愈"，是绝不用解表矣。二节当如此看。）

在本章章末，总结道：

松峰曰："里症多而表症少"一层，吴又可原叙于第七节"表胜于里"一段之内，但亦当对待言之，不得连类而及之矣。今提起另作一节，既有表胜于里，自然有里胜于表一层，此天然之属对也。有此一节，原系"十传"，自不得以"九传"命题矣。

故卷二"统治"论述瘟疫之治法，即分为"瘟疫初起治法"和"瘟疫十传治法"两部分。《温疫论》中"九传治法"在下卷之末，位于"调理法"之后、"正名论"之前。刘奎谓："岂有先调理而施治者乎？又岂有先施治而后方正名者乎？"故将"九传治法"移至"瘟疫初起治法"之后，合二篇成一卷，为治瘟疫论治之大纲。并改"统论疫有九传治法"为"瘟疫十传治法"，把"里胜于表"单独列为一种传变情况。

这种改动，在刘奎自序《温疫论类编》中就已点出，特别强调：

自吴又可先生出，始分伤寒、瘟疫为两途，谓瘟邪自口鼻而入，伏于膜原，不宜汗散。初起用达原饮为主方，而随经加减，析理精详。又佐以十传治法，神明而变通之，更著为伟论，厘定新方，独辟蚕丛，力排误说。则是有《伤寒论》于前，不可无《温疫论》于后[166]。

2. 发现原著失误的原因推测

刘奎之所以能够发现又可之谬误，可能与使用不同版本的《温疫论》有关。《温疫论》明末及清初版本现均不存，清初康熙间刻本应是现存最早刊本。目前被用作《温疫论》校点底本的康熙序刊本主要有4种："石本""张本""刘本""醒本"。余考证，刘奎所用底本当为"石本"。《温疫论》卷一《原病》篇言"有表里分传而又分传者"，张志斌等注云："此据张本，石本脱。"[167]意思是张本有此句，而石本的原文没有此句。如此看来，此处虽然未言"疫有九传治法"，然张本恰好为"九传"，与《统论疫有九传治法》相应；石本则为"八传"，与《统论疫有九传治法》实际所论的"十传"相差太多，故刘奎详加比较，才有了对"九传"实为"十传"的认识。

———————

[166] ［清］刘奎．温疫论类编［O］．日本亨和三年（1883）江户文征堂、尚书堂刻本．

[167] ［明］吴有性．温疫论：卷上·原病［M］．福州：福建科学技术出版社，2007：11.

如此看来，刘奎在《温疫论类编》中将"九传"改为"十传"的理由阐述得十分充分，结论也值得肯定。尽管《松峰说疫》成书在前，《温疫论类编》成书在后，但刘奎在撰写《松峰说疫》时，就已经有了编纂《温疫论类编》的计划，甚至已经形成了《温疫论类编》的初稿，计划将这种改易的说明安排于重在编次原著的《温疫论类编》中，故在《松峰说疫》中径将"九传"改为"十传"，而未再加以详细说明。如《松峰说疫》卷二《瘟疫统治八法·解毒》"金豆解毒煎"中云："此方于瘟疫十传中，皆可加减消息用之。"同卷《瘟症杂症治略·渴》云："施治当先问其所饮欲冷欲热，欲多欲寡（饮多饮冷属热），更须审其表里经脏，曾否汗下。于瘟疫初起及十传与六经治法中，细寻症脉，斟酌用药。第治其瘟邪，而渴自除矣。"但在直接引用《温疫论》原著时，仍然保留又可原文"九传"，如卷四《辨吴又可"疫有九传治法"中"先里后表"》，因论述的是"吴又可九传治法"中"先里后表"的"白虎症"，故仍作"九传"。

3. 当前整理本的失误

中华人民共和国成立后的《松峰说疫》各种整理本，在未通读《温疫论类编》《松峰说疫》两书的情况下，不清楚刘奎所谓瘟疫"十传治法"的"十传"之所由来，而将《松峰说疫》的"十传"改回"九传"。如人卫本在校点《松峰说疫》卷二的上述两条"十传"后均注云："九：原作'十'，据本书卷四'辨吴又可疫有九传治法中先里后表'标题及《温疫论·统论疫有九传治法》改。"[168]而《温病大成》本沿用人卫本两条注释予以改回[169]。如此，既失却刘奎著述之本意，也依旧重复了吴又可原作之失误。

当然，疫病表里十传辨证体系过于烦琐，临床可操作性也不强，因而在卫气营血辨证和三焦辨证发展起来以后，后代疫病学临床上较少应用。但我们阅读古籍，引用内容，必须实事求是，尤其要注意剔除原著的失误之处。

通过上述可知，刘奎《温疫论类编》《松峰说疫》两书互为表里，这就要求我们论述其思想，评述其得失，当两书合看，而不能贸然作出结论。

六、论理醇正，治法精专

刘奎上自《黄帝内经》《伤寒论》等古典医籍，下至张景岳、吴有性、喻嘉言等各家，溯本求源，博览群书，结合临床实践，创建了自己的疫病学理论体系。

刘奎在《松峰说疫·论治小序》中明确指出：

论者何？究其理也；治者何？行我法也。天下事，理与法尽之矣。言理而不言法，其弊也空；言法而不言理，其弊也执。合空与执以谈医，其为草菅人命也！大矣！余兹惧焉。故论必取其醇正，而治必求其精专。

可见刘奎以"论必取其醇正，而治必求其精专"作为自己疫病学体系的追求目标。《松峰说疫·发凡》指出："张景岳论瘟疫偏于补，吴又可论偏于泻。兹集治疗，补泻温

---

[168] ［清］刘奎.松峰说疫［M］.北京：人民卫生出版社，1987：53，109.

[169] ［清］刘奎.松峰说疫［M］.福州：福建科学技术出版社，2007：540，562.

凉，务在随症用药，绝不敢任一偏之见，贻害后人。"刘奎的著作也确实体现出了这种精神，在此以刘奎探讨并发展达原饮一方为例说明。

《温疫论》认为，疫邪从口鼻而入即伏于"膜原"，"膜原"不属表亦不属里，而是"半表半里"，其后既可外传达表，也可内传入里。因"膜原"病位特殊，故不可使用汗法亦不可使用下法，因为用发散之剂强求其汗，只能妄耗津液，徒伤表气，而邪亦不退；若用承气之类急急攻下，则可致疫邪陷胃，胃气受损，"此邪不在经，汗之从伤表气，热亦不减，又不可下，此邪不在里，下之从伤胃气，其渴愈甚"。故创制达原饮一方，使用槟榔二钱、厚朴一钱、草果仁五分、知母一钱、芍药一钱、黄芩一钱、甘草五分组方。其中槟榔、厚朴、草果是此方的主药，三药在古代本草书籍中多有用以治疟、疫的记载，而槟榔又有"洗瘴丹"之称，岭南之地祛瘴疠多食之，且善削坚磨积，与厚朴同用可降胃气而除满。因三者之功效可达"膜原"，使邪速溃，故称"达原"。又可云："槟榔能消能磨，除伏邪，为疏利之药，又除岭南瘴气。厚朴破戾气所结。草果辛烈气雄，除伏邪盘错。三味协力，直达其巢穴，使邪溃败，速离膜原，是以为达原也。"方中另四味药物为"调和之剂"，"热伤津液，加知母以滋阴。热伤营血，加白芍以和血。黄芩清燥热之余，甘草为和中之用"。达原饮用温燥气烈的三味主药，辅以黄芩、知母、芍药、知母四味寒润之品，燥湿兼清热，可谓刚柔相济，相得益彰，别具特色。故形成一种新治法——开达膜原法，现代温病学中对此法的定义为：用疏利透达之品开达盘踞膜原的湿热秽浊之邪的一种治法。膜原证之主方达原饮，以气烈温燥药物为主，配伍苦寒、酸寒之品，其功效在于燥湿兼清热，用以治疗湿热秽浊之邪。后世医家如叶天士、薛生白、刘奎、戴天章、吴鞠通、雷少逸、俞根初等，甚至一些现代医家，都相继列有膜原的证与治。他们在吴又可研究的基础上，又有多方面的创见，包括理论的发展、病种的扩大、症状的补充、用药的加减化裁等。

刘奎对达原饮深有研究。自序《温疫论类编》时赞云："自吴又可先生出，始分伤寒、瘟疫为两途，谓瘟邪自口鼻而入，伏于膜原，不宜汗散。初起用达原饮为主方，而随经加减，析理精详。又佐以十传治法，神明而变通之，更著为伟论，厘定新方，独辟蚕丛，力排误说。则是有《伤寒论》于前，不可无《温疫论》于后。洵堪方驾长沙，而鼎足卢扁，功垂万世，当为又可先生首屈一指矣。"

《温疫论类编》将《温疫论》卷上的《温疫初起》篇，易名为《瘟疫初起治法》，列为《温疫论类编》卷二《统治》两篇的第一篇，其中改易、阐发、修润和眉批者达数十处。如在"宜达原饮"上眉批云："自仲景而后习伤寒家，遇瘟疫而用麻、桂，不知误治几许，先生达原饮可谓独辟蚕丛。"对达原饮的开创之功推崇备至。在方后标注对药物加减次序有所改易，并以眉批解云："此文先以少阳为首，今改正之，先太阳，次阳明，次少阳。芷、葛皆阳明表药，但白芷散阳明寒邪，故不用；葛根散热邪，且能解利阳明时疫之气。"[170] 最后，评释全篇云：

松峰曰：达原饮，诚治瘟疫之仙方，和平稳当，如劳症之有地黄汤也。仲景之治

[170] [清] 刘奎. 温疫论类编·自序 [O]. 日本亨和三年（1883）江户文征堂、尚书堂刻本.

伤寒，用麻桂尚多避忌，而此独无之。治瘟疫初起者，按症问因，加减出入，无往不利。如因食积而触动其邪者，本方加神曲、麦芽；因肉积者，加山楂之类。类而推之，可应变于无穷矣。唯方内用白芍，虽曰活血，而其性未免收敛，瘟疫虽不宜发汗，然始终赖汗以解，芍药乃敛汗之物，于瘟疫症中似不相宜也。

由此可见，刘奎虽然对吴又可推崇备至，对达原饮的创始之功甚为赞赏，认为"治瘟疫初起者，按症问因，加减出入，无往不利"。如以药物加减而言，除上述《温疫论类编》中提及的以外，在《松峰说疫》中又多有论述，如卷二《瘟症杂症治略·自汗》云："其在表者，当于达原饮中，加三阳经表药以疏利、和解之。"同章《瘟疫兼暑》云："倘遇此症，仍当于达原饮中，将祛暑之药加减出入之。"

吴又可首创温疫学说，但不可能面面俱到，肯定会有所遗漏，如《松峰说疫》卷四《辨瘟邪止在三阳经》指出："吴又可之《温疫论》世所盛行，其中达原饮固为治瘟疫之良方。第言瘟邪浮越于某经者，即加某经之药，止有三阳在表治法，至于邪之传里者，仅有入阳明胃腑一条，传三阴则略而不及。"尤其对某些当时尚未能充分认识的疫病，自然就更不会涉及，如对于湿温证的认识等。刘奎有乾隆二十一年（1756年）防治湿热为主之丙子瘟疫的切身体会，又有其后近三十年的不懈探索，对湿热疫有较为成功的临床经验，故在《松峰说疫》卷二《瘟症杂症治略·瘟疫兼湿》中对此进行了深入探讨，根据瘟疫之热和湿邪的特点，在达原饮的基础上进行化裁加减，创制了湿温证的专用方剂——除湿达原饮。其云："瘟疫发在热时……用除湿达原饮，分治瘟与湿，诚一举而两得也。北方风高土燥，患此者少，惟南方水乡卑湿，天气炎热，患者恒多。春冬感者恒少，而夏秋患者恒多。所宜随其时地而变通之。"

除湿达原饮（自定新方）

槟榔（二钱） 草果仁（五分，研） 厚朴（一钱，姜汁炒） 白芍（一钱） 甘草（一钱）栀子（五分，研） 黄柏（五分，酒炒） 茯苓（三钱）

如兼三阳经症，仍酌加柴、葛、羌活；瘟而兼湿，故去知母，而换黄柏，以燥湿且能救水而利膀胱；去黄芩，换栀子，泻三焦火而下行利水；加茯苓，利小便而兼益脾胃。三者备，而湿热除矣。再加羌活等药，风药亦能胜湿，湿除温散，一举两得。（此方分两不过大概，临症加减用之）

刘奎在达原饮基础上加强了祛湿和除热之力，以黄柏易知母，意在清热而燥湿；去黄芩而换栀子，重在清三焦之火；且增添茯苓，利水而渗湿。他认为"三者备，而湿热除矣"。由此，除湿达原饮成了治疗湿温证的常用方剂，得到了当时和后世医家的广泛赞誉和大力推广应用，成为防治湿温的有力武器。

自吴又可起，瘟疫学家多希望能创制统治方以防治瘟疫。但刘奎因为倡导三疫学说，故对一方一法治疗瘟疫的观点颇不赞同，故在卷四《辨疑》中有《辨用老君神明散东坡圣散子》篇专门予以批驳，大声质问："若必执一方，以应无穷之变也，有是理乎？"告诫"世之业医者不可拘于一定之方，亦不可执其一偏之见，变动不拘，权衡有准，则于岐黄一道思过半矣"。卷二《瘟症杂症治略·下利》则举例说明用达原饮无效之症，"瘟疫而见下利，病亦不轻矣。大抵属寒者三，热者七，湿则其仅见者也……其属寒者有三……一则有不因服凉药与攻下，而自利者，或因岁气之偏，时气之戾，司天在泉之殊，致讥馑旱涝之触忤，感而成病，初觉亦头痛身痛，身热发热，自汗微恶寒，继则突然泄泻，却无谵语郑声昏冒，舌苔燥渴斑黄等症。其脉既不洪数，亦不细微，投以达原饮，而利益甚。投以元霜、素雪等丹，而利不除。此症原无大热，乃瘟疫中之变局，问其渴，则恶饮水，视其舌，并无黄苔，知其非热利无疑，总以健脾补肾为主，而以利水佐之"。同卷《疫症繁多论》以其亲身经历的疫情，证候繁多，不可名状，遂感慨云："此岂达原饮一方所能疗欤？其治法亦与平常患泻利、腹痛等疾异。皆此杂疫之类也。"实为补充了吴又可论治温疫的不同，使温疫的治疗突破了一方一汇的局限。而卷四《辨内伤寒认作瘟疫》在"藿香正气散"后注云"凡感岚瘴不正之气者，并增减用之。锦按：疫初起用达原饮等不效者，用此方加减治之"，则是提出了相应的方剂。

七、取精用宏，厚积薄发

刘奎"周游海内，阅万已深"，游学四方，医涯丰富，在《松峰说疫·述古小序》中明确指出：

语曰：信而好古。盖云天下之理古之尽已，尽言之矣。圣人既竭耳目心里之力以贻来许，俾后世不可胜用焉。医虽小道，而著书立说者汗牛充栋，未能更仆数矣。独至疫症则不然，以余耳目之所睹记其载诸简策者，殆寥寥焉。即云渺见寡闻，何他症尽为是之略乎？此年博览载籍，凡有关于疫病者得为千条，亟为摘录，以广见闻焉。

刘奎一生"目下十行""手不释卷"，阅读了古今文史哲医学甚至文字学、语言学的大量书籍。仅在其代表作《松峰说疫》一书中，据张灿玾先生等不完全统计，所征引前人著作包括《素问（王冰注本）》《灵枢》《伤寒论》《金匮要略方论》《新修本草》《类经》《名医类案》《续名医类案》《景岳全书》《伤寒总病论》《类证活人书》《此事难知》《温疫论》《本草纲目》《马氏瘟疫发源》《万氏家传》《搜神记》《说文解字》等[171]。实际上还有不少，余详细搜集资料，与原著一一对照，仅卷一《述古》中就有《释名》等词典类，《淮南子·人间训》、三国曹植《说疫气》等文史类，《太平广记》《北户录》《夷坚志》《坚瓠秘集》《仙鉴》《葆光录》《泊宅编》《七修类稿》《德育古鉴》《蜀碧》《现果随录》《江慎修居士选录》《关圣全书》等笔记类，以及《备急千金要方》《仙传外科秘方》《仲景伤寒补亡论》《太平惠民和剂局方》《脉诀刊误》《脉诀汇编说统》《丹溪心法》《格致余论》《石室秘录》《古今医统大全》《伤寒六书》《伤寒论条辨》《脉症治方》《证治准绳》《古今医鉴》《万病回春》《外科正宗》《脉诀汇编说统》《医经溯洄集》《尚论后篇》《马氏锦囊秘录》《伤寒指掌》《医学心悟》《医经正本书》《医学入门》《嵩厓尊生书》《病机汇论》《本草纲目》《本草经疏》《本草纲目必读》《本草逢原》《医方集解》和《治疫全书》等大量医学类著作，连同前贤所考之作，计百余种。

---

[171]［清］刘奎.松峰说疫·点校说明［M］.北京：人民卫生出版社，1987：6.

而他自己在《松峰说疫》卷一《述古》按语中自称"余凡阅书，并有所见闻，关于疫者，率皆采录，久而成帙"，可见他能在疫学上独树一帜，完全是因为他时时、处处留心疫学学问的结果。此即荀子所云："积土成山，风雨兴焉；积水成渊，蛟龙生焉；积善成德，而神明自得，圣人备焉。"

如对于小儿瘟疫的防治，就颇具特色。儿科在古代又有"哑科"之称，是因为小儿不能自己将病情尽告知医生之故。而小儿患疫，或身热，或不思食，呕吐下利等，更是难与一般风寒外感、乳食之伤相区别，故《松峰说疫·小儿瘟疫》发出了"辨小儿瘟疫是极难的事"的感慨。而且瘟疫发生，有盛行之时，有不行之年，"瘟疫盛行之时，小儿如有发热等症，或可断其为疫，倘瘟疫不行之年，而小儿忽感瘟疫，于何辨之哉？"

针对这种情况，刘奎提出了小儿瘟疫诊断的两种方法。

一是排他法。风寒疟痢是小儿的常见病、多发病，与时疫皆有发热之症，医生要靠自己深厚的理论功底和丰富的临床经验，排除常见病，如此就可增大患疫的可能性。患儿虽不能言，但其乳母对小儿情况最为熟悉，故应"细问乳母，曾否突然脱衣洗浴入水、当风而寝等事，果实无感冒，方可向瘟疫上找寻"，这种排他法的诊断思维在临床上是常用的。

二是实证法。乳母虽然可能较为详尽地介绍患儿的身体状况，但也可能不等于事实，排他法只是推测了患疫的可能，还不能判定就是患上了疫病，必须靠临床表现来落实。小儿疫病，常有心神昏乱、肝风旋绕、阳明燥实等征象，故刘奎指出："又必验其有目赤便赤，舌干苔黄黑，日晡潮热，谵语斑黄，或大便秘结，或夹热下利赤胶等症，方可断其为瘟疫。"现代医疗水平较之古代已有很大的提高，小儿传染病的诊断已不困难，但《松峰说疫》中提出的两大诊断思维方法仍是颇有临床实用价值的。

刘奎通过对术语所用字词的字形的辨析，使普通语言意义和医学理论意义相结合，使概念较原有的表达方式更为清晰准确。通过辑录注释《黄帝内经》《伤寒论》等经典著作的论述，为其疫病学思想和临床实践发展提供理论依据。对药物的考证更好地说明药物功效，同时使临床用药更加精准，以保障治疗效果。对疫病发展历史的考证，加深了其对疫病学在历史变迁过程的认识。对《伤寒活人书》《景岳全书》《伤暑全书》《温疫论》《二分析义》等著作内容的辨析，确保了文献传播过程中的精准。能够详明外感内因，辨别寒热虚实同异是非，使无蒙混。正如程钟龄自序《医学心悟》所云："以造诣于精微之域，则心如明镜，笔发春花，于以拯救苍生，而药无虚发，方必有功。"

刘奎著作最显著的特点是擅长汇集各家之说，利用考据学方法，辑录注释阐发经义，考证训释医学术语，更准确地表达了医学观点。在编写体例方面，整理校勘前代著作，确保了文献传播过程中的精准，大多通过对诸家学说的评述而适当阐述己见，或引证发挥，或据理辨析，集古今诸家之所长，而成一家之说。在充分继承前人成果的基础上，发挥创新出了一套新的医学理论学说，这是中医继承与创新的一个成功案例，丰富了中医基础理论，为当今中医学的发展提供了借鉴。故其著作内容言简意赅，易于习诵，诚灵书之纂要，后学之指迷，瘟疫之秘诀，生人之厚幸。

八、承前启后，寒温融合

寒温之争不仅贯穿疫病辨治史，也贯穿整个中医学发展史。中国疫灾变化与气候变化关系密切，寒冷期往往为疫灾频繁期，温暖期往往为疫灾稀少期，气候越寒冷，疫灾越频繁，寒冷期越长，疫灾频繁期也越长。3～6 世纪的东汉魏晋南北朝寒冷期形成了第一个疫灾高峰，14～19 世纪的明清小冰期形成了第二个疫灾高峰。3000 年来，随着气候的趋干趋冷，中国疫灾频度也呈长期上升趋势[172]。而伤寒、温病两学说的产生和发展，与我国古代气候变迁有着一定的关系。

著名科学家竺可桢[173]认为，中国古代气候变迁经历了四个温暖期和四个寒冷期。春秋战国、先秦时代为气候温暖期，故《黄帝内经》首揭温病之名，汉代整理者将"今夫热病者，皆伤寒之类也"纳入其中，将所有外感热病归入伤寒麾下。自公元之初起，气候开始转寒，到 3 世纪后期，寒冷达到顶点，直到 6 世纪下半叶才开始转暖。这个寒冷期覆盖了东汉、三国、晋和南北朝时期。张仲景就是东汉人，其自序《伤寒论》曰"余宗族素多，向余二百。建安纪年以来，犹未十稔，其死亡者，三分有二，伤寒十居其七"，曹植《说疫气》云"或阖门而殪，或覆族而丧"，也印证了这次疫病的惨烈程度。回首中国历史在气候寒冷期常常伴随着饥荒、疫病、战争等灾难的发生，寒邪成为最具杀厉之气的外邪，观张仲景之《伤寒论》，桂枝汤为群方之魁，太阳病占半壁江山，扶阳思想贯穿始终。这一时期论治疫用药偏于辛温表散。故整理《伤寒论》的王叔和在《伤寒例》中言其编次目的在于"拟防世急也"。

6 世纪后气候转暖，疫病以温热为主，故隋唐时期人们较少研究伤寒，以致《千金要方》发出"江南诸师，秘仲景要方不传"的感慨。虽然唐代称《伤寒论》为众方之祖，但不独尊《伤寒论》而排斥其他诸家，而是把大量载有治疗温病方剂的《小品方》和《伤寒论》同列为医者必读之书。孙思邈（581—682）正是生活在这个时期，《备急千金要方》指出："天地有斯瘴疫，还以天地所生之物防备之。"把预防温病方剂列于伤寒章之首，列出药方 30 余首。在治疗温病的方剂中寒凉药的使用频率达 79.23%[174]，裘沛然盛赞其为"温病治法的先导者"。

在进入公元 1000 年到 1200 年的两宋时期，我国的气候又趋于寒冷，《伤寒论》又盛行，而《小品方》则于北宋末叶亡佚。孙奇、林亿等于 1069 年校订出版了宋本伤寒论，其序文即云"以为百姓之急，无急于伤寒"。此后，庞安时于 1100 年著成《伤寒总病论》，朱肱于 1107 年著成《伤寒类证活人书》，许叔微（1079—1154）于 1132 年著成《伤寒九十论》等三书，金代成无己（约 1063—1156）著成《注解伤寒论》《伤寒明理论》等。这些伤寒学名家之崛起也完全是气候寒冷、伤寒病大量长期流行所致。

---

[172] 龚胜生.中国疫灾的时空分布变迁规律 [J].地理学报，2003，（6）：870-878.

[173] 竺可桢.中国近五千年来气候变迁的初步研究 [J].中国科学，1973，（2）：168-189.

[174] 李洪涛.试论孙思邈对外感病学的贡献 [J].安徽中医学院学报，1996，15（1）：2-31.

气象学家把公元 1000 年～1200 年划分为我国五千年气候变迁的第三个寒冷期。这时的寒冷气候，促使伤寒学名家林立，异军突起，用药以辛温为重。

金元时期"寒温分论"的意识逐渐增强，刘完素认为伤寒六经传变俱是热证，提出"六气皆从火化"的观点，彻底摆脱了《伤寒论》的束缚。明清时期，吴有性从病因到治疗上将伤寒与温疫明确区分。叶桂从卫气营血，逆传心包，阐释了温病的传变规律，跳出"伏寒化温"的旧说，明确提出疫病的病因是"温邪"，"若论治法，则与伤寒大异"，表明其卫气营血辨证与仲景六经辨证在论治上有重大区别，将温病从"今夫热病者，皆伤寒之类也"的概念中解放出来，是继《伤寒论》以来，疫病史上的一个里程碑。后经薛雪、吴瑭等人的努力，湿病学派从理法方药等各个方面与伤寒划清了界限。

自伤寒与温病学派分立以来，"寒温之争"便成为历代医家绕不开的主题。随着温病学说的逐步兴盛，伤寒学说愈加受到冷落和忽视，竟至"世不知有伤寒"之境地[175]。尤其是江南一带，医家在临证中相率引用叶、吴成方，几成泛滥。清朝中后期，温病学派在学术上没有实质性的创新。与此同时，许多烈性传染病如鼠疫、霍乱等相继在我国流行，面对这些凶险异常的疫病，伤寒学派与温病学派均难以包容阐释之，遂又导致医家对六经、三焦、卫气营血等证治体系的重新审视，在寒温分立的局面中逐渐形成了寒温统一的趋势[176]。

在尊古思潮的影响下，许多勤于思考的医家对温病理论进行反思，重新考虑《黄帝内经》与张仲景《伤寒论》在辨治温病方面的作用。刘奎就是很典型的一位。《松峰说疫》不仅收录了当时颇具影响的温疫学著作，而且还荟萃了《黄帝内经》与张仲景《伤寒论》中的关于温、热、暑、疫的条文，在温疫学说的理论中，将伤寒学说与温病学说的理论融会到一起。虽然，这种做法刘奎并非第一人，但却是温疫学派中最有影响的一位，而且启发了同时代的吴鞠通和后世的王士雄。

刘奎对疫病学发展最大的影响应该是其在疫病理论的系统总结与寒温融合方面所做的工作。由于从吴有性开始的温病学家都强调伤寒与温病的区别，强调治伤寒的方法不能治温病，主张重新创建一系列的辨证论治方法。但"温病概念的泛化"彻底改变了中医对外感病的诊治思路，使外感病用药普遍偏于寒凉[177]。尤其是刘奎所处的六气大司天背景，寒疫患者增多，温疫病证减少，与其前温疫病证占据多数的现象有所差异，这样，就促使刘奎对此进行了思考，明确提出"仅读伤寒书不足以治瘟疫，不读伤寒书亦不足以治瘟疫论"，并指点了具体的阅读方法——"读伤寒书当先观阳证论"，将寒疫纳入疫病学系统，最终形成了"三疫"学说。

刘奎处在一个伤寒与温病从分立到融合的时代。非分立，则温病永远难以摆脱从属伤寒的地位，也就不会有温病学说的形成和独立发展；非融合，则中医学对外感热病的理论就不可能完整，医者无法面对临床上寒温纷纭、错综复杂的局面。故刘奎强

[175] 恽铁樵.温病明理（卷三）[M].恽铁樵医寓，1928：24-25.

[176] 秦玉龙，尚力.中医各家学说 [M].北京：中国中医药出版社，2012：303.

[177] 董正平，肖相如.外感病滥用寒凉的原因分析 [J].中华中医药杂志，2012，25（5）：1238-1240.

调温病与伤寒的不同，这主要体现在《温疫论类编》的论述中，书中对温病与伤寒辩析、辩论，不厌其烦，这是因为学术环境所需，寒温分立之初，温病学初创时期，不反复诠释其说，人们就无法理解新说；又注重伤寒、温病的融合，这在《松峰说疫》中得到较为充分的论述。

故而，刘奎在温病、疫病的理论上虽不如吴又可、叶桂、吴瑭等有重大建树，但他承前启后，对疫病、温病学做了较系统的整理和提高。他的整理经过了精心的选择，比较全面，且相对而言条理清晰、语句简洁。更重要的是，他做了温病理论寒温融合的工作。此项工作，非常符合当时社会尊经崇古的心理。由于这两点，此书得到了非常广泛的传播。同时，这种广泛的传播也使寒温融合的观点对清末及民国温病理论的发展产生了重大的影响。同样，当今对于 SARS、甲型 H1N1 流感、人感染 H7N9 禽流感、新型冠状病毒感染等疫病的治疗，若清热过于寒凉，则有冰伏其邪之虞，若发表过于湿燥，易使内热更焰，寒温统一最为合适，清热解毒之余酌加散寒祛风的荆防败毒散，辟秽化浊的藿香正气散，和解少阳的小柴胡汤不失为一种有益的探索。

与刘奎同时期的绍兴医家俞肇源也应这种大势，进行了寒温一统的研究，著《通俗伤寒论》，将伤寒与温病的辨证论治体系予以融合，即熔伤寒、温病一切感症之理法方药于一炉，合内伤杂病之辨证用药于一体。不过该书当时并未刊行，而是经过何秀山的按语、何廉臣等的增订、曹炳章的补遗缺漏和徐荣斋的重订等，使其论述更为条理透彻，显著提高了外感病的临床疗效，俞氏也被尊为绍派伤寒的创始人。

九、知常达变，最宜变通

《松峰说疫》卷四《辨用老君神明散东坡圣散子》指出：

盖四方之风土不齐，群伦之老少各异，天道之寒暄无定，南北之燥湿顿殊。人在气交之中，或偏于阳，或偏于阴，或有时而壮旺，或有时而虚怯；即一人之身，一日之际，内伤七情，外感六气，其病情之出没隐现，真有若云龙之不可方物者……吾愿世之业医者不可拘于一定之方，亦不可执其一偏之见，变动不拘，权衡有准，则于岐黄一道思过半矣。

这段论述篇幅虽然不长，但集中地反映了刘奎的疫病治疗学思想，即辨证论治，三因制宜。

《松峰说疫》卷二首先确立了疫病的治疗原则，如《治疫症最宜变通论》指出瘟疫"变化莫测，为症多端……临症施治者，最不宜忽也"。《舍病治因论》又云："而抑知瘟疫之有所因者，更非一说之所能尽也……而求其弊，以治其因也。"从而明确了瘟疫的两大治疗原则，即审因论治和辨证施治。

该卷还详细阐述了疫病治疗的方法、疫病杂症治法用药，特别是瘟疫统治八法和瘟疫六经治法，曾一度广为使用。刘奎指出疫病复杂多变，"其症则千奇百怪"，辨清邪气所在部位，"单刀直入，批隙导窾"，切中病机，随证用药。刘奎首倡瘟疫统治八法，不仅阐发了《温疫论》之下法，而且对汗、下、清、和、补五法的临床应用均阐明理、法、方、药及应用注意事项，突出辨证论治精神。

《舍病治因论》指出了瘟疫的发生原因，"盖有因食、因酒、因痰、因惊、因郁、因气、因思水不与、因饮水过多、因过服凉药、因误服温补、因服诸药错误、因信巫祝耽搁……皆当暂舍其所患之瘟，而求其弊，以治其因也"。在审因论治的同时，"再佐以治瘟疫之药始得，非全抛而舍之之谓也"，且以"瘟疫为主"，更要辨清兼证，"治兼之药佐之矣"。在治疗过程中，"必深明乎司天在泉之岁，正气客气之殊，五运六气之微，阴阳四时之异，或亢旱而燥热烦灼，或霖雨而寒湿郁蒸，或忽寒而忽暖，或倏晴而倏阴，或七情之有偏注，或六欲之有慝情，或老少强弱之异质，或富贵贫贱之殊途，细心入理，再加以望闻问切，一一详参"，且"看其人之老少虚实，病之浅深进退"，做到因时、因地、因人制宜，体现了瘟疫治疗中天人合一、辨证论治的思想，明确指出"治疫不洞悉天时，往往不效"。

人生气交之间，禀天地常气以生，感其异气以病。三因制宜，即因时、因地、因人制宜，抓住了疫病的共性与个性，充分体现了中医治病的原则性与灵巧性。对于疫病的有效治法都是根据天时地利因素与人的体质特点等综合之后提出的应对之法。《松峰说疫·运气》云："四时有非常之化，常外更有非常。四时有高下之殊，殊中又分高下。百步内晴雨不同，千里外寒暄非一。故察气候者必因诸天，察方宜者必因诸地。圆机之士，当因常以察变，因此以察彼。庶得古人未发之妙欤。"

《黄帝内经》基于天人相应的哲学观，在三因制宜与人体生理、病理、治疗、预后、养生等多方面都有所论述，初步构建了天地人三才即三因制宜的理论框架，如《素问·疏五过论》强调"天地阴阳，四时经纪……从容人事……诊必副矣"。而疫病因时、因地、因人而变的特点尤为明显，如东汉张仲景所处中原地区多伤寒，清代叶桂所居江南地区多湿热，即便是今日亦是冬春多风温、春温，夏季多暑温、暑湿。但人体对疫病的反应不尽相同。

宋代李璆、张致远《岭南卫生方》云："东坡居黄州，连岁大疫，服圣散子者皆愈。遂作序以传其方。后永嘉时疫亦然，服者不效。究其所以然，气候、世态、民情、病因皆有所变，固执古法则病不能好。"《松峰说疫》云："瘟疫之来，多因人事之相召，而天时之气运适相感也。故气机相侵，而地气又复相应，合天地人之毒气而瘟疫成焉。"疫病的发生受时令、环境、个体差异影响，故治疗要因时（综合天时）、因地（地理因素）、因人（人的体质特点）制宜。但人事悖逆则可能不同，"七情之有偏注，六欲之有慝情，或老少强弱之异质，或富贵贫贱之殊途"。三因制宜在疫病施治中的具体应用可见《温疫论类编》卷一《杂气论》，其云："欲治此等疾，先当于司天在泉、主气客气间气、六十年天时民病，以及刚柔失守、三年化疫等说中求之；而更参观天时之旱涝、岁序之丰凶、人身之虚实，仍不离本病之方；而更参以因时制宜之药，其庶几乎！"

回溯疫病的发生，常与运气时序、地域环境、个人体质有着莫大关系，即便现代西医学传染病之三要素：传染源、传播途径、易感人群，亦与中医学的三因制宜有颇多交集。历代医家有意无意间，已将三因制宜应用于疫病的治疗，随着社会经济文化由北往南的转移，疫病的流行，先秦两汉时期以北方为主，晋唐时期南方有逐渐增多的趋势，宋金元及明清时期明显以南方为重，这种变化对不同历史时期医家在治疗疫病的理法方药选择上有很大影响。李杲治疫用补中益气汤、普济消毒饮，吴有性治疫用达原饮，杨璿治疫用升降散，余霖治疫用清瘟败毒饮，各家所用方药相距甚远，却总能活人无数，皆三因制宜使然也。中国历史悠久、幅员江阔、民族众多，时象的连续性、地象的多样性、人象的差异性，使中医学在疫病的治疗上基本形成了有理论，有实践，与理法方药相融贯的三因制宜格局。

三因制宜治则最为人们津津乐道的是 20 世纪 50 年代中医药治疗石家庄、北京地区流行性乙型脑炎的实践，疫病的变异性和中医的灵活性在这场战役中充分体现。1955 年石家庄市暴发流行性乙型脑炎，用解毒、清热、填阴之法疗效显著。而 1956 年北京暴发流行性乙型脑炎，参照石家庄的经验，使用同样的理法方药，却收效甚微。蒲辅周亲临实践，具体问题具体分析，他认为 1955 年石家庄地区夏季气候炎热，乙脑属于暑热偏重型，治从寒凉清热；而 1956 年北京地区夏季多雨多湿，乙脑属于暑热夹湿型，治从通阳利湿，故较快控制了乙脑疫情[178]。同理面对各种已知或未知疫病，古今中外、东南西北之流行变异，如禽流感病毒有 16 个 H 亚型（H1-H16）和 9 个 N 亚型（N1-N9），埃博拉病毒有 5 个基因型，疫苗与抗病毒制剂永远处于被动位置。而中医能根据不同的时节结合气候、地理环境，并参照个体的禀赋差异，采取相应的治法方药，做到"法取于因，方适于因"，疗效明确，优势突显。

"三因制宜"告诉我们，在治疗疫病的过程中，不但要辨病施治，也要辨证施治；不但要针对病原体治疗，也要善于调动患者自身的抗病力；不但要重视病后治疗，更要重视病前的预防；不但要有普遍性的治疗方案，更要有个体化治疗对策；根据不同情况，灵活采取多种办法，不断提高临床疗效。

十、不为名累，辨析精湛

金无足赤，人无完人。普通人如此，医学大家也是如此。刘奎的疫病学思想是继承历代医家尤其是医学大家的成就而来的，但任何的医学大家都有自己不熟悉的领域，都有可能出现错误的观点。即使在自己最熟悉的领域，也不可能事事都完全正确，病病都完全了解。而且，普通人的错误还情有可原，若是人们熟悉并敬仰的大家出现错误，而人们沿袭不替，就有可能造成不可挽回的损失，甚至会导致患者出现意想不到的情况，或瘟疫不治，或病情加重，甚则草菅人命。刘奎在学习历代大家的过程中，深刻地认识到这一点。为此，《温疫论类编》设《正误》一卷，《松峰说疫》辟《辨疑》一卷，对历代大家的错误观点进行商榷和纠正。其《辨疑小序》披露了自己辨疑的初衷和目的：

孟子曰：尽信书则不如无书。虽于《武成》，尚为二三策，况其下焉者乎？风云月

---
[178] 蒲辅周. 参加治疗流行性乙型脑炎的一些体会 [J]. 中医杂志，1956.（10）：506-507.

露之文，以讹传讹，尚无关轻重，独至医学，治法稍有舛错，人命攸关，贻害非浅。况方书真赝混淆，实繁有结也。即属名医，后人不敢訾议，其中尚有泥于一时见解之偏执，精力之渗漏，倘习其说者，心有未安，何可一误再误，任结千载疑团牢不可破耶！但所戒者无知妄作，轻议前贤耳。若能以一知半解匡古人之不逮，以寿斯人，倘往者有知，当亦心许矣。昔吴又可《温疫论》中有正误数条，夫误者所失在人，而疑者所蓄在己。余学识疏浅焉，数正古人之误，但私心以为未稳者不能不疑也，故作文以辨之。

《孟子·尽心下》曰："尽信书，则不如无书。吾于《武成》，取二三策而已矣。"读书治学，应持怀疑态度，独立思考。然，何者为真？何者为伪？这就需要进行深入考究。可以大胆怀疑，但须小心求证。而考究的功夫，针对医学来说，既要有扎实的理论素养，又要有切实的临证经验。故此，刘奎对自己读书和临证中发现的问题，在独立思考、参证临床的基础上，进行辨析。他撰著了《辨温病阴暑》《辨夏凉冬暖不足致疾》《辨吴又可偏用大黄》《辨用老君神明散东坡圣散子》《辨赔赈散等方》《辨张景岳言瘟疫》《辨呕吐哕呃逆咳逆噫气》《辨五疫治法》《辨吴又可"疫有九传治法"中"先里后表"》《辨瘟邪止在三阳经》《辨内伤寒认作瘟疫》《辨汗无太早下无太晚》《辨郑声》和《辨褚氏春瘟夏疫》论文十四篇，合成《辨疑》一卷。

医学上的任何理论都应该是建立在深厚的临床实践基础上的。刘奎正是因其深厚的医学功底，才能对《温疫论》进行重新编次，才能对《温疫论》的一些条文提出自己独到的见解，并在实践经验中系统地总结疫病的病因、病机和治则、治法。通过对刘奎学术思想的研究，余认为学习医学知识不能只是照搬照用，要在中医理论的指导下，深入实践，再从实践中不断地重新加深对理论的认识。学习要有创新的意识，才能不断进步。这是最应该向刘奎学习的。

正因为刘奎学验俱丰，德艺双馨，刘嗣宗才会有如下评赞："其上者立德，其次则立功，其次则立言。若山人者，可谓兼而有之矣。"而《刘奎赞》一诗，则概括了刘奎一生的医学成就和特点：

一代宗师曰刘奎，文史哲医集一身。

激浊扬清说瘟疫，悬壶济世民为本。

前无古人逾其右，后有来者望项背。

巍巍松峰笔架山，千古华章惠世人。

第三章

刘奎疫病学思想体系

————

在人类文明发展的历史进程中，疫病作为一种发病急、传染性强、传变快、致死率高的疾病，始终伴随人类的成长。每次疫病的发生和流行，都会对人类造成巨大的伤痛和难以估量的损失。它不但给人们的身体健康带来严重的威胁，也使人们产生极大的恐慌心理，对正常的社会秩序造成严重的冲击。疫病不是单纯的公共卫生问题，而是和政治、经济、日常生活密切联系的重大社会问题。在巨大破坏性的疫灾冲击下，人与社会激发出了巨大的创造力，不断织密疫病的防护网。两千多年来，每逢疫灾大规模流行，政府、民间积极应对，推动了国家公共卫生体系的建立、政府防疫制度的完善、民间防疫习俗的形成、公众卫生意识的养成以及中医疫病学的产生和发展。

在与疫病的斗争过程中，我国古代医家通过不断的实践和探索，对疫病的病因病机、发病传变和预防治疗上都积累了丰富的经验，形成了独特的思想体系，具体的防疫方法也十分丰富。科学的理论包含概念和解释两个要素，科学的主要功能是解释，是系统地解释各种现象和行为的学问。可见，对中医疫病概念进行研究，明确疫病概念统一的语言符号载体形式，并且运用现代诠释学方法对疫病概念进行解释，阐明疫病的特征、疫病发病机制和干预措施，形成专业术语统一、概念内涵清楚、理论层次明确、表述严谨的中医疫病理论是一个十分重要的课题。刘奎，早在清代就开始了这种尝试，并建立起了自己独特的理论体系。

第一节　中华文明应对疫灾概说

人从生到死是一个不可逆的过程，在这个过程中，生命顽强地与死亡进行着永不停息的斗争。从发生学角度讲，微生物比人类出现得更早。可以说，人类自诞生伊始，就面临着瘟疫的侵袭和折磨。有关研究表明，古人类化石就有梅毒、寄生虫病的痕迹，早在1万年前，天花病毒就出现在地球上。我国早在约170万年至50万年前，由于火的使用，已终止了茹毛饮血的生活，懂得了食用熟食，从而大大减少了传染病的流行。

在距今 1 万年左右，中华大地开始出现农耕生产模式，在历经约 5000 年的发展壮大后，农耕文明日益成熟，美国生理学家戴蒙德在《枪支、细菌、钢铁：人类社会各种命运》一书中说，人类传染病的病毒与细菌是农耕社会家畜家禽与家禽饲养业的产物。距今 5000 年前的中国区域范围之内出现了一系列的重要聚落，在众多的考古聚落中，也留下了"瘟疫与人"的历史记忆。正如威廉·麦克尼尔所云："人传人的'文明'型的传染病确立的时间，不太可能早于公元前 3000 年。而一旦它们真正行动起来，不同的疫病就在亚欧大陆不同的文明社会中确立下来了。"

一、古代中国是瘟疫多发的重灾区

中华民族是一个经历过艰难困苦的民族，古代中国是瘟疫多发的重灾区。《左传》曰："天灾流行，国家代有。"病原体与人类同进化，疫灾与人类相始终。夏朝是我国历史上的第一个朝代，《韩非子·五蠹》说当时"人民少而禽兽众，人民不胜禽兽虫蛇""民食果蓏蚌蛤，腥臊恶臭，而伤害腹胃，民多疾病"。其传染病主要是胃肠疾病，也可能有疟疾等其他传染病，但由于人口稀少，又多散居，发生大规模的疫灾并不可能。

在三千多年前的殷商时代，就已经有了明确的相关文字记载。现在人们能够辨认的最早文字——甲骨文，就有了古代先民对"疒""疫""疠"等的认识。在安阳殷墟，共发现 15 万余片甲骨，其中 323 片有卜病内容，已释读出疾病 20 多种，其中已有专称的疾病应是当时的主要流行性疾病，经考证后认为可能是殷人通过占卜来判断瘟疫的严重程度。其中，"疾年"的记载，肯定是指疫病流行。《甲骨文字典·殳部》载："役，用为疫。'甲子卜贞疒役不延''丙子卜古贞御役'。"表明殷商已流行过疫病。但当时全国人口约 536 万，每平方千米只有 1～2 人，不具备大规模传染病流行的媒介条件。传染病暴发一般发生在人口集中劳役的场所，如奴隶作坊，故甲骨文中"疫"有时又作"役"，两字互用，《释名》也说"疫，役也"，"疫"字实际上是"疒"和"役"两字合写的简化。因此有人认为，盘庚迁殷可能与疟疾肆虐有关。自商汤王灭夏桀后，商的都城曾经迁徙过多次，直到盘庚将都城从奄（今山东曲阜）迁至殷（今河南安阳）后才固定下来。关于迁徙的原因，《尚书·盘庚》明确指出是"殷降大虐"，"虐"通"疟"，即经常性的疟疾流行可能是盘庚迁殷的根本原因。

与殷商相比，随着青铜工具的进步，西周人口增多，人际交往频繁，城市有了较大发展，局部疫病流行的机会也就相对增多了。西周末期，关中地区自然灾害频发，如记述周幽王（公元前 781—前 771）时期的《诗经·小雅·节南山》曰"天方荐瘥，丧乱弘多"，郑玄注云："天气方今又重以疫病，长幼相乱而死，丧甚大多也。"《诗经·大雅·召旻》亦曰"旻天疾威，天笃降丧；瘨我饥馑，民卒流亡"，所记也是疫灾的流行。《召旻》还谈到这次疫灾的形成原因，如云"如彼岁旱，草不溃茂""池之竭矣，不云自频；泉之竭矣，不云自中"，指出这次疫灾是由大旱所致饥馑引起的。干旱还导致关中北部逐水草而居的游牧民族"犬戎"南下。公元前 771 年，"犬戎"攻入镐京，幽王出奔骊山而死，西周覆亡。大旱之后的疫灾是西周国破人亡的主要原因。

公元前 770 年，周平王迁都洛邑，进入干戈相攘、华夏与夷狄交争的春秋战国时期。"春秋之时，败绩之军，死者蔽草，尸且万数；饥馑之岁，饿者满道，温气疫疠，千户灭门"[179]，战国之世，诸侯"争于攻取，兵革更起，城邑数屠，因以饥馑疾疫焦苦，臣主共忧患"。时人墨子亲见了瘟疫所造成的不幸，其云："今岁有疠疫，万民多有勤苦冻馁、转死沟壑中者，既已众矣。"（《墨子·兼爱下》）可见，春秋战国时期是一个疫灾较多的时期。但是，由于当时文化欠发达，各国史官又有"外灾不书"（《春秋公羊传·庄公二十年》）的习惯，有关疫灾的记载并不多。

龚胜生[180]将灾害研究的方法运用到疫灾研究，首先创立了疫灾年份、疫灾指数和疫灾频度等概念。其确定"疫灾年份"的方法是：不论疫灾流行的时间和强度，只要某年有一个县域或一支军队有疫灾流行，则确定该年为疫灾之年；"疫灾指数"是指在一定空间范围内连续十年中发生疫灾的年数；"疫灾频度"是指某一时段内（如世纪、朝代等）发生疫灾的年数与该时段历经年数的百分比。对于有确切地域记载的疫灾，则根据当时行政区划确定其疫灾范围；在一定历史时期内疫灾频度相对最高的地区确定了疫灾重心区域。基本确立了了解灾情的三要素：灾时、灾域、灾况。

在这些要素中，历史文献对灾时的记载是最为确切可信的。然殷商甲骨文中虽已有疫灾记录，但无法确定其具体的疫灾年份。在有确切疫灾年份记载的春秋至清朝（公元前 770～公元 1911 年）的 2682 年中，共有疫灾之年 669 年，平均疫灾频度 25.0%，即平均每 4 年就有一年发生疫灾，疫灾是古代中华民族的重大灾难之一。

二、古代中国应对疫病的总体思想

中华民族是一个善于总结的民族，在这并不多见的记载中，透露出了先秦时期瘟疫的频发和古代先民应对的策略。人类最初由于认识世界的能力有限，对于疫病等灾祸的发生还不能正确认识，只能推测疫是由鬼神作祟产生的，如《释名》云："疫，役也，言有鬼行疫也。"而能够采取的防疫措施也多局限于祈祷、巫祝等"取媚神祇"的方式。早在西周时期，便开始流传一种被称为"傩"的仪式，人们通过特定的舞蹈动作表演，驱除带来疫病的鬼。《诗经》云："凡民有丧，匍匐救之。"中国历代十分重视疫灾的救治，有"伐乱、伐疾、弋疫，武之顺也"之称。政府机构专设巫祝、祷告人员，如司务、大祝，负责禳除疠疫。如《周官》设有"方相氏，掌蒙熊皮，黄金四目，玄衣朱裳，执戈扬盾，帅百隶而时傩，以索室驱疫"。郑玄注："冒熊皮者，以惊驱疫疠之鬼，如今魁头也。时傩，四时作方相氏以傩却凶恶也。"《论语·乡党》云："乡人傩，朝服而立于阼阶。"何晏《集解》引孔安国曰："傩，驱逐疫鬼。"邢昺云："难，索室驱逐疫鬼也。"难，与"傩"同。驱，读作"驱"。这是我国古代设有专人定时化装为惊怖可畏之形以搜逐室内疫鬼，而冀免于疫病。其法虽显荒唐，然在两三千年前的我

---

[179] [汉] 王充. 论衡：卷二·命义 [M]. 上海：上海人民出版社，1955：64.

[180] 龚胜生. 中国疫灾的时空分布变迁规律 [J]. 地理学报，2003，（6）：870-878.

国周代产生的防疫思想则是非常可贵的。《山海经》曰："有兽焉……见则天下大疫。"《玉函山房辑佚书》卷五四《乐纬叶图徵》中载有五种"凤鸟"（凤凰之属），其中一种"鸠喙圆目"者，只要一出现，瘟疫立刻随之而来。

中国文化认为众生是一体的，疫病恰恰从死亡的意义上，证实了众生的一体性。不仅是人类，一切生灵，若胎生、若卵生、若湿生、若化生，若有想、若无想、若非有想、若非无想等，都是一体的。众生一体有别，平平等等。疫病是自然界在发展变化过程中本然存在的一种现象，是自然界维护其动态平衡状态的一种自行调节方式，人类无法也没有必要杜绝疫病的产生和存在。从灾害本质看，疫灾是传染病大规模流行所致的疾病灾害。从灾害成因看，疫灾是病原体侵袭人体引起的生物灾害。病原体，无论是微生物还是寄生虫，都是生命有机体，也具有"物竞天择，适者生存"的生物特性。从灾害影响看，疫灾是人类灾害链网中的顶级灾害，直接威胁着处于生物链网顶端的人类的健康与生命安全。从灾害历史看，疫灾是与人类共始终的永恒灾害。生命具有不断进化的特质，病原体也是如此。人类好不容易征服一种疫病，但随时又会产生新的更难征服的疫病。病原体与人类同进化，疫灾与人类相始终。《温热暑疫全书》云："人秉天地之气以生，亦感天地之气以病。盖气有正邪，得其正则生长收藏以资之，得其邪则而疵疠灾渗以侵之。夫天地之邪气，天地之病也。天地病而受其气者，安得不病？"

唐代药王孙思邈阐述了中华民族对疫病的发生及应对疫病的根本认识，《千金要方》卷九《伤寒方上·伤寒例第一（论三首）》[181] 云：

《易》称天地变化，各正性命，然则变化之迹无方，性命之功难测，故有炎凉寒懊风雨晦冥，水旱妖灾、虫蝗怪异，四时八节种种施化不同，七十二候日月营运各别，终其暑度，方得成年，是谓岁功毕矣。天地尚且如然，在人安可无事？故人生天地之间，命有遭际，时有否泰，吉凶悔吝，苦乐安危，喜怒爱憎，存亡忧畏，关心之虑，日有千条，谋身之道，时生万计，乃度一日。是故天无一岁不寒暑，人无一日不忧喜，故有天行温疫病者，即天地变化之一气也，斯盖造化必然之理，不得无之。故圣人虽有补天立极之德，而不能废之。虽不能废之，而能以道御之。其次有贤人善于摄生，能知撙节，与时推移，亦得保全。天地有斯瘴疠，还以天地所生之物以防备之，命曰知方，则病无所侵矣。然此病也，俗人谓之横病，多不解治，皆云日满自瘥，以此致枉者，天下大半。凡始觉不佳，即须救疗，迄至于病愈，汤食竞进，折其毒势，自然而瘥，必不可令病气自在恣意攻人，拱手待毙，斯为误矣。

人为万物之灵，生命最宝贵。而在疫灾面前，其治疗是送走瘟神、瘟邪（病毒），而非杀死病毒，取共活的态度。中医学的伟大之处就在于它始终谋求和探索与万事万物（包括西方所言的病毒）的共存之道。它没有把目光聚焦在小小的必须用显微镜或更精密的仪器才能认知的所谓"病毒"上，而是更宏观地从生命和环境统一观、生命活动的动态观看待宇宙万物。

---

[181] [唐] 孙思邈. 备急千金要方 [M] .// 曹洪欣，等. 温病大成·第六部 [M] . 福州：福建科学技术出版社，2008：78-79.

　　首先，中医学的理念不强调对抗，而是调整人体的自组织能力或者说自康复能力，让机体自组织能力去抗疫杀敌。因为人从出生到死，一直生活在各种各样数不清的细菌、病毒的包围中，人并不是靠每天吃药杀死病毒、细菌才活下来的，而是人体自身有消灭入侵者的能力。如果感染上了疾病，一定是生理状况出现了偏差，降低了消灭入侵者的能力。因此，对病原体的认识并不是最重要的，重要的是根据病原体进入人体后邪气与正气斗争所表现的证候进行辨证论治。药物的作用只是助人体正气一臂之力，消灭病毒细菌等，是生理机能恢复正常后由人体自身机能自行进行的，这也就是几千年来中医没有细菌学却能治疗传染病的原因。科技部中医药战略地位课题组成员林中鹏教授对此通俗地解释说："人体基因有 3 亿多条，SARS 病毒目前可知的只有上万个，这些基因自身产生的抗体，足以摧毁病毒。"

　　其次，中医对疫病产生的认识也不同于西方医学单纯的病原微生物研究，而是从生态大系统出发对疫病流行的时间、气象规律进行探讨和总结。在中医学看来，新兴病原微生物的出现是人类扰乱了其原有巢穴的结果。比如，艾滋病毒已存在了数百年，是人类社会环境的变化，才使得它得以猖獗。三千年来，被医家奉为经典的《黄帝内经》用了很大的篇幅，讲述着一个令人惊奇的、神秘而复杂的理论——五运六气学说。它是世界历史上最早的天文气象医学、疫病预测学。它认为天文、地理、气象、节候等自然生态环境变化有一定的规律，而且会影响人体生命，造成疾病，并告诉医生如何认识、利用这些规律预防和治愈疾病。"五运六气的总思想是天气决定地气，天地合气又决定人的健康和疾病特征。"这是中医理论中最为玄妙的部分，许多研究者认为它是有关灾变的时空预测学，而这种关于灾变产生的时空预测学正逐渐引起世界的关注。中医一直强调自然界的气化异常，会导致微生物间的生克规律的混乱，失去相对稳定性，最终导致疫病暴发流行。

　　中华民族是一个不断创造和创新的民族，一般的疾病基本上只与患者及其亲属有直接相关，疫灾一旦发生，就关乎整个社会。尽管不是所有疫灾的发生都会引起上至朝廷、下至病家的社会各界的关注和防疫，但总体来说，社会各界都或多或少地对疫灾的防控作出贡献[182]。疫情作为一直以来贯穿人们生活中的问题，古代疫情一旦发生，其死亡率往往很高，而长久持续下去，产生的连带反应甚至会成为影响王朝存亡的一个主要因素。所以历朝历代都特别重视对于疫情的处理和疫灾的防治。早在三千年前，中国就有了治理疫病的国家文明，《周礼》叫"大札"，其制度安排是一旦发生疫情，国家即动用军队封闭疫区，然后国医（太医）带领民医进入疫区辨证、施药。疫情过后，国家对疫区施行六项政策，即移民、通财、舍禁、驰力、薄征、缓刑。这是大司徒的职责之一。《史记》中记载了公元前 243 年秦始皇嬴政治天下疫，持续四年之久。随着时间的推移，治理疫情的手段也越来越完善，到了清代应对疫情从救治工作到善后工作已经有了一套系统化的完整流程。明末清初吴有性创立了疫病学，清朝国

[182] 翟磊. 清代山东疫灾的时空分布及其社会影响与反馈 [D]. 华中师范大学，2001：56.

医叶天士发展为温病学，治疗瘟疫的方剂得以定型。中国古代十分重视疫灾的防治，有 3000 多年的疫灾记录史，形成了世界上最长的疫灾时间序列。从 SARS 到新型冠状病毒感染，我们的国家继承了这个优秀文明传统。只不过从治疗上，我们侧重了现代科学医疗技术，中医药学尚未充分发挥出其应有的防治作用。

三、古代中国对疫灾的历史记录

　　中华民族是一个崇尚史学、喜欢记录的民族。古人在不断遭受疫灾痛苦的同时，也不断记录着疫灾以警示后人，形成了世界上最为系统的疫灾记录，保存了长久的疫灾序列，留下了丰富的疫灾史料。中国有 3000 多年的疫灾记录史，疫灾史料汗牛充栋。中国古代疫灾记录系统大体可以分为四个子系统。一是正史记录系统。正史是最具系统性和权威性的典籍，我国的 26 部正史均为纪传体史书，其内容包括纪、传、志、表四个部分，纪、传、志中都有疫灾史料分布，但以《五行志》记录疫灾最系统。二是方志记录系统。方志专记一个区域的地理、历史、文化、经济、人物、灾害等，上及天文，下及地理，中及人事，有"区域百科全书"之称，可补正史之缺。明清两代，方志鼎盛，竺可桢先生据以研究历史气候变迁，曾以"方志时期"命名。方志对疫灾的记录，以明代弘治以后修纂者为普遍。如诸城一县的地方志，有明代万历、清代康熙、乾隆年间纂修的各《诸城县志》，道光年间《诸城县续志》，光绪年间《增修诸城县志》，清代光绪年间和民国年间的《诸城县乡土志》，其中既有疫灾的详细描写，又不乏疫灾防治人员及措施的记录。三是档案实录系统。明清文献中，史料价值最高者莫过档案与实录。档案多是官吏反映地方民情和官员治绩的奏折与题本，实录大多取材于档案，文字简练精当。档案和实录中都包含可信度高、记录详细的疫灾史料。可惜这些档案存世不多，系统整理者更少，远远没有发挥出其应有的作用。四是其他记录系统。如政书、类书、个人文集、笔记小说和医书医案等，都有许多疫灾记录。

　　对疫灾史料的整理，最早可追溯到北宋李昉主编的《太平御览·疾病部五·疫疠》，该书摘录了汉魏时期的一些疫灾史料；其后是清代陈梦雷主编的《古今图书集成·历象汇编·庶征典·疫灾部》，该书对康熙朝以前的疫灾史料进行了系统整理；现代则有《二十六史医学史料汇编》，对正史中的疫灾史料进行了全面辑录，可惜不是疫灾专辑。而华中师范大学城市与环境科学学院龚胜生教授编著的《中国三千年疫灾史料汇编》五卷[183]，堪称历代疫灾资料的集大成者。全书共计 280 万字，史料丰富翔实，除正史、档案、实录和文集中的疫灾史料外，更是广泛搜罗了古今 1 万多种地方志和近代报刊中的疫灾史料。全书以编年体方式排列自西周末以来至中华人民共和国成立期间有确切年份的疫灾事件，每一次的疫灾史料尽可能保持原文风格，同时尽可能摘录疫时、疫域、疫因、疫果、疫情和疫种等信息。明清方志记述的汉唐时期的疫灾事件，

[183] 龚胜生.中国三千年疫灾史料汇编［M］.济南：齐鲁书社，2019，12.

大多来自正史中的记载，如有与正史不符者，则加"按语"予以说明。不同史料记载同一疫灾事件时，如有疫灾发生月份或季节上的出入，则一并摘录。各疫灾年份根据当时行政区划，以县为单元排列。另外，张志斌的《中国古代疫病流行年表》、张剑光的《三千年疫情》、陈高佣的《中国历代天灾人祸表》、中国社会科学院历史所的《中国历代自然灾害及历代盛世农业政策资料》、宋正海的《中国古代重大自然灾害与异常年表总集》、邓拓的《中国救荒史》、李国祥和杨昶的《明实录类纂·自然灾异卷》、袁林的《西北灾荒史》等一些重要灾害史料汇编也包含大量的疫灾史资料。

四、古代中国应对疫灾的赓续创新

中华民族是一个传承赓续的民族。疫灾的发生和流行关系到国家的繁荣，民族的兴亡，因此世界许多国家都把对疫灾的研究和防治作为永恒的主题，但结果却是十分迥异。正由于中国自古就建立了治理疫灾的文明体制，所以，历史上少有像西方一样由于瘟疫恐慌而带来的恶臬。这在西方历史上，曾经上演过多次。在西方教会介入瘟疫治疗之前，西方的文明体制中，就没有对付瘟疫的国家机制。现代政府体制才逐渐产生了瘟疫防控机制，至今也不完备。如果阅读《十日谈》，就可以对西方人躲避瘟疫的情状有所了解，也可以理解为何现代科学和医学高度发达的当今西方世界在疫情防控方面却远不如东方世界。

古人十分重视顺应时节预防疫灾，还注意到疫灾与公共卫生之间的关系，重视环境治理以切断传染源。虽然我国古代先民一直没有建立如现代传染病学一样的防控体系，没有发现西医学所谓的病毒、细菌等病原微生物，但最终的防控效果似乎仍然优于西医学。

在我国历史上，由于疫疠时常肆虐，危害我国人民，我们智慧勇敢的祖先与疫疠展开了针锋相对的斗争。在与疫疠的长期斗争中发现了许多疫情发生发展的规律，并创造了许多防止疫疠传染的有效方法，形成了一整套温病学和疫病学理论和临床体系，成为防控疫灾的最为有力和最为有效的强大武器。

综上所述，我国的防疫措施发展历程可以简略地概括为从对疫病一无所知的朦胧状态，到注重疫病发生前的卫生清洁和疫病发生时采取防疫应对措施，并逐步开始推行医学普及与救助等辅助性的社会措施。通过对中国古代防疫措施的探析，可以发现"预防思想"是一直贯穿我国防疫措施之中的指导思想，并在全社会的共同努力下发挥着作用。随着社会的进步和医疗技术水平的提高，防疫措施越来越贴近人们的生活，变得简便而有效，并逐步朝着科学化方向迈进，而且，防疫水平的提高，也间接拉动了整个社会的进步。由此看来，即便在科技与经济水平较高的现代社会，提早预防疫病，注重防疫体系的建设，才能使整个社会的发展有备无患。尤其在细菌、病毒肆虐和旱涝、地震等自然灾害频发的今天，加强对日常生活中卫生行为的重视，在灾情或疫情发生后，及早地采取控制传播媒介、研发疫苗等有效防疫措施，对于人类生命的延续和发展至关重要。

总之，中国的"天人合一"之学相信有一种普遍存在的宇宙法则统一支配着天体的运行、季节的变化、人间事物及人体生命。只有二三百年历史的西医学，目前还难以全面评价及认识具有几千年历史渊源的中医文化。但无论如何，近百年来中医学面对西方医学的强大攻势一直处于衰落的低谷，因此，它以岁气、地气、邪气、正气的消长互动为原理的中医瘟疫理论还有待于进一步的挖掘。

第二节　刘奎疫病学思想

疫病，是外感病中区别于伤寒和一般温热病的一类疾病。疫病理论的形成，源于《黄帝内经》《难经》。《素问·刺法论》曰："五疫之至，皆相染易。"即指出了疫病具有传染性、流行性的特点。随着温病学说的发展，古代医家对疫病的认识也进一步深化。我国医学史上记载了数百次大的疫病流行，历代医书上也有大量辟疫、治疫方，说明古代医者曾努力于疫病的防治工作。明代吴又可《温疫论》对温疫之论治，"独辟鸿蒙，犹如揭日月于中天"，在医界产生了巨大影响，先后有《广瘟疫论》《伤寒温疫条辨》《松峰说疫》《疫疹一得》等温疫专著问世。

刘奎是清代疫病学大家，所撰《温疫论类编》《松峰说疫》继承了吴又可《温疫论》病因与发病认识，强调治疫当先明辨瘟疫之名义，明确了瘟疫分类，创温疫、寒疫、杂疫"三疫"学说，规范了疫病理论，建立了中医疫病学框架；遵张仲景《伤寒论》六经辨治，阐述"瘟疫六经治法"，突出辨证论治精神；总结"瘟疫统治八法"，寒凉解毒为先。其著成了《温疫论类编》《松峰说疫》两部温疫学专著，为中医疫病理论的丰富和发展作出重要贡献，被誉为温疫病学的集大成者。

一、明辨温疫名义

《论语·子路》曰："名不正则言不顺，言不顺则事不成。"名正言顺，是对疫病学研究的基本前提。因为只有概念的明确，才能更好地从命名上突出疫病的基本特征主线，更好地指导临床防治。概念是人们认识事物本质特征的思维结晶，是理论创新的基础。凡治学尤当辨明名实，名实明则义理自得。"名者实之宾"，初学者必先弄懂各种"名词"的含义，重要的是循名以责其实，不可为"名"所惑，对辞旨意蕴钩玄索隐，勘谬正误。故周岩在《六气感证要义》中强调"治病须先识病名"。病名概念是人们对疾病本质认识的反映。《素问·六节藏象论》曰："气合而有形，因变以正名。"明代张景岳言："凡诊诸病，必先宜正名。"清代徐灵胎在《兰台轨范》中云："欲治病者，必先识病之名，能识病之名而后求病之所由生，原其所由生，又当辨其生之因各不同，而病症所由异，然后考虑其治之法，一病必有主方，一病必有主药。"田宗汉在《医寄伏阴论》中云"治病必先正名，则立方有准，头头是道""治病必先辨名，识得病名，而后可以究病因，察病状，则立方用药，自有把柄，虽千变万化，却有一定不移之法"。

人类认识疫病也是从它的命名开始的，对疫病病名概念的正确理解是掌握疫病理论的前提，在疫病理论实践与研究中起着不可替代的作用。疫病概念的发展与温疫学说、温病学说的形成和完善息息相关，是历代医家根据当时的疫病发病情况不断总结、完善才逐步形成、发展起来的。但古代医籍中疫病、温病病名纷繁复杂、概念模糊，使人们难以掌握其内涵，制约了中医药防治疫病优势的发挥，因此全面整理和研究疫病病名的源流及概念，有利于疫病理论的丰富完善，特别是对发挥中医药防治新发传染性疾病的优势具有十分重要的现实意义。

但"上古文辞简易，详于辨证，而不详于立名，欲人从证上细辨，则不必名上区别"，如戴天章在《广瘟疫论》中云："瘟疫一证，历代明哲，具有成方。如仲景有大青龙汤、阳旦汤、越婢汤、黄芩汤、白虎汤、大小柴胡汤、三承气汤、麻黄升麻汤诸条，列瘟疫之见证，为汗法、下法、和法、双解法，轻重深浅，纤毫备具。特散见于诸经条中，而未尝直指其名为瘟疫，非不欲明言也。其书本伤寒立论，而互为区别之书，非专论瘟疫之书。"故造成伤寒、温病名义上的混乱，其后"河间有《宣明五气论》，则论瘟疫较详，立法更备，如桂苓甘露饮、黄连解毒汤、三己效方、凉膈散、人参石膏汤、双解散，诸方皆是，而亦未正其名，易老东垣，大羌活汤、九味羌活汤，立方更备，而亦无专书，无特名"[184]。

老子在《道德经》开篇即云："无名，万物之始；有名，万物之母。"人类首先接触到具体的疫病，对其有了一定认识，然后才能为其命名。由于不同时代的医家所处社会文化环境不同、师传知识各异、文化底蕴参差、探究角度不一、所遇疫病有别，故其名繁杂，众说纷纭。自张仲景《伤寒杂病论》面世后，伤寒成为外感热病的总称，温病一直未能从仲景伤寒学说中独立出来，宋代郭雍《伤寒补亡论》即云："伤寒以仲景论故存得详备，时行瘟疫以无仲景治法，故后世之说不得同。"元末明初医家王履在《医经溯洄集》中明确指出了伤寒与温病异名异类，其云："且如伤寒，此以病因而为病名者也；温病、热病，此以天时与病形而为病名者也……夫惟世以温病热病混称伤寒。故每执寒字，以求浮紧之脉，以用温热之药。若此者，因名乱实，而戕人之生，名其可不正乎？"始从概念、发病机制和治则上将温病与伤寒进行了区分，提出了"脱却伤寒，辨证温病"的原则等，主张"凡温病，若无重感，表证虽间见，而里病为多……法当清里热为主，而解表兼之，亦有治里而表自解者"[185]。此后，吴又可在《温疫论》中对其进行了辨析，才最终使温病学说从伤寒学说中独立出来而得以快速发展。"凡病先有病因，方有病证，因证相参，然后始有病名，稽之以脉，而后可以言治"。

刘奎《松峰说疫》卷二《论治》首篇即为《瘟疫名义论》，专门论述了瘟疫之名义，继承了吴又可关于"温""瘟"无别的主张，他认为"温、瘟为一病"，后人加以"疒"字，变"温"为"瘟"，是就其病之名目而言。至于瘟、热、温的异处，瘟为热之始，热乃温之终，始终属热证，"瘟疫"与"温疫"两名之意实为相同，即"瘟疫者

[184]［清］戴天章.广瘟疫论［M］.福州：福建科学技术出版社：153.

[185]［元］王履.医经溯洄集［M］.福州：福建科学技术出版社，2008：286-287.

不过疫中之一症耳，始终感温热之疠气而发"。《温疫论类编·伤寒与瘟疫不同论》云："伤寒者为寒所伤，瘟疫者为瘟所役。味其名义，原自不同。诸医书讲究总混乱不清，得此论，可谓瘟疫门中金绳宝筏矣。"《温疫论类编·阴证世间罕有论》又云："至于瘟疫俱系热证，疫分寒、瘟则可，若言瘟疫有阴证，是犹之于伤热中求阴证矣，有是理乎？"总之，《松峰说疫》将"瘟疫"视为疫病的一种，其受病之由与伤寒迥异，因感受温热之毒疠气从外界而来，等同于当今主流学界"温疫"之范畴。

二、首创"三疫"学说

古代文献记载中涉及的疫病病名有很多，如疫、疠、瘟、瘟疫、时行、天行、时疫、疫气、疫病、痧症等，所包括的疫病病种亦非常广，有天花、瘴疟、霍乱、鼠疫、痨瘵、痢疾、大头瘟、痘、疹、烂喉痧、吊脚痧和杨梅疮等，不一而足。为对疫病进行规范，古人开始对疫病进行了分类的探讨。

《黄帝内经》把疫病定名为疫、疠。如《素问·六元正纪大论》云："疠大至，民善暴死。"《素问·热论篇》云："今夫热病者，皆伤寒之类也。"可以看出，在《黄帝内经》时代，疫病有疫、疠、热病（伤寒）等概念。作为疫病而言，强调的是一类具有传染性的疾病；而称为"疠"者，是指具有强烈传染性、死亡率高的疾病，其性质属于温热性质；而所谓热病（伤寒）则是指具有温热性质的传染性疾病。受此影响，后世诸多医家将具有温热性质的疫病称为"伤寒"。《素问·刺法论》中将疫病又具体分为五种，即"五疫"，"五疫之至，皆相染易，无问大小，病状相似"。分别以五行中的金、木、水、火、土进行命名，这是以五行为基础的六气分类法。后世医家对五行分类疫病少有阐发，该命名方法未得到进一步发展。

到了汉代，疫病的概念在整体上没有脱离传染性疾病的内涵，但在性质上出现了一些分化。《伤寒论》以传染性强弱对伤寒、温病的疫病进行再定义，较《黄帝内经》更进一步。纵观其所列方证，以温热药物居多，说明医圣张仲景已认识到疫病既有温热性质的一类，也存在寒性的一类。

自晋代起，疫病的名称和病种逐渐丰富，除称热病、伤寒、温病之外，还有时气、疫疠等名称。王叔和在《伤寒论·伤寒例》中云"从春分以后，至秋分节前，天有暴寒者，皆为时行寒疫也"，"阳脉濡弱，阴脉弦紧者，更遇温气，变为温疫"，此可视为最早将疫病分为温疫与寒疫之描述。葛洪在《肘后备急方》中言："伤寒、时行、温疫，三名同一种耳，而源本小异，其冬月伤于寒，或疾行力作，汗出得风冷。至夏发，名为伤寒。其冬月不甚寒，多暖气及西风，使人骨节缓堕受病，至春发，名为时行。其年岁中有疠气兼夹鬼毒相注，名为温病。如此诊候相似，又贵胜雅言，总名伤寒，世俗因号为时行。"而《诸病源候论》中"热病""伤寒"的论述，说明疫病根据疫戾之气的寒热性质，分为温热性质的疫病和寒性的疫病。

唐代孙思邈在《千金要方》中用两种方式对疫病进行了分类的尝试。首先根据季节与脏腑之间的对应关系，在《黄帝内经》"五疫"的基础上，将疫病分为青筋牵、赤脉撅、黄肉随、白气狸和黑骨温五种。其次，在卷九《伤寒上·辟温第二》又提出五脏腑温病阴阳毒，即肝、心、脾、肺、肾腑脏温病阴阳毒。但各种疫病的病名、病机、症状、治法，分散于不同卷目中，读者实难将其连贯，因此也就难以用于临床。宋代庞安时在《伤寒总病论》中对这五种温毒病进行了系统整理归纳，指出："四时自受乖气，而成脏腑阴阳温毒者，则春有青筋牵，夏有赤脉撅，秋有白气狸，冬有黑骨温，四季有黄肉随，治亦别有法。"但刘奎对此颇有微词，《松峰说疫》卷四有《辨五疫治法》一篇，对之详加辨析：

庞氏云：春三月行青筋牵病，夏三月行赤脉撅病，秋三月行白气狸病，冬三月行黑骨瘟病。四季月各余十八日，土王用事，行黄肉随病。后人又以木、火、金、水、土五疫配之，治各有定法。其中止有所谓"五疫乃天地之疠气，人中之则各随其脏气以为病"之说，尚属近理。如所谓青筋牵等名色，矜奇立异，无益症治。

《太平圣惠方》有以六气分类的趋势，至《三因极一病证方论》分类最为全面。陈无择一方面继承了前人的寒疫、温疫分类和庞安时的四时脏腑阴阳毒分类，一方面又提出根据病因来分类，受不正之气者，除寒疫、温疫之外，尚有风疫、湿疫、燥疫、热疫；感受恶气等者，有狱温、伤温、墓温、庙温、社温、山温、海温、家温、灶温、岁温、天温、地温等。元代危亦林《世医得效方》明确其为风、寒、湿、温、燥五邪疫分类法。此后，除张从正亦主张根据风、暑、湿、火/热、燥、寒对邪气及病证进行分类外，多数医家则以寒温两分，并致力于倡导勿以治伤寒法治温疫，至此疫病总的分类明确而概括。

明代医家对疫病分类继续讨论。如龚信《古今医鉴》根据季节的不同将瘟疫分为四种，"冬应寒而反温，春发温疫……春应温而反凉，夏发燥疫……夏应热而反寒，秋发寒疫……秋应凉而反淫雨，冬发湿疫"。王肯堂在《证治准绳》中则载有温疟、风温、温毒、瘟疫、湿温等，认为冬有伤寒、春发温病、夏伤于暑、秋必病疟。张鹤腾在《伤暑全书》中云："夏月亦有病凉者，偶遇暴风怒雨，不及加衣，或夜失覆，或路行冒犯，皆能为凉证，此非其时有其气，谓之寒疫。"这较巢元方更为清晰地将疫病分为温疫和寒疫。明末清初吴有性《温疫论》将疫病根据其发病症状而命名，如大头瘟、瓜瓤瘟、蛤蟆瘟、捻颈瘟、杨梅瘟、疙瘩瘟、绞肠瘟和软脚瘟等。清初张璐《张氏医通》将温疫命名为"臭毒番沙"。清代郭志邃《痧胀玉衡》将瘟与痧证并列，出现瘟痧并存的病名，如刺螯瘟痧、蚍蜉瘟痧等。

从明代至清代，随着人们对温病认识的不断深入，温病概念逐渐明晰，其内涵也不断扩大，与其有关的病证不断增多，甚至出现病证间混乱的局面。鉴于此，许多医家开始按不同的方式对温病进行分类，主要有以下几种分类方式：按发病季节不同分为春发温疫，夏发燥疫，秋发寒疫，冬发湿疫；按邪气性质不同分为温病、湿病、疫疠、疫毒、瘴；按疫的流行程度分为大疫、小疫、微疫；按疫的发病特征分为正疫、偏疫；按致病轻重分为时行疫、正疫与疫毒；按发病经络不同分为太阳温病、阳明温病、少阳温病、太阴温病、少阴温病、厥阴温病；按发病症状分为飧泄、痎疟、咳嗽、痿厥、痢、痘、大头天行、虾蟆瘟、疙瘩瘟等。这些分类方式比较混乱，所记载的病名也比较繁多，这些病名大多只针对某一种疫病。

刘奎将瘟疫分为瘟疫（温疫）、寒疫、杂疫三大类。

（一）瘟疫

《松峰说疫》专列《疫病有三种论》篇云：

夫瘟者热之始，热者温之终，始终属热症。初得之即发热，自汗而渴，不恶寒。其表里分传也，在表则现三阳经症，入里则现三阴经症，入腑则有应下之症。其愈也，总以汗解，而患者多有热时。其与伤寒不同者，初不因感寒而得，疠气自口鼻入，始终一于为热。热者，温之终，故名之曰瘟疫耳。

刘奎认为，疫病所概甚广，温疫不过疫中之一症。他所言之瘟疫实为温热性质的疫病，即温病学家所称的温疫，与目前临床相对应的即温热疫。他认为瘟即温，瘟病即温病，"温、瘟为一病也明矣。后人加以'疒'字，变'温'为'瘟'，是就病之名目而言，岂可以温、瘟为两症乎！"刘奎强调瘟疫之因热邪为患，"夫瘟者，热之始，热者，温之终，始终属热症"。可见其突出瘟疫具有两个重要特点：一为温热之性，一为疫病之传染性。其所论瘟疫，就是温疫，是疫病中属性温热的一类疫病。此与吴又可所论之湿热性质疫病不同。

瘟疫在诸疫中来势最迫，为害最重，《温疫论类编·读论要言》云："瘟疫，其病最重，类于伤寒，即又可先生所论者是也。"《松峰说疫·杂疫小序》云：

疫病繁多，而瘟疫为害最巨，以其似于伤寒，后世有以类伤寒名之者。然受病之由与伤寒迥异，故纂集治法校他疫颇详。

临床所见，瘟疫常兼杂其他病邪而致病，如瘟疫兼暑、兼湿、兼痢等。如《松峰说疫》卷二《瘟症杂症治略·瘟疫兼湿》云：

《活人》曰：其人伤湿，又中于暑，名曰湿温……《金鉴》曰：温病复伤于湿，名曰湿温，其症两胫逆冷，妄言多汗，头痛身重胸满，宜白虎加苍术、茯苓，温湿两治……按古人治法不过如斯。但《金鉴》曰：温病复伤于湿曰湿温，而《活人》则曰伤湿而又中暑曰湿温。味其义意，当遵《金鉴》为是。盖伤湿而又伤暑，只可谓之伤暑湿，而不可谓之湿温也。夫曰湿温者，是湿而兼瘟也。或先瘟而中湿，或先湿而患瘟，与暑何涉焉……但瘟疫发在热时，且兼湿热者多，而兼寒湿者少，术附汤不可用。若服茯苓白术等汤不应，则用除湿达原饮，分治瘟与湿，诚一举而两得也。

"瘟疫兼湿"即湿温，其后诸家所论湿温，受刘奎该论的影响颇深。

（二）寒疫

《松峰说疫》卷二《疫病有三种论》篇阐述"寒疫"云：

二曰寒疫。不论春夏秋冬，天气忽热，众人毛窍方开，倏而暴寒，被冷气所逼即头痛、身热、脊强。感于风者有汗，感于寒者无汗，此病亦与太阳伤寒、伤风相似，但系天作之孽，众人所病皆同，且间有冬月而发疹者，故亦得以疫称焉。其治法则有发散、解肌之殊，其轻者或喘嗽气壅，或鼻塞声重，虽不治，亦自愈。又有病发于夏秋之间，其症亦与瘟疫相似，而不受凉药，未能一汗即解，缠绵多日而始愈者，此皆所谓寒疫也。

刘奎认为，寒疫无论春夏秋冬皆可发病，感受风寒之邪突然发病，出现头痛、身热、脊强，感于风者有汗，感于寒者无汗，且冬月也可发疹，轻者可自愈。也有发于夏秋之间，症状与瘟疫相似，不可用凉药，不能一汗而解，需多日才能痊愈。

"寒疫"的概念最早见于《伤寒论·伤寒例》，其云："从春分以后，至秋分节前，天有暴寒者，皆为时行寒疫也。"这是将正伤寒疫与时行寒疫加以界定的论述。庞安时在《伤寒总病论》卷四有《时行寒疫论》《天行温病论》两节，列举了治疗寒疫的方剂圣散子方，并附有苏轼的序文，"至危笃者，连饮数剂，则汗出气通，饮食渐进，神宇完复"。圣散子方药主要由三部分组成：麻黄、防风、细辛等辛温解表药，藿香、石菖蒲、白术等和中化湿药，附子、良姜、肉豆蔻等温中散寒药。从药物组成可见，当时的寒疫疾病可能就感受暴寒而致的伤寒病，而此时期，温病并未脱离伤寒，"流行"的含义也与后世之"传染"略有区别，此时的"寒疫"实际上是伤寒中冬重证，使用温热药物可取得较好疗效。《世医得效方·集证说》云："头重颈直，皮肉强痹，或蕴而结核起于咽喉颈项之侧，布热毒于皮肤分肉之中，名曰寒疫。"以上是从病因及症状表现来论寒疫。

明代王纶在《明医杂著》中指出类似伤寒的发热，有温病、寒疫、瘟疫、气虚和阴虚火旺各种不同情况，"有一种时行寒疫，却在温暖之时，时值温暖而寒反为病。乃天时不正，阴气反逆，用药不可寒凉"。其治疗同于伤寒，"故必审其果为伤寒、伤风及寒疫也，则用仲景法，果为温病及瘟疫也，则用河间法"。可见"寒疫"是有疫之名，而实为伤寒。

明代吴又可在《温疫论·伤寒例正误》中明确提到寒疫本就是冬日之伤寒，不可以寒疫命名，"交春夏秋三时，偶有暴寒所着，与冬时感冒相同，治法无二，但可名感冒，不当另立寒疫之名"。刘奎专门予以辨析，并举医案验证，《温疫论类编·读论要言》云："寒疫，又可虽辨其无，余实亲见此证。有医案在《松峰说疫》书中。其症感于冬时，亦能发疹，较之瘟疫甚轻，未见有以此殒命者。"

可见，清代以前，寒疫最初概念只是在温病尚未脱离伤寒阶段，人们对伤寒疾病的一种称谓，感非时之寒的"寒疫"就是伤寒疾病，与感疠气具传染性的"瘟疫"有所不同，所以此时"寒疫"不是瘟疫。后世医家又有寒霍乱的证治等，并创立了麻黄饮、保真汤、补火丸、金沸草散等治疗寒疫的方剂。

由于《伤寒论》的较早问世及广泛影响，寒疫的理论体系及临床研究成为中医学外感病学术理论的重要组成部分。受其影响，明清医家对疫病按寒热属性进行分类的日渐增多，如《伤暑全书》云："夏月亦有病凉者，偶遇暴风怒雨，不及加衣，或夜失覆，或路行冒犯，皆能为凉证，此非其时有其气，谓之寒疫。"叶霖按云："寒疫多病于金水不敛之年，人气应之，以其毛窍开而寒气闭之也。疫乃天地不正淫泆厉气，颇难骤逐，非风寒之邪，一汗可解。治法宜苏、桂、杏、草等温散，更察其兼湿兼风，消息治之。东坡在黄州，以圣散子治疫甚效，亦寒疫夹湿之方也。后永嘉宣和间服此方殒命者，不知凡几，盖以寒疫之方，误施于温疫者也。"这较巢元方更为清晰地将疫病分为温疫和寒疫。《治疫全书》卷四《喻氏春温·附风温湿温等证》将温证分为八类，"寒疫"为其一。

及至《松峰说疫》，始将寒疫自分一类。刘奎论寒疫则突破前人的发于温热季节而感受寒邪所致寒疫的时间观念，一年四季若感受寒邪性质的戾气所致疫病，均可称为寒疫。可见，刘奎强调寒疫是由戾气引起的，疫病有寒、热之别。《温疫论类编·阴证世间罕有论》云："世原有一种寒疫，发于冬月，亦能出疹，此余之所经历者。然其病绝少且轻，不能伤人。至于瘟疫俱系热证，疫分寒、瘟则可，若言瘟疫有阴证，是犹之于伤热中求阴证矣，有是理乎？唯瘟疫在表时，过服凉药，变成阴证者有之，则宜温，兹以不过造作添设之阴证耳，岂瘟疫之本来面目乎？"

刘奎创制苏羌饮作为治疗寒疫的主要方剂：

世之言疫者，将瘟疫二字读滑，随曰疫止有瘟而无寒也。岂知疫有三而瘟其一焉。尚有寒疫、杂疫二者，而人自不体认耳。兹专说寒疫。吴又可言：春夏秋三时，偶感暴寒，但可谓感冒，不当另立寒疫之名固已，但感训触、冒训犯，系人不慎风寒自取之。至于当天气方温热之时，而凄风苦雨骤至，毛窍正开，为寒气所束，众人同病，乃天实为之，故亦得以疫名也。其症则头痛身痛身热，脊强恶寒拘急，无汗（感冒所有），或则往来寒热，气壅痰喘，咳嗽胸痛，鼻塞声重，涕唾稠粘，咽痛齿痛（俗云寒逼生火，感冒所无），苏羌饮主之（自定新方）。

苏羌饮（治四时寒疫，历有奇效，屡试屡验。并治伤寒、伤风，可代麻、桂、青龙、羌活、十神等汤，诚诸路之应兵也。）

紫苏（三钱）　羌活（二钱）　防风（一钱）　陈皮（一钱）　淡豉（二钱）　葱白（数段）

水煎服，不应再服。初觉，速服必愈，迟则生变。

此足太阳药也。紫苏温中达表，解散风寒；羌活直入本经，治太阳诸症；淡豉解肌发汗，兼治疫瘴；防风能防御外风，随所引而至；陈皮利气，而寒郁易解；姜可驱邪，葱能发汗，辅佐诸药，以成厥功。四时风寒，皆能治疗，甚毋以药味平浅而忽之（惟不治瘟疫）。

如兼阳明症者，加白芷一钱；兼食积者，加炒麦芽、神曲各一钱；肉积者，加山楂一钱；风痰气壅，涕唾稠黏，加前胡一二钱；咳嗽喘急，加杏仁一钱（泡，去皮、尖，研）；心腹膨胀，加姜炒厚朴一钱；胸膈闷寒，加炒枳壳五六分；呕逆恶心，酌加藿香、制半夏、生姜各一钱；年高者，虚怯者，加人参一钱；阴虚血虚者，加熟地三钱，当归一钱；脾虚者，中气不足者，加参、术各一钱。此汗散之方，故不入柴胡。若现少阳症，当另作主张，用和解之剂。（锦志）

苏羌饮得到后世医家的极大推崇，如《时病论》云："是方乃刘松峰所制，治寒疫之功颇捷，倘丰之辛温解表法，未获效者，可继此方，堪为接应之兵也，慎毋忽诸。"[186]卷二"时行寒疫"案治疗头痛畏寒，身热无汗之女，前医用柴葛解肌汤、葳蕤

[186] [清] 雷丰著. 陈莲舫批注. 杨梅香、郑金生校点.（加批）时病论: 卷二·春伤于风大意 [M]. 福州: 福建科学技术出版社, 2007: 1130.

汤不效，雷丰认为："春应温而反寒，寒气犯之，是为时行寒疫。前二方，未臻效者，实有碍乎膏、芩，幸同羌、葛用之，尚无大害。据愚意法当专用辛温，弗入苦寒自效。即以松峰苏羌饮加神曲、豆卷治之，令其轻煎温服，谨避风寒，覆被安眠，待其汗解。服一煎，果有汗出，热势遂衰，继服一煎，诸尽却矣。" [187]

综上可见，从《伤寒例》提出"寒疫"概念之后，随着后世医家对疾病认识的不断深入，医家对寒疫概念的认识，也由感受非时之寒而致的地域性外感寒邪之病，发展为感受疠气引起的具有传染性的疾病，并把寒疫与温疫对举，认识到疫病有寒有热。这种认识发展的实质是杂气致疫理论不断补充非时之气致疫理论在疫病流行中的作用，这与西医学认为很多急性传染病的流行，其病毒的衍生和传播与气候相关的观点一致。

（三）杂疫

《松峰说疫》卷二《疫病有三种论》续云：

三曰杂疫。其症则千奇百怪，其病则寒热皆有，除诸瘟、诸挣、诸痧瘴等暴怪之病外，如疟痢、泄泻、胀满、呕吐、喘嗽、厥痉、诸痛、诸见血、诸痈肿、淋浊、霍乱等疾，众人所患皆同者，皆有疠气以行乎其间，故往往有以平素治法治之不应，必洞悉三才之蕴而深究脉症之微者，细心入理，一一体察，方能奏效，较之瘟疫更难揣摩。盖治瘟疫尚有一定之法，而治杂疫竟无一定之方也。且其病有寒者，有热者，有上寒而下热者，有上热而下寒者，有表寒而里热者，有表热而里寒者，种种变态，不可枚举。

病寒热皆有，症千奇百怪，众人所患皆同，以平素治法治之不应者为杂疫。杂疫症状千奇百怪，除诸瘟、诸挣、诸痧瘴等暴怪之病外，还包括疟、痢、霍乱等众人所患皆同之病。《松峰说疫》一书所举之杂疫达 72 种之多，刘奎认为由于杂疫之证病情繁杂，"种种变态"，难于揣摩，故在治疗上不像瘟疫尚有一定之法，而无一定之方。"世有瘟疫之名，而未解其义；亦知寒疫之说，而未得其情；至于杂疫，往往皆视为本病，而不知为疫者多矣。故特表而出之。"《温疫论类编·读论要言》又云："一曰杂疫，有名色者共七十二症，病来甚速，而杀人者亦最捷。此外，如疟痢泻呕，胀窿喘嗽，诸痛疮疡，种种杂症，凡众人所患相同者，皆有疫气以行乎其间，详俱在《松峰说疫》中。"

虽然有人认为刘奎把呕吐、喘嗽、厥、痉等一般性病证归于杂疫之内，其归类似乎不太确切，但他认为疫病除寒、热之外，还有杂疫一类，以及其在诊断和治疗上具有复杂性、特殊性的观点是非常切合实际的。可见刘奎对疫病的认识较吴又可更为全面、深刻。比如乙肝，不应被视为温疫疾病，同样，也不属寒疫之类。

同卷《疫症繁多论》又云：

余于疫症，既分三种，曰瘟疫，曰寒疫，曰杂疫，三者具而疫症全矣。然犹末也。

[187]［清］雷丰著．陈莲舫批注．杨梅香、郑金生校点．（加批）时病论：卷二·春伤于风大意［M］．福州：福建科学技术出版社，2007：1132.

忆某年，一冬无雪，天气温和，至春不雨，入夏大旱，春杪即疫疠盛行。正瘟疫殊少，而杂疫颇多：有小儿发疹者，有大人发疹者；有小儿疹后而患痢、患泄泻者，有大人患痢、患泄泻者；有先泻而后痢者，有先痢而后泻者；有泻痢而兼腹胀痛者，有胀痛而不泻痢者；有泻痢既愈，迟之又久而复作者，有瘟症既愈，迟之又久而复作者，有复作而与前不同者；有腹胀而不痛者，有痛而不胀者；有不思饮食者，有单发热者，有先瘟症而后不语者，有肿头面者，有周身长疖者，有长疥者，有霍乱者，有身痒者，有患瘟症而兼泄泻者，城市乡井，缘门阖户皆同。此岂达原饮一方所能疗欤！其治法亦与平常患泻痢、胀痛等疾亦异。此皆杂疫之类也。要之，杂疫无病不有，惟无咽膈、梦遗之为疫病者耳。

《松峰说疫》卷三《杂疫》列 72 种杂疫，除共有的六经见症外，又各有不同表现，病名怪僻，病有寒者、有热者、有上寒而下热者、有上热而下寒者、有表寒而里热者、有表热而里寒者，为症多端，如小儿皮肤上有大小青紫斑点是葡萄疫；喉痹失音、颈大、腹胀如虾蟆是捻头瘟；头上并脑后、腮、颊、目赤肿而痛是大头瘟；胸高胁起、呕汁如血是瓜瓤瘟等。虽称杂疫，因大多性质属热，本质上仍是温疫。

同时，刘奎还强调将瘟疫和非瘟疫性疾病区别开来。卷四《辨张景岳言瘟疫》篇针对《景岳全书》"瘟疫本即伤寒"的观点，提出："第伤寒为寒所伤……以致头痛憎寒，皮肤壮热，病只一人而止，而众人不然也。至于温病绝无诸项感触，而抖然患病，且非一人，乡邑、闾里动皆相似，其症虽有头痛身热，脊强多汗，始终一于为热。"其临床表现"与伤寒迥乎不同，治法亦异"。

《松峰说疫》也继承了《素问遗篇》中的"五疫"分类思想，在卷六《运气》中详细论述了五疫的因、机、证、治，将疫病进行了五行分类，分为木、火、土、金、水五疫/疠，未明确指出其五行属性，也可根据疫病发病时占主导的运气情况进行五行归类，如"风疫"可归为木疫类等。这五类疫病病性不同，症状也各有特点。如木疫风偏胜，症状有"疵疣，风生，皆肢节痛，头目痛，伏热内烦，咽喉干引饮"；火疫症状有"烦而躁渴""伏热内烦，痹而生厥"等，甚至"血溢"；土疫湿偏重，症状以"脸肢府黄疸满闭"为特点，可致夭亡；金疫以燥主导，症状有"咽嗌乃干，四肢满，肢节皆痛""喉闭嗌干，烦躁而渴，喘息而有音也"等；水疫以寒为特点，文中没有阐述其症状，相关运气条件下有痹厥等病证发生。《素问遗篇》正是根据疫病的五行分类制定了系统的防治方案，刘奎加以深化，将方案具体落实到方药体系中，如乙丑、乙未"二年厥阴风木当降在泉，遇金运承之，降而不下，则木郁于上，发为木疫，药宜龙胆泄肝汤，加羌防研化五瘟丹送下"。

刘奎在三疫分类的基础上，还进行了二级分类的尝试。如《松峰说疫》卷三的杂疫，即在杂疫中又进一步分类。卷二《瘟疫名义论》云"风温、湿温、温疟、温暑者，即瘟病而兼风、湿、暑、疟也"，此处所谓疫病兼证，实际上就是疫病在三疫分类基础上的二级分类。刘奎"瘟疫兼湿"之说，通过《瘟疫名义论》中"湿温乃温病兼湿""瘟疫者，不过疫中之一症耳，始终感温热之疠气而发，故以瘟疫别之"两句，可推出此处"瘟疫兼湿"即"湿温疫证"，乃一种瘟疫，也是一种湿温，温病学以此为基础总结出了温病中的湿温。刘奎描述了湿温疫证的症状，并认为湿温不宜发汗。

总之，《松峰说疫》在吴又可对温疫病因与发病认识的基础上，又明确将疫病分为三类，开阔了温疫学派的视野。尤其是杂疫的提出，为疫病的治疗提供了多种途径。疫病与非疫类疾病的区别，在于疫病具有众人皆病的传染性和流行性的特点。"如此分类并理清含义后，通过病名就可把握疫病病性寒热，传染性强弱，流行面大小，以初步展现疫病特征，给疫病防治方案提供初步信息。"[188] 这种分类方法，成为后世最多采用的疫病分类法，并以此作为治疗依据。当代疫病学的研究，就是以刘奎"三疫"说为基础，如北京中医药大学邱模炎等主编的《中医疫病学》一书、南京中医药大学王文远的博士论文《古代中国防疫思想与方法及其现代应用研究》、南京中医药大学陈仁寿的学术论文《中医药辨治疫病的历史回顾与现代启示》等，皆是遵照刘奎的观点，将疫病分为三大类：寒疫、温疫（瘟疫）、杂疫。所谓寒疫，是指病性属寒，以六经传变为特点的一类疫病。所谓温疫是指病性属温热或湿热，以卫气营血或三焦传变为特点的一类疫病，又可分为温热类疫和湿热类疫，前者病性属温热，以卫气营血传变为特点，后者病性属湿热，以三焦传变为特点。所谓杂疫，"其症则千奇百怪，其病则寒热皆有"，类似内伤杂病，以脏腑气血津液功能紊乱为特点。以上温疫是指具有温热性质的疫病，寒疫自然是指具有寒性的疫病。这二者强调的是疫病的性质。而所谓湿热疫、燥热疫都属于温疫病的范畴，是温疫概念的延伸。瘟疫则是指具有强烈传染性的疫病，甚至导致死亡，这是强调其程度剧烈，但在性质上仍属于温热性质。杂疫则是主症各异、流行范围小的一类温热性质的疫病，内涵上仍属于温疫范畴。但由于其变化多样、表现各异，所以单列一类更为恰当。故刘奎对此也颇为得意，其《松峰说疫》中即言："夫疫病所包甚广，而瘟疫特其一耳。又添杂疫、寒疫，各著方论，而症治始备。"

三、按脉症宜变通

"外邪感人，受本难知，因发知受，发则可辨"，道出了中医认识病因的基本方法，且主要针对外感病而发。"受本难知"是指感受外邪，尚未发病时，无论医生或患者本人都无法知晓。只有当外邪侵害人体导致人体生理功能障碍，出现相应的临床表现时，才有了辨识患者究竟感受了何种邪气的条件和依据。换言之，中医学主要是通过对患者外在症状的观察来探究其发病原因，即所谓"发则可辨"。中医对疾病病因的认识在一定程度上取决于对机体发病时外在表现的观察，根据四诊收集的相关信息"审证求因"，来推知病因。

四诊是中医"司外揣内"和"有诸内必形诸外"思想的具体手段，确定中医的证候往往采用"以象为素，以候为证"的方法，而且一个中医的证候以多个有联系的证候群组成[189]。刘奎强调"按脉症宜变通"，在多方面对疫病诊查和辨证方面予以探讨。

[188] 江泳. 中医疫病概念考［J］. 中国中医基础医学杂志，2011，17（10）：1060-1062.

[189] 王永炎. 完善辨证方法体系的建议［J］. 中医杂志，2004；45（10）：729-731.

（一）四诊合参

《松峰说疫》卷一《述古》云：

凡治瘟疫，须先观病患两目，次看口舌，以后以两手按其心胸至小腹有无痛处，再问其大小便通否，渴与不渴，服过何药，或久或新，并察其脉之端的，脉症相同方可以言吉凶，庶用药无差。此数者最为紧要，医家之心法。

陶华在《伤寒六书》中云："凡看伤寒，先观两目……次看口舌……已后以手按其心胸至小腹，有无痛处……再后问其大小便通利若何，有何痛处，及服过何药，方知端的。务使一一明白，证脉相对，庶得下药无差。"体现了望闻问切四诊合参的辨证特点，后世对此引用颇多，如《通俗伤寒论》等。

《难经·五十八难》曰："中风之脉，阳浮而滑，阴濡而弱。湿温之脉，阳濡而弱，阴小而急。伤寒之脉，阴阳俱盛而紧涩。热病之脉，阴阳俱浮，浮之而滑，沉之散涩。温病之脉，行在诸经，不知何经之动也，各随其经所在而取之。"《松峰说疫》卷一引用前辈医家有关温病脉诗"瘟家之脉散难名，随其脉状分诸经，若浮而大按无力，补中带表随时宁"后，注云：

松峰曰：浮大无力，本虚怯脉，何以知其为瘟疫乎？必应以瘟脉洪数而浮、瘟症参之，方为无弊。脉状"状"字，指病症与色、与声而言。

在这里，刘奎将瘟疫之脉命名为"瘟脉"，将瘟疫之证命名为"瘟症"，指出瘟脉虽然变化多端，难以名状——"散难名"，但临床上最为常见的还是"洪数而浮"，临床诊断、辨证并确立治疗原则时，必须瘟脉、瘟症合参，瘟脉与瘟症"色""声"相合，才能作出明确诊断。在此，刘奎用"色"代表望诊，"声"代表闻诊，瘟症患者告知医生的相关情况，亦即"问诊"。通过这样一个简单的注解，和前面引述《伤寒六书》的内容，我们可以得知刘奎在诊察、辨证、诊断疾病时，强调四诊合参。故卷二《瘟症杂症治略》明确指出：

当察其兼症与脉、与色、与声、与人之虚实，始得其病情也。

在同卷《疫病有三种论》中，刘奎还以杂疫的诊断来例证之：

三曰杂疫。其症则千奇百怪，其病则寒热皆有……必洞悉三才之蕴而深究脉症之微者，细心入理，一一体察，方能奏效，较之瘟疫更难揣摩……种种变态，不可枚举。

正因为疫病症状繁杂，故在卷二提出"治疫症最宜变通论"：

惟至于疫，变化莫测，为症多端，如神龙之不可方物。临症施治者，最不宜忽也……盖必深明乎司天在泉之岁，正气客气之殊，五运六气之微，阴阳四时之异，或亢旱而燥热烦灼，或霖雨而寒湿郁蒸，或忽寒而忽暖，或倏晴而倏阴，或七情之有偏注，或六欲之有戾情，或老少强弱之异质，或富贵贫贱之殊途，细心入理，再加以望闻问切，一一详参，庶病无遁情，而矢无妄发……是在留心此道者，神而明之可耳。

又在《瘟症杂症治略》章以斑疹一症为例云："凡治瘟斑，必细审人之虚实，症之表里，脉之有神无神为要。"

四诊合参，方能得出正确且准确的诊断，为治疗疾病打下坚实的基础。

（二）舍脉从证

《瘟疫论类编·脉症不应论》云：

表证脉应浮不浮，亦有可汗而解者，以邪气微，不能牵引正气，故脉不应（平声，言脉应当如此而不然也）。里证脉应沉不沉，亦有可下而解者，以邪气微，不能扣郁正气，故脉不应。阳证见阴脉，亦有可生者，神色不败，言动自如，乃禀赋脉也。再问前日如无此脉，乃脉厥也。下后脉实，亦有病愈者，但得证减，复有实脉，乃天年脉也。夫脉不可一途而取，须以神气形色病证相参，以决安危为善（凡治病皆宜如此，不但治瘟疫为然）。

《灵枢·论疾诊尺》曰："尺肤热甚，脉盛躁者，病温也；其脉盛而滑者，病且出也。"刘奎注云："出字谓邪不入里，将解散也。"《难经》五十八难认为"温病之脉，行在诸经，不知何经之动也，各随其经所在而取之"，刘奎注云："瘟病由不正之气散行诸经，难别何经所受，必审其病之属于何经，而后可以施治。"故后世对此特别重视，强调"瘟家之脉散难名"，往往将脉作为温病诊断的一个特征性表现甚至判定标准。如上所述，刘奎强调四诊合参，故对此现象颇为不满，不仅强调四诊合参，而且还提出在特殊情况下，还要舍脉从证。刘奎收录并注解的《脉诀刊误》卷下《伤寒歌》云："热病须得脉浮洪，细小徒自费神功（阳病当得阳脉。细小，阴脉也。属死症，不治），汗后脉静当便瘥，喘热脉乱命应终（汗后邪退即生，邪盛即死）。"并注云："热病而脉细小，虽云不治，然有脉厥者，不在此例。"他收录并注解的《脉诀汇编说统·伤寒歌》云："热病未汗，脉须浮洪；既汗，脉当安静。倘有散漫之脉，或不汗而愈（不汗而愈，谓之干瘥），其平复未可全许也。"后收入《脉诀乳海》卷五。

《伤寒总病论》认为"风温与中风脉同，温疟与伤寒脉同，湿温与中湿脉同，温毒与热病脉同，唯证候异而用药有殊耳，误作伤寒发汗者，十死无一生"[190]。温病与伤寒即便脉象相类，但总体证候各异，故治法不一，不可混同。如风温证见脉阴阳俱浮，颈痛身热，汗出体重，乃先伤于风，后伤于热而为病，与伤寒中风证汗出恶风，脉阴弱阳浮，因受风邪而致营卫不和之证不同，治当从厥阴风、少阴火入手。

故《松峰说疫》强调疫病诊治"大法以证为则，毋专以脉为据也"。

（三）舍时从证

金元之前，医家多持瘟疫"时气说"，以"非时之气"为疫病的主要病因，故对时令、时节特别关注。对于疾病的命名，亦多以时节为准，如《素问·热论》云："先夏至日者为病温，后夏至日者为病暑。"时至明清，人们对疫病的病因认识更为丰富深刻，认识到有些疫病并非由非时之气导致，故提出了"舍时从证"的观点。舍时从证，乃时证不合之谓也。

舍时从证观，首先是从外科证治中提出来的。明代薛己《外科枢要》卷一《论疮疡当舍时从症》云：

---

[190]［宋］庞安时. 伤寒总病论［M］. 北京：人民卫生出版社，2007：2.

《经》云：诸痛痒疮疡，皆属心火。若肿赤烦躁，发热引冷，便秘作渴，脉洪数实，是其常也；虽在严寒之时，必用大苦寒之剂，以泻热毒。若脉细皮寒，泻利肠鸣，饮食不入，呕吐无时，手足逆冷，是变常也；虽在盛暑之时，必用大辛温之剂，以助阳气。《内经》曰：用寒远寒，用热远热。有假者反之，虽违其时，必从其症。

明末清初的喻昌将之引入到疫病证治中，《尚论后篇》在论及"白虎汤"之应用时，云：

《活人》云：谓白虎汤治中暍，汗后一解表药耳，非正伤寒药也。而夏日阴气在内，白虎尤宜戒之。夫白虎汤，具载仲景之书，证治昭然明白，何为非正伤寒之药也？况《伤寒论》言"无表证者，可与白虎汤"，今云汗后一解表药耳，于法既无表证，何解之有？又曰：夏月阴气在内，白虎尤宜戒之。而《明理论》又云：立秋后不可服。秋则阴气半矣，白虎大寒，若不能禁，服之而为哕逆不能食，或虚羸者有矣。夫伤寒之法，有是证则投是药，安可拘于时而为治哉？假如秋冬之间，患伤寒，身如表证，而大烦渴，于法合用白虎汤，苟拘其时，何以措手？若以白虎为大寒，其承气又何宜于冬月耶？既以夏宜戒，秋不可行，然则宜乎何时也？虽然，《经》云"必先岁气，无伐天和"，此言常也。假如贼邪变出阴阳寒暑，亦当舍时而从证，岂可以时令拘哉！[191]

同时期的吴又可在《温疫论·杂气论》中云疫病"不可以年岁四时为拘，盖非五运六气所能定者，是知气之所至无时也"。其明确指出了杂气所致的温疫种类不一，传染力强弱不等，流行季节有异，影响范围有别，"气之所至无时"，故不能以时间季节来认识疫病，而应以临床表现来判断病情。

刘奎将之推广发挥，论述得十分深刻，如《松峰说疫》卷一《述古》引录《景岳全书》卷八《伤寒典（下）·温病暑病》所云："冬有非时之暖，或君相客热之令而病热者，名曰冬温，与冬月正伤寒大异。法宜凉解，此舍时从症也。若夏有寒者，其宜温亦然。"注云：

松峰曰：冬温之说，吴又可曾非之，然谓冬时绝无温热则又不然，故宜舍时从症。

并用具体的案例来说明"冬时亦有热疫"：

松峰曰：冬时亦有热疫，余子秉锦，于深冬时，忽患四肢走注疼痛，余以治周痹之法治之不应，遂自用银花、草节、羌、防、荆芥、薄荷、桑枝、黄芩、栀子、生地，凉散败毒之品加减出入，服三四十帖始愈。后闻其时患此症者甚多，始知此亦疫症也。

而在瘟疫盛行之时，也可能仍有病伤寒者，需四诊合参，详辨其证，若确为伤寒者，须按伤寒病论治，而不能固执于瘟疫治法。并用验案来例证之：

松峰曰：瘟疫不可认作即病之伤寒便用麻黄固已，余曾经瘟症盛行之时，众人所病略同，大概宜用凉散攻下之剂。中有一人得病，询其症，不过身热、身痛、头痛、拘急等症，诊其脉却迟而紧，竟与冬月正伤寒无异。因投麻黄发表之剂，乃得汗解。始悟治病最宜变通，不可拘执，瘟疫固尔，杂病亦然。

当然，在瘟疫盛行之时，或因感邪较轻，或初期病邪尚未对身体造成伤害，经证

[191]［清］喻昌.尚论后篇：卷四·大青龙汤风寒两伤大纲总法［M］.福州：福建科学技术出版社，2008：151-152.

尚不明显，即"前证阶段"，可用轻剂施治，如卷二《瘟疫统治八法·解毒》"绿糖饮"方后注："经症未明者服之，亦总不犯禁忌，诚治瘟疫之良剂，幸毋以平浅而忽之也。"

（四）药物试诊

药物试诊法，即试用特殊药物以确定诊断的方法，发源于仲景。仲景以潮热、便硬，二者兼见，便为可下。潮热而便不硬，固不可攻。若便结而不潮热，恐先硬后溏，宜先用小承气探之。盖药势缓，不能宣泄。如有燥屎，必转气下矢，方可用大承气以攻之也。《伤寒论·辨阳明病脉证并治第八》云：

阳明病，潮热，大便微硬者，可与大承气汤；不硬者，不可与之。若不大便六七日，恐有燥屎，欲知之法：少与小承气汤，汤入腹中，转矢气者，此有燥屎也，乃可攻之；若不转矢气者，此但初头硬，后必溏，不可攻之，攻之必胀满不能食也。欲饮水者，与水则哕。其后发热者，必大便复硬而少也，以小承气汤和之。不转矢气者，慎不可攻也。

自痧症出现以后，后人据仲景法而创建了试痧方，首见于宋代叶大廉《叶氏录验方》，该书首载饮月艾汤若吐者便是"沙病"。其后，《痧胀玉衡》指出芋艿可"治痧热，解毒，有痧患者，食之甘美"。《痧症全书》称"芋艿连毛生嚼，是痧便不麻口，可以试出"，又云"生黄豆细嚼，不豆腥气，可以试出"，正与《张氏医通》"臭毒"的鉴别法相同。清代痧书多载试痧方，如《经验丹方汇编》云："急寻生芋艿或蜡油，各食二三枚。如非斑痧，难下；若真斑痧，食甜能下。神验，更解此病。"马印麟在《瘟疫辨论》中称油痧瘴："其症两肋胀满，筑心疼痛，或腹内搅肠作疼，头晕眼黑，或大小便闭塞，气不通畅，命在旦夕。吃棉花种油，香甜不油气为验。即刻将种油令病人吃足，或用至四五两，或半斤、一斤。若吃足，其病立愈。将油仍然吐出，分毫不少。"由此可见，清代比较流行上述的试痧方。人们相信服用某些食物、药物或方剂，观察服后反应，可判断是否属于痧证和属于何种痧证。有些试诊药物或方剂，既可以用来诊断，又可以拿来治疗，兼有试诊和治疗的双重作用。

刘奎的药物试诊法主要用于诊断所谓的痧症，多见于《杂疫》一卷。如《神鬼箭打》载："其症身痛有青筋，以乱发擦痛处，发卷成团而硬者方是此症。用金银花浓煎汤饮之。不愈，再加甘草。发不卷不硬者非此症，不必服，另察脉与兼症治之。"试诊后能确诊者，又可以用试诊药物或方剂直接进行治疗，如《化金疫》云："其症初觉即昏不知人，不治即死。急以芏豆令嚼，甘美不腥即是。以幕上有河字钱一文，放入喉中即化，有化至三四枚而愈者。"上有眉批云："松峰曰：此疾大奇，令人不可思议，儒医臧枚吉所传也。云：治之厉有奇效。"

其他卷内也有散在论述，如卷二《瘟疫杂症简方·发斑》"治出斑方"云："暑月昏沉，未明症候，恐是出丹。以生黄豆数颗食之，如不觉腥，即以生黄豆水泡，研汁一小盅，和水服。"

除了痧证外，刘奎在卷二《瘟症杂症治略》中的腹痛诊断中也应用了凉水试诊法，"凡腹痛，但将凉水与饮而试之，若饮水痛稍可者属热，痛剧者属寒。"

细读《松峰说疫》便可发现刘奎对前人的治学思想及学术经验的传承和发展非常重视，对于瘟疫的治疗，古代医家大都认为治疫不能先定方，瘟疫之来无方，但召之肯定是有原因的，瘟疫大都发生在兵荒马乱、气候反常、灾荒之年的社会背景下，遇五运六气之乖候，并与人事悖逆交织而形成的。伴随五运六气的变化，阴阳四时气候的差异，或是干旱而燥热焦灼，或是霖雨而寒湿郁蒸，忽寒忽暖，忽晴忽阴，变化莫测，患者的感受都是一样的，但是人事的错乱悖逆发展变化每个人的感受不可能相同，"或七情之有偏注，或六欲之有愿情，或老少强弱之异质，或富贵贫贱之殊途"。所以说虽然都是瘟疫，但是治法却不尽相同。

《松峰说疫》举瘟疫兼痢疾之例来说明之。如卷二《瘟症杂症治略·瘟疫兼痢》云：

吴又可用槟芍汤，系治瘟疫之里症而兼痢者。若有外症，仍当解表，必如喻嘉言分三次治法，始足以尽其变。至表里俱病者，又当表里分治，总宜活变，不可胶执……盖痢由瘟而作者，始终一于为热也。惟杂疫中痢疾，原无瘟疫之头痛身热，发热自汗，以及心腹痞满不食，谵语等表里诸症，而沿门阖户止患痢疾者，则有虚实寒热之殊，其治法亦因之各异矣。

四、首创"统治八法"

对于瘟疫的治疗，古代医家有"瘟疫不可先定方，瘟疫之来无方也"之说。刘奎取前辈医家之长，指出瘟疫是在兵荒、饥饿的社会背景下，又遇五运六气之乖候，以及人事悖逆交织而成，尽管四时气候、五运六气之因皆相同，但人事悖逆则可能不同，"七情之有偏注，六欲之有愿情，或老少强弱之异质，或富贵贫贱之殊途"，因此即使都是瘟疫，治法必有差异。同一种治法，可能有效可能不效，或施之此人有效，施之彼人又不效，或初施之有效，再施之不效。如用一方一法治疗，则会导致失败，正如《松峰说疫·治疫病最宜变通论》所言："惟至于疫，变化莫测，为症多端，如神龙不可方物。临证施治者，最不宜忽也。"据此刘奎提出解毒、针刮、涌吐、罨熨、助汗、除秽、宜忌、符咒之"瘟疫统治八法"，规范三种疫证全过程、全周期的治疗方法体系。纵观其治法，是整个疫病发生、发展、愈后过程中治疗和调理的综合方法的统称，而不仅仅是治疗方法，多为治疗和调护方法相结合，颇有特色。既有对前人方药的继承，又有刘奎自己的心得；既有医术治法，又有灵术疗法；既有药物疗法，又有非药物疗法；既有内服方法，也有外治疗法。治法庞杂，随诊取用。神龙变化，莫可名言。

（一）解毒

刘奎以解毒为疫病第一治法，他认为："瘟疫之来，多因人事之相召，而天时之气运，适相感也。故气机相侵，而地气又复相应，合天地人之毒气而瘟疫成焉。"整个疫病过程中，有"毒气以行乎间"，无毒不成疫，这种毒气区别于一般的阴毒和阳毒，"未病之先，已中毒气，第伏而不觉，既病之时，毒气勃发，故有变现诸恶候"，毒气与瘟疫相为终始。故解毒治法，也贯穿瘟疫治疗全过程。"于未病前，预饮芳香正气药则邪不能入；倘邪入，则以逐邪为要。上焦如雾，升而逐之，兼以解毒。中焦如沤，疏而逐之，兼以解毒。下焦如渎，决而逐之，兼以解毒。营卫既通，乘势追拔，勿使潜滋，方为尽善。"疫病未发前，预饮芳香正气药，避其毒气，防止疫毒侵入机体。倘邪入以后，则以逐邪解毒为要。临床治愈后，应续服药物，以防余毒遗留、反复。

疫邪侵入，当辨毒气之所居，"上焦如雾，升而逐之，兼以解毒；中焦如沤，疏而逐之，兼以解毒；下焦如渎，决而逐之，兼以解毒"。疫毒之去路有三条，"在天之疫，从经络而入者……俾其仍从经络而出也；在人之疫，从口鼻而入者……俾其仍从口鼻而出也；至于经络、口鼻所受之邪，传入脏腑，渐至潮热谵语，腹满胀痛，是毒气归内，疏通肠胃，始解其毒，法当下之，其大便行者则清之，下后而余热不尽者亦清之"。

无毒不成疫，但毒气的伏留也有条件，刘奎认为因时、因酒、因痰、因惊、因郁、因气等，都可使毒停留，"食宜消之，惊宜解之，痰宜化之，酒宜镇之，郁宜开之，气宜顺之"，这些是广义的解毒法，也是具体的解毒法，说明除前辈医家采用攻下法外，一切能够使郁滞之气血疏通、停留之痰积消散的方法，都能起到解除疫毒的作用。

解毒，首先是清热解毒。温疫始终一于为热，故以寒凉解毒为基本法，"治温热疫疠不可用辛热药，宜清凉辛甘苦寒"，正如《温热暑疫全书》所谓"证显多端，要以寒凉解毒则一"。

但寒凉药的使用应适当，否则"未有驱邪之能，而先受寒凉之祸，受寒则表里凝滞，欲求其邪之解也难矣"。在清热药使用中，刘奎明确提出"治瘟疫慎用古方大寒剂"，如黄连、黄柏、龙胆草、苦参等大苦大寒药，皆当慎用。刘奎认为，今人体质素秉薄弱，不耐寒凉，加之瘟疫之火，因邪而生，邪散而火自退，若用大寒之品直折其火，还未祛邪却先受寒凉之祸。

刘奎自创了两首解毒方剂。一首为金豆解毒煎，由金银花、绿豆皮、生甘草、陈皮、蝉蜕、井花水等组成，皆为清热解毒之轻剂，是瘟疫十传之基本方。杨蕴祥《古今名方》引蒲辅周经验方，在金豆解毒煎基础上加减，用于瘟疫流行时未病预防或已感染者治疗。一首为绿糖饮，将绿豆煮酵汤，加洋糖与饮，冷热随病者之便，以此代茶，渴即与饮，饥则拌糖，并食其豆。可用于瘟疫初终，"乃平易中之最佳最捷方也"。该方用药简洁，易于取材，是"治瘟疫之良剂"。同时，在《瘟症杂症治略》中被用于瘟疫在表而衄血者。现在很多地区依然应用绿糖饮治疗瘟疫。此两首方剂的特色在于未使用黄芩、黄连、栀子、黄柏等大苦大寒清热药物，而是选择了一些甘寒之品，皆为清热解毒之轻剂，既可清热解毒，又有保津止烦的作用。绿豆、井花水、白糖都为易得之品，非常适合民间治疗疫病。现代有学者研究了刘奎的用药规律，结果表明在其所有的用药当中，清热解毒药使用频次最高，符合寒凉解毒特点。现代研究证明，有清热解毒功能的中药或方剂不仅具有直接抗病毒作用，而且在降低内毒素损害、增强机体免疫、改善微循环和保护脏器等方面具有明显优势。所以，"清热解毒"已经成为当今中医治疗疫病的最重要法则之一，刘奎的治疗思想同样切合当今临床治疗 SARS、H1N1 流感和新型冠状病毒感染的思路。

其次，八法中的其他各法，如针刮、涌吐、罨熨、助汗、除秽等，亦无不是针对解除疫毒而设。如针刮，用放血方法泄其毒邪，通过泻热解毒、通络止痛、调和气血、活络消肿、祛邪解表、苏厥镇痉的作用而起效；涌吐，使上中焦之瘟邪从口中吐出；罨熨，"凡瘟疫，热在上中焦皆可用之，清热解毒，邪解而汗出"；助汗，助邪毒从汗而出；除秽，就是祛除秽浊毒气[192]。由此可知刘奎在采用攻击性方法治疗温疫方面，较之前人有了更加丰富的内容。

至于临床所治病证，常用方剂和药物等，几乎在刘奎瘟疫治疗体系中皆有体现，兹不一一赘述。

这些用药规律，与明清时期疫病防治药物的总体应用规律基本相符。如有学者以《松峰说疫》与《温疫论》等明清两代 15 部医籍、医案、医话著作为数据来源，分析了其中 660 例疫病诊疗的方药特色及药症关系。通过关联规则挖掘，在单味药及药对与症状之间均发现了一些有意义的关联关系。结果显示疫病总属热邪为患，易伤及营血、易耗伤气阴。治疗以清热为大法，主用清热药。急证清心醒神，善用开窍药。后期补虚扶正，重用补益药。清热药物中，清气分热药最多，清热凉血药次之，解表药常常随症加减，说明"入营犹可透热转气"的理论在疫病的治疗中具有较高的应用价值。660 例医案中，用药频次最多的是清热药，如清气分热药（石膏、知母、栀子、竹叶等）、清热燥湿药（黄芩、黄连、黄柏等）、清热凉血药（生地黄、犀角等）、清热解毒药（连翘、金银花等）等。而对疫病症状的初步统计分析发现，出现频次居前 10 位的皆为温热之症。其中以"发热"所占频次最多，其余依次为"口渴""神昏""汗出""便秘""头痛""烦躁""谵语""面赤"等。上述药物分布及症状分布说明，温热之邪在疫病致病因素中起着重要的作用，"清热"之法是明清医籍中疫病治疗的基本大法，与刘奎所论高度一致。[193]

（二）针刮

刘奎因幼时跟随郭右陶习医而擅长针刮疗法，故其将针刮法列为八法的第二位。《瘟疫统治八法·针刮》云："针法有二，用针直入肉中曰刺。将针尖斜入皮肤向上一拨，随以手摄出恶血曰挑。刮法有四，有用蛤壳者，有用瓷盅者，有用麻蒜者，有用铜钱者。"刘奎在卷三"杂疫"七十余种杂疫治疗中用到多种针法、刮法，其中关于痧症治疗，大多出自《痧胀玉衡》，如放痧法、刮痧法、新定刮痧法等。这些方法皆为针刮疗法的具体应用，而且载录的这些方法皆加了按语，刘奎提出了自己的独特见解。放痧十则中介绍了十处放痧的部位，并云："以上但直刺。"治痧三法中论述了肌肤痧用盐水刮、血肉痧用刺法，而内形痧则须辨证用药，"辨经络脏腑，在气在血，则可消散而绝其根"。在"宜识痧筋"中提到"凡痧有青筋、紫筋，或现于一处，必用针去其毒血，然后据症用药"，并加按语："轻者针即见效，不用服药。"如对于瘟症传里导致神

[192]［唐］王焘.外台秘要方·说明［M］.北京：华夏出版社，1993：1-2.

[193] 李文林，等.基于关联规则分析明清古籍中疫病文献的药——症关系［J］.时珍国医国药，2010，21（4）：957-959.

昏谵语者，刘奎提出刮痧和针法相结合的方法进行治疗[194]。

杂疫病名多怪僻，病有寒者、有热者，有上寒而下热者、有上热而下寒者，有表寒而里热者、有表热而里寒者，为症多端，无行之有效的通用方药，《松峰说疫》卷三《杂疫》共载杂疫 72 种，其中 46 种杂疫治疗涉及针刮法，行之有效。其法选穴精炼，针法常用放血要穴，刮法多取背部穴位，随症选穴与有序选穴并重；针刮治疗，灵活变通；分经论治，针药并行；注重禁忌，病后瘥复[195]。

1. 选穴精炼，操作有方

刘奎选穴简要，疗效确切。其针法多选用刺络放血法的常用穴或配合局部穴位；刮法多取背部穴位或配合局部选穴。

（1）针法多用放血要穴

《黄帝内经》详细记载了刺血的原则、诊断、操作等内容。如《素问·血气形志》云："凡治病必先去其血。"《素问·针解》云："菀陈则除之者，出恶血也。"《灵枢·九针十二原》曰："凡用针者，虚则实之，满则泄之，宛陈则除之，邪胜则虚之。"刘奎在《黄帝内经》的基础上，认为针刺放血可使"邪毒随恶血而出"。

刘奎针刺多取少商、十宣、委中、耳尖等刺络放血常用穴位。"至于瘟疫，或有咽喉诸症则刺少商穴，或体厥脉厥等症则刺少商穴，并十指上薄肉，当中刺之血出，如血不出，可摄出之，皆效。"如虾蟆瘟，其症咽喉肿痛，涕唾黏稠。于病初，用手在病患两臂，自肩、项，极力将恶血赶至手腕数次，用带子将手腕扎住，聚集恶血，用针刺少商穴，并挤出恶血。解㑊类伤寒，即四体骨节解散懈惰、倦怠烦疼者，宜针刺十宣、委中二穴。

少商穴为手太阴肺经井穴，清肺泻火，驱邪外出，点刺少商出血可解表清热，通利咽喉，开窍醒神。孙培林[196]取少商治疗新型冠状病毒感染颇有疗效。十宣穴为经外奇穴，位于手指末端，是阴经与阳经的交会之处，因而针刺十宣出血可宣泄热邪、通经开窍、调节脏腑[197]。委中穴又名血郄，为足太阳膀胱经合穴、下合穴，委中放血可活血祛瘀、疏解表邪[198]。耳为宗脉之所聚，十二经脉皆上通于耳，耳尖刺血可清热泻火、宣畅气机。

（2）刮法多用背部穴位

刘奎运用刮法多施用于背部。"夫瘟者，热之始，热者，温之终，始终属热症"，故治疫时需清热。腹为阴，背为阳，《素问·阴阳应象大论》曰："从阴引阳，从阳引阴。"刘奎取颈项后、左右两肩、脊柱两旁和两旁斜下方向为刮痧要处。背为阳，背部肌肉丰厚，是督脉、足太阳膀胱经循行的主要部位，阳气充沛，刮痧取背部可透毒邪

[194] 陈丽云，吴鸿洲.试述《松峰说疫》诊治疫病特色［M］.时珍国医国药，2008，19（11）：2732-2733.

[195] 吴彦，叶雨蒙，虎旭昉，等.《松峰说疫》中针刮法治疗杂疫特色探析［J］.中国民族民间医药，2022，31（8）：15-17.

[196] 孙培林.针灸在新型冠状病毒肺炎治疗中的应用［J］.中医药导报，2020，26（10）：12-17.

[197] 苏文.十宣穴针刺出血临床应用［J］.针灸临床杂志，2003，（5）：38.

[198] 刘齐，李菊莲.委中穴的穴性及临床应用［J］.现代临床医学，2019，45（6）：458-459.

外出。

（3）随症选穴

刘奎多根据病情，随证治选穴。"腧穴所在，主治所在"。如取印堂穴与太阳穴治头痛，挑心窝治胃痛，绕脐挑之治腹痛。如蚰蜒翻患者，临床常表现为两目红肿，鼻流涕，日夜啼号。刘奎选取太阳穴以针密刺。太阳穴为经外奇穴，居头颞部，刺之可以调和气血，清利头目[199]。虾蟆瘟即西医学中的痄腮，其症状表现为颈大，咽喉肿痛，可将脖颈患处，口衔盐水，用力吮呷，等到其皮色红紫成片则愈，或用针将项下一挑，手捻针孔出血，密密挑捻则愈[200]。蟹子瘟症状为喉痛，发热恶心，痛连腮颊，头亦痛，喉旁有疙瘩，四散红丝如蟹爪。刘奎于每爪上挑一针，出血，旋以朱砂末搽之，再令患者含咽少许醋。

（4）有序选穴

《灵枢·五色》曰："病生于内者，先治其阴，后治其阳，反者益甚。其病生于阳者，先治其外，后治其内，反者益甚。"刘奎临证治疗时注意针刺治疗的顺序。绕脐翻，临床常表现为先绕脐痛，渐痛至满腹，旋气塞胸胁，两肋胀满，冲咽喉，气不通，不省人事，病情危急。刘奎先以针挑两耳尖，次挑天突，次挑肩胛骨下两骨尖，并令出血。急证针刺，先标后本。长蛇挣，症状表现为腹痛打滚。刘氏先挑肚腹三针，再刺头顶一针，脚心三针。

2. 针刮治疗，运用灵活

刘氏认为，针法有二：一曰刺，用针直入肉中；二曰挑，将针尖斜入皮肤向上一拨，随以手摄出恶血。刮法有四：有用蛤壳者，有用瓷盅者，有用麻者，有用铜钱者。麻，唯刮臂用。施用刮法的介质有清水、盐水、香油。刘奎提出可用蓖麻油或麻汁代替小枣蘸烧酒刮治瘟疫，刮出紫疙瘩，随后用针斜挑破，捏出血，再另刮出疙瘩挑之，刮毕挑止。枣蘸酒取以火攻火之意，而蓖麻仁辛甘有小毒，能祛脓拔毒，润肌通络除痹。

针法与刮法或联合使用或单独运用，操作灵活，不拘泥于古。刮痧疗法与刺络疗法密切相关，《素问·刺腰痛》记载了用刺络法治疗腰痛，"刺解脉，在郄中结络如黍米，刺之血射以黑，见赤血而已"，可见刺络疗法与刮痧疗法在方法、机制上的相似性[201]。刘奎指出刮出紫疙瘩需用针挑破，摄血。放痧或刺或挑，刮痧施用的介质多样，或用铜钱蘸盐水，或用铜钱蘸香油，或用麻一缕，捻松绳蘸水。刘奎分部施治，不同部位选用不同的介质，其《刮痧法》云："背脊颈骨上下及胸胁两肩背臂之痧，用钱蘸香油刮之；头额腿上痧，用棉纱线或麻蘸香油刮之；大小腹软肉内痧，用食盐以手擦之。"肩背部肌肉组织丰厚，需强刺激，故用铜钱蘸香油。头额腿部肌肉组织较少，不

[199] 周建伟，李季，李宁，等.电针太阳穴治疗偏头痛肝阳上亢证即时镇痛效应研究［J］.中国针灸，2007，（3）：159-163.

[200] 吴兆利，王庆其.痄腮溯源及古代文献梳析［J］.中华中医药学刊，2012，30（4）：763-766.

[201] 杨金生，王莹莹，赵美丽，等."痧"的基本概念与刮痧的历史沿革［J］.中国中医基础医学杂志，2007，（2）：104-106.

平整，使用纱线蘸香油刮治更为适宜。大小腹软肉处，肌肉敏感，不宜强刺激。《本草纲目》记载盐可以"助水脏，及霍乱心痛、金疮、明目，止风泪邪气，一切虫伤疮肿火灼疮，长肉补皮肤，通大小便，疗疝气"，故用食盐以手擦腹为佳。因而治法也千变万化，随症施治。

如版肠瘟，初发如伤寒热病，三四日小腹胀满，不治数日即死。刘奎用如指粗的麻一缕，先自两肩头刮至手腕，刮出紫疙瘩后，用针刺破，挤去恶血。再自两大腿跟刮至两足跟（男先左，女先右）、胸骨上窝刮至脐下，重复上述刮痧针刺操作。肩头至手腕为手厥阴心包经循行所过之处；两大腿跟至两足跟为足太阳膀胱经循行所过之处。晋代王叔和《脉经》曰："肝、心出左，脾、肺出右……左大顺男，右大顺女。"清代吴谦《医宗金鉴》也补充说明："天道阳盛于左；地道阴盛于右，故男左女右，脉大为顺。"刘奎遵此，取男左女右之序。而胸骨上窝至脐下为任脉循行所过之处。

痧在肌肤，用油盐水刮之，使毒不内攻；痧在血肉，则寻痧筋刺之，使毒有所泄；痧在气血，则须辨经络脏腑，使其消散而绝其根。刘奎根据疫病的病位，给予适宜的操作方法，灵活变通，以祛瘟邪。

3. 分经论治，针药并行

在临床治疗中，刘奎分经论治，提倡针药并用。细列十二经络痧病证候，提出治痧分经络，《治痧分经络症候》云："足太阳膀胱痧，腰背巅顶连风府胀痛难忍……手少阴心经痧，病重沉沉，昏迷不醒，或狂言乱语。"其总结的各经络痧病证候，可指导临床辨证施治。刘奎认为瘟疫用药，也需分经辨证。"按其脉症，真知其邪在某经，或表或里，并病合病，单刀直入，批隙导窾"，如葛根凉散，可散阳明瘟热之邪；白芷温散，可祛阳明风寒之邪。

刘奎治疗杂疫灵活变通，选穴精简，针刮适宜，强调"邪毒随毒血而出"。其针法直刺与挑刺选用灵巧，多局部取穴与刺络放血常用穴结合，刮法取材简便，以局部、背部经脉为主。治疗形式多样，针刮联合，针药并行，相互补充，提高疗效。药物多常见易得，用药途径多变。祛邪扶正，注意禁忌与愈后调养。《松峰说疫》整理总结了前人的经验，结合刘奎的验案与创新，其针刮法在疫病治疗中疗效确切，在现在看来仍有一定的实用意义，《松峰说疫》中针刮法治疗杂疫特色将为中医药辨治疫病提供参考。

（三）涌吐

明清医家认为，逐邪为治疗疫病的第一要义。《温疫论类编·治邪不治热论》云："诸窍乃人身之户牖也，邪自窍而入，未有不由窍而出……汗、吐、下三法，总是导引其邪，打从门户而出，可谓治法之大纲。"针对疫邪留于胸膈时，患者欲吐而不能，或者虽吐而不彻底，吴又可认为应选用吐法，而且可以一吐再吐，直至邪尽。

刘奎进一步指出："吐法近今多不讲，而抑知实有奇效也。吴又可止言邪在胸膈、欲吐不吐者方用此方，而抑知瘟疫不论日数，忽得大吐，甚是吉兆，将欲汗解也……

盖吐中即有发散之意，彼触动沉疴而吐者，尚能发瘟疫之汗，则涌吐之功又安可没也耶！"他认为不论患温疫多久，忽然大吐是病解的好兆头。接着介绍了仙传、萝卜子汤、烧盐、烧盐兑热童便和淡豉兑食盐等吐法，并举吴太史德庵案为例证。吴德庵宿病胃痛，痛极则吐，偶感瘟症，十余日后，正危急间，又犯宿疾，胃口大痛，移时继以呕吐，困顿不止。众皆惶遽莫措，邀请刘奎诊视，刘奎云："无妨，可勿药有喜，不久当汗解矣。"众人始定。至夜，果大汗而愈。从这个病例中，刘奎发现"吐虽有散意，尚待汗以成厥功"的规律，对临床应用吐法及用后发挥作用的表现有了新的认识，对吐法的应用具有指导意义。

刘奎创制了不少吐法治疫的效方，如《松峰说疫》卷二《瘟症杂症治略》用童便一盅，白蜜二匙，共搅，去白沫，顿服取吐，治疗瘰疬诸疟，无问新久，直至吐出碧绿色痰为妙，不然终不除。单用瓜蒂末，井水服一钱，治疗狂走，取吐即愈。单用苦参一两，研末，以醋三盅，煎取一盅，饮取吐，治疗结胸满痛，壮热。卷三《杂疫》认为绞肠瘟者，症见肠鸣干呕或水泻，乃水泄不通者是也。气不通则探吐之，宜双解散。治疗新食阻住痧毒，用明矾四分或稍多些，白汤一碗，候冷化服；亦可用食盐一撮，白汤一碗，候冷和服。二方必多饮方吐，少则不效。卷五《避瘟方》记载于春分日，用远志去心，水煎，日未出时，东面饮二盅，探吐，则疾疫不生。《除瘟方》载有治一切瘟疫、伤寒、伤风、伤酒、伤食（病初得，用之更宜）之仙传吐法，饮百沸汤半碗，以手揉肚再饮，再揉，直至腹无所容。用鸡翎探吐，吐后煎葱醋汤饮之，覆衣取汗，甚捷；治瘟疫欲死，并治热毒气欲死之苦参酒，用苦参一两，黄酒一壶煮半壶，饮尽当吐则愈。诸毒病服之，覆取汗皆愈。卷六《五运五郁天时民病详解》认为土郁之发，当以土郁夺之为治法。夺者，直取之也。土之病，湿滞之属也。其脏应脾胃，其主在肌肉四肢，其伤在胸腹。土畏壅滞，凡滞在上者，夺其上，吐之可也；滞在中者，夺其中，伐之可也；滞在下者，夺其下，泻之可也。凡此皆谓之夺，非独止于下也。

（四）罨熨

《松峰说疫》卷二《论治》将"罨熨"列为"瘟疫统治八法"之一，详细论述了其作用原理和临床应用方法、注意事项。罨熨之法是指把药物加酒、醋炒热，用布包裹，或者将布或纸用药液浸渍后，熨摩于患处，使腠理疏通而达到治疗目的的一种方法，为常用外取法之一。该法首见于《史记·扁鹊仓公列传》。《灵枢·寿夭刚柔》曰："刺大人者，以药熨之。"《素问·调经论》云："病在骨，焠针药熨。"因其用药不同，名称与作用亦异。酒能升阳发散，故暴寒袭人肌肤，采用酒熨。米醋能消坚破结，故疽毒初生，则用醋熨。还有盐熨、葱熨、姜熨、橘叶熨、紫苏熨等，都是将药加入布包，置于腹上熨之，使药气入腹，起到散寒祛邪、缓和疼痛的作用。《圣济总录》云："温熨之法，盖欲发散血气，使之宣流尔。"一般将药物炒热，布或纸包，热熨患处；或以棉布浸渍药汁后趁热熨之，借药性及温暖作用，产生温通经脉、调和气血及温中散寒、回阳救逆等作用。熨法适用于风寒湿痹、脘腹冷痛、虚证、寒证、经气壅滞、风寒湿痰凝滞筋骨肌肉等证，以及乳痈的初起或回乳。应用时应注意随时听取患者对用药部位热感程度的反映，不得引起皮肤灼伤。室内烟雾弥漫时，要适当流通空气。一般阳证肿疡禁用。目前常因药物的炒煮不便，而较少应用，但临床上单纯热敷还在普遍使用。

同篇《助汗》记载"取汗方"：

用新青布一块，冷水或黄连水浸过，略挤干，置胸上良久，布热即易之，须臾，当汗出，或作战汗而解。夏月极热用此法，他时斟酌用之。凡瘟疫，热在上中焦皆可用之，清热解毒，邪解而汗出，非能发汗也。

罨熨实为瘟疫取汗之良法。凡瘟疫用药后，应汗不汗，心腹稍闷痛，用罨熨法，疏通气机，透散疫邪，多大汗而愈。尤其适用于瘟疫伤寒，结胸痞气，支结脏结，中气虚弱不任攻伐者。其他胸胁心腹硬痛闷满有邪之杂症，皆可运用。本法强调热熨，刘奎使用罨熨法时，将生葱、生姜、生萝卜入锅炒热，然后用布包熨患处，汗出而愈。该方可随症加减，如有表邪或气滞者，生葱为君；寒多者，生姜为君；痰食滞者，萝卜子为君。广泛运用，则各等份，或葱可多些。如卷二《瘟症杂症治略·结胸》中云：

惟张景岳则云：伤寒本病有不因误下，而实邪传里，心下鞕满，痛连少腹而不可近者，此大陷胸汤所宜也。至于太阳、少阳表邪未解，因下早而成结胸者，若再用大陷胸，是既因误下而复下之，可乎？不若以痞满门诸法，酌轻重而从双解，或用葱熨法，以解散胸中实邪。此会屡用而屡效等语，虽大翻仲景之案，然明白洞达，有至理存焉，真长沙之功臣，结胸之宝筏，最稳最捷者也。且外熨法不特治结胸为然，遇瘟疫用药弗效，俟六七日，应汗不汗之期，觉心腹稍有痞闷疼痛，用葱熨法（见前罨熨）。往往大汗而解。

刘奎罨熨有时单用草纸湿敷以治病，如卷二《瘟疫杂症简方·鼻衄》中再一次论"熨法"云：

治衄如涌泉。用草纸叠十余张，井水湿透，分开发，贴顶心，熨之即止。

此法首见于《景岳全书》卷之六十《宙集·古方八阵·因阵·面鼻方》，后世《急救广生集》等皆有引用。

随后，《松峰说疫》介绍用草纸湿敷配合药物以治疗鼻衄的"炒栀吹鼻"法：

山栀炒黑为末，吹鼻，外用湿草纸搭于鼻上，即止。成流久不止者，方可用此法。如点滴不成流者，其邪在经无除，不必用之。

《松峰说疫》接着又谈到熨法结合其他方法治疗瘟疫愈后鼻衄的方法：

愈后鼻衄不止，用青绵线，将两手中指第一节屈伸处紧扎，再用绵纸剪成一二指许宽条，叠数十层，新汲水湿透，搭于两肩头上，热则另换。又用好黄酒四五壶，令两足浸其中，立止。

则是熨法与结扎法、濯足法等多种方法的综合运用。

熨法在本书中的应用有多处，在瘟疫杂症简方中有用以治疗鼻衄的熨法、用以治疗狂证的醋治狂法、用以治疗热病生悪下部有疮的盐熨法，还有在卷之五《诸方·除瘟方》中的炒麸熨法、姜熨法。

卷二《瘟疫杂症简方》治疗“热病生慝下部有疮”只用“盐熨”一法，云：

将盐熬过，俟干，包熨三次，即愈。

该方出自《肘后备急方》卷二《治伤寒时气温病方第十三》，其云：“毒病下部生疮者，烧盐以深导之，不过三。”一则用导法，一则用熨法，皆能取得理想的效果。

卷二《瘟疫杂症简方·诸复》用葱、醋热敷肾囊的方法治疗肚痛卵肿：

葱白捣烂，和热黄酒服。再以葱捣烂，炒热入醋，敷肾囊。

该方出自《急救良方》卷一《伤寒时疫第四》，治伤寒时疫及伤风初觉头痛身热，“用带根葱头一个，切碎，以醋一盏，煎稀粥饮一碗，乘热吃下，以被盖，汗出即解”。本是口服用药，而刘奎则用之热敷有效。

同篇治疗阴阳易所致小肠急痛等症，炒葱熨气海穴：

治小肠急痛。肾缩、面黑、喘，不救即死。大葱（连根七枝，葱小加倍）、生姜（二两），共切，黄酒煎服。仍炒葱熨气海穴，毋令冷。

此法亦出自《急救良方》卷一《伤寒时疫第四》，治伤寒时疫及伤风初觉头痛身热，“用带根葱头一个，切碎，以醋一盏，煎稀粥饮一碗，乘热吃下，以被盖，汗出即解。“又方”治伤寒已发汗，未发汗头痛如破：生姜二两，连须葱白半斤，用水二碗，煎令减半，去渣。分三服”。

卷三《杂疫》用熨法治疗“甚恶，不治数日即毙”的胁痛瘟：

烙香油厚饼碗口大，乘热熨痛处，冷即易，可用三四饼，饼弃勿食，忌生冷。

卷五《除瘟方》介绍了一种药后热熨法——炒麸熨法：

热邪传里，服药后将盐炒麸一升，绢包于病患腹上熨之。药气得热则行，大便易通。

同篇又介绍了治疗胸膈不宽所致各种郁结的姜熨法：

治胸膈不宽，一切寒结、热结、水结、痰结、痞气结。生姜捣如泥，将汁拧出存用。取渣炒热绢包，揉熨心胸胁下，渣冷，入汁炒，再熨。

该法出现甚早，但用于治疗郁结，较早见于明代龚廷贤《寿世保元》中的姜熨法，其云：“治伤寒胸膈不宽，一切寒结、热结、水结、食结、痞结、血结、痰结、支结、大小结胸、痞气结者，俱用生姜捣烂如泥，去汁取渣，炒热绢包，渐渐揉熨心胸胁下，其满痛豁然自愈。如姜渣冷，再入姜汁，再炒再熨。热结不用炒。”

由此可见熨法在《松峰说疫》中的广泛应用。

（五）助汗

八种治疗瘟疫的方法中，刘奎尤为重视汗法，他认为“不论伤寒、瘟疫，而汗之之功，为甚巨矣”“汗易出，而邪易散矣”。《瘟疫统治八法·助汗》云：

古有汗、吐、下三法，而汗居其首者，以邪之中人，非汗莫解也。吐虽有散意，尚待汗以成厥功。下之有急时，因难汗而始用。此是不论伤寒、瘟疫，而汗之之功，为甚巨矣。瘟疫虽不宜强发其汗，但有时伏邪中溃，欲作汗解，或其人秉赋充盛，阳气冲激，不能顿开者，得取汗之方以接济之，则汗易出，而邪易散矣……倘瘟疫之轻者，初觉即取而试之，又安知不一汗而解乎？

刘奎将汗法位于攻击祛邪法之首位，瘟疫虽不宜强发其汗，但瘟疫"其愈也，总以汗解，而患者多在热时"。并提出"汗无太速，下无太迟"之说，以及其提到的针刮、罨熨之法，无不通过汗出以促邪排毒，且给以开门之便。

助汗法中列举了助汗方十九首，介绍了许多较为平和的助汗方药，有传统汤液内服方法，如单用干艾叶，或白糖，或葱白，或朱砂，水煎服；用白粳米和连须葱头加水煮粥的葱头粳米粥，或用梨、生姜捣汁入童便的姜梨饮；或用生牛蒡根汁，空腹服讫，取桑叶一把，炙，水煎服；或用生葛根汁一盅，豉三钱，水一盅，共煎一盅服；或用皂角烧、研，新汲水一盅，姜汁、蜜各少许，共和皂角末二钱，先以热水淋浴，次服药取汗；以及"疗瘟神应丹"等。刘奎又恐大汗不止而亡阳，故又创立了止汗方一首。

亦有点眼取汗、塞鼻取汗、手握取汗、沐浴等外用法。如用冰片、枯矾、粉草共为细末的点眼取汗方，用雄黄、辰砂、火硝、琥珀、生甘草点眼的"发汗散"以及普救五瘟丹；用麝香、黄连、朱砂、斑蝥共为细末的塞鼻手握出汗方和掌中金、丹矾取汗方；或单用桃枝煎汤沐浴方；或用酒调朱砂末，遍身涂之，向火坐烤方；或于谷雨以后，用川芎、苍术、白芷、藁本、零陵香各等份，煎水沐浴三次，以泄其汗。这些方法简便易行，实用性较强。

对于虚证患者，应汗补兼施，如卷二《用党参宜求真者论》云："疫病所用补药，总以人参为最，以其能大补元气。加入解表药中而汗易出，加入攻里药中而阴不亡，而芪、术不能也。"主要用人参鼓动正气祛邪。

应用药物，多以性味辛凉为主，因辛能出汗解肌，如卷二《用大黄石膏芒硝论》以石膏为例云："或曰大苦大寒之剂既在禁例，而治瘟疫顾用三承气、白虎何也？答曰：石膏虽大寒，但阴中有阳，其性虽凉而能散，辛能出汗解肌，最逐温暑烦热，生津止渴，甘能缓脾，善祛肺与三焦之火，而尤为阳明经之要药。凡阳狂、斑黄、火逼血升、热深、便秘等症，皆其所宜。唯当或煅或生，视病之轻重而用之耳。"在瘟疫初期阶段，根据瘟疫病证特点，多以辛凉发表，刘奎认为"但瘟病与伤寒、伤风，寒暄异气，不宜麻、桂辛温，滋以清润之剂，凉泄经络燥热，方是瘟病汗法。其伤在卫气，而病在营血，营郁发热，故用丹皮、芍药，泄热而凉营也""瘟病之所谓不宜发汗者，指麻、桂、紫苏而言，至于元霜、紫雪等丹，岂非凉散之剂乎"。刘奎还提出了以"浮萍代麻黄"的思想，他认为"能发瘟疫之汗者，莫过于浮萍"，书中记载了元霜丹、浮萍黄芩汤等8首使用了浮萍来解表的方剂。

汗法不仅主要用以助汗敷邪，八法中其他治法亦蕴有发散之意。卷六《五运五郁天时民病详解》阐释"火郁发之"治法云："发者，发越也。凡火郁之病，为阳为热。其脏应心与小肠三焦，其主在脉络，其伤在阴。凡火所居，有结聚敛伏者，不宜蔽遏，故因其势而解之散之，升之扬之，如开其窗，如揭其被，皆谓之发，非仅发汗也。"如八法首法的解毒，有以发汗形式取效者，如绿糖饮"亦可渐次汗解"。涌吐，"盖吐中即有发散之意，彼触动沉疴而吐者，尚能发瘟疫之汗""瘟疫不论日数，忽得大吐，甚是吉兆，将欲汗解也"。如仙传吐法吐后，煎葱汤饮之，覆衣取汗，甚捷，初得病用之更宜。罨熨法亦是"瘟疫取汗之良方"，特别是针对瘟疫中气虚弱不任用药攻击的患者，用罨熨法治之，可以"滞行邪散，其效如神"，如用生葱、生姜、生萝卜共捣微烂，入锅炒热，用布包熨患处，觉透为度，汗出而愈。

至于临床应用，刘奎书中介绍颇多。如卷二《瘟疫六经治法》仿伤寒六经治法，汗法自然是题中之义，如《厥阴经·厥阴发斑》云："瘟之愈，终由汗解，往往有下后，而仍自解以汗者，是瘟疫之需汗也，恐急矣。"再如《瘟症杂症治略·衄血》强调瘟疫衄血："惟服绿糖饮（见前），往往取效。或加鲜姜数片，红枣数枚（去核）更妙。盖绿豆清凉而非苦寒之品，洋糖发散而无升举之虞。再加姜、枣以调和营卫，而表岂有不解者哉！且散而不升，而亦岂有稍防于衄者哉！或服不即汗，于煮豆时，再加浮萍二三钱。"治疗斑疹，"凡脉数无汗，表症俱在者，必须仍从汗解，以犀角地黄汤为治斑要药"。而囊缩一症，若无下症而脉浮者，宜汗，缓者宜和。六七日，脉微浮微缓，是有胃气，胃不受邪，将作寒热，则大汗解矣。渴，乃瘟疫常见症状，然不可禁饮，凡瘟症有欲愈而思饮者，盖得水则能和胃气而汗解也。禁饮多致闷乱不救。由此可见刘奎对汗法运用之纯熟。

（六）除秽

刘奎认为秽气是引发疫病的重要原因之一，"凡瘟疫之流行，皆有秽恶之气，以鼓铸其间"。秽气，又称秽恶之气，包括有粪气、尸气和病气等。《瘟疫统治八法》有《除秽》专篇，论述了除秽的重要性。

1. 避秽防疫

刘奎认为未病之时，服用芳香逐秽之药，可起到未病先防的作用，其云："于未病前，预饮芳香正气药，则邪不能入。"刘奎认为"瘟疫乃天地之邪气，人身正气固，则邪不能干，故避之在节欲节劳，仍毋忍饥以受其气……凡探病诊疾，知此诸法，虽入秽地，可保无虞"。因秽气多为大面积污染，"使不思所以除之，纵服药亦不灵，即灵矣，幸愈此一二人，而秽气之弥沦布濩者，且方兴而未有艾也，可不大畏乎"，故刘奎通过焚烧中药熏祛秽气或制成香囊佩带身上以除秽，"倘瘟疫之乡，果能焚烧、佩带，则不觉，秽气之潜消，而沉疴之顿起矣"。《松峰说疫》中记载了大量焚香、佩香、服香等预防瘟疫的芳香疗法，对传染病、流行病的预防具有重要指导意义。

2. 除秽治疫

芳香逐秽，宣解疫疠是疫病治疗大法，如《临证指南医案》载："夫疫为秽浊之气，古人所以饮芳香，采兰草者，重涤秽也。"刘奎认为"瘟疫来路两条，去路三条，治法五条，尽矣……何如去路三条……在人之疫，从口鼻而入者，宜芳香之药以解秽，如神术、正气等散之类，俾其仍从口鼻而出也……何为治法五条？曰发散，曰解秽，曰清中，曰攻下，曰酌补，所谓治法五条者此也"。瘟疫之症虽多，但去其火热之气，而少加祛邪逐秽之品，未有不可奏效者也。故"倘邪入，则以逐邪为要"。即喻昌所谓

"邪既入，急以逐秽为第一义"。临床常用焚香、佩香、沐香、服香等疗法祛秽以治疫。刘奎自定两方，一是除秽靖瘟丹，用苍术、降真香、川芎、大黄、细辛、鬼箭羽、羌活、甘草、草乌等35味中药研磨成末，按照二三钱的剂量装入绛囊之中，全家佩戴，随时嗅闻香气，以达到"已病易愈，未病不染"的效果；二是苍降反魂香，即将苍术和降真香等分研末，揉入艾叶内，绵纸卷筒，烧之，除秽祛疫。还有"于谷雨以后，用川芎、苍术、白芷、藁本、零陵香各等份，煎水沐浴三次，以泄其汗，汗出臭者无病"煎汤沐浴祛秽避瘟的方剂等。至于《除瘟方》和《避瘟方》中可以噙化的福建香茶饼；"烧之能避一切秽恶邪气"的避瘟丹；"正月初一平旦，焚一炷，避除一岁瘟疫邪气"的神圣避瘟丹；"五六月，终日焚之，可以避瘟"的太苍公避瘟丹；"避瘟疫，杀一切魑魅魍魉"的李子建杀鬼丸等诸多焚香避疫方剂，则兼有避瘟与除瘟的双重作用，故夏孙桐在《续修四库全书总目提要》中云："其诸方之随证应用者，多分见于论治之下，此特普通之辟瘟、除秽等丸散方。"

（七）宜忌

刘奎认为"瘟疫乃天地之邪气，人身正气固，则邪不能干，故避之在节欲节劳，仍毋忍饥以受其气"。故其十分重视瘟疫的宜忌及善后，强调宜忌的重要性。其云："治瘟疫，虽以用药为尚，而宜忌尤不可以不讲也。不知所宜，不能以速愈；不知所忌，更足以益疾。"

宜忌实际上是治疗期间的护理和自我调摄问题。《瘟疫统治八法》有"宜忌"一法，给出了疫病预防治疗过程中的注意事项，列出了衣食住行、心情调理近20条宜忌。这在瘟疫类著作中是比较全面的。同章《善后》则强调淫欲、劳顿、忍饥是最易忽略之处。卷三《杂疫》又列"痧前禁忌""痧后禁忌"等节，论述了痧证禁忌。其《痧前禁忌》云："忌热汤、热酒、粥汤、米食诸物，犯之轻者必重，重者立毙。"主要是饮食禁忌，重在忌"热"，因痧毒易与进食的温热物质结成痧块，使病情复杂化；其《痧后禁忌》云："痧后略松觉饿，骤进饮食即复，忍耐一二日，乃可万全。"仍然强调饮食禁忌，重在忌"急"，意在防止食物与痧毒相结，聚于胸腹不易解散。至于论述过程中在具体病证、方剂方面的各种宜忌，则随处可见。

概括而言，主要包括情志舒畅、起居有节、合理饮食三个方面：

1. 情志舒畅

不幸罹患疫病后，多数患者会精神紧张，情绪低落，惊恐莫名，恼怒异常，如此则导致气机郁滞，营卫失调，脏腑功能失常，从而会进一步加重病情，或延长病程，影响治疗和康复效果。故《松峰说疫》在《宜忌》一法中专列"不可恼怒"一条，并自注云："病时病后俱宜戒。"

莫说患者会情绪异常，患者家属也会因为对患者的关心和担忧而精神紧张，如刘奎就以自己的切身经历为例说明之，其云："余家曾有患瘟症者十余人，互相传染。余日与病患伍，饮食少进，且夕忧患，所不待言。"因此刘奎指出"宜清阳明，舒郁结，兼理劳伤为要"，强调调畅情志的重要性，精神内守方能避免五志失常，以增强抵御病邪的能力。

2. 起居有节

刘奎在《宜忌》一法中指出房中只宜焚降香，不可烧诸香；不宜见日光、灯光；卧须就地，南方即在地塘板上布席卧；足宜常暖，不必戴帽，衣被不可太暖；忌房事、忌劳心力等。因疫病以热为主，故患者患病后总以就阴远热为意，以调节起居。

合理的起居有利于疫病的治疗和康复。如卷三《杂疫》治疗乌鸦挣，其症状表现为头痛、头沉、头扬、恶心、眼黑发搐、指甲先青，然后遍体皆青，上吐下泻，不能言，小腹痛，甚至无脉，身凉，如不急治，顷刻殒命。牙关如闭，速用箸摇开口，令病患卷舌视之，根下如有青红紫泡，急用针刺泡见血，用雄黄末点之，滚水和雄黄末饮之，或炮药点之亦好，被盖头出汗即愈，忌风三日。

不合理的起居可能会促进病情发展甚至恶化。如卷二《瘟症杂症治略·斑疹》云斑"凡已出未出时，切忌妄投寒剂，并忌饮冷，恐伤胃气作呕吐；又忌香臭薰触，又不可妄发汗、妄攻下，虚其表里之气，其害尤甚"。特别应注意愈后不可冷水洗浴，以防损伤心包。

3. 合理饮食

瘟疫"始终一于为热"，故饮食总宜以凉性食物为主，不宜过饱，忌嗜酒及肥甘厚味等。

刘奎在《除瘟方》中专列一条作为罹患疫病后总的饮食原则，其云"患疫，忌荤一日"。卷二《宜忌》中也特别指出病中病后"食莫过饱""尤忌鱼肉""愈后半月，不可食韭（食即发），忌饮烧酒"。

刘奎在各种病证治疗及方剂后，提出了具体的宜忌要求。如卷二《瘟疫统治八法·助汗》"发汗方"，治瘟疫始得一二日，头痛，壮热，脉盛，用朱砂一钱，水三盅，煎一盅，去砂饮之，宜"盖被取汗，忌生血物"。《瘟症杂症治略·斑疹》云斑"凡已出未出时，切忌妄投寒剂，并忌饮冷，恐伤胃气作呕吐；又忌香臭薰触，又不可妄发汗、妄攻下，虚其表里之气，其害尤甚"。卷三《杂疫》治疗胁痛瘟，烙香油厚饼碗口大，乘热熨痛处，冷即易，可用三四饼，饼弃勿食，忌生冷。地葡瘟痧，忌饮热汤热酒。乌沙挣，忌冷、白饭、绿豆。羊毛挣，忌腥冷月余。乌痧瘴，愈后一日勿食，忌腥冷、气恼数日。膆脖子猴，避风，忌口二三日，止食粥饭、小菜。抱心疗，忌腥冷、豆腐、诸豆，并一切蔓生之物，若三日后食发物，发所挑疮口。卷五《诸方·避瘟方》屠苏酒，内外井中，宜悉著药，忌猪、羊、牛肉、生葱、桃、李、雀肉。神砂避瘟丸，忌荤一日。松峰审定五瘟丹，忌腥、辛辣、油腻、煎炒一切厚味。

刘奎不仅强调疫病防治时要有所避忌，在制备防治疫病药物时也应注意相关问题。如在修合太乙紫金锭时，除使令之人，余皆忌见。做此药唯在洁诚方效。患者每服一锭，势重者再服一锭，以通利为度，利后温粥补之。

至于治疗时对医者要求的宜忌，则更为题中之义。如《瘟疫六经治法》云："瘟疫所最忌者，营热不能外泄。盖以卫盛而营衰，脾阴虚而胃阳旺也。若脾阴不衰，胃阳不旺，六经既遍，邪欲内传，而脏气忤格，外御经邪，热无内陷之隙，则蒸泄皮毛，发为斑点，而病轻矣。若一入胃腑，腑阳日盛，则脏阴日枯，不得不用泄法，缓则泄于经尽之后，急则泄于经尽之前。腑热一清，则经热外达而红斑发矣。"

（八）符咒

"疫"字在甲骨文中就已出现，而"瘟"不见于东汉许慎著《说文解字》，迟了近两千年之久，这绝不是偶然的。"疫"或"疠"所指向的，是一种更为原始的对传染病起因的巫术思维，即认为这些疾病是由于恶鬼作祟所致。《说文解字》在释"疫者，民皆病也"之后，接着就言"厉鬼为灾"，远古人们对于疫病这种"人皆病"且症状相似的现象无法解释，便推之于鬼神。《周礼》云："季冬……乃舍萌于四方，以赠恶梦，遂令始难驱疫。"郑玄注："疫，疠鬼也。"但他对《周礼》的注解又认为："疠疾，气不和之疾。"东汉训诂学家刘熙在《释名》中云："疫，役也，言有鬼行役也。"尤为值得注意的是，"疫"被他置于"释天"而非"释疾病"这一分类下，这意味着，在他看来，这属于一种由鬼神等神秘因素造成的灾异，而非一般的疾病。

既然古人认为疾病是由厉鬼或巫术的神秘力量引起的，那么治疗之术很自然的便应当是以法术驱除这些邪恶力量，古代大量文献都记载了驱除疫鬼之法，如《周礼》傩以逐疫、《峋嵝神书》载辟邪符等。晋代崔豹在《古今注》中云："栌木，一名无患者。昔有神巫，能符劾百鬼，得鬼则以此为棒杀之。世人相传，以此木为众鬼所畏，竞取为器用，以却灭邪鬼，故号无患也。"由此表明，这种神木"为众鬼所畏"，所以用它可驱逐疾病，由此得名"无患"。

符咒法在《黄帝内经素问遗篇·刺法论》中就有记载，历代用之除瘟、避瘟的记载不为少见。如《肘后备急方》卷二《治伤寒时气温病方第十三》曰："道述符刻言五温，亦复殊，大归终止是其途也。"《卫生易简方》载祝由治瘟疫咒法。叶桂在《幼科要略》中云："总之，久疟气馁，凡壮胆气皆可止疟，未必真有疟鬼。"[202]《松峰说疫》载有三方，刘奎用符咒法预防瘟疫的实质是通过心理暗示调动机体的正气，以达到抵御邪气之目的。

《松峰说疫》全面总结了历代疫病治疗方法，在对历代重要医家瘟疫治法进行全面辨析的基础上，首次提出了瘟疫统治八法，即解毒、针刮、涌吐、罨熨、助汗、除秽、宜忌、符咒八法，并详尽解说，构建了中医疫病学治疗体系的框架。虽然有部分治法如符咒具有一定封建迷信的色彩，但大部分的治法简便易行，见效明显，至今在疫病预防和临床治疗中应用广泛。

五、完善"六经治法"

疫证既有诸般不同，治疗也自应有异。刘奎根据《素问·热论》和《伤寒论》中

---

[202]［清］叶桂.幼科要略［M］.福州：福建科学技术出版社，2007：39.

的六经辨证系统，创立了针对三阴三阳之传变的"瘟疫六经治法"，相较于《素问·热论》六经分证的论治有了显著的进步。

（一）《松峰说疫》"六经"之实质

对于"六经"的认识，历来诸家争鸣，莫衷一是，形成经络说、脏腑说、气化标本中气说、六区地面说等不同关于六经实质的探讨[203]，但其渊源无不强调《黄帝内经》《伤寒论》的"六经"认知范畴。刘奎谙熟《黄帝内经》《伤寒论》，博采众家之长，结合自身临证实践经验，指出《素问·热论》中关于外感热病的三阴三阳之六经传变规律认识，为"《内经》《伤寒》传经之正例"。

在阐述三阴三阳之六经生理病理时，《松峰说疫》引用《黄帝内经》中的运气学思想，作为温疫六经病理的基础，指出太阳以寒水之经而易于病热、阳明以燥金之经而易于病燥、少阳以相火之经最易病火、厥阴以风木之经最易病热，百病之在太阴皆是湿、在少阴多是寒，而唯温病之在太阴湿土则化湿为燥、在少阴君火则化寒为热。

而后在论述六经各个主要证候表现时，则以六经（足三阳、足三阴）的经络循行部位与络属脏腑器官作为立论基础，其证候表现亦与《素问·热论》中所述的六经证候群记载基本一致。由此可知，《松峰说疫》"瘟疫六经辨证"是以《素问·热论》六经分证为基础发展而来的。

在温疫具体传变、论治等方面，《松峰说疫》效法《伤寒论》的六经辨证体系，相较于《素问·热论》六经分证的论治有了显著的进步，指出温疫用药须辨别"邪在某经，或表或里、并病合病"等，并不拘泥于逐日递次传经之说。在治疗大法方面，未入阳明腑证者的阳明经热当用清法，若太阳表证未解，则用"清金而解表"以表里同治，表证已罢者则用白虎汤消解法，若入于腑者，则用泻下之法。其他如病在半表半里之少阳经者，则仿《伤寒论》和解治法等。至于温疫变现杂症，刘奎主张采取《伤寒论》诸方证而用之，所谓"不读伤寒书不足治瘟疫"。

但纵观《松峰说疫》温疫六经辨治，其所论温疫之六经的主要病机是基于"火旺水亏已久""瘟病卫闭而营郁"，其温疫虽有虚实，但热多而无寒，治法主以泄卫凉营，并以所在之经而斟酌用之。其思路类似刘奎推崇的吴又可运用达原饮的思路——"邪在膜原，正当经胃交关之所，半表半里，其热淫之气浮越于某经即显某经之症"。故《松峰说疫》之六经辨治，实质是在其主要病机矛盾的基础上，论述温疫邪热所犯之经证为主，虽"添三阴经治法，以补又可之所未及"，而用药主旨为凉营滋阴以针对"火旺水虚之候"。

（二）疫病亦有按六经传变者

六经辨证出自《素问·热论》，其核心规律是"其死皆以六七日之间，其愈皆以十日以上"，《伤寒论》在此基础上进一步创新发展成六经辨证系统。宋金元时期医家认

---

[203] 鲁兆麟，中医各家学说专论 [M]．北京：人民卫生出版社，2009：32-33.

识到疫病并非逐日循经传变。明末清初的大瘟疫伊始，人们遵循六经证治学说，应用《伤寒论》治法，危害甚大，正如《温疫论》所云："时师误以伤寒法治之，未尝见其不殆也。"《温疫论》一出，颇为符合当时瘟疫见证，救治了大量瘟疫患者，故后世医家又皆遵又可，以谈《伤寒论》、用温药为畏途。刘奎通过自己多年的临床观察，发现用药之温凉，当皆本于疫病之现证表现，寒热虚实，随症治之。

《松峰说疫》卷二有云："仅读伤寒书不足以治瘟疫，不读伤寒书亦不足以治瘟疫。"刘奎认为瘟疫不仅可传三阳，也可传三阴。刘奎又曰"其表里分传也，在表则现三阳经症，入里则现三阴经症，入腑则有应下之症""瘟疫虽与伤寒不同，伹邪在膜原，正当经胃交关之所，半表半里，其热淫之气，浮越于某经即显某经之症，专门瘟疫者，又不可不知也"。卷四《辨瘟邪止在三阳经》亦云："每见患瘟疫者，腹胀满，大便实，或自利发黄，以及四肢诸症，非传入足太阴经乎？舌干口燥咽痛，但欲寐，非传足少阴经乎？烦满囊缩，以及善怒号呼，冲逆动摇并胁肋诸症，非传入足厥阴乎？"故刘奎总结道"虽古法云瘟病在三阳者多，三阴者少，然亦不可拘泥"。瘟疫既有诸般不同，治疗也应有异，"伤寒瘟疫三阳症中，往往多带阳明者。手阳明经属大肠，与肺为表里，同开窍于鼻。足阳明经属胃，与脾为表里，同开窍于口。凡邪气之入，必从口鼻，故兼阳明症者独多。邪在三阳，法宜速逐，迟则胃烂发斑。或传入里，则属三阴，邪热炽者，令阴水枯竭，于法不治，此治之后时之过也"。故刘奎在遵循张仲景《伤寒论》六经辨证学说的基础上，结合自己的临床经验，首创瘟疫六经治法，发展了仲景学说。

（三）瘟疫六经辨治体系之病机方药

刘奎根据"冬不藏精，春必病温"的理论，指出冬不藏精，则相火升泄，伤其寒水闭蛰之气，以致"火旺水亏已久"，又逢春夏感受温热之疠气，则"卫闭营郁"而发病，即见发热作渴而不恶寒，与《伤寒论》"太阳病，发热而渴，不恶寒者，为温病"的论述相合。故而"卫阳遏闭，营热郁发"是《松峰说疫》温疫六经治法的最基本病机，其治法当"清营热而泄卫闭"[204]。每经证治先谈运气，次言病机，后谈治法，且附方药。书中论述了瘟疫六经治方 18 首，其中 12 首方剂是《伤寒论》经方化裁而得。18 首方中用药频率最高者为浮萍。

1. 卫闭：浮萍泄卫以发温疫之汗

《松峰说疫》"温疫六经治法"中所论温疫的主要病机之一为"卫阳遏闭"，"以邪之中人，非汗莫解"。刘奎认为无论伤寒、温疫，均需用汗法，所谓"温疫之愈，终由汗解"。温疫自始至终的发热，是因为感受病邪所致，故病邪为本，发热为标，故治疗温疫之发热，在于祛邪治本，邪去而热自退，正如《温疫论类编》所言："治邪不治热……得此论治瘟疫，始有主脑。"

---

[204] 郭永胜，等.《松峰说疫》温疫六经辨证体系探析［A］.中华中医药学会感染病分会2022年学术年会论文集［C］.2010：131-134.

疫病汗法是通过和营卫、调阴阳，畅通表里之气，而汗自出以利疫邪外解。但温病与伤寒、伤风，寒暄异气，不宜用辛温之麻黄、桂枝，此类温疫虽伤在卫气，却病在营血，故不宜强发其汗。刘奎认为"能发瘟疫之汗者，莫过于浮萍"，浮萍性凉而散，入肺经，善达皮肤，其发汗之功甚于麻黄，凡兼清血热，最宜于治疗"卫闭营遏"之温疫。故除少阳经宜用和解、忌用汗法，阳明腑证径用泻下之法，其余诸经之证皆用浮萍为主药，以清散皮毛而泄卫开闭。

2. 营郁：牡丹皮、芍药泄热而凉营

《松峰说疫》"温疫六经治法"中所论温疫的另一主要病机为"营热郁发"。温热疫疬毒气从口、鼻感受，其发病"伤在卫气"，但冬不藏精则营血已伤而沸腾，故实则"病在营血"。因其营郁发热，故刘奎指出当用牡丹皮、芍药，以"泄热而凉营"。除少阴经注重大滋肾阴而未用泄热凉营之芍药、牡丹皮外，其他诸经证，包括阳明腑证，皆配伍运用牡丹皮、芍药。牡丹皮、芍药二药为血分证代表方剂《千金要方》中犀角地黄汤的主要药物，亦为《温热论》血分证治则的重要列举药物。牡丹皮辛苦寒凉，清热凉血散瘀，泻血中伏火；芍药有赤白芍药两种，白芍较赤芍胜于养阴，阴血亏虚者用之，而赤芍偏于凉血散瘀，营血热者宜选。《松峰说疫》中阳明经伤津耗血较甚，故"当用白芍"，其他均标注为"芍药"，临证应根据阴血亏虚与营血热势的偏重情形而斟酌选用。总之，此类温疫之病机乃卫闭而营郁，法当清营热而泄卫闭，故浮萍与牡丹皮、芍药为《松峰说疫》"瘟疫六经治法"诸方中的主要药物。

3. 水亏：养阴贯穿六经辨治始终

冬不藏精，则火旺水亏已久，逢春夏之季，阳气升泄，阴津愈亏，感受温热之疬气而发，伤津耗液尤重且速，以使温疫自初起即伤津明显，随着病情的发展，阴亏血耗愈加重。而温病留得一分津液，便有一分生机，故须将注重养阴思想贯穿温疫辨治的始终。应根据温疫病位的不同、阴津亏虚的程度与态势，其养阴药物的运用有一定差异。

《松峰说疫》"温疫六经治法"中，在治疗三阳经时常用麦冬、玄参以养阴生津。玄参不仅有滋水之能，且有泻火解毒之功，尤宜于温疫病的治疗，故为刘奎创制诸方时的常用药物。在治疗三阴经以及阳明腑证时，由于阴亏津伤较重，则重用生地黄以大滋阴液，刘奎认为："地黄用汁，大能清燥。"在治疗少阴经时，恐有耗竭肾阴之虞，故加重滋养肾阴之品，用"寒滑润肾燥而滋阴"之知母、偏滋肾阴之天冬等，若邪火尚重时，则去知母，加"润燥而泻火"之天花粉。刘奎认为"肝主营""营藏于肝"，邪入厥阴经而耗血较重时，则在凉营血、滋阴津的基础上，加"养荣之品"之当归。

刘奎六经治法的特色在于：第一，强调了热邪的病理性质，重视燥渴、烦热等症的治疗，强调养阴生津的作用。第二，重视清散皮毛，除阳明、少阳两经主要用清热、泻下的治法外，其余几经治疗时都使用了清散之品浮萍，使邪从表散。第三，刘氏认为疫病发热这一主症是由营郁而致，故清热药常选用清热凉血之品[205]。

———————————
[205] 孙敏.《松峰说疫》治法特色 [J].中国临床研究，2011，24（3）：242-243.

刘奎的这一思想，主要来自张仲景的《伤寒论》，同时也受吴又可《温疫论》的影响。吴又可虽然一直在强调瘟疫与伤寒的差别，但并未完全抛弃六经学说，如卷一《原病》云："凡邪在经为表，在胃为里。今邪在膜原者，正当经胃交关之所，故为半表半里。其热淫之气，浮越于某经，即能显某经之证。如浮越于太阳，则有头项痛、腰痛如折；如浮越于阳明，则有目痛、眉棱骨痛、鼻干；如浮越于少阳，则有胁痛、耳聋、寒热、呕而口苦。大概观之，邪越太阳居多，阳明次之，少阳又其次也。"刘奎认为吴又可在三阳经证的治法上也有所体现，即在主方达原饮的基础上，"瘟邪浮越于某经者，即加某经之药"，但"止有三阳在表治法，至于邪之传里者，仅有入阳明胃腑一条，传三阴则略而不及"。故刘奎将之全部补充齐全，完善了瘟疫六经治法。

与刘奎持有相同观点的医家不在少数，山东医家黄元御自不待言，其他如与刘奎约略同时的浙江名医俞根初，著《通俗伤寒论》12章，影响颇广。《通俗伤寒论》分为伤寒要义、六经方药、表里寒热、气血虚实、伤寒诊法、伤寒脉舌、伤寒本证、伤寒兼证、伤寒夹证、伤寒坏证、伤寒复证、调理诸法。全书寒温融会，无论伤寒、温病，以六经辨证，对证处方下药，为以寒统温、寒温一体的外感热病全书。

陆懋修（1818—1886），字九芝，元和（现属江苏省）人，其在学术上精矸《黄帝内经》，以表彰仲景为事，以仲景六经为归，《世补斋医书》为其代表作。在温病的治疗上，陆懋修主张要用六经辨证，方药用伤寒方。陆氏驳斥温病学家废六经，置六经辨证于不顾的观点，其认为"置六经于不问，不知《伤寒论》六经提纲本不独为伤寒而设，废《伤寒论》六经则六经失传，废六经则百病失传。莫谓《指南》（按：指叶桂《临证指南医案》）所言无关大局也""温热之病为阳明证，证在《伤寒论》中，方亦不在《伤寒论》外"。其所附温热病选方方药上多为伤寒方，如葛根芩连汤、栀子豉汤、白虎汤、诸承气汤，兼取其他方，如河间升麻葛根汤、凉膈散、《肘后备急方》葱豉汤等。陆氏驳温热学派不恰当的养阴能引邪深入、延长病程，其认为撤其热，即可存其阴，热之不撤，阴即有不可保。其云"温病不撤阳邪，种种变象已露，尚曰救阴是要旨，而一任阳邪之佐阴"，"明明一部《伤寒论》长留天地间，其云急去其热，阴始可保，如仲景之白虎、承气汤，小之而去其热，阴即不伤，如仲景之葛根芩连诸方，辛从甘以化阳，苦从甘以化阴，阴阳和而时雨降，顷刻间有嘘枯振槁之能者，概从摒弃，且若恶闻，岂无意乎"。

刘奎六经治法思想，也为清代朱兰台所继承，其著有《疫证治例》（五卷）。朱氏十分推崇张仲景六经辨证，例方治疗也多遵从六经辨证，辨疫证为太阳疫、阳明疫、少阳疫、太阴疫、少阴疫、厥阴疫，并首创芦根方及易达原。书载例方五十七首，附备急方及脉案。

六、注重临证善后

治疗瘟疫，应注意疫病后期调养。《松峰说疫》卷一第三条引用《素问·热论》云："帝曰：热病已愈，时有所遗者何也？岐伯曰：诸遗者，热甚而强食之，故有所遗也。

若此者，皆病已衰而热有所藏，因其谷气相薄，两热相合，故有所遗也。帝曰：善。治遗奈何？岐伯曰：视其虚实，调其逆从，可使必已矣。帝曰：病热当何禁之？岐伯曰：病热少愈，食肉则复，多食则遗，此其禁也。"刘奎注云："此言病之所以遗者，由于强食，而有治之之方，复有禁之之要也。遗者，病已愈而邪气未尽衰，若有所遗而在也。禁者，禁于未遗之先也。肉性热而难化，尤当禁也。"刘奎认为瘟疫病愈后，可能有遗病、复病的现象，故应注意疫病后期调养。

瘟疫一病，有本证、兼证、夹证、遗证和复证之异。余邪未净，或由失于调理，或由故犯禁忌，而见遗证迭出者。遗证也，病虽愈，然仍遗留未痊之症，或邪气未尽衰。疫病遗证之途，《素问·热论》已有详述，《金匮要略》亦有阴阳毒、百合病等。《温疫论》中的"病愈结存""下格"等证，《广瘟疫论》卷四《遗证》将之分为发肿、发颐、发疮、发痿、索泽和发颐六证加以论述。何廉臣在《重订广温热论·温热遗证疗法》篇中，增加了瘥后皮肤甲错、耳聋、额热、咳嗽、自汗盗汗、惊悸、怔忡、不寐、妄言、语謇、昏沉、喜唾、不食、不便、腹热、下血、遗精17种瘥后遗症，多由余热未尽，或失于调理，或不知禁忌所致，并列举治疗方药，提出了调理禁忌，可谓因明、证全、方详、法备，备受后人推崇。

"遗者，病已愈而邪气未尽衰，若有所遗而在也。"刘奎将之归为杂症，《温疫论类编》卷三《杂症》分为"病愈结存""病愈下格""病愈气复""病愈水气""病愈类痿"五证加以阐述，并深入探讨了瘟疫遗病、复病产生的原因。大病初愈，此时"气血苟不充足"，若不注重调养，则"酿成终身之患"，故《松峰说疫》卷二《论治·瘟疫统治八法》专列"善后"一法，指出在调养过程中一是忌淫欲，以防止"积损成劳，尪羸损寿"，二是忌劳顿以防"疲弊筋力，未老先衰"，三是忌忍饥以防"脾胃之病成"。

"调理"之法贯穿疫病治疗的整个过程，刘奎认为："疠气自口鼻入，始终一于为热。热者，温之终，故名之曰瘟疫耳。"因而疫病最易伤阴液，"邪热炽者，令阴水枯竭"。《温疫论类编》和《松峰说疫》中多处反映了他重视养阴的思想。其一，在邪实且阴液亏损时，主张采用攻补兼施法，既攻下祛邪，又养阴护液，"盖胃土燥热，必烁脏阴，其肺脾肝肾精液，久为相火煎熬，益以燥热燔蒸，脏阴必至枯竭。是当滋其脏阴，泄其腑热，勿令阳亢而阴亡也"。但在用药之时，注意勿用大寒凝滞之品，而选用柔润类药，"即邪热内传，应服凉药，余往往不用黄连，不过生地、丹皮、二冬、元参、银花、童便，极数用石膏、栀子、黄芩而止，无不奏效"。其二，提倡瘥后养阴，指出"疫邪解后宜养阴忌投参术"，"虽已愈多日，而气血苟不充足，犯之随有酿成终身之患者焉"。尤其要注意淫欲、劳顿、忍饥等最易忽略之处，行房事损耗精元，气血未充，则七日病复，房事频繁则积损成劳；远行或作苦疲弊筋力，肢体酸楚，耗伤气血阴液，未老先衰；饥饿则需充饥，若强制忍耐，则气血阴液生化无源，过时反不欲饮食，强迫自己饮食也不利于消化，忍饥伤于前，强食伤于后。其三，对于热邪伤津，出现口渴烦热时，可用性味甘寒的药汁、果汁清热养阴。果汁凉能清热而不伤胃，甘能生津而不滋腻，诚为清热生津之佳品。《松峰说疫》中收录有蔓菁汁、麻汁、梨汁、韭汁、蒜汁、葱白汁、生姜汁、萝卜汁、黄豆汁、西瓜汁、藕汁、柑皮汁、牛蒡根汁、生葛根汁、车前草汁、花粉汁等30余种汁液的用法，或单用，或合用；或治疗用，或预防用；或以药用，或作制药用。刘奎擅用药食同源之理调理瘟疫，理宗《素问·藏气法时论》所云"毒药攻邪，五谷为养，五果为助，五畜为益，五菜为充，气味合而服之，以补精益气"，刘奎在治疗疫病过程中颇受此影响而选用药食进行调理。

七、详论愈后抄复

刘奎之所以注重临证善后，其重要原因就在于防止临床治愈后各种原因导致的复发，刘奎称为"抄复"。《松峰说疫》卷二有专篇《抄复论》，对抄复证候加以剖析：

凡治伤寒、瘟疫，医者最重初次得疾，至于抄复，谓死者盖寡，每视为最轻而漫不经意焉。盖谓抄复之病，人身之经络、脏腑皆前次瘟邪所曾经传遍之所，则此番不过由熟路而行，故邪气易出也。古人原有此论，岂知此第语其常也。独瘟疫盛行之时则不然，盖是时疫气所积者厚，即无气、食、劳损之因，尚有重感疠气而复者，更有前番余邪稍有未净，再酝酿滋蔓而抖然自复者，是天地之邪与人之气血胶固充塞，郁勃纠纷，故复至三四次尚有殒命者矣。慎毋以其复也而忽之。

病后复发，乃临床常见，历代所论屡见不鲜。早在《黄帝内经》中就有预防疾病复发的论述，如《灵枢·热病》曰："热病已得汗出，而脉尚躁，喘且复热，勿刺肤，喘甚者死。"《素问·热论》曰："病热少愈，食肉则复，多食则遗，此其禁也。"《素问·评热病论》云："有病温者，汗出辄复热，而脉躁疾不为汗衰，狂言不能食……今邪气交争于骨肉而得汗者，是邪却而精胜也，精胜则当能食而不复热。复热者邪气也，汗者精气也，今汗出而辄复热者，是邪胜也。"《伤寒论》设"辨阴阳易差后劳复病脉证并治"专篇论述病愈防复的问题，认为病复有食复、劳复、复感之分。《医宗金鉴》概括伤寒复病云："伤寒新愈，起居作劳，因而复病，谓之劳复；强食谷食，因而复病，谓之食复；男女交接，复而自病，谓之房劳复。"张仲景及后世医家发展了"治未病"的理论，大病初愈后，如果饮食、休息各方面调理不当，还是会引起复发的，先贤们为当今医学留下了宝贵的经验。

而疫病复发比伤寒更为多见，正如《伤寒瘟疫条辨·复病》所云："夫伤寒自外传内，邪在阳分居多，瘥后易于复元，复病尚少。温病邪热自内达外，血分大为亏损，无故最善反复。"疫病又有"自复"一证，自复首见于《温疫论》，此后，《瘟疫辨论》《治疫全书》等皆有论述。自《广瘟疫论》将劳复、食复、自复合称"三复"后，《温证指归》《广温热论》等遵循之，《伤寒瘟疫条辨》称为"复病"。《重订广温热论》将"气复"易名为"怒复"，更符合临床实用。至此瘟疫复病大致齐全。

刘奎十分重视瘟疫复病，其《温疫论类编》将《温疫论》卷下"劳复、食复、自复"篇一分为三，各以其病证为篇名。将"感冒兼疫"篇易名为"感冒触瘟"，并加按语云："松峰曰：如何知其为瘟证之发？当于潮热下三症参之方得。然此种兼症以殊少。"而《松峰说疫》卷二《瘟疫统治八法》则专有"善后"一法：

瘟疫愈后，调养之方，往往不讲，而抑知此乃后一段工夫，所关甚巨也。即如过饱者曰食复，恼怒者曰气复，疲于筋力者曰劳复，伤于色欲者曰女劳复，载在经书，世皆知之，尚有时而触犯。

同卷《疫症繁多论》载刘奎尝于临证观察到"有瘟症既愈，迟之又久而复作者，有复作而与前不同者"，《治疫症最宜变通论》认识到"或有一人患是症而愈，而复作者，其治法又异，施之前次而效，施之后此而又不效矣"。刘奎探讨了形成复病的原因，"复热者，邪气也""汗下之后，余毒往往未尽，故有自复之患"。《瘟疫杂症简方》又有《诸复》专篇，总结了历代防治复病的经验，计列24方，其中单治劳复者6方、女劳复者3方、阴阳易者7方、食劳者1方，劳复、食复并治者4方，劳复、女劳复并治者1方，食复、女劳复并治者1方，女劳、阴阳易并治者1方，基本全面涵盖了瘟疫愈后各种复病的防治。

合《抄复论》《瘟疫统治八法·善后》诸篇，刘奎所论涉及复证者，主要有自复、食复、劳复、女劳复、重感和余邪未净等。除与食复、劳复、女劳复、重感等与其他医家相类者外，对自复、怒复的探讨尤具特色。

1. 自复

所谓自复，指疫病后期，不因劳累、饮食、恼怒等原因，而由于病邪未尽而复发者，称"自复"。自复，即自行复发之意，首见于《温疫论》卷下，其云："若无故自复者，以伏邪未尽，此名自复。当问前得某证，所发亦某证，稍与前药，以撤其余邪，自然获愈。"

《治疫全书》进而探讨了自复而兼劳复与复食的证治，其卷六《瘟疫客难》曰："有自复而兼劳与食者，又何如？曰：视所受之重轻为施治之先后也。夫大病之后，体如坏屋，四围培护尚免倾，欹若自撤藩扉，加之以旁风上雨，则摧颓立见矣。况瘟疫之受伤更甚者，而加之以劳与食焉，是不自爱其生也。至其劳食之甚，则如吴氏所谓三损四损，虽卢扁亦无所施其技者也，而尚可以治自复之治以治之乎？"

如上所引，刘奎认为"独瘟疫盛行之时则不然，盖是时疫气所积者厚，即无气、食、劳、损之因，尚有重感疠气而复者，更有前番余邪稍有未净，再酝酿滋蔓而抖然自复者，是天地之邪与人之气血胶固充塞，郁勃纠纷，故复至三四次尚有殒命者矣"。刘奎还探讨了瘟疫愈后自复的原因，如《松峰说疫》卷二《瘟疫统治八法·解毒》云：

未病之先，已中毒气，第伏而不觉；既病之时，毒气勃发，故有变现诸恶候。汗下之后，余毒往往未尽，故有自复之患，是毒气与瘟疫相为终始者也。兹定金豆解毒煎以解其毒势，且能清热。并不用芩、连、栀、柏而热已杀（杀，音晒）矣。

刘奎认为，自复多因为"余毒往往未尽"所致，故治以清热解毒为主，解其毒发之势，可收到较好效果，并创制金豆解毒煎一方。

2. 怒复

怒复，指瘟疫瘥后，因事触怒而发，而余热复作。《松峰说疫》卷二《瘟症杂症治略·善怒》云：

凡病患恒多焦躁，此其常也。惟瘟疫之怒与凡病之焦躁不同。其症或因人语言之稍有拂逆，或细事之偶然不谐，在平时可以嬉笑处之，而兹则入耳便怒不可解，心中暗恼不休，至昏愦时，返将所怒之事，从谵语说出而弗自觉也……肝胆之瘟邪退，而其怒仍在也，惟投以理气之剂，而郁闷稍舒，然虽舒，或有所触而其病复发矣。

同章《狂》则云："火邪惊狂……至于狂乱而兼小便自遗直视，汗出辄复热，不能食，舌卷囊缩，皆难治。"

复证临床表现有与前病相同者，又不乏有所变化者，如同卷《疫症繁多论》所云："忆某年……有泻痢既愈，迟之又久而复作者，有瘟症既愈，迟之又久而复作者，有复作而与前不同者。"抄复之患表现十分隐匿，须详加辨析，方可见真谛。《温疫论类编》在《阳证似阴论》篇附医案：

以小便赤白定阴阳，第语其常耳。余子秉锦患伤寒，汗后已愈，尚有微热未清，伊时正值初冬，思食凉物，觅一西瓜尝之而甘，恣意食尽，旋觉抄复，阅三日后小便遂作金黄色。臧表弟讳毓骃者来看视，据小便，定其为湿热，欲投凉剂。余察其现症，时时拳卧，引衣自盖，睡欲向墙，不喜见明，随断其为阴证，用四逆、理中加减出入与服而愈。是阴证亦有小便黄赤者，第知常而不知变，岂足以言医乎？

其治疗，可以前法治疗，如《松峰说疫》卷二《瘟症杂症治略·善怒》云："惟专治其瘟，瘟愈而怒自已矣。或投以铁落饮，视其兼症，而加减出入之，庶可奏效也。"

亦有须重新立法遣方者，如同卷《治疫症最宜变通论》云："或有一人患是症而愈，而复作者，其治法又异，施之前次而效，施之后此而又不效矣。"故刘奎广泛搜集治疗复证的简易方法，以备穷乡僻壤、药物不备者临时急用，如同卷《瘟疫杂症简方》专列《诸复》一篇，搜集治疗自复、劳复、食复、女劳复、阴阳易和食劳等复病24方。

有些复病，无须治疗，但需静养，调喜怒，节饮食，可不药自愈。如卷三《杂疫·痧后禁忌》云："痧后略松觉饿，骤进饮食即复，忍耐一二日，乃可万全。"

也可用药物预防复病，如卷二《瘟疫杂症简方·下利》云："瘟疫而见下利，病亦不轻矣。大抵属寒者三，热者七，湿则其仅见者也……其属寒者有三。一则感冒无大热之瘟病，而过用凉药，因致瘟不除，而泻又作，此时宜舍病治药，只得先温其里，里温泻止，而瘟病不除也，再解其表。瘟病原无汗法，斯时，仍用和解疏利，视其邪在某经，细心施治。治之而邪仍不解，必其先此下利时，有伤元气，阴亏营枯，不能作汗，此时又宜平补滋阴。用熟地、当归、白芍、炙草，再佐以白术、山药、莲肉，气滞者加陈皮，有寒者加煨姜，不寐者加制半夏、茯神，呕恶者加藿香，调理施治，则自然汗解而愈矣。或见其大便不实，恐下利复作，于前药中再重用茯苓、制首乌、白扁豆等药，消息施治，无不获效。"卷三《杂疫·青筋》云："此病先伤于外，而复损其血，兹制一方，名白虎丸。白虎西方肺金之谓，青筋乃东方肝木之象，以白虎而治青筋，金能平木，有至理存焉。能代针砭之苦，且免后之复发。兼治男子久痢便血，妇人崩漏带下，并一切打扑内损，血不能散，心腹痛欲死者，服之神效。"

同时，瘟疫临床治愈后又可出现不同病证，故应注意鉴别是否为复病，如内伤寒发黄，其人脾胃素虚，或食寒凉生冷之物，以致寒实搏结，停滞不散，中州变寒而发黄。卷三《杂疫·内伤寒发黄》云："因瘟疫愈后不戒生冷，每患此症。或再微发热、恶寒，昧者不察，往往误认为瘟病之复，而以疫法治之，寒凉清解，害人不浅，故特为拈出。再者，瘟疫之复，不能吃烟，内伤寒始终能吃烟，以此为辨。"

此后，瘟疫著作多论及复病。如《温证指归·三复》谓："何谓三复？劳复、食复、自复也。"《重订广温热论》卷一《温热总论·温热复证疗法》云："劳复、食复、自复、怒复四证，实则易治，虚则难治，一复可治，再复不治。"

总之，疫病临床治愈后，或因患者不知调理，家属不知看护，每见劳复、食复、自复、怒复者；亦有余邪未净，或由故犯禁忌而见遗证迭出者；或因饮食起居不慎，冒风触邪而见重感者。故治宜平其复遗，调其气血，为疫病中期末期之善后要法。

八、强调防重于治

中医学预防疫病的原则源于《黄帝内经》中所述的"治未病"理论，如《素问·四气调神大论》曰："圣人不治已病治未病，不治已乱治未乱。"但瘟疫往往发病突然，具有不可预测性，而且每个人所处的天文大环境、时代和地理环境不同，可能遇到疫病的次数、病种有异，"瘟疫不可先定方，瘟疫之来无方"。故刘奎一再强调加强对疫病的预防，甚至防重于治。正确认识疫病的发生发展规律，关系到对"治未病"思想的正确理解。对于疫病来说，其"治未病"比其他疾病的"治未病"内涵更为丰富。

（一）未病先防

在此"未病先防"所说的"未病"，包括未发生疫情，人体未感受疫邪，处于正常状态；"先防"指采取各种措施，防止感受疫邪或不慎感邪后防止发病。这种思想与现代传染病学所提出的预防传染病的主要措施是一致的，即控制传染源、切断传播途径、保护易感人群。《素问·刺法论》中所说"不相染者，正气存内，邪不可干，避其毒气"，即体现了这几方面内容。未病先防包括如下几种：

1. 培护正气，养生防病

通过培护正气，可以使机体正气充盛，从而达到防病的目的。培护正气可从以下几方面进行：①调摄精神情志，应保持宁静、乐观。正如《素问·上古天真论》所云"恬惔虚无，真气从之，精神内守，病安从来"；②顺应自然规律，调理起居作息，做到起居有常，劳逸适当；③调理饮食，使之规律化。饮食有节，五味调和，则能保持精力充沛，正气旺盛，身体健康，预防疾病，故《素问·上古天真论》云"其知道者，法于阴阳，和于术数，食饮有节，起居有常，不妄作劳，故能形与神俱，而尽终其天年"；④注意环境卫生和个人卫生；⑤消灭虫害；⑥慎防劳伤，节制房事，要适龄嫁娶，忌纵情欲；⑦加强健身活动；⑧药物延年防病；⑨导引与针灸强身扶正；⑩人工免疫。

总之，我们要培养正气，增强体质，提高抗邪能力，预防某些疾病的发生。防止病邪的侵害，要像《素问·上古天真论》"虚邪贼风，避之有时"，注意防范各种不利于健康的因素产生，不要"以酒为浆，以妄为常，醉以入房，以欲竭其精，以耗散其真，不知持满，不时御神，务快其心，逆于生乐，起居无节"（《素问·上古天真论》）。正如《金匮要略·脏腑经络先后病脉证第一》所云："若五脏元真通畅，人即安和……若人能养慎，不令邪风干忤经络……更能无犯王法、禽兽灾伤，房室勿令竭乏，服食节其冷、热、苦、酸、辛、甘，不遗形体有衰，病则无由入其腠理。"通过以上内养和外防两方面的措施，就可以预防疾病的发生。

2. 趋避邪气，控制传染

即《黄帝内经》所谓的"避其毒气"，亦即避免与疫疠邪气相接触。未病的人群，"趋避邪气"包括不要接触病邪，避免和患者相接触，减少到疫情流行的地域活动。对于已病患者，"趋避邪气"则要求采取措施，控制隔离患者，避免将疫邪传染他人，引起播散流行。古人很早即重视趋避邪气，如《素问·上古天真论》所云："虚邪贼风，避之有时。"《论语·乡党》曰："鱼馁而肉败不食，色恶不食，臭恶不食。"指出已变质腐败的食物不可食用。张仲景在《金匮要略》中也提出了许多的食品不可食用，如"猪肉落水浮者""六畜自死"等，指出不能食用病死或腐败的肉类；孙思邈在《备急千金要方》中也说"勿食生肉"等，这些论述都表明古人重视避免邪气的摄入，对于预防通过消化道传播的疫病具有重要意义。

《松峰说疫·除秽》云："凡凶年饥岁，僵尸遍野，臭气腾空，人受其熏触，已莫能堪，又兼之扶持病疾，敛埋道殣，则其气之秽，又洋洋而莫可御矣。夫人而日与此二气相习，又焉得不病者乎！使不思所以除之，纵服药亦不灵，即灵矣，幸愈此一二人，而秽气之弥沦布濩者，且方兴而未有艾也，可不大畏乎！"这说明在发生大灾难之处，因为死亡的人数大增，以致处在其中的人们、进入救援的人们每天都和臭气及秽气相处，就算使用药物治疗，也只有一部分人受益，而秽气更加肆虐。所以刘奎发明了除秽靖瘟丹，佩戴于身上，又发明苍降反魂香以熏蒸居处，以免被臭气和秽气感染而生疫病。而关于医者进入患者家中诊治或探望患者，《松峰说疫》言医者要用舌顶上颚，努力闭气一口，使气充满毛窍，则不染。虽然效果依旧比不上戴上口罩甚至防毒面具，但清楚地说明疫病由空气传染的风险。

3. 预防接种，服药预防

晋代葛洪在《肘后备急方》中记述了以狂犬脑敷治狂犬咬伤的方法，是古代"以毒攻毒"免疫学思想的体现。葛洪最早记录了天花的症状，其云"有病时行，仍发疮，头面及身，须臾周匝，状如火疮，皆戴白浆"。因为天花是战争中由俘虏带入，故当时称为虏疮。宋代我国已开始人痘接种，这是早期的预防接种术，居世界之先。18世纪，欧洲各种传染病频繁流行，天花是当时儿童死亡率最高的疾病，人痘术传入英国，后又传入朝鲜、日本、俄国、土耳其、法国等国家，对于预防天花流行起到了积极的作用。

刘奎很重视对疫病的预防,他在《松峰说疫》"避瘟方"中总结了历代中医中的瘟疫预防方法,兼有个人的治疗经验及体会,将中国古代对疫病的预防治疗提高到了一个新的高度,在历代瘟疫著作中是独一无二的。"避瘟方"共载 65 方,用法有内服和外用等多种。较之《备急千金要方》25 方、《太平圣惠方》26 方,有很大发展。书中收集了许多避瘟方如避瘟丹、神圣避瘟丹、老君神明散等,都是服药预防疫病的体现。

4. 防微杜渐,欲病救萌

指机体感受疫疠病邪后,虽未发生疾病,但已出现某些先兆,或处于萌芽状态时,即应采取措施,或施之以方药,或施之以针石,以防微杜渐,从而防止疾病的发生,正如《素问·八正神明论》所云:"上工救其萌芽。"即指出应该将疾病控制在萌芽状态,这也属于中医学"治未病"的内容。

(二)既病防变

指在疫病发展过程中,把握病势,积极治疗,防止疾病内陷生变,出现化火、生痰、生风、闭窍、动血及正气外脱之变。在疾病初期,一般病位较浅,病情较轻,对正气的损害也不甚严重,故早期治疗可达到易治的目的;若在极期阶段,正邪剧争,病情严重,则疾病可不循常规发展,而出现内陷生变,则预后不良。正如《医学源流论》云"病之始生,浅则易治;久而深入,则难治⋯⋯故凡人少有不适,必当即时调治,断不可忽为小病,以致渐深;更不可勉强支持,使病更增,以贻无穷之害"。因为"邪气深入,则邪气与正气相乱,欲攻邪则碍正,欲扶正则助邪,即使邪渐去,而正气已不支矣"。正如《素问·阴阳应象大论》所云"邪风之至,疾如风雨,故善治者治皮毛,其次治肌肤,其次治筋脉,其次治六腑,其次治五脏。治五脏者,半死半生也"。

在诊治疾病时,仅对已发生病变的部位进行治疗是不够的,还必须掌握疾病发展传变的规律,准确预测病邪传变趋向,对可能被影响的脏腑和部位,采取预防措施,以阻止疾病传至该处,终止其发展、传变。如叶天士在《温热论》中所云:"先安未受邪之地。"就是根据温病的发展规律,热邪伤及胃阴,若进一步发展,则会损及肾阴,所以刘奎主张在甘寒养胃的同时加入咸寒滋肾之类药物,以防病邪深入,损耗肾阴,这就是既病防变原则具体应用的典范。现代临床上有医家采用"截断扭转"疗法治疗温热病,就是"治未病"中防"病传"思想的具体运用。当然,要做到有效地防止疾病的传变和恶化,必须掌握疾病发生、发展和传变的规律,才能未雨绸缪,防微杜渐,使预防和治疗具有前瞻性。

(三)已病防传

"已病防传"一方面指感受疫疠病邪、已发生疫病后,应及时、积极治疗,并根据疫病的发展规律,防止其横向的蔓延和纵深的发展。如《金匮要略》中云:"见肝之病,知肝传脾,当先实脾⋯⋯适中经络,未流传脏腑,即医治之;四肢才觉重滞,即导引、吐纳、针灸、膏摩，勿令九窍闭塞。"《温热论》中所载"大凡看法，卫之后方言气，营之后方言血"，就含有步步为营，层层设防的意思。而疫病起病急、变化快、病死率高，做到防止病情的恶化非常重要。首先应做到早发现、早诊断、早治疗，"天地疫疠之气，俗人谓之横病，多不解治，皆曰日满则瘥，致夭枉者多矣。凡觉病即治，折其毒气自瘥，切莫令其病气自在，恣意攻人，拱手待毙"。其次，应当注意饮食起居的调护，防止兼夹证，以免加重病情。其三，在治疗上，应积极运用有效的治疗方法以防传变，如《松峰说疫》卷二《立方用药论》强调"单刀直入，批隙导窾"，善用解毒法祛邪防变。《疫疹一得》在治疗上强调"热疫乃无形之毒""重用石膏直入肺胃，先捣其窝巢之害，而十二经之患，自易平矣"。

另一方面，疫病的已病防传不仅与患者相关，更与患者的周围人群甚至整个社会相关。疫病不是患者本人的个体事件，而且是与之相关的群体甚至社会事件。因此，已病防传还应包括社会性预防疫病传染。

（四）瘥后防复

治未病还应包括重视病后调摄，采取各种措施，防止疾病的复发。在疾病初愈之时，虽然症状消失，但此时邪气未尽，正气未复，气血未定，阴阳未平，必待调理方能渐趋康复。所以在病后，可适当使用药物巩固疗效，同时配合饮食调养，注意劳逸得当，生活起居有规律，以期早日康复，从而避免疾病的复发。否则，此时若适逢新感病邪，饮食不慎，过于劳累，均可助邪伤正，使正气更虚，余邪复盛，引起疾病复发。《松峰说疫》卷二有《抄复论》专篇探讨，同卷《瘟疫统治八法》又列"宜忌""善后"专篇，示患者疾病初愈，应慎起居、节饮食、勿作劳，做好疾病后期的善后治疗与调理，方能巩固疗效，防止疾病复作，以收全功。所以，病后调摄，以防疾病复作，亦不失为治未病内容的延伸。

在卷二《瘟症杂症治略》中，刘奎预防"休息泻"复发云："询其复作之由，半因吃生冷与饱食所致。戒以只食七八分饱，服药月余，则不复作。患此绝少不起者，然病体支离，莫可当矣。"同章预防"瘟疫而见下利"复发，"或见其大便不实，恐下利复作，于前药中再重用茯苓、制首乌、白扁豆等药，消息施治，无不获效"。

综上所述，"治未病"可概括为未病先防、既病防变、已病防传及瘥后防复四个方面。这种未雨绸缪、弭患于未然的预防思想，迄今仍具有十分重要的指导意义，如何治未病更是值得我们深入研究。

九、总结防治方药

药性有寒、热、温、凉，药味有辛、甘、苦、酸、咸，临床应用必须根据疾病的特点进行选药、配伍，此即《汉书·艺文志》所谓："调百药齐，和之所宜。"方有大、小、缓、急、奇、偶、复，剂有宣、通、补、泄、轻、重、滑、涩、燥、湿，《隋书·经籍志》云："医方者，所以除疾疢保性命之术者也。"根据配伍原则，总结临床经验，以若干药物配合组成的药方，称为方剂。方剂是治法的体现，是防治疾病的重要武器。疫病因其病因、病机的特异性而组方用药也具有一定特殊性。

（一）常用方剂

1. 方剂载录

《松峰说疫》既博采前贤有关瘟疫的论述，又广收民间及医书记载有效治疫验方，并根据临床经验新创部分方剂，且附有方药证治。书中记载方剂有三种形式：

一是卷五《诸方》一卷，全卷将常用"除瘟方"和"避瘟方"两大类方剂集中介绍、评述，其中避瘟方 69 首，除瘟疫方 49 首。《诸方小序》云："论治中应用之方，即开于卷末，剩有避瘟、通治二条无所位置，始另作一卷，以备采择治疗。"

二是卷二《论治》中专列《瘟疫杂症简方》一节，主要介绍常见特殊杂症的常用方剂。

三是全书中又随证列有许多方剂，或论述，或辨疑，随机介绍和探析方剂。刘奎既然发现了前人方、法分离的缺点，故将"论治中应用之方，即开于卷末"，如此则方法合一，方证相应。

统计这三种出处的方剂，剔除其中有明显迷信色彩者，除却重复论述者，共得方189 首。这些方剂基本上涵盖了疫病预防和治疗全过程用方，对于瘟疫防治有很大的价值。

2. 用方途径

有内服法和外用法。有些是一法两用，有些是一方两法。外用方式多样，主要有佩戴、烧熏、涂抹、塞鼻、取嚏、点眼、涌吐、粉身或洗浴等。药物使用灵活，既有单味药物，又有复方。

3. 应用剂型

内服单方有散剂、丸剂、汤剂、饼剂、酊剂、药汁、水浸剂等；内服复方有散剂、丸剂、汤剂、酊剂、锭剂和膏剂等不同剂型。外用方剂型也具有多样性，主要包括散剂、汤剂、丸剂、酊剂等。

4. 用方特点

（1）继承前人，更多创新

刘奎自序《松峰说疫》云："昔吴又可《温疫论》一书，较之诸家俱见卓识，独辟蚕丛，业已盛行海内，故其方论，兹集一概不录……夫疫病所包甚广，而瘟疫特其一耳。又添杂疫、寒疫，各著方论，而症治始备，随编辑酌定，分为六卷。"虽然刘奎承续《温疫论》而论疫，却极少载录《温疫论》中方剂，只有其认为原方有误后可加减者，方开列示人。同时，刘奎广泛吸收前人防治疫病的有效方剂，但极少录用原方，而多为自己裁定之方，如在《杂疫·虾蟆瘟》中云："治法：凉散、和解、攻下、败毒，随症施治，无不获愈。方俱散见各医书，本门不多赘。"卷四《辨疑·辨用老君神明散东坡圣散子》则介绍了化裁加减之法，"语云：用古方治今病，譬如拆旧料盖新房，不再经匠氏之手，岂可用乎？旨哉斯言，洵堪为医学用药之准矣……吾愿世之业医者不可拘于一定之方，亦不可执其一偏之见，变动不拘，权衡有准，则于岐黄一道思过半矣。"故刘臻序云："唯疫疠一证，时地互更，变幻莫测，而诊理之道，亦须钩剔其元，神明其意，不囿于古论，不泥于成方。"但所裁诸症，所载之方，皆为治瘟疫之方，故刘嗣宗《松峰说疫·叙》云："如所载瓜瓢软脚、赤膈黄耳、痧瘴诸挣等疫疠怪疾，各有简便良方。"而其后陈象谦更是探本溯源，序《疫痧二症合编》云："是书之效验不可思议，虽各成一家之言，而法方不越乎仲景，根柢实由乎《灵》《素》，有自来矣。"可谓刘奎的知音。

（2）喜用民间单验方

刘奎用药取材非常广泛，常取乡间常见之药，以民间单方、验方和疗法治疗疫病为其特色，补本草所未备，对于疫病的治疗有相当贡献。如在卷三《杂疫·鹰嘴挣》后对诸"挣""翻"证治的来源加以说明，其云："诸挣症治，余得之岱宗石壁间，录而藏诸箧笥，遇患是疾者，如法施治，历有奇效。后余游秦晋于太行道中，亦见粘一纸于壁前，所见者大同小异，俱变'挣'为'翻'，盖因其方言各异耳，而症治则无殊也。因取而对较增订之，以广为流布，至其命名亦各有义意，甚毋以其涉俗而忽之。"而对浮萍一药的研究与应用最能体现刘奎用药思想和用药特色。

（3）组方味少效专

《松峰说疫》卷二《立方用药论》云：

杂病用药品过多或无大害……而瘟疫不能也……所以瘟疫用药，按其脉症，真知其邪在某经，或表或里，并洞合病，单刀直入，批隙导窾，多不过五六味而止。

这主要是针对疫病治疗而言，至于预防用方，则有大有小，需根据具体情况变通选用。

（4）注意方剂的鉴别

《松峰说疫》卷三《杂疫·绞肠瘟》云：

其症肠鸣干呕，或水泻，气不通则探吐之，宜双解散。有阴阳二症。

双解散

防风　荆芥　薄荷　麻黄　白术（土炒，泔浸）　川芎（酒洗）　当归（酒洗）　白芍（酒炒）　连翘（去隔）　山栀（炒）　黄芩　石膏（煅）　桔梗　甘草　滑石（末）　芒硝　大黄（生、熟酌用）

《医方集解》之双解散，减去硝、黄，引用生姜、葱煎。（以上四方，专治阳痧。）

双解散，由刘河间创制。刘河间在其自创的益元散基础上，与凉膈散加减而成防风通圣散，而又在防风通圣散基础上加用益元散而成双解散。《黄帝素问宣明论方》云："双解散：治风寒暑湿，饥饱劳役，内伤诸邪所伤，无问自汗、汗后杂病，但觉不快，便可通解得愈。小儿生疮疹，使邪快出，亦能气通宣而愈。益元散七两，防风通圣散七两。上二药，一处相和，名为双解散……搅匀，每服三钱，水一盏半，入葱白五寸、盐豉五十粒、生姜三片，煎至一盏，温服。"后世温病学家对双解散较为推崇。清代医家杨栗山称治疗两感温病"以双解为第一方"。

《医方集解》双解散，减去硝、黄，减小了攻下之力，而寒热双解之功有所增强。

（二）常用药物

《松峰说疫》多处详论瘟疫用药，如卷二《论治》专设"瘟疫应用药"一章，卷三《杂疫》亦有《用药大法》专篇，其余瘟疫杂症简方、避瘟方及除瘟方等有具体方药应用，现对该书特色药物分析如下。

1. 瘟疫应用药

《松峰说疫》卷二《论治》中专设"瘟疫应用药"一章，介绍了历代医家和刘奎自己治疗瘟疫的常用药物。

发表：浮萍 葛根 柴胡 羌活 豆豉 葱白 苍术 升麻 生姜 洋糖 防风 杏仁 荆芥 薄荷 青蒿 蝉蜕 香薷 前胡 赤柽柳（一名河西柳，一名观音柳）

攻里：大黄 芒硝 枳实 槟榔 厚朴 草果 铁落 山甲 栝蒌

寒凉：生地 麦冬 元参 栀子 黄芩 银花 石膏 丹皮 知母 绿豆 竹沥 童便 人中黄 大青 青黛 花粉 天冬 桔梗 山豆根 犀角 竹叶 竹茹 白芍（生） 连翘 牛蒡子 柿霜 梨 西瓜 荸荠 甘草（生） 茅根 雪水 冰水 蚯蚓 蜣粪 黄柏 胆草 苦参 射干 黄连 马勃 板蓝根

利水：车前 泽泻 木通 秦艽 茵陈 茯苓（赤白） 赤芍 灯心 瞿麦 萹蓄 石韦 猪苓 淡竹叶 滑石

理气：枳壳 陈皮 橘红 苏子 青皮 佛手 柿蒂 香圆（皮） 金枣（皮） 香附

理血：归尾 桃仁 红花 川芎 抚芎 侧柏叶 紫草 京墨 蟅虫 苏木 发灰 百草霜

化痰：蒌仁 川贝 僵蚕 半夏 胆星 桃花 牙皂 冰糖 白芥子（亦发表）

逐邪：藿香 雄黄 朱砂 龙齿 大蒜 桃枭（树上干桃） 檀香 鬼箭羽 降真香 斧头木（系斧柄入铁处） 虎头骨

消导：谷芽 麦芽 神曲 山楂 萝卜子 食物灰（所积者何物，即将何物烧灰存性，研或入药，水酒冲服）

温补：熟地 当归 白术 炙草 大枣 阿胶 莲子 山药 蜂蜜（生、熟） 粳米 糯米 仓米 荷叶 百合 茯神 首乌 葳蕤 藕 黄酒 人参

松峰曰：瘟疫原无用麻、桂、苏叶等药之理，故一概不录。即瘟疫变症所用之药，亦不开载。

共列瘟疫常用药 152 种，其中发表药 19 味、攻里药 9 味、寒凉药 42 味、利水药 14 味、理气药 10 味、理血药 12 味、化痰药 9 味、逐邪药 11 味、消导药 6 味、温补药 20 味[206]。

（1）清热药

在 152 味药物中，寒凉药物最多，为 42 味，占总药味的 27.6%，说明瘟疫以热证为主，热者寒之，清热药在瘟疫治疗中最为常用。而在清热药中又以清热解毒药（15

---

[206] 魏岩，马金玲，张文风.《松峰说疫》疫病防治特色［J］.长春中医药大学学报，2021，37（2）：242-245.

味，占清热药的 35.7%）为多，与刘奎治疗瘟疫以解毒法为第一大法相统一。在清热解毒药物中，刘奎善用生甘草、绿豆衣等，如前提到的金豆解毒煎、绿糖饮及专治伤寒瘟疫的普救五瘟丹、治疗葡萄疫的加减羚羊角散等。刘奎认为"生甘草解一切毒，入凉剂则能清热，亦能通行十二经"。《药品化义》曰"甘草，生用凉而泻火，主散表邪，消痛肿，利咽痛，解百药毒，除胃积热，去尿管痛，此甘凉除热之力也"。朱丹溪云："生甘草大缓诸火邪。"现代研究也表明甘草对多种病毒具有抑制作用。

（2）补虚药

瘟疫用药中位于第二位的为温补药，共 20 味，占总药味的 13.2%，体现了瘟疫治疗过程中除以逐邪为主外，还兼顾扶正。关于补虚药的应用，刘奎提出"疫病所用补药，总以人参为最，以其能大补元气。加入解表药中而汗易出，加入攻里药中而阴不亡"，但一般不用黄芪、白术之类，同时可用山西潞安府党参代替人参，以扶正而除邪。

（3）解表药

瘟疫用药中位于第三位的为解表药，共 19 味。其中以浮萍为首位，刘奎认为瘟疫发汗，莫过于浮萍，"其性凉散入肺经，达皮肤，发汗甚于麻黄"。他提出以浮萍代麻黄的思想，可谓独树一帜，给后人很大的启示。书中共有 10 首以浮萍为主组成的方剂，如治疗瘟疫太阳头项痛的元霜丹，治疗阳明泄泻的浮萍葛根芍药汤，治疗太阴腹满嗌干的浮萍地黄汤等。

刘奎指出："瘟疫原无用麻、桂、苏叶等药之理，故一概不录。即瘟疫变症所用之药，亦不开载。"这些药物，皆为治疗疫病本证所用。

2. 避瘟方所用药物

《松峰说疫》卷五汇集了历代医家常用的避瘟方与除瘟方。

刘奎根据其临床经验总结出了 69 首避瘟方（其中有符咒 3 方），共用药物 130 味，用药频率为 234 次。使用频率占前 5 位的依次是雄黄、苍术、赤小豆、细辛、酒，其中只有赤小豆性凉，其余 4 味均性温 [207]。避瘟方选用了雄黄等祛邪药物，其用法有内服、熏烧、佩戴、嗅鼻、取嚏、纳鼻中、悬挂于庭帐、置于水缸及井中、探吐、沐浴、闭气、符咒及"将初病人贴身衣服，甑上蒸过"共 13 种方法。并且重视避瘟方使用时间，69 首方中 20 首方剂明确指出了用药时间，部分方剂明确到了采药时间、制药时间及服药时间，如"初伏。采黄花蒿阴干，冬至日研末收存，至元旦蜜调服"等。

《松峰说疫》避瘟方药说明刘奎通过祛邪截断病源而预防瘟疫，通过药物的采摘及制备时间增强药物的疗效。祛邪药物容易伤及人体正气，故通过熏烧、佩戴等外用方法减少药物对正气的损伤，并且在"天人相应"的整体观思想的指导下，通过规定的服药时间进一步提升了人体正气的作用，从而起到了祛邪不伤正的目的。

---

[207] 李霞，苏颖.《松峰说疫》疫学思想及避瘟除疫方药特点探析 [J].陕西中医，2009，30（8）：1096-1097.

3. 除瘟方所用药物

《松峰说疫》书中载除瘟方49首，除瘟所用药物共106味，用药频率为149次[208]。用药频率占前6位的依次是朱砂、甘草、雄黄、生姜、麝香、皂角。49首方剂共列举了6种用法，即内服（汤液、丸散、酒煎剂）、点眼角、吹鼻取嚏、熨法、擦搓法和探吐。除瘟方中使用了大量寒凉药物，主要用于汗法、泻法、吐法等祛邪避秽，截断病源以治疗瘟疫。除了一些外用熨搓等方法用到了温热性的药物，其余大部分均为寒凉药物，如黄芩、黄连、栀子、石膏等药组成的松峰审定五瘟丹、柴胡白虎煎、归柴饮等方剂，内服用于治疗时症瘟疫、阳明温热、表邪不解、头身腹痛、谵语无汗、发斑疹与痧或二便五六日不行等症。外用盐炒麸或用葱姜去汁取渣，用绢帛包住揉熨心胸胁下，药气得热则行，大便易通，汗出即愈。或饮百沸汤半碗，边揉肚边饮，用鸡翎探吐，覆衣取汗，用治一切瘟疫、伤寒、伤风、伤酒、伤食。其中有两个方剂，神仙祛瘟方服用后和观音救苦散吹鼻后既可以治疗瘟疫，又可以预防瘟疫，如神仙祛瘟方，"服后已病者即痊，未病者不染"。

4. 用药大法所用药物

《松峰说疫》卷三《杂疫》专设"用药大法"一节，论述痧症用药，此节实剪裁《痧胀玉衡》卷上《玉衡要语•用药大法》。其中所用药物，多与上三部分所用药物相同，故不再单独统计。

全书合计共得方189首，用药226味，892味次。根据现代中药学的研究，药物功效可分为以下23类：解表药、清热药、理气药、温里药、活血化瘀药、平肝息风药、止咳化痰平喘药、补阴药、补血药、化湿药、利水药、泻下药、止血药、收涩药、消食药、安神药、涌吐药、驱虫药、祛风湿药、补气药、补阳药、攻毒杀虫止痒药、开窍药。用药频次排在前19味的药物是：生甘草（34）、生姜（24）、白芍（23）、雄黄（22）、苍术（20）、大黄（19）、朱砂（18）、生地黄（17）、黄芩（16）、黄连（14）、玄参（14）、炙甘草（14）、麝香（13）、陈皮（12）、浮萍（12）、葛根（12）、石膏（12）、牡丹皮（11）、川芎（11）[209]。

（三）用药特点

由于疫病本身病种较多，即使同一疫病由于时节、地域、患者体质、疾病所处病变阶段等有异，而出现不同的证候，故疫病治疗中所涉及的药物种类较多，范围较广，刘奎常常不拘泥于某方某药，即所谓"瘟疫不可先定方，瘟疫之来无方也"。对于瘟疫用药，刘奎提出要"按其脉症"，切中病机，"单刀直入"，且药物不宜过多，"多不过五六味而止"，同时还要根据患者体质、病位深浅、病情轻重而权衡用量，选择最为适宜的煎服法和药后调理。

[208] 李霞，苏颖.《松峰说疫》疫学思想及避瘟除疫方药特点探析[J].陕西中医，2009，30（8）：1096-1097.

[209] 孙敏.《松峰说疫》用药规律探析[J].时珍国医国药，2008，（5）：1249-1250.

1. 补上治上制以缓，补下治下制以急

疫邪多从口鼻经呼吸道、消化道循三焦传变。《素问·至真要大论》中"补上治上制以缓，补下治下制以急"的用药特点，对于指导瘟疫用药具有重要参考价值。"制"，指制方；"上"指病在上焦；"缓"指气味淡薄之药味。上焦如雾，属阳，主纳，气味淡薄的药物才能到达病所。"缓则用气味薄者，薄则轻清而上浮"[210]。刘奎认为邪犯上焦，病偏于表，治宜清轻宣散之剂，使邪从表、从上透解。疫病病邪初起多从口鼻侵袭上焦，故初期用药应多用气味淡薄的解毒药物如僵蚕、蝉蜕、佩兰、豆豉等。

"下"指病在下焦，"急"指气味浓厚的药物。下焦如渎，属阴，主出。气味厚重之品才能达到病所，"急则用气味厚者，厚则沉重而易下"[211]。刘奎认为邪入下焦，伤及肝肾，治必厚味滋填，介石重镇，方能沉于下焦。疫病在下焦之时，可选用肉桂、吴茱萸等气味俱厚之品以温阳散寒。只有根据上焦、下焦的不同生理特性，选用合适的药物才能准确地作用于病变部位，获得佳效。若制缓方而气味厚，则峻而去速；用急方而气味薄，则柔而不前。唯缓急厚薄得其宜，则适其病至之所，而治得其要矣。

2. 辛烈通气

气味辛烈之品性多温燥，味辛发散，性烈窜冲，故能行气通窍，疏泄腠理。疫疠邪气不外秽浊毒恶，致病原理是从气道侵入，痹阻气机，进而导致诸险证。得辛烈温燥之药，行气发散除寒，则腠开窍通寒去，既驱邪外出，又恢复正常生理机能，疫病自愈。刘奎用药多以芳香辟秽药物为主，《松峰说疫·述古》尝云："治法于未病前，预饮芳香正气药则邪不能入，倘邪入，则以逐邪为要。"卷五《避瘟方》中用于预防疫病方大都根据中药性味来选择，无论外治法还是内治法都以辛香服气类药物为主。"服气疗法"大多以芳香药物为引，从佩香、悬香、塞鼻、取嚏、烧熏等途径透达人体演绎闻气治病思想。古人通过对养生及疫病预防的深刻认识，认为可以通过闻嗅芳香药物或者通过烟熏等手段感受药物的气息来调整阴阳、疏通经络以达到预防养生的目的。芳香类药物多辛香发散，性偏温燥，有化湿醒脾、杀虫开窍、辟秽化浊等作用。常用药物有降香、木香、苍术、香附、羌活等。

3. 同气相求，各从其类

《周易·乾》曰："同声相应，同气相求。"《吕氏春秋·有始览第一》云："类固相召，气同则合，声比则应。"中医学的理论思维是中国传统哲学思维方式的具体体现，如李炳在《辨疫琐言》中云："谷芽乃稻浸窨而成，神曲乃面蒸窨而成，凡蒸窨之物，能舒郁遏，同气相求也。"刘奎在治疗疫病用药方面具有如下特点。

（1）芳香避秽

凡芳香之药皆具有避秽恶、通腠理之功效，系自然物性使然。芳香药物具宣透之性，有发散之力，故能行气宣散，具有通窍开腠之功。但是芳香药物不像辛烈药物的

[210] 方药中，许家松.黄帝内经素问运气七篇讲解［M］.北京：人民卫生出版社，1984：243.
[211] 方药中，许家松.黄帝内经素问运气七篇讲解［M］.北京：人民卫生出版社，1984：482.

作用强烈，所以称为"辛香流气"。芳香药物的另一个作用是避秽化浊。《本草正义》论述菖蒲云："菖蒲芳香清洌，得天地之正，故能振动清阳，而辟除四时秽浊不正之气。"芳香类药物多辛香发散，性偏温燥，有化湿醒脾、杀虫开窍、辟秽化浊等作用。

李炳在《辨疫琐言》中云："疫从口入，胃经是其所舍，疫是邪之气，气在胃，膈膜受其熏蒸，是以取乎芳香，非芳香不能透膜也。"周杓元在《温证指归》中亦云："温疫之邪，本天地秽恶之气，古人所以饮屠苏，采兰草，取芳香之气重涤秽也。如神解、芳香、升降、太极等方，皆逐秽之剂，故首列之，以冠群方，与古人之意有深契焉。"又云："初起轻者，神解、芳香、升降选用；重者非大剂双解不可，或黄连解毒合升降散亦可，夹表者败毒散合升降为妙。""近年以来，以达原之法治温病罔效，以解表药治之亦不效，然后揆之以理，验之于舌脉，则于达原有别焉。达原之治温邪者，寒热往来，舌白如粉，脉多长滑，是以溃半表半里之邪，每多一汗而解，直待舌苔转黄，方行攻里，此所谓表里分传也。较今之温证，一病舌即红赤，或如紫绛，亦有白苔多杂红点，初起时脉反沉伏，肢反逆冷，邪逼于里，则亢极似阴。亦有一病即脉现洪大，口干咽燥，有渴有不渴，外虽憎寒作热，甚则作麻，表之不应，汗之无功，投以双解，大便频行，热沫时下，往往无汗而热自解者，亦有一下而汗自得者。始知六气更迁，运转相火，三焦受邪不同，湿土司政，故草果、槟榔、厚朴一切辛温之品，皆非所宜。他如运转寒水，则今之膏、黄、芩、连，与昔之草果、槟榔、厚朴前后同一辙也。"

刘奎一再强调"在人之疫，从口鼻而入者，宜芳香之药以解秽，如神术、正气等散之类，俾其仍从口鼻而出也"。芳香升发，其性向上，与人体的上焦部位相应。《医学心悟》云："邪客上焦，乃清虚之所，故用芳香以解之。"《本草正义》曰"芳香得清气之正"，故与人身上焦清阳之气相召，同气相求，能够助人体正气以驱除外来的秽浊毒恶，即疫疠邪气。具体药物有降真香、白檀香、薰陆香、苏合香、安息香、兜木香、零陵香、唵叭香、青木香、沉香、丁香、木香、乳香、芸香、麝香等。

（2）性清化浊

一些药物具有与其他药物不同的习性，而这种习性形成了该药物四气五味外独特的药性。如僵蚕、蝉蜕等之所以可以治疗疫病是因为其具有与其他药物不同的习性。蝉饮风吸露以生长，只有小便无大便，故其气清虚，亦得清化之气，气清性洁，故可以治疗不正的戾气。蚕食桑叶，得气之清，僵而不腐，得清化之气，可以涤除疵疠旱潦之气[212]，"于温病尤宜"。刘奎在《温疫论类编·客邪胶固于血脉结为痼疾论》中阐释吴又可所创三甲散时云"蝉退取其善脱，僵蚕取其散结"。而在其自己创制的金豆解毒煎中用"蝉退（去足翅，八分）""取其性之善退轻浮，易透肌肤，可散风热，开肌滑窍，使毒气潜消也"。同时指出"或再加僵蚕（浸去涎，一钱）"，其眉批云："僵蚕能胜风祛瘟，退热散结。瘟疫之风湿，若用苍术、羌、防风等药，则烦躁愈甚，而热毒愈炽矣。若兼大头发颐、咽喉诸症，更宜加入僵蚕。"两药因其特性，与人体上焦的清阳之气同气相合，可助人体正气祛除疫疠，故金豆解毒煎以此两药应用。

---

[212]［清］杨璿.伤寒瘟疫条辨：卷六·本草类辨·散剂类［M］.福州：福建科学技术出版社，2007：492-493.

（3）入浊化清

另外一些药物因为其特性及炮制方法，使其具备了独特的治疗疫病的功效，如人中黄、童便、金汁等。刘奎反复强调临床上慎用黄连、黄柏、龙胆草、苦参等大苦大寒之剂，"以有生地、二冬、元参、丹皮、栀子、黄芩、银花、犀角、茅根、竹沥、童便、葛根、石膏、人中黄辈加减出入，足以泻火而有余矣""疫气邪正混合，倘邪胜正衰则危。药之苦寒者伤胃，温补者助邪。如人中黄之类，最为合法"。人中黄、童便等药为秽浊之物，而下焦大小肠为秽浊之地，轻清芳香难以到此。只有秽浊之物，同气相合，可以到达病所。《医学心悟》云："香苏散、神术散，芳香药也，人中黄，有秽气者也，而皆以之解疫毒，消秽气，何也？不知邪客上焦，乃清虚之所，故用芳香以解之。邪客中、下二焦，乃浊阴之所，疫毒至此，结而为秽，则非芳香所能解，必须以秽攻秽而秽气始除，此人中黄之用，所以切当也。"刘奎在《瘟疫应用药》中，将两者列为寒凉药，推荐应用。以童便除瘟，人中黄治疫，童便配人中黄相须躅疫。或单用童便、人中黄，或童便配伍人中黄，相须取效，博采众长，形式多样，简便验廉，颇具特色。

童便、人中黄治疫各具特点，童便善除热又滋阴，人中黄祛邪而不伤正。瘟疫热甚者，最宜服童便，一药包含补、散、降三法。童便能滋阴，如四损之中的"真阴不足"，刘奎云"血虚于里，焉能化液，非补其精，汗能生乎"，用姜梨饮；童便善除热，刘奎谓"散者，清凉解散是也。降者，从大小便驱逐其邪是也"。擅用清、汗、吐，降以下火，皆童便之力。疫气邪正混合，邪胜正衰则危，用苦寒药伤胃，用温补药助邪，用人中黄"最为合法"。

童便治瘟。《松峰说疫》云："瘟疫，众人一般病者是，又谓之天行时疫。治法有三，宜补、宜散、宜降。热甚者，宜服童便。"卷四《辨赔赈散等方》眉批云："《二分晰义》中又云：病者被自己之尿，取名涤疫资生汤，但病者之尿有热毒，断不可服，服童便耳。"临床应用可分为两种方式：一是间接发汗解表。瘟疫为外感温热之疠气而发，童便能间接发汗解表散邪，或用吐汗解，或配伍助汗。刘奎认为瘟疫不论日数，忽得大吐，甚是吉兆，将欲汗解，盖吐中即有发散之意，彼触动沉疴而吐者，尚能发瘟疫之汗以外解散邪。童便有涌吐奇功，主方为烧盐兑热童便，三饮而三吐之。瘟疟（瘅疬诸疟，无问新久）相兼亦宜吐散诸邪，如便蜜饮用童便一盅、白蜜二匙共搅，去白沫，顿服取吐，碧绿痰出为妙，不然终不除。吐则有散意，尚待汗以成厥功，如瘟疫之轻者表证为主，或伏邪中溃，由里出表，欲作汗解，或其人禀赋充盛，阳气冲激不能顿开解表者，此时应用取汗之方接济，则易汗出邪散，童便配生姜辛凉解表，滋阴助汗，一汗而解，如治久汗不出之姜梨饮，用大梨一个、生姜一块，同捣汁，入童便一盅，重汤顿服。二是滋阴降火治瘟疫杂症。童便功擅滋阴降火，朱丹溪谓其"滋阴降火甚速"，刘奎主要将其用于瘟疫杂症的治疗，治疗形式有单纯药物治疗、药物炮制辅助治疗，治分内外。治疗瘟疫杂症常遣单方，力专效宏，或偏于降火；内服如治狂走见鬼用蚯蚓数条，去净泥，人尿（含童便）煮汁饮；外用如治咽痛含童便即止。或偏于滋阴，如治口干用生藕汁、生地汁、童便各等份，和，频饮。童便用于炮制药物，加强清热之效以除瘟截疟，如治瘟疟不止之丹蒿散中的青蒿，用童便浸后，晒干，为末[213]。

人中黄治疫。人中黄为人粪浸制甘草而成，见于五瘟丹，为寒凉轻剂。《本草蒙筌》谓人中黄"治疫毒"，《本经逢原》曰其"解天行狂热，温毒发斑"，有清热凉血解毒之效。刘奎认为："疫气邪正混合，倘邪胜正衰则危。药之苦寒者伤胃，温补者助邪。如人中黄之类，最为合法。"刘奎推崇其"大能祛疫"，祛邪而不伤正，既善于单用除瘟，也能复用治瘟疫、五郁为疫、杂疫，或辨五运六气，因时施治，或针药联用，内外结合。《六气感证要义·湿温》云："人中黄丸，大解湿热疫疠诸毒……此方之妙，全在人中黄一味，以秽恶之物，解秽恶之毒。"临床有单用、复方以及针药结合三种应用方式。第一种方式是单用除瘟。单用简便易行，力专效佳，如除瘟用人中黄一味，不拘多少，饭为丸，绿豆大，下十五丸。第二种形式是复方应用。其一用于解五运六气治疫。气候变化有常有变，疾病发生亦有一般规律和特殊变异，当发挥《黄帝内经》之意施治。临证有两种情况，首先是辨五运治瘟疫，如五瘟丹用人中黄（甲己年以人中黄为君，因甲与己合，化土之岁，土运统之，人中黄清脾土）行客运配伍专治时症瘟疫等。其次是以五瘟丹治五郁为疫，一是治六气失常，伏邪为病，三年化疫，如戊申年刚柔失守，如此天运失时，三年之中，金疫发也，速在庚戌，迟则辛亥，即瘟疫热证，用泻白散煎汤，研化五瘟丹服；二是治运气相克，当年发疫，如丙寅、丙申二年，少阴君火当降在泉，遇水运承之，降而不下，人病在心，则为火郁，火郁欲发，必待得立之时，故当因其势而解之、散之、扬之，药用竹叶导赤散水煎研送五瘟丹服。第三种形式为针药结合治杂疫。刘奎用人中黄治杂疫灵活善变，遣方有生犀饮、人中黄散、人中黄丸，或单纯煎服，或针药结合，寻常之味，屡起沉疴。单纯煎服如治胸高胁起、呕汁如血之瓜瓢瘟，用生犀饮流水煎后入金汁和服，若便滑不胜其寒，人中黄代之。针刺与散剂结合如治发块如瘤、遍身流走、且发夕死之疙瘩瘟，用三棱针刺入委中三分，出血，并服人中黄散（人中黄一两，明雄、朱砂各一两，共为末，薄荷、桔梗汤下二钱，日三夜二）。汤丸与针刺结合如治遍身紫块、忽发出霉疮之杨梅瘟，用清热解毒汤下人中黄丸（大黄二两尿浸、苍术油炒、桔梗、滑石各二两，人参、川连酒洗、防风各五钱，香附两半姜汁浸、生用，人中黄二两，神曲糊为丸），并刺块出血。临证应根据病情变化调整服法，如气虚用四君子汤送。

童便配人中黄相须镶疫。童便、人中黄均为寒凉之剂，配伍应用能相须增效，彰清热而避苦寒，刘奎妙用之于水郁为疫和杂疫，或汤剂结合成药，或成药、炮制与辅助服用同施，独辟蹊径，于平中见奇。一是治水郁为疫。童便配伍人中黄能辨五运六气治水郁为疫，汤剂、成药并用，如脾肾受伤，症见斑黄面赤，体重烦渴，口燥面肿，咽喉不利，大小便涩滞，主方为连翘解毒饮：青黛八分，元参一钱，泽泻一钱盐炒，知母一钱，连翘一钱去隔，童便一大盅，水二盅，煎一盅，冷研五瘟丹服。刘奎还会根据不同情况调整药量施治，如伏邪为病尚未发作，用童便一钱，药味较轻，若当年

[213] 邱立新.《松峰说疫》中童便、人中黄的应用[J].光明中医，2012，27（10）：2069-2070.

发病，童便则当重施。药量轻如治六气失常，伏邪为病，三年化疫：甲子甲午，刚柔失守，如此三年，变而为大疫也，水气被抑，至三年后必发为水疫，药宜泽泻、知母、青黛、元参、连翘、童便各一钱，煎汤晾冷，研化五瘟丹，并青黛末调服；药量重如治运气相克，当年发疫：己卯、己酉皆土运，为天芮之年，亦能制抑太阳寒水，升之不前，水郁不升，人病在肾，药宜连翘青黛饮煎汤研化五瘟丹服。其二是治杂疫。人中黄配童便炮制及辅助服用治杨梅瘟，可增强清热解毒之效，如治遍身肿块，忽发吐霉疮之杨梅瘟，用清热解毒汤下人中黄丸，人中黄丸中大黄尿（含童便）浸，若热甚，童便送服。整个药理作用过程体现了同气相求，入浊化清的特点。

4. 慎用古方大寒之剂

刘奎一再强调"慎用古方大寒剂"，《松峰说疫》卷二有《治瘟疫慎用古方大寒剂论》专论，而全书论述中俯拾皆是。其思想来源，既受吴又可的影响，也有与黄元御的相互切磋，更与其所处大司天环境有关。

临证不仅要慎用大苦大寒之剂，有时一般凉剂也应注意，如《松峰说疫》卷一在提出"瘟病之治，宜从凉散，固也。然必表里俱有热症方可用，若表邪未解，虽外热如火而内无热症可据者，不得概用凉药"的观点后，详加阐释：

误投热药犹或可解，若误投凉药，杀人等于操刃。语曰：姜桂投之不瘥，芩连用之必当。其不曰"芩连投之不瘥，姜桂用之必当"者，明乎伤寒妄投凉药则不可救矣。瘟疫虽属邪热，其有不宜用凉药之时，投剂仍当审慎。

在具体病证的治疗中，刘奎亦强调不可妄用寒剂。如卷二《瘟症杂症治略·斑疹》认为发斑"凡已出未出时，切忌妄投寒剂，并忌饮冷，恐伤胃气作呕吐"。同章《瘛疭》云："虚者投以寒剂，立见危殆……若汗下后，稍涉虚弱，或冒风，或因惊因气恼而瘛疭者，断不可用寒剂，养血祛风汤主之"。

尽管刘奎反对应用大苦大寒之剂，但对于三承气汤、白虎汤等剂并非在禁用、慎用之列，反而积极倡导应用，《松峰说疫》卷二《用大黄石膏芒硝论》阐明了这样做的理由：一是体质所秉薄弱，难任攻伐；二是应用大苦大寒之剂会使邪气凉遏不去，寒凉凝滞。正如刘奎所谓："况瘟疫之火，因邪而生，邪散而火自退矣。若用大寒之剂，直折其火，未有驱邪之能，而先受寒凉之祸。受寒则表里凝滞，欲求其邪之解也难矣。"瘟疫之火，因邪而生，邪盛则火旺，邪散则火自退，如果用大寒之剂直折其火，有时尚未起到祛邪作用而先受寒凉之害，寒凝血滞。受寒则人体难以祛邪，故《松峰说疫》一再强调慎用黄连、黄柏、龙胆草、苦参等大苦大寒之药，但又指出可用三承气、白虎汤等。因为石膏虽大寒，但阴中有阳，其性虽凉能散，善去肺与三焦之火。大黄虽大寒有毒，然能推陈致新，走而不守。芒硝虽属劫剂，但《本草》称其有劫热疫之长，而又软坚散结。如果疾病非用黄连等药不可，则剂量宜小，不可多用。

可见刘奎治疗瘟疫，不避大黄、石膏之寒凉，而慎黄连、黄柏、龙胆草之凝滞。但对于大苦大寒之剂，虽然经过详慎考虑，"如果有真知灼见，非黄连等药不可"，刘奎也主张应用必须对症，且宜从小量开始试用。如《松峰说疫》卷四针对吴又可应用大黄之说，撰专论《辨吴又可偏用大黄》，云：

瘟疫一症，感邪疠之毒十之六，感温热之毒十之四，故用黄连解毒等汤，不唯在表时服之，寒凝血滞，厥疾不瘳。即邪热内传，应服凉药，余往往不用黄连。不过生地、丹皮、二冬、元参、银花、童便，极数用石膏、栀子、黄芩而止，无不奏效。故吴又可戒用寒剂而专用大黄，亦未可为非。盖大黄虽寒，其性走而不守，当瘟疫胶固之时，得此一番推荡，邪便解散，较纯用寒凉者固胜一筹。

《温疫论类编》卷一《妄投寒剂论》历数了《温疫论·妄投寒凉药》的内容，其后载录刘奎按语：

松峰按：论中前言邪在膜原用凉药为害如彼，又言邪传胃家用凉药为害如此，则寒剂之不可妄投也，明矣。且世不乏凉药，而兹谆谆独以黄连为言，则黄连之尤不可妄投也，益明矣。黄连虽有性燥厚肠胃之说，而张景岳驳之甚力，只著其过而鲜论其功，则此药似大非佳品。然余尚不深信，但每治瘟疫，不惯用此药，亦总能愈疾，始恍然于景岳之言为不诬也。瘟毒而心火燔灼者亦暂时可用，妄投则断乎不可。至于杂症用之，更当审慎。每见时医不论有无火症，亦不论火之虚实，提笔便用黄连，甚是不可。如作丸散常服，未有不败胃者。其中虽有温补药，亦不能与黄连之寒性相敌也。

这种观点，并非刘奎独创，而是与其处于同一大司天环境下诸位医家的共识。如与刘奎同时期的李炳在其《辨疫琐言》中认为，疫邪"留而不去，其病则实。治当一意逐邪……又邪气郁闭，必化为热，亦必俟三四日后，其热方实。今甫受邪，未必化热如此之速，方中便用黄芩、知母，无热可清，必致伤其阳气，阳气一伤，不但变证蜂起，且恐内陷，根于是矣……生气一伤，未有不轻病变重，重病变危者""乾隆二十二年，暨五十一年，皆大疫，余日治多人，其用黄芩、大黄者，不过百人中之四五人耳"。

温病学家亦对此颇有同感。如叶天士医案中论及烂喉丹痧治疗时认为，病初起之时，应"频进解肌散表"，使温毒外达，不可用寒凉之品强遏火热之邪，以免邪毒内陷。吴鞠通曾指出治疗湿温使用苦寒药品的重要性，但同时指出："余……于温病初起，必去芩连，畏其入里而犯中下焦也……湿温门则不唯不忌芩连，仍重赖之，盖欲其化燥也。"

现代研究认为，流行性乙型脑炎"多夹杂湿邪为患，故在治疗之中加入清热利湿而不伤阴之品，如滑石、通草等。但需注意清热仍是治疗的关键所在，而且不能过早使用苦寒以免湿遏热伏。各地在治疗中均强调临证时当辨明偏热或偏湿的不同，灵活用药。宗余师愚治疗热证重用石膏之法，石膏大量应用在乙脑临床治疗上取得极佳疗效。石膏为治疗乙脑之要药，从用药统计上来看，各期均有应用，尤其在气营两燔、阳明热盛之时。石膏乃辛甘大寒之品，有清热泻火、消烦止渴之功，最大剂量可达 250 克。这一经验也在 20 世纪 80 年代以来应对传染病如流行性出血热、SARS 中广为应用"。流行性出血热用药中注意初期忌发汗，清热解毒不可过于苦寒燥烈，须佐以甘寒之品，以防伤津耗液。对于出血症不可"见血止血"，只宜凉血散血，以防留瘀化热，瘀热愈甚。

5. 不避温热药物

吴又可在自序《温疫论》中云："崇祯辛巳，疫气流行，感者甚多，于五六月益甚，或合门传染。其于始发之时，每见时师误以正伤寒法治之，未有不殆者……感邪之轻者，有获侥幸；感邪之重者，而加以失治，枉死不可胜计。嗟乎！守古法则不合今病，舍今病而别搜古书，斯投剂不效，医者彷徨无措，病者日近危笃。病愈急，投医愈乱。不死于病，乃死于医；不死于医，乃死于古册之遗忘也。"遂使其后医家视厓温热药治瘟疫为危途。尤其在温病学说兴起以后，"温病概念的泛化"彻底改变了中医对外感病的诊疗思路，使外感病用药普遍偏于寒凉[214]。

刘奎指出"随病寒热轻重用药，诚医家之要诀"，但在大量的临床实践中已经观察到过早和过量应用寒凉药物造成的后果，可以导致病情加重，或延长痊愈时间。如腹痛"寒痛多有所因，或服凉药过多，或不宜用凉药而妄投，或恣意大食生冷物，或汗下后正气虚而感寒，皆能致痛"，亦可引发或加重下利，"感原无大热之瘟病，而过厓凉药，因致瘟不除，而泻又作，此时宜舍病治药，只得先温其里，里温泻止，而瘟病不除也，再解其表"。因此，刘奎尽管强调"治温热疫疬不可用辛热药，宜清凉辛甘苦寒""不可用辛温热药，宜辛凉、清甘、苦寒"等，但据临床观察和治疗实践，其认为瘟疫治疗中也可以应用温热药物。其原因至少有四：

一是疫分三种，寒疫必用温热药物。《松峰说疫·疫病有三种论》云："又有病发于夏秋之间，其症亦与瘟疫相似，而不受凉药，未能一汗即解，缠绵多日而始愈者，此皆所谓寒疫也。""不受凉药"，自然要应用温热药物，方可取效。

二是瘟邪致病，亦伤及三阴。故《松峰说疫》列专篇《辨瘟邪止在三阳经》一再辨析，"五脏六腑，瘟邪之传变无所不到；谓脏腑诸症，不能一时皆现，则可谓瘟邪止在三阳经？必无是理也"。既然伤及三阴，当用温散药物祛邪扶正。

三是同一戾气，致病有寒有热。或因戾气本身即具有偏寒偏热性质的不同，或因天时、地理环境有异，或因患者体质有别，同一戾气，致病并不相同。如"乾隆二十二年，岁在丁丑，江苏大疫，沿门阖户，热症固多，寒症亦有，大抵寒热两途，总由其人之禀赋。素秉阳虚，纵染疫邪，亦多从寒化；素秉阳旺，再经邪郁，其热愈胜"[215]。

四是过服寒凉药物而导致的相关瘟疫变证，若成为患者主要病痛时，当急用温热药物处理。如上所述之"因过服凉药、生冷"而致的寒性腹痛，"若饮水愈痛，或时绵绵微痛，不甚亦不止，重按则愈，肠鸣泄利，澄澈清冷，口吐苦涎，此为寒痛，当用温药和之。和之不已，而或四肢厥冷，呕吐泻利者，急用热药救之（瘟病殊少此症。如有，必因过服凉药生冷，感寒），但须详脉之有力无力。如腹痛而兼身大发热，恶饮水，呕恶，肠鸣如流水声，此表热（邪热）内寒也，先温其里，次解其表"。

[214] 董正平，肖相如. 外感病滥用寒凉的原因分析 [J]. 中华中医药杂志，2012，27（5）：1238-1240.

[215] ［清］李炳. 辨疫琐言 [M]. 福州：福建科学技术出版社，2007：692.

既然疫病有寒疫一种，温邪入侵有三阳证，也有不少三阴证，那么，治疗疫病就不能只用寒凉药物，温热药物也在必选范围。故刘奎《松峰说疫》云："瘟病之治，宜从凉散，固也。然必表里俱有热证方可用，若表邪未解，虽外热如火而内无热症可据者，不得概用凉药"，并详加阐释云：

松峰曰：误投热药犹或可解，若误投凉药，杀人等于操刃。语曰：姜桂投之不瘥，芩连用之必当。其不曰"芩连投之不瘥，姜桂用之必当"者，明乎伤寒妄投凉药则不可救矣。瘟疫虽属邪热，其有不宜用凉药之时，投剂仍当审慎。

因此刘奎提出"寒宜温之""寒郁者，温之"的治疗方法，并明确指出"瘟疫无寒，或过服寒凉药，或汗下后"，即瘟疫本无寒证，出现寒证当是"或过服寒凉药，或汗下后"。若出现如此证候，当选用温热药物治疗。如卷五《除瘟方》所用药物共106味，用药频率为149次，用药频率占前6位的依次是朱砂、甘草、雄黄、生姜、麝香、皂角，以温热药物为主。

至于"避瘟方"69首，计用药116味，多选用温热芳香之品，其中温热药92味、凉性药24味、芳香药26味。使用频次位于前6位的依次是：苍术、雄黄；赤小豆；细辛；牙皂；鬼箭羽、白术、白芷、酒、川芎、虎头骨；甘松、降香、麝香、乌头、羚羊角、川椒（因数味药频次相同，归于同一档次以分号隔开）[216]。在这17种药材中，除赤小豆性平、乌头性热、羚羊角和鬼箭羽性寒外，其余13味药材均为辛温药。

这与古代防疫药物的应用相符合。如《千金要方》伤寒章首列辟温方二十余首，收录的预防方有口服药酒、口服散剂、口服丸剂、外用粉剂、洗浴剂、搐鼻剂、熏烧剂、佩戴香料包等，方剂中多用雄黄、石菖蒲、川椒等温热药物。刘河间认为温疫病机是阳气怫郁，热不得散，未病之时只要防其阳气郁结即可，"辛甘热药……发散者"正当此任。喻嘉言认为温疫"未病前，预饮芳香正气药，则邪不能入，此为上也"，皆说明避瘟用温热药之理。元代朱丹溪对邪火亢盛而阴精不足之证惯用降火之剂，反对滥用辛燥药物，他认为"人虚火盛狂者，以生姜汤与之，若投冰水正治，立死""凡火盛者，不可骤用凉药，必兼温散"。《千金要方》中论述了避瘟多用温药，促气血条达、腠理通畅，保持健康而防病，以实践说明了"可居温疫之中无忧疑矣"。与当下预防传染病喜用板蓝根等寒凉药截然相反。

当然，药物用寒用热，全在于患者的具体临床表现，故刘奎强调"总之，务要寒热温凉之不差，脏腑经络之不惑，方可以起死人而肉白骨也。是亦在乎神而明之者"。

6. 药量

《松峰说疫》卷四《辨用老君神明散东坡圣散子》指出：

语云：用古方治今病，譬如拆旧料盖新房，不再经匠师之手，岂可用乎？旨哉斯言，洵堪为医学用药之准矣。夫古今之元气不同，观汉人之处方，动以两计，宋元而降，不过钱计而已。以汉人之方，治今人之病，吾知其过于峻重；以今人之方，治汉人之病，吾知其不及病情。此处方分两之未可泥也。

[216] 高杰东，邱模炎，杨国华，等.《松峰说疫》避瘟方分析 [J]. 中国民族医药杂志，2003，（Z1）：31.

方剂的不传之秘全在药量。同样的药物组成，因药量的增减变化，可以改变方剂药力的大小，或扩缩其治疗范围，甚至可以改变方剂的主治。《伤寒论》中药物组成相同的方剂，药量改变，可起到不同的治疗作用，仲景为加以区分，甚至有不同的方剂命名。如桂枝加芍药汤，主药仍是桂枝，唯倍芍药以缓急止痛，其主治则为桂枝汤证而兼有腹满时痛者，这就扩大了原方的治疗范围。再如四逆汤，原方剂量是炙甘草二两，干姜一两半，附子一枚，生用，是回阳救逆的重要方剂。而把干姜和附子的量增加一倍，炙甘草二两，干姜三两，附子大者一枚，生用，就变为通脉四逆汤，不仅可回阳救逆，还能破阴回阳，通达内外，用以治疗阴盛格阳于外的少阴重症。由于药量的增减而改变了药力，同时扩大了治疗范围。后世医家继承了这种用药思想，以药量的变化而改变方剂的主治及其治疗范围。如何判断药物用量合适与否呢？这个问题比较复杂，因药物用量与患者体质、病邪强弱、病程久暂、发病季节和地域等，皆关系密切，余称为"六因"，尝有《处方用量"六因制宜"论》[217]专文讨论。

刘奎同样十分重视方剂中不同药物的剂量，然又有其特色。概括而言，刘奎用药关于药量的裁定可分为以下两种情况：

（1）即时用药，"贵临时斟酌而用之"

所谓即时用药，指在诊视患者时，针对患者当时的实际情况立即处方遣药，当六因制宜，随症化裁，连药物都可能有较多的变化，更别说药量的加减了，当"随其时地而变通之"。《温疫论》创制达原饮，吴又可明言："所定分两，大略而已，不可拘滞。"刘奎在《温疫论类编·瘟疫初起治法》中评释云："凡立方，皆宜如此。"再如"黄芪汤"一方，原著中没有分量，刘奎补充了药量，后注云："故将全方分量皆不载，以待用者自酌可也。"并在《松峰说疫·立方用药论》中进一步阐述其理由：

至于分两之重轻则在临时，看其人之老少虚实，病之浅深进退，而酌用之，所以书内记载之方，大半上有炮制而无分两，欲以变通者，俟诸人耳。

刘奎将这种思想贯穿到临床实践中。如《温疫论类编·停药》在评释吴又可原论之后加按语云："松峰曰：停药外治用葱熨法，亦颇著效。"并就其用量专门说明："此本张景岳罨法，而秉锦用之，乃随症加减其分量，无不神效。"再如卷三《杂症·蓄血》在评释吴又可原论之后加按语云："松峰按：抵当汤终觉难用，故不录，代抵当丸与生地黄汤，二方尚和平，并录于左，以备择用。"而所录代抵当丸明确注明"分量临时酌定"。

刘奎明确指出其《松峰说疫》一书对药物用量的处理办法：

是书方中多不载等分。盖一病之中，一日之内，其症之变迁靡定，故用药之分量，亦当随病加减，贵临时斟酌而用之。

由此而反对拘泥剂量的行为，《松峰说疫》卷四《辨用老君神明散东坡圣散子》云：

夫古今之元气不同，观汉人之处方，动以两计，宋元而降，不过钱计而已。以汉

[217] 刘玉贤.处方用量"六因制宜"论［J］.张家口医学院学报，1998，15（4）：82-83.

人之方，治今人之病，吾知其过于峻重；以今人之方，治汉人之病，吾知其不及病情。此处方分两之未可泥也。

应用古方如此，自创方剂更是如此。刘奎自创了不少方剂，往往在方后注中加以说明。如《松峰说疫》卷二《瘟症杂症治略·瘟疫兼湿》，介绍了自创方除湿达原饮，后专门强调指出："此方分两不过大概，临症加减用之。"同篇《发黄》"竹麦饮"方后注云"分两临时酌定"，这主要因为这类临床临时处方，系根据当时的具体情况而定，且可以随时加减变化，故不能过于拘泥分量多少。

但药物之间的相对剂量，即药物之间的比例往往有严格要求。如《松峰说疫》卷五《除瘟方》首方松峰审定五瘟丹，方后注云："其分两如君用一两，臣则五钱，多寡不论，总臣减君一半，雄、朱又减臣一半也。"卷五《避瘟方》"藜芦散"后注云："嫌分量多，和时四分之一亦可，后皆仿此。"

（2）预制药物，严格要求

所谓预制药物，即预先制好药物，合理贮藏，临证时一旦需要，及时应用。《松峰说疫·发凡》云："至于通治、避疫诸方，有不应加减者，悉依原方分两。"如五瘟丹"每岁冬间，预先修和备用"。对此类药物，则对药物的剂量要求就比较严格。如卷五《除瘟方》首方"松峰审定五瘟丹""其分两如君用一两，臣则五钱，多寡不论，总臣减君一半，雄、朱又减臣一半也"。

7．药物采集

中药古称本草，乃因其主要来源为植物和动物，为生物体，其中尤以植物为主体。一切生物体，皆具有与四季相应的生理特点，不同的生长发育阶段有不同的生理特性，所含有的能够防治疾病的有效成分也随之发生变化。因此，自古以来，人们就对不同的药物有不同的采集时节要求。

刘奎对药物采集时节十分重视，如《松峰说疫》卷二《瘟症杂症治略·瘟疫兼痢》中其介绍自创"松花散"时，专门介绍了松花的采集方法——取松花法：

取松花法：于四月初，看松梢所抽黄穗如麦穗者，趁硬摘取，摊在布被单上，晒干即有面落下如蒲黄，磁器收贮。伏天必晒，否则穿发。取黄穗不可早，早则嫩而少黄面；又不可迟，迟则花蕊飞而穗成空壳矣。看其穗硬而带黄色，大如稻粒则取之。

所谓"穿发"，即败坏也。如此而言，不仅采集要严守时节，还要善于贮藏。"避瘟方"一章，共载 65 方，用药 116 味，有 5 个方剂指出特定的采药时间、8 个方剂指出特定制药时间。如"五月五日午时，采苍耳嫩叶阴干收之""初伏，采黄花蒿阴干，冬至日研末收存""六月六日，采马齿苋晒干""九九尽日，茵陈连根采，阴干"等。

刘奎对药物产地也十分重视，且出于民本思想，所用药材大多产自山东，尤其是五莲当地。五莲山区药物资源丰富，被称为齐鲁四大天然药库之一。有些药物产自偏远的乡村，刘奎发现其功用后大力推广，以补本草之未备。如《山东省验方汇编》中记录了用紫草、甘草、广木香加水煎浓汁内服，或者用白茅根、绿豆、黑豆、赤小豆水煎常服以预防疫病等，其中部分方剂就受到了刘奎思想的影响。刘奎预防疫病遣方用药与发病环境有一定关联，深受社会与自然环境的影响，在战乱、自然灾害的背景下，民不聊生，刘奎预防疫病所用药物特点大都为身边常见并易取易得之物，简便快捷，就地取材，药物疗效明显，如用浮萍代麻黄，用于发汗解表；用绿豆、井水、白糖来清热解毒、生津除烦；适合当地百姓治疗疾病。

8. 注意药物的鉴别

刘奎应用药物时，注意药物真伪、产地和功效等的鉴别。

（1）真伪鉴别

《松峰说疫》卷五除瘟方载"椿皮煎"：

治瘟疫头痛壮热，初得二三日者。

生椿皮一升，切

水二升半，煎，每服八合。

松峰云：椿系香椿，今之臭椿乃樗耳。

（2）产地鉴别

《松峰说疫》卷二《论治·用党参宜求真者论》对人参、党参等进行了鉴别，强调"用党参者，必当向潞安求其真者而用之，方能奏效。但真者不行已久，闻之济宁药肆中尚有，而他处则鲜矣"。同时以五莲当地产的葳蕤为例，对"葳蕤可代人参"之说进行了辨析，以防当地人误用：

余阅本草云葳蕤可代人参，又阅医书云少用无济。吾乡山中颇有此物，因掘取如法炮制而重用之，冀其补益，不意竟为其所误。服之头痛、恶心，尚意其偶然，非药之故，后竟屡用皆然，因知可代人参之说断不足信也。

防党又名上党人参、防风人参、东党参、黄参、叶党参、辽参、狮头参、黄参、防党参、上党参、中灵草等，是桔梗科植物党参的根。刘奎对之进行鉴别，以求真品而用于瘟疫之治，若误用次品、伪品，"将此物加入瘟疫药中，又焉能扶正而除邪也哉"！

（3）功效鉴别

刘奎亦注意相类药物功效的鉴别，如芍药有赤、白两种，白芍较赤芍胜于养阴，阴血亏虚者用之，而赤芍偏于凉血散瘀，营血热者宜选。《松峰说疫·瘟疫六经治法》中阳明经伤津耗血较甚，故特别指出"当用白芍"，其他均标注为"芍药"，临证应根据阴血亏虚与营血热势的偏重情形而斟酌选用。再如《松峰说疫》卷二《论治·立方用药论》云：

葛根与白芷均属阳明散剂，而白芷温散，葛根凉散。白芷散阳明风寒之邪，葛根散阳明瘟热之邪。若瘟邪之在阳明，用葛根而再用白芷，必然掣肘，恐不似他症用药繁多之帖然无事矣。

9. 炮制

为了充分发挥中药防治疾病的作用，减少毒副反应，保证安全有效，中药材在使用前必须根据病情和实际需要，采用不同的方法进行炮制处理。刘奎对药物炮制特别重视，如《用大黄石膏芒硝论》指出药物的作用与炮制密切相关，"石膏虽大寒……唯当或煅或生，视病之轻重而用之耳。大黄虽大寒有毒……生恐峻猛，熟用为佳。"《温疫论类编》一书，对《温疫论》中没有列出炮制方法的药物，多据方义予以补充，如"黄芪汤"一方，原著中没有分量和炮制方法，刘奎补充了药量说明和炮制法，注云："故将全方分量皆不载，以待用者自酌可也。原方无炮制，今增之。"

而在《松峰说疫》一书中，刘奎自然会将这一精神贯彻始终，对炮制方法往往详加说明，在《立方用药论》中明确指出："至于分两之重轻则在临时，看其人之老少虚实，病之浅深进退，而酌用之，所以书内记载之方，大半止有炮制而无分两，欲以变通者，俟诸人耳。"如卷五《除瘟方》首方"松峰审定五瘟丹"，在甲乙年为君药的甘草后，注明"制"，随之介绍了甘草的炮制方法：

制甘草法：立冬日，取大青竹竿，一头截去节，一头留节，纳生甘草末于内，蜡封紧口，浸粪坑中，头冬至取出，晒干听用。

这实际上是人中黄的炮制法。刘奎随之阐述如此炮制的理由：

万氏甘草法制，而马氏不法制……愚意甘草制之则成人中黄，大能祛疫。

人中黄清热凉血解毒，祛邪而不伤正，故推崇其"大能祛疫"。

甘草炮制成人中黄，是甘草炮制的特例，似为防治瘟疫而制。而平素应用，治疗常病，也有生用和制用之分。在治疗疫病时，刘奎一般应用生甘草；用来治疗咳喘等证时，多蜜炙用。《瘟疫应用药》就将生甘草、炙甘草两味分列，其中生甘草归类为"寒凉"类药物，而炙甘草归类为"温补"类药物，两者的区别显然可见。再如自制"以解其毒势，且能清热"的金豆解毒煎，明确标明甘草用生者，以"甘草解一切毒，入凉剂则能清热，亦能通行十二经，以为银花、绿豆之佐"。其后，普救五瘟丹、神授香苏散等方剂中皆注明用生甘草；浮萍黄芩汤、六合定中丸等方剂用炙甘草。卷二《瘟疫杂症简方·浮肿》"靖康异人方"原方用黑豆、炙甘草组方，水二盅，时时呷之，"治瘟疫浮肿，亦治大头瘟"，刘秉锦认为应将炙甘草易以生甘草更为对症，注云："此即甘草黑豆汤也。古称大豆解百药毒，甘草亦解毒之品。瘟疫乃毒气所钟，故用此方取效。方用炙草，愚意不如易以生草更妙，炙则带补矣。有一人吃菌垂死，用生草半斤，黑豆数把，浓煎大灌得生。足征其解毒之功大矣。一云冷饮方效。"同章还介绍了用生甘草单味浓煎冷饮，治疗瘟疫引起的一过性"心悸脉结代"。《松峰说疫》还专门指出当用甘草节者，如《杂疫》首疫"葡萄疫"中"加减羚羊角散"一方，使用甘草节配伍羚羊角、黄芩、知母、金银花，用治葡萄疫，同时指出"此方银花、羌活、僵蚕、生地等皆可酌入"，以增清热凉血之效。

制备成药之时，也有一定的法则和禁忌。如卷五《除瘟方》载太乙紫金锭的制法，就有制药时间要求、注意事项：

上药各择精品，于净室中制毕，候端午、七夕、重阳，或天月德，天医黄道上吉之辰，合药。

前三日斋戒，至期，更衣洗手薰香，设药王牌位，焚香拜祷毕，将前药逐味称准，入大乳钵内，再研数百转，入细石白内，渐加糯米浓汁调和，软硬得中，压杵捣千余下，至极光润为度。每锭一钱。修合时，除使令之人，余皆忌见。做此药唯在洁诚方效。

按："天月德"，月之德神也。正、五、九月在丙，二、六、十月在甲，三、七、十一月在戌，四、八、十二月在庚。"天医黄道"，《说郛•潜居录》云："八月朔……古人以此月为天医节，祭黄帝、岐伯。"黄道，谓黄帝所行之道。虽然此说有迷信之嫌，但透露出了对炮制药物的虔诚与庄重。

刘奎不仅详论了药物的炮制法，还对煎服法十分重视。如卷二《瘟疫统治八法》载治久汗不出的姜梨饮，用大梨一个，生姜一块，同捣汁，入童便一盏，重汤顿服。所谓重汤，即将锅内盛水，复又将一盛满水的杯子放入锅中，置火上烧开，此俗谓重汤。再如卷五《除瘟方》"生姜益元煎"：

益元散（三钱）　生姜（三钱，捣）。

黄酒、水各半盏，煎三滚，温服即愈。除瘟解毒。

松峰云：方书每言一滚者，盖言煎滚取下，落滚再煎，再落，如是者三。

煎药如此，服法也有可深究者。如治疗杨梅瘟，用刺块出血，并用清热解毒汤下人中黄丸。如气虚，用四君子汤送服；如血虚，四物汤送；痰甚，二陈汤送；热甚，童便送。治疗疙瘩瘟，用三棱针刺入委中三分，出血，并以薄荷、桔梗汤下人中黄散二钱，日三服夜二服；若遇时疫疙瘩恶症，急用新汲水化下消毒丸一丸。再如自拟六合定中丸，随其治不同而选用不同的煎服法，治胸膈饱闷，用生姜二片，煎水服；治呕吐，用滚水半盏，兑姜汁少许服；治霍乱，用生姜二片煎水，加炒盐五分服；治水土不服，煨姜三片，煎水服；治肠痧，炒盐水煎服；治泄泻，生姜煎水服。有些方剂作用广泛，不同的服法可有不同的疗效，如《松峰说疫•除瘟方》所载自创"六合定中丸"：

苏叶（二两，炒）　宣木瓜（二两，微炒）　真藿香（二两，带梗）　子丁香（一两，研，毋见火）　白檀（一两）　香薷（一两，晒，不见火）　木香（一两，不见火）　甘草（一两，微炒）

共为细末，滴水为丸如椒大。每服二钱。——治胸膈饱闷，用生姜二片，煎水服。——呕吐用滚水半盏，对姜汁少许服。——霍乱用生姜二片煎水，加炒盐五分服。——不服水土，煨姜三片，煎水服。——绞肠痧，炒盐水煎服。——泄泻，生姜煎水服。

10. 浮萍应用与研究

浮萍治疗温病的记载由来已久，早在《神农本草经》就称其主治"暴热"，及至《松峰说疫》《四圣悬枢》创制以浮萍为主药，治疗温病的一系列方剂，方使得浮萍治疗温病的作用得到充分发掘。刘奎认为浮萍气味辛凉，其性轻浮，善泻卫气之闭，尤宜发温病之汗，故多以浮萍发诸经之表，"清散皮毛"，以解"卫闭营遏"，且兼清血热，从而治疗包括温疫、小儿温疫疹病等温病的各经病证[218]。

[218] 郭永胜，黄书婷，渠景连．浮萍在温病中的运用探析［J］．中医药信息，2019，36（6）：47-49.

（1）浮萍本草源流

浮萍，据《中华人民共和国药典》所载，是以浮萍科植物紫萍［Spirodelapolyrrhiza（L.）Schleid］的干燥全草入药。历史上曾有紫萍（小萍）、青萍、水浮莲（大浮萍）等植物相混淆[219]，常统称为水萍，但由于在一些文献中无法辨别，带来一定争议。《神农本草经》即有"水萍"的记载，但陶弘景、苏颂认为《神农本草经》中的水萍不是浮萍，而是"大萍"；陶弘景之后的唐慎微、李时珍则认为是小浮萍。唐代《新修本草》是最早记载"浮萍"的本草文献，紫萍始载于宋代《圣济总录》，青萍始载于元代《世医得效方》，直至《本草纲目》详细辨别后，明清医家方把紫萍作为浮萍的唯一品种，并认为青萍质劣不能等同入药[220]。

（2）浮萍功效与应用

对于浮萍功能的论述，《神农本草经》记载水萍"主暴热，身痒，下水气，胜酒，长须发，止消渴"[221]，后世亦多用以治疗皮肤疮痒疡疹、小便不利之水肿、消渴等。如《肘后备急方》记载其"治小便不利，膀胱水气流滞""治皮肤风热，遍身生瘾疹"；《新修本草》指出其"主火疮"；《本草图经》记载其治"恶疾遍生疮"等。

至于浮萍具有发汗解表、祛风透疹之效，在唐宋之后，多有发挥运用。如《本草图经》谓浮萍"俗医用治时行热病，亦堪发汗，甚有功"；《本草衍义补遗》称其"发汗尤胜麻黄"；《太平圣惠方》将浮萍列于"诸疾通用药·热病"中，用浮萍配伍麻黄以发汗等；《古今医统大全》以单味紫萍制成草灵丹，以治一切风疾取汗；《续名医类案》记载了用浮萍治疗疫病的医案等。《本草纲目》论述较为详细，指出"浮萍其性轻浮，入肺经，达皮肤，所以能发扬邪汗"，治热毒、风热、热狂，将浮萍列于治疗"伤寒热病"之"发表"治则中，其与犀角、钩藤末同服取汗以治夹惊伤寒。

浮萍不仅专入气分，且亦兼清血热，《神农本草经疏》云："血热则须发焦枯而易堕，（浮萍）凉血则荣气清而须发自长矣。"如《圣济方》以治吐血不止，《太平圣惠方》治鼻衄，濒湖以治目赤口疮等。《文堂集验方》卷一《中风》载有"浮萍一粒丹"，治中风瘫痪，三十六种无名风疾，遍身癜癣、脚气，并治跌打损伤，胎孕筋挛拘结，此药性寒而散，中风夹火者，功效至灵，服之百粒，乃为完人。用紫背浮萍（宜七月十五日采，捡净，以竹筛摊晒，下置水一盆，映之易燥）研细末，炼蜜丸弹子大，每服一粒，空心豆淋酒下。

总之，虽然运用浮萍治疗温病，不少医家皆有所及，但大都未展开阐述，或仅言其有发汗之能，或称其可治疗热病、热毒，或记载可以治疗疫病等。而将浮萍列为主药，并创制为一系列方剂，以此治疗温病者，当以刘奎之《松峰说疫》与黄元御《四圣悬枢》最为突出。

（3）运用浮萍治疗温病规律

刘奎遵《伤寒论》六经证治之说，创立了温疫六经治法，善于运用浮萍，成为其

[219] 陈桂荣，罗集鹏.浮萍的本草考证与紫外光谱法鉴别［J］.中药材，2005，28（6）：459-461.

[220] 何报作，郑俊华.浮萍的本草考证［J］.中国中药杂志，1998，23（7）：56-57.

[221] 柳少逸.《神农本草经》三解［M］.北京：中国中医药出版社，2022：181.

温疫六经治法的特色之一。刘奎重视清散皮毛，故除少阳经宜用和解忌用汗法、阳明腑证径用泻下之法外，其余诸经之证皆用浮萍为主药，以清散皮毛而泄卫开闭。

浮萍最善发瘟疫之汗。刘奎认为，瘟疫急需汗解，"瘟之愈，终由汗解，往往有下后，而仍自解以汗者，是瘟疫之需汗也，恐急矣"。而依《素问·热论》"三阳经络皆受其病，而未入于脏者，故可汗而已"的理论，其经络与脏腑相对应，刘奎认为，"三阳经络皆受其病，而未入于腑者，法应汗之"。但瘟病与伤寒、伤风，寒暄异气，不宜使用辛温发汗之麻黄、桂枝，治当"滋以清润之剂，凉泄经络燥热，方是瘟病汗法"。而"发瘟疫之汗者，莫过于浮萍"，浮萍"性凉散，入肺经，达皮肤，发汗甚于麻黄"。瘟疫病机是伤在卫气，而病在营血，营郁发热，故常加用牡丹皮、赤芍，以泄热而凉营。

在《瘟疫应用药》"发表"药中，刘奎将浮萍推为第一药，也是刘奎治疗疫病第一药，可见刘奎对该药的厚爱，故临床应用颇多。如治疗卫阳过闭，邪不能泄，营郁莫达，则烦躁喘促，宜以浮萍、黄芩，清散经络之热；若阳明燥盛之人，太阳表证未解，而经热外遏，燥气内应，则见烦渴，宜浮萍、石膏汤清金而解表，绝其燥热入腑之源。并法《圣济总录》治夹惊伤寒之意，用萍犀散，服后以出汗为度，以疗瘟症夹惊。若瘟邪在表致衄者，当散其经中之邪，使其不得壅盛于经，迫而妄行，唯服绿糖饮，散而不升，若服不即汗者，再加浮萍。而成书稍晚的《齐氏医案》在"治温疫方"中称浮萍"取汗最神效""能发瘟疫之汗，力较麻黄更胜"。其治疗疫病伴衄血者，用绿糖饮法，即采用刘奎治法，可谓深受《松峰说疫》影响。

瘟疫六经辨治主用浮萍。刘奎总结了瘟疫六经辨治方法，除少阳经外，其余各经皆应用了以浮萍为主组成的方剂。

病在太阳：瘟病卫闭而营郁，法当清营热而泄卫闭。治宜凉金补水而开皮毛，故用元霜丹、浮萍黄芩汤、白虎加元麦汤、人参白虎加元麦汤等。刘奎提出使用浮萍以解表邪，石膏、知母、元参、麦冬以止燥渴。卫闭而营郁之头痛热渴，治用元霜丹（浮萍、麦冬、元参、牡丹皮、芍药、甘草、生姜和大枣）；若寒束而邪不能泄，致使身痛脉紧烦躁无汗者，则用浮萍黄芩汤（浮萍、黄芩、杏仁、炙甘草、生姜和大枣）。

病在阳明：燥热在经，不得泄越，迟则胃腑积热。腑热未作时，宜清热而发表，治用素雪丹（浮萍、石膏、麦冬、元参、葛根、牡丹皮、白芍、生姜和甘草），以石膏、麦冬、元参、牡丹皮、白芍等清热生津，浮萍解表。若其阴盛于里，而阳盛于表，腑燥未作，经燥先动者，选用浮萍葛根汤（浮萍、葛根、石膏、玄参、甘草、生姜）。若经邪郁迫其腑气，胆木逆行而贼胃土，以致呕吐而泄利，其用浮萍葛根芍药汤（浮萍、葛根、石膏、元参、甘草、芍药）以治阳明经泄泻，选浮萍葛根半夏汤（浮萍、葛根、石膏、元参、芍药、生姜、半夏、甘草）以疗阳明经呕吐。

病在太阴：刘奎提出温疫病在太阴，化湿为燥的观点，他认为治疗当清散皮毛，泄阳明之燥，而滋太阴之湿。若太阴腹满嗌干，发热作渴者，用黄酥丹（浮萍、生地黄、炙甘草、牡丹皮、芍药、生姜）或浮萍地黄汤（黄酥丹去芍药加大枣）。

病在少阴：温疫病在少阴，化寒为热，口燥舌干者，治应清散皮毛，泄君火之亢而益肾水之枯，主以紫玉丹（浮萍、生地黄、知母、元参、炙甘草、天冬和生姜），仍以浮萍解表，生地黄、知母、元参等养阴清热；或浮萍天冬汤（紫玉丹加牡丹皮、天花粉，去知母、甘草）。

病在厥阴：风烈火炎，煎迫营血，枯槁命殒。治以清散皮毛，泄相火之炎而滋风木之燥也。若病入厥阴，烦满囊缩者，治用苍霖丹（浮萍、生地黄、芍药、当归、牡丹皮、甘草和生姜）。其瘟病传至厥阴，邪热郁极外发而见红斑，即厥阴发斑证者，亦主以苍霖丹解表凉血，使其营热发达。

《松峰说疫》记载，在其自创"瘟疫六经治法"的指导下，尤其是应用浮萍代替麻黄发汗，取得临床验证之后，"质诸北海老医黄玉楸，颇与余意合"。可知当时黄元御治疗瘟疫思路与刘奎不谋而合，这在黄元御著作中有深刻的体现，以致后世或认为此浮萍用法是黄元御独具一格的"一大发明"[222]。《温热逢源》谓："黄玉楸于此证（伏温外窜血络发斑疹喉痧等），用浮萍为表药，颇有思路，可取用之。"相较于《松峰说疫》的阐述，黄元御论述更为条理，盖是在认同刘奎应用浮萍的基础上，进一步探究浮萍的作用，如其在《玉楸药解》中指出浮萍"味辛微寒，入手太阴肺经，发表出汗，泻湿清风"，其性"辛凉发表"，善治"瘟疫斑疹"，并疗"痈疽热肿，瘾疹瘙痒"，且在"瘟疫六经治法"理法方药基础上，进一步广泛应用于辨治于温病、疫病、疹病之中，如《四圣悬枢·温病解》中所制八方中有五方主用浮萍，《疫病解》所载治疗温疫16方中有8方主用浮萍，而《疹病解》所载20首方剂中有11方用浮萍，以治疗疫疹初起之太阳轻重证、疹病阳明经证、疹病太阴经证、疹病少阴经证、疹病厥阴经证等。正如《清史稿》所评"同时昌邑黄元御治疫，以浮萍代麻黄，即本奎说"。

近现代以来，对于浮萍治疗外感热病的运用报道较少，亦多是对于古方的加减运用。如《经方实验录》记载，浮萍为曹颖甫暑天常用之药，多运用桂枝汤证、麻杏甘石汤证，对于身体无汗者均加浮萍，则发汗之力较原汤尤猛。或有用麻杏石甘汤治疗麻疹伴有热喘证，但若肺气为风邪所束，症见恶寒无汗而喘，则用浮萍[223]。《丁甘仁医案》在治疗"伏温之邪，有外达之机"，而"肺胃之气，窒塞不宣"者，加用浮萍，以增其宣达之力。叶橘泉总结了运用浮萍治疗外感热病的经验，指出治疗急性感冒、发热恶寒、表闭无汗、喘咳、鼻衄、脉浮紧等病证时，使用浮萍功效胜于麻黄，且浮萍辛寒，颇宜于血分有热者。

综上所述，浮萍气味辛寒，其性发散，所治温病，是针对卫郁不畅而设，又其兼凉血之能，故尤宜治疗温病邪气阻于经络，正如《松峰说疫》所称"春夏感病，卫闭营郁"，其以浮萍泻卫气之闭，又常配伍牡丹皮、赤芍，以泻营血之郁；若阴津不足，当"滋以清润之剂"，加用咸寒之玄参、甘寒之麦冬；病在阴经者，常加生地黄、天冬之属以救燥。而若病兼及气分者，在太阳经可加黄芩，在阳明用石膏；但病致腑燥，不可以浮萍发汗，宜用攻泄；病及少阳者，亦不可用浮萍发汗，当用清凉和解之法，以大小柴胡汤加减等。另外，浮萍是针对以邪气盛为主的实证，体虚多汗者忌用。

[222] 张谨墉.黄元御学术思想浅探［J］.山东中医学院学报，1985，9（3）：55-58.

[223] 孙宝楚.治疗麻疹的一些体会［J］.江苏中医，1966，11（4）：21-22.

虽记载浮萍治疗外感热病的历史悠久，但逮至清朝刘奎《松峰说疫》与黄元御《四圣悬枢》全面阐述浮萍的作用机制，并将其广泛运用于温病的临证，方使得浮萍治疗温病的作用得以彰显。而近代以来，由于《松峰说疫》《四圣悬枢》的疫病学说未得广泛传播，或囿于以卫气营血辨证和三焦辨证等传统主流温病辨证理论的盛行，以至于浮萍治疗温病的理论未得以进一步阐发，并影响其在临证中的运用。因此，深入挖掘浮萍治疗温病的机理与规律，是对传统以卫气营血、三焦辨证理论体系的补充，有利于全面继承温病学理论，开拓温病治疗思路，以为当今临床实践服务。

恩师柳少逸先生在师祖对《神农本草经》进行词解、讲解的基础上，开展了"三解"，着力介绍中药的基原，总结其临床应用特点，续解水萍（浮萍）云：

基原：为浮萍科多年生水生漂浮草本植物紫萍的全草。

浮萍辛寒轻浮，入肺经，善开毛窍，故能宣肺发汗，解表透疹，可疗风疹瘙痒。或湿淫于肌肤而为水肿，小便不利之候，盖因肺为水之上源，故又有通调水道之功，俾风从外解，湿从下行，达膀胱而利水消肿。古谓浮萍"发汗之功胜于麻黄，利水之功捷于通草"，浮萍为外解表邪、内清湿热常用之品，故非实证者当慎用[224]。

其中，就吸收了刘奎、黄元御的优秀成果。

综上，刘奎疫病学思想及方药特点，从侧面反映了明清时期温病学术流派对瘟疫的认识，其防治并重，防治注重截断病源的疫学思想，对于现今临床防治瘟疫有着重要的指导意义。

十、厘定运气民病

刘奎在《松峰说疫·运气小序》中明确指出：

朱子曰：天以阴阳五行化生万物，气以成形，而理亦赋焉。医之道，此数语尽之矣。故言医而系之以儒，曼有以也。五运六气流行，充塞于天地之间，有司天、有在泉，有主气、有露气。或刚柔失守，阴阳升降不为，不迁正，不退位，各呈岁年，人感之而成厉疫，皆有因时治法，医不知此，焉得为工。兹取《瘟疫发源》等书，按《类经》详为考核厘定，点繁芜而归精要，俾谈疫者不诏于此而不离乎此，则善矣。

《松峰说疫》六卷，其中《运气》专门一卷，可见刘奎对运气学说在疫病学研究中的作用和地位的重视。该卷首先介绍了运气学说的基本知识，如《五运详注》《六气详注》《司天在泉解》诸章，使初学者对运气学说有了一个大致的了解。其次，概括总结《黄帝内经》所论而成《五运天时民病》《六气天时民病》诸章，论述了在五运六气环周的某些阶段，随着岁运递迁、客主加临，变异、胜复、郁发，出现德政令变、气候常异、万物荣枯，形成疫病流行的时空环境，重大疫病可能在什么年份、什么节气，怎样的气候、气象的条件下容易发生或暴发。最后，专设"五运五郁天时民病详解"一章，论述五运郁发的天时、民病和治法时，突出一个"郁"字，制方也从治"郁"

[224] 柳少逸.《神农本草经》三解［M］.北京：中国中医药出版社，2022：182.

入手，如用竹叶导赤散"治君火郁为疫，乃心与小肠受病，以致斑，淋，吐，衄血，错语不眠，狂躁烦呕，一切火邪等症"。治疗温疫应重视五运六气，强调"治疫者，必先明乎化水化火之微，客气主气之异，司天在泉之殊致，五运六气之分途"。

运气，即五运六气学说的简称。它是中国古代研究天时气候变化，及其对生物、对人体生命影响的一门学说，是关系到天文学、气象学、生物学、物候学、历法学、医学等多学科领域的一门综合科学。

运气学理论以自然界的气候变化，以及包括人体在内的各种生物体对这些变化所产生的相应反应作为基础，从而把自然气候现象和生物的生命现象统一起来，把自然气候变化和人体发病规律、治疗用药规律统一起来，从宇宙节律上来探讨气候变化对人体健康与疾病发生的影响关系。它强调了自然界中气候变化与生命现象之间不可分割的关系，突出整个宇宙是一个有机统一体。它通过木、火、土、金、水五运和风、火、热、湿、燥、寒六气之间的运动变化，说明了宇宙间的自然变化都是彼此联系、相互作用、相互转化、互为因果的。其特别强调了人禀天地正常变化之气而生存，即"人以天地之气生，四时之法成""天地合气，命之曰人"。受天地异常变化之气而百病由生，即"百病之生也，皆生于风寒暑湿燥火之化之变也"的自然观思想，充分体现了中医学"天人相应"的整体观思想。其基本内容是以五运、六气、三阴三阳等理论为基础，用天干和地支作为总结五运六气规律的基础，来研究气候变化与生物生化、疾病流行之间的关系，用以指导临床辨证论治、养生防病。

运气理论实际上是中国古代科学家发明得非常先进和高超的预测学，它强调了自然界中的一切变化是可知的，是有规律可循的，是可以被人们所掌握和运用的。因此，运气学根据古人长期的观测，认识到宇宙间存在着节律性周期运动，并在实践中发现了天体运动的五运六气周期，总结出了认识自然界一切变化的规律，并把这个规律与疾病发生的周期变化相联系，用来预测和防治疾病，这就是《黄帝内经》运气理论的主要目的。疫病的发生，虽然与一般外感不同，不能单纯用运气因素来解释，但《黄帝内经》早已指出疫病的发生与运气周期有着密切的联系，并指出不同的疫病具有不同的运气特性，而相同运气的不同疫病，在病机证候上又具有一定的相似性。

后世医家大都非常重视五运六气变化规律对温疫发病的影响。其中刘奎就是比较典型的一位。

刘奎以《瘟疫发源》为蓝本，以张景岳《类经》为对校本，远取《黄帝内经》诸经，近参历代名著，对与疫病相关的运气学说进行全面梳理，由浅入深，由表入里，形成了全面系统的疫病运气学说，堪称疫病运气资料之大全，受到广大医者的好评和运用。2024 年是甲辰年，兹以甲辰岁的资料为例，简单介绍《松峰说疫·运气》对甲辰年的论述：

《运气·五运详注》章云："甲乙东方木……木为初运，火为二运，土为三运，金为四运，水为五运。此乃主运，年年不移。""甲与己合，化土之岁，土运统之……此乃客运，每岁迭迁。"说明甲辰年为岁土太过之年。《素问·气交变大论》云："岁土太过，雨湿流行，肾水受邪。民病腹痛，清厥意不乐，体重烦冤，上应镇星。甚则肌肉萎，足萎不收，行善瘈，脚下痛，饮发中满食减，四肢不举。变生得位，藏气伏，化气独治之，泉涌河衍，涸泽生鱼，风雨大至，土崩溃，鳞见于陆。病腹满，溏泄，肠鸣，反下甚。而太溪绝者，死不治，上应岁星。"凡属"岁土太过"之年，其自然气候，以"雨湿流行"为特点，人体疾病的发生，以脾病和肾病多发为特点，而疾病性质是以湿病水病为特点。《素问·五常政大论》云："敦阜之纪，是谓广化，厚德清静，顺长以盈，至阴内实，物化充成，烟埃朦郁，见于厚土，大雨时行，湿气乃用，燥政乃辟，其化圆，其气丰，其政静，其令周备，其动濡积并稸，其德柔润重淖，其变震惊飘骤崩溃，其谷稷麻，其畜牛犬，其果枣李，其色黅玄苍，其味甘咸酸，其象长夏，其经足太阴阳明，其脏脾肾，其虫倮毛，其物肌核，其病腹满，四肢不举，大风迅至，邪伤脾也。"

《运气·六气详注·阴阳配合五行运化五方位》云："辰戌丑未四季，中央土也。"《阴阳刚柔对冲化为六气》续云：

辰戌之岁 太阳寒水司天（阳）　丑未太阴湿土在泉（阴）

并详解云：

初之客气，少阳加厥阴之上。二之客气，阳明加少阴之上。三之客气，太阳加少阳之上。四之客气，厥阴加太阴之上。五之客气，少阴加阳明之上。六之客气，太阴加太阳之上。

《六气天时民病》云"辰戌之岁"：

太阳寒水司天，岁气寒化之候，天之气也。太阴湿土在泉，地之气也。太阳与少阴为表里，属北方壬癸水，主冬旺七十二日。寒水胜，则邪乘心。太阳属水，其化以寒。凡阴凝冽栗，万物闭藏，皆水之化。寒淫胜于上，故寒反至，水且冰。若乘火运，则水火相激，故雨暴乃雹。民病寒水胜，则邪乘心（水克火）。故为血变于中（心主血），发为痈疡疮疖等症。按《经脉篇》云：以手心热，臂肘挛急，腋肿，胸胁支满，心中澹澹大动，面赤目黄，为心包络病。盖火受寒伤，故诸病皆本于心。神门，手少阴心脉也。在手掌后，锐骨之端，动脉应手。火不胜水，则心气竭而神门绝，死不治。诸动气者，知其脏也（察动脉之有无，则脏气之存亡可知）。鳞虫同天之气，故静。倮虫同地之化，故育。

太阴湿土在泉，地之气也。草乃早荣，湿淫所胜，埃昏岩谷，黄反见黑（黄土色，黑水色），土胜湿淫也。民病积饮心痛（寒湿乘心），耳聋浑浑焞焞，嗌肿喉痹（三焦病），阴病见血，少腹肿痛，不得小便。以邪湿下流为阴虚肾。病冲头痛，目似脱，项似拔，腰似折，髀不可以屈，腘如结，腨如别，为膀胱经病。此以土邪淫胜克水，故肾合三焦膀胱病及焉。倮虫属土，同其气故育。鳞虫属水，受其制故不成。湿在地中，土得位也，故其化淳（厚），燥毒之物不生。

最后落实到甲辰年运气与疫病的关系：

上太阳寒水司天，中太宫土运，下太阴湿土在泉。运克天气曰不和，土上克水，故病甚也。虽杂病甚而瘟疫微。太过之运加地气曰同天符。甲辰甲戌，运同司地曰湿土。甲辰甲戌，运临本气之位曰岁会，辰戌丑未，土位也。其运阴埃，其化柔润重泽

（皆中运湿土之化），其变振惊飘骤（土运太过，风木乘之），其病下重（土湿之病）。

甲辰之岁，即年干是十天干中的甲年、年支是十二地支中的辰年，如2024年为甲辰年。其年干是甲，为阳干，甲己化土，故甲辰年为岁土太过之年。其年支是辰，为阳支，在五行属土，辰戌太阳寒水司天（阳），丑未太阴湿土在泉（阴），故其在泉之气是太阴湿土。甲为阳干，辰为阳支，年支年干皆属阳，所以甲辰年为阳年。大运是土，年支五行属性也是土，所以甲辰年是岁会之年。年干与年支均属阳，同时值年大运又与同年在泉之气的五行属性相同，故又是同天符。如此，甲辰年，既为岁会之年，又是同天符之年。运气相临，运克气为不和之年。甲辰年，运气主岁之纪，《素问·六元正纪大论》云："上太阳水，中太宫土运，下太阴土，寒化六，湿化五，正化日也。其化上苦热，中苦温，下苦温，药食宜也。"此段经文表述了甲辰年，上临太阳寒水，中为太宫土运太过，下加太阴湿土在泉，并甲辰年寒化、湿化之象数及药食之用。其民病情况具体而言：

初之气，少阳相火用事。地气迁，气乃大温，草乃早荣（上年终之气君火，今岁初气相火，二火之交，故气温草荣）。民温病乃作，身热头痛呕吐，肌腠疮疡。客气相火，主气风木，风火相搏，故为此病。

二之气，阳明燥金用事。民乃惨，草遇寒，故大凉至而火气抑。民病气郁中满，寒乃始，清寒滞于中，阳气不行也。

三之气，太阳寒水用事。天政布，寒气行，雨乃降。民病寒反为热中，痈疽注下，心热瞀闷，不治者死（若人伤于寒而为病热，太阳寒水司天，寒气下临，心气上从，寒侮阳则火无不应，若不治之则阳绝而死）。

按：六气司天，皆无不治者死之说，唯此太阳寒水言之，可见人以阳气为生之本，不可不顾也。

四之气，厥阴风木客气用事。而加于太阴湿土主气，故风湿交争，而风化为雨。木得土化，故乃长乃化乃成。民病厥阴风木之气。值大暑时，木能生火，故民病大热，以客胜主。脾土受伤，故为少气，肉痿足痿，注下赤白等症。

五之气，少阴君火用事。岁半之后，地气主之，以太阴在泉，而得君火之化。阳复化，草乃长乃化乃成。万物能长能成，民亦舒而无病。

终之气，太阴湿土在泉，地气正也，故湿令行。阴凝太虚，埃昏郊野，民情喜阳而恶阴，故惨凄以湿令而寒风至，风能胜湿，故曰反。反者孕乃死。所以然者，人为倮虫，从上化也。风木非时相加，故土化者当不育也。以上十年，皆寒水司天，湿土在泉。湿宜燥之，寒宜温之。味苦者，苦从火化，治寒以热也。寒水司天则火气郁，湿土在泉则水气郁，故必折去其致郁之气，则郁者舒矣。寒水司天则心火不胜，太阴在泉则肾水不胜。诸太过者抑之，不胜者扶之，则气无暴过，而疾不生矣。

如此甲辰年的包括疫病在内的各种疾病大致情况就推测出来：甲辰之年，除初之气可能有瘟疫发生外，其余运气当无瘟疫。太阳司天之年，上半年气候偏冷，但在主气偏胜时，特别是二气、三气偏胜时，人体亦可以因火气偏胜而在临床上出现心热以及由于心病传肺，火胜刑金而出现"喉嗌中鸣"等症状。太阴湿土在泉之年，下半年气候偏湿。在四之气时，可出现"足痿下重""隐曲之疾"等肝病证候。在五之气时，因心火下移小肠可出现"便溲不时"之病候。在终之气时，可以出现"濡泄""肿"等脾病证候。

刘奎在《温疫论类编》卷一《杂气论》中曾云："欲治此等疾，先当于司天在泉、主气客气间气、六十年天时民病，以及刚柔失守、三年化疫等说中求之。"可见刘奎对五运六气学说在疫病防治中作用和地位的重视。也正是因为如此，刘奎对运气学说与疫病之间的关系进行全部梳理，形成了《松峰说疫》中的独立一卷，从而对后世医家产生了较大的影响。

第三节　刘奎疫病学理论体系

清代是一个尊经崇古十分浓重的时代，其中有着较为复杂的社会文化因素，而统治阶级的提倡和主导最为关键，刘奎作为位极人臣的刘统勋的亲侄子，其著书立说自然也不得不遵循这一观念。文人学士进入中医行列，也使中医的理论研究极大地受到这种思潮的影响，并在整个清代愈演愈烈。将吴又可《温疫论》、叶桂《温热论》、薛雪《湿热论》与刘奎的《松峰说疫》相比较，已经有了一个明显的不同，那就是后者引经据典的特色，不像前面的三部著作，开篇直抒自己的见解，刘奎开卷首设"述古"一卷，收入《黄帝内经》《难经》《伤寒论》等典籍的有关条文，以说明其学说渊源。

刘奎在学术上继承了《黄帝内经》的运气学说，张仲景的热结阳明说，刘完素的两感说、怫热内郁说、表里双解法，王安道对寒温鉴别的思想及温病表证的阐述，吴又可的整个杂气病因理论及祛邪逐秽和下不厌早的思想，喻嘉言对于清邪浊邪的理解及温疫三焦理论，陈良佐的陪赈散和治疫诸方，郭右陶的痧证理论与刮痧疗法，黄元御的瘟疫六经治法，以及马印麟对运气学说与瘟疫关系的研究，他将这些理论融会贯通，形成了较为完整的理论体系。此外，刘奎对伤寒与温病作了系统的鉴别，对瘟病发生发展整个过程的医学干预、对清热解毒理论有深刻的认识，对运气学说有独到的理解，对以专方专药治疗温疫做了初步尝试，并全面系统地总结了历代瘟疫药物预防的方法，形成了独具特色的疫病学理论体系。其学植之深厚，闻见之博洽，考核之精当，论述之精辟，历来为后人所称道。

一、病名

疫病的流行是一个十分古老的社会历史现象，在我国商代甲骨文里就有"疫"字，但在不同历史时期名称有所不同，其中"疫""疠""瘟疫"等的使用最为常见，尚有疫气、时行、天行、温疫、时疫、时病、疫病等。

所谓"疫"者，《说文·疒部》曰："疫，民皆病也，从疒，役省声。"《释名·释天》云："疫，役也，言有鬼行役也；"《玉篇·疒部》曰："疫，俞壁切，疠鬼也。"又云:"疬,力誓切,疫气也。"《素问遗篇·刺法论》曰:"五疫之至,皆相染易,无问大小,病状相似。"《集韵·去声上·六至》云:"疫,《字林》:病流行也。"《温疫论·正名》云:"名疫者,以其延门阖户,如徭役之役,众人均等之谓也,今省去'彳'加'疒'为'疫';又为时气、时疫者,因其感时行戾气也;因其恶厉,又谓之疫厉。"《温疫论·原病》又云:"疫者,感天地之厉气,在岁运有多少,在方隅有轻重,在四时有盛衰。此气之来,无老少强弱,触之者即病,邪从口鼻而入。"是"疫"之为病,具有很强的传染性,一旦发生则易于在人群中传播流行,病势凶猛,延门阖户,一乡一区如鬼厉之行使,患者无远近长幼,病状皆相似也。

古代文献记载中,与"疫"含义相近的还有"疬"字,疬或作厉、疠等,又有温厉、疫厉等词语。《山海经·东山经》记有珠鳖鱼,"食之无疬",郭璞注云:"疬,疫病也。"《左传·哀公元年》言"天有灾疬",杨伯峻注云:"疬,流行病疫。"《墨子·兼爱下》曰"今岁有疬疫",《说文解字》释云:"疬,恶疮疾也。"《素问·六元正纪大论》曰:"温疬大行,远近咸若……疬大至,民善暴死。"可见疬与疫意思接近,也是指流行性传染病,正如《素问遗篇·刺法论》所言:"于是疫之与疬,即是上下刚柔之名也,穷归一体也。"故古人多"疫疬"并称。如东汉王充《论衡·命义》曰:"温气疫疬,千户灭门。"南梁沈约《宋书·文帝纪》曰:"六月,京邑疫疬。"隋代巢元方《诸病源候论·疫疬病候》曰:"其病与时气、温热等气相类,皆由一岁之内,节气不和,寒暑乖候,或有暴风疾雨,雾露不散,则民多疫疬,病无长少,率皆相似。"明代江瓘《名医类案·瘟疫》曰:"明成化二十一年,乙巳年,新野疫疬大作,死者无虚日。"《温疫论·正名》云:"又名疫者,以其延门阖户,如徭役之役,众人均等之谓也,今省去'彳'加'疒'为'疫',又为时气、时疫者,因其感时行戾气也,因其恶厉,又谓之疫厉。"至清代段玉裁注《说文解字》时,训"疬"为"疫疬",至此,两字已几无区别。《中医大辞典》则指出"疫,是指具有剧烈流行性、传染性的一类疾病,多因时行疬气从口鼻传入所致"。

"瘟(温)疫"的使用也较为普遍。在中国古代,汉魏之前"温"与"瘟"字不分,《温疫论》云:"《伤寒论》曰:'发热而渴,不恶寒者为温病',后人省'氵'加'疒'为瘟,即温也,如病证之'证',嗣后省'言'加'疒'为症……要之,古无瘟、痢、症三字,盖后人之自为变易耳,不可因易其文,以温、瘟为两病。"由此可见,"瘟"在一段历史时期中与"温"是混用的,温疫指的就是瘟疫。随后疫病广泛流行,为了与温病区分,渐而"瘟"与"疫"合同,用"瘟疫"作总称,指代所有疫病。"瘟疫"的"瘟"是"温热"的"温"的滋生词,将"瘟疫"的"瘟"写作"瘟",至晚始于汉末,蔡邕《独断》曰:"疫神:帝颛顼有三子,生而亡去为鬼,其一者居江水,是为瘟鬼;其一者居若水,是为魍魉;其一者居人宫室枢隅处,善惊小儿。于是命方相氏,黄金四目,蒙以熊皮,玄衣朱裳,执戈扬盾,常以岁竟十二月从百隶及童儿而时傩,以索宫中,驱疫鬼也。"晋代以后,用例逐步增多。东晋葛洪《抱朴子·微旨》曰:"是以断谷辟兵,厌劫鬼魅,禁御百毒,治救众疾,入山则使猛兽不犯,涉水则令蛟龙不害,经瘟疫则不畏,遇急难则隐形。"南北朝梁宗懔《荆楚岁时记》云:"以五彩丝系臂,名曰辟兵,令人不病瘟。"至元明清温病盛行时,瘟疫也较多,很多医家亦将"温""瘟"相混,这也成为后世乃至现代中医学者将瘟疫解释为温病的源泉。

在明以前的医籍中,多写作"温疫";至明中期开始易"温"为"瘟",温疫、瘟疫并行互用,均为传染病。至于究竟是哪一部医著开始易"温"为"瘟"的,现尚未考证清楚。在其后的医家眼中,多认为"温"和"瘟"义同,可相互替换。如明代龚廷贤《万病回春》曰:"丙戌年,大梁瘟疫大作,甚至灭门。"清代熊立品《瘟疫传症汇编》曰:"阖境延门,时气大发,瘟疫盛行,递相传染。"杨璿《伤寒瘟疫条辨》云:"凶年温病盛行,所患者众,最能传染,人皆惊恐,呼为瘟疫。"而《广瘟疫论》《松峰说疫》则皆写作"瘟疫"。按现在的解释,瘟疫是指"容易引起广泛流行的烈性传染病"(《新华辞典》);《中国大百科全书·中国传统医学》则解释为"具有温热病性质的急性传染病""属温病中具有强烈传染性、病情危重凶险并具有大流行特征的一类疾病";《中医大辞典》把瘟疫界定为"疫,是指具有剧烈流行性、传染性的一类疾病,多因时行疠气从口鼻传入所致";而《辞海》的解释是"瘟疫即疫病,急性流行性传染病的通称";《新华字典》中对瘟字的解释"瘟,瘟疫,流行性急性传染病",病名重在强调此类疾病具有传染性的特点。以上各解释虽略有区别,但在称其为急性流行性传染病上则大体一致,与疫病之义基本相同。"现代中医对瘟疫主要存在两种认识,一是除伤寒外,均为温病所导致的瘟疫;一是将所有瘟疫均归为温病,这对流行性外感疾病的认识与预防显然有不足与值得商榷之处"[225]。清代叶霖《难经正义》表述为"瘟,疫病也,古无瘟字,温与瘟通故也",部分医家认为"温疫"即"瘟疫"。以上病名均属"疫病"范畴,后世多有沿用。

通过对现代文献和古籍中疫病概念内涵的研究,特别是《温疫论》问世之后,尽管在论治方面存在诸多的学术争论,但对疫病的基本特点的认识是一致的,都遵照《素问·刺法论》"五疫之至,皆相染易,无问大小,病状相似"这一论点。因此,尽管目前对于中医疫病的概念仍有不同理解,但可以根据《素问·刺法论》的论点,将中医疫病定义为:疫病是一类传染性极强,可造成大面积流行,起病急,危害大,不论性别和年龄,其临床表现相似的疾病的总称。

而刘奎继承吴又可的思想,强调治疫当先明疫病之名义。

1. 以"疫"为核心

刘奎疫病学思想表现出的最大特点是以"疫"为核心,即强调疾病的传染性和流行性,以传染性强、病症相似、传播迅速和病死率高为核心,相当于西医学的急性传染病,故其书名为"松峰说疫"。而不是以病证的寒、温性质为区分标准,由此而将六经辨证与卫气营血辨证、三焦辨证等与之同用。

《松峰说疫》卷二《论治》首篇《瘟疫名义论》云:"疫病所该甚广……瘟疫者,不过疫中之一症耳。始终感温热之疠气而发,故以瘟疫别之。此外尚有寒疫、杂疫之

[225] 王晓梅,刘清,桑希生.温病与瘟疫的概念辨析[J].2016,44(3):8-9.

殊，而瘟疫书中，却遗此二条。"刘奎认为，凡某时某地，众人同时所得一种疾病，都可称为"疫"；"瘟疫二字尚不明其义意，又奚以治瘟疫哉！"卷二《论治》列专篇《瘟疫名义论》，运用训诂学方法，对瘟、疫和瘟疫的概念加以研究，并确定其命名原因、特点。

同卷《疫病有三种论》云：

《传》曰："疫者，民皆疾也"。又曰："疫，疠也，中（去声）人如磨砺伤物也。"夫曰民皆疾而不言何疾，则疾之所该也广矣。盖受天地之疠气，城市、乡井以及山陬海澨所患皆同，如徭役之役，故以疫名耳。

卷四《辨褚氏春瘟夏疫》中又云：

兹读《褚氏遗书·审微篇》有云：春瘟夏疫内症先出，是将瘟疫二字拆开分发春夏。总缘平看瘟疫二字，且未悉其理解。须知诸凡杂症，苟一时所患皆同者，皆有疫气以行乎其间，如徭役之役，故悉得以役名之，而所该之病甚广。瘟疫不过疫中之一症耳，乃串讲之辞。若曰瘟病之为疠疫，如是也；若必如褚氏春瘟夏疫之说，是将瘟疫二字拆开对待言之矣。由此以推，则世之称伤寒者，独不可云秋为伤而冬为寒乎？知分作伤病寒病之不通，则知言春瘟夏疫者之未妥也明矣。

卷一《述古》引录"疫症关系，全在虚实二字。实者易治，虚者难治，以元气本虚，邪不易解。若治夹虚者，而不知托散，但知攻邪，愈攻则愈虚，愈虚则断无有不死者"之文下刘奎注云："松峰曰：虚实二字，三种疫病皆有之，即瘟中亦有虚实，但热多而无寒耳。"因此，刘奎的疫病概念与当前的瘟疫、疫病概念基本相符，瘟疫乃疫病之一种，疫病还有寒疫、杂疫等。

在刘奎看来，疫病自成一体，却常因其复杂的病理机制、古籍中记述的分散与混乱、歧义的字面理解而容易与其他概念相混淆，如温病、伤寒、瘟疫等。如《读论要言》指出："又可止论瘟疫一症耳。而其篇中所指名有曰瘟症者，有曰疫症者，有曰瘟疫者，有曰时疫者，有曰时症者，有曰疫疠者，种种不同，便令人认症不确，不得不亟为改正，总以'瘟疫'二字称之，取其画一，以便览观。"

综上，刘奎所谓的"疫病"是指由各种疫气引起的具有强烈传染性及流行性的一类急性外感疾病，具有起病较急，病情严重，易出现各种变证的特征。包括瘟疫、瘴气、痢疾、疟疾、流行性感冒、鼠疫、伤寒、麻风病等，是一个较为广泛的概念。其与明清温病和现代疫病的内涵相差甚远，对古代文献不加辨析而直接引用以阐述疫病的病因证治，是导致疫病学说混乱的根源。

2. 与伤寒之区别

《松峰说疫》卷一云："世人误认瘟疫为伤寒，云伤寒是雅士之词，天行、瘟疫是田舍间俗语，误亦甚矣。"自《温疫论》之后，吴又可、杨栗山等皆曾对瘟疫与伤寒进行了严格的区分。刘奎也强调区分瘟疫与伤寒的重要性，在《松峰说疫》自序中批评了当时一种十分流行的现象，其云"瘟疫之不明也，以伤寒乱之。瘟疫之不明也，以伤寒乱之"，他认为"能于其中划然分析，则其于治伤寒、瘟疫也，思过半矣"。瘟疫与伤寒的不同，前人论述已多，刘奎所论及者，概而言之：

第一，从病因上看，《温疫论类编·伤寒与瘟疫不同论》云："伤寒者为寒所伤，瘟疫者为瘟所役。"瘟疫是"疠气自口鼻入"，而伤寒是感受寒邪而发，"第伤寒为寒所伤，或凉雨所逼，或风雪所激，或失足落水，或猝然脱衣，或当风而寝，以致头痛憎寒，皮肤壮热，脊强无汗，方谓之伤寒""伤寒者，为寒所伤，其来也有因，故初感总以汗散为主"。在《杂疫小序》中明确指出："疫病繁多，而瘟疫为害最巨，以其似于伤寒，后世有以类伤寒名之者。然受病之由与伤寒迥异。"强调疫病"受病之由"有别于伤寒。

第二，在邪侵害人体途径而言，温邪从口鼻而入为多，最初侵袭手太阴肺经，而伤寒从皮毛而入为多，最初侵袭足太阳膀胱经。

第三，在传变规律上，伤寒是六经传变。疫病的传变则包括表里分传、六经传变、三焦传变和卫气营血传变等，更为复杂。

第四，在病机而言，温热是阳邪化热较快，阴液易受损伤，容易出现肺阴、胃阴或者肝肾之阴受损情况。伤寒是受伤于阴邪，伤气但化热慢，出现阳衰情况较多。

第五，在病证特点上，伤寒之病有寒有热，瘟疫始终以热为主，特别是邪在太阴与少阴，刘奎明确指出"百病之在太阴皆是湿，而惟温病之在太阴则化湿为燥""百病之在少阴多是寒，而惟温病之在少阴则化寒为热"。故"瘟疫与杂病不同，治疗少差，祸不旋踵"，治瘟疫不能完全照搬伤寒六经辨证治法。如以表证为例，"三阳经络皆受其病，而未入于腑者，法应汗之，但瘟病与伤寒、伤风，寒暄异气，不宜麻、桂辛温，滋以清润之剂，凉泄经络燥热，方是瘟病汗法。其伤在卫气，而病在营血，营郁发热，故用丹皮、芍药，泄热而凉营也"。

第六，从流行性和传染性而言，伤寒为散发，而瘟疫必然是群体性发病，如对《景岳全书》的"瘟疫本即伤寒"之误，指出"第伤寒为寒所伤……以致头痛憎寒、皮肤壮热、脊强无汗，方谓之伤寒。此系自取之病，病只一人而止，而众人不然也。至于瘟病绝无诸项感触，而抖然患病，且非一人，乡邑、闾里动皆相似，其症虽有头痛身热，脊强而多汗，始终一于为热"。

刘奎自序《温疫论类编》尝云："张长沙《伤寒论》一书，原非为治瘟疫而设，第人以瘟疫证候有类伤寒，故往往以治伤寒之法治之。即有心知其未稳者，亦不过于麻、桂、青龙等汤中，加以凉药而止，然究之不离乎温散者，近是而终亦未得治瘟疫之肯綮焉。千百年来，贻害非浅。自吴又可先生出，始分伤寒、瘟疫为两途，谓瘟邪自口鼻而入，伏于膜原，不宜汗散。初起用达原饮为主方，而随经加减，析理精详。又佐以十传治法，神明而变通之，更著为伟论，厘定新方，独辟蚕丛，力排误说。则是有《伤寒论》于前，不可无《温疫论》于后。洵堪方驾长沙，而鼎足卢扁，功垂万世，当为又可先生首屈一指矣。"他对《温疫论·辨明伤寒时疫》十分推崇，在《温疫论类编》易名为"伤寒与瘟疫不同论"，总括云："松峰曰：伤寒者为寒所伤，瘟疫者为瘟所役。味其名义，原自不同。诸医书讲究总混乱不清，得此论，可谓瘟疫门中金绳宝筏矣。"

3. 与杂证之区别

疫病中有杂疫，内科有杂证。内科中过食生冷，导致脾胃损伤的杂证，伤寒家称为内伤寒，然也有将之误认为温疫者。《松峰说疫·辨内伤寒认作瘟疫》篇对此加以鉴别，指出："瘟疫盛行之时与瘟疫甫愈之后，或感此症，昧者误认为瘟疫。而以疫法治之，鲜有不败事者。"并列其常见的发癍、发黄诸证，成《内伤寒发斑》和《内伤寒发黄》专篇，详述其临床表现和治法，以及与疫证之不同。刘秉锦解释将此列入书中的理由：

> 内伤寒为病，本系杂症，而采入瘟疫门中者，因瘟疫愈后不戒生冷，每患此症。或再微发热、恶寒，昧者不察，往往误认为瘟病之复，而以疫法治之，寒凉清解，害人不浅，故特为拈出。

在卷二《瘟症杂症治略》中，刘奎也将"休息泻"列入其中，以与瘟疫"二便不通"相鉴别：

> 自古痢以休息名，罕闻泻而休息者也。有之，自余阅历始，此则不系之以瘟，而系之以疫矣，盖因发时无少长皆同也。其病自长夏至秋皆有，且有自夏徂秋而不愈者，始终并无瘟疫表里等症。有兼胀者，有不胀者，食则不减，而最恶饮水，意其为湿也。而其时甚旱，经岁不雨，不知湿从何来。泻时日数十行，不治终不遽止。长夏炎热，烁石流金，投以健脾温补之药始瘥。阅数日而复作矣，间或瘥可，再阅数日而又作矣。缠绵不已，有至数月者。询其复作之由，半因吃生冷与饱食所致。戒以只食七八分饱，服药月余，则不复作。患此绝少不起者，然病体支离，莫可当矣。

患杂证之后，亦难免会继有疫气侵入，临证当详加鉴别：

> 虽然杂疫一门正有不可阙者，是以除臌隔风劳，贯阅疫病，他如疟、痢、胀、呕、嗽、泻、口齿、咽喉、客忤、疮疡、心胁腹痛诸杂症，往往有厉气以行乎其间，而人自不觉，故有用平素治杂症之方而不效者，是其中必疫气以为之梗也。

至于其治疗，"瘟疫与杂病不同，治疗少差，祸不旋踵"，须仔细斟酌。如以"瘛疭"为例，《松峰说疫》卷二《瘟症杂症治略》有《瘛疭》一篇，从病因、病机、治法和方药等方面论述了瘟疫瘛疭与杂证瘛疭之差异，并自制养血祛风汤治疗"若汗下后，稍涉虚弱，或冒风，或因惊因气恼而瘛疭者"。

> 筋急而缩为瘛，筋缓而伸为疭。或缩或伸而不止者，为瘛疭，与小儿之发搐相似，亦有嘴眼歪邪，角弓反张，有类于发痉与中风者，皆瘛疭之类。此症多属于风，风主动摇也。而致此之由不一。有瘟病热极而生风者；有其人本虚，因汗下后血虚而然者；有因汗后，冒风而然者；有汗下后，因惊恼而然者；有风温被火而然者（此症绝少）。大抵此症，热极生风只一条，而虚者有数端。虚者投以寒剂，立见危殆。若未经汗下，只因风火相扇者，当平肝木，降心火，佐以和血之药。盖心属火主脉，肝属木主筋，火为热，木生风故耳。药则用羌活、防风、全蝎、僵蚕、柴胡、天麻、生地、麦冬、白芍、丹皮、当归、川芎之类。如热甚，黄连、栀子、胆草、黄芩，俱可酌用。有痰者，加蒌仁、胆星、竹沥。若汗下后，稍涉虚弱，或冒风，或因惊因气恼而瘛疭者，断不可用寒剂，养血祛风汤主之。至于汗下后多日，传变而为瘛疭，以及出汗露

风，汗出不透与被火劫等惄疢，俱载伤寒门中，兹不赘。

养血祛风汤（自定新方）

熟地 当归（酒洗） 白芍（酒炒） 川芎（酒洗） 半夏（制） 僵蚕（泡去涎，焙） 天麻（酒蒸）

生姜、大枣为引。若虚甚者，加人参；有风者，酌加羌活、白芷、柴胡、防风。

总之，中医病证，总体可分为外感和内伤两大类。外感病中，以感邪性质而言，又可分为伤寒和温病两类；从是否具有传染性而言，又可分为疫病和非疫病。临证时首应分清内外，次要辨清寒热。这种思想，也是后来雷丰《时病论》将外感分为时病和疫病之嚆矢。

综上，我们可以确定刘奎所言疫病和现代急性传染病是基本一致的，它们都具有起病急，传变快，病情凶险，且具有强烈的传染性，容易引起大规模流行的特点。因此我们可以根据《素问·刺法论》的论点，将刘奎所论疫病定义为：疫病是一类临床表现相似的疾病的总称，这类疾病传染性极强，可造成大面积流行，起病急，危害大，不论性别和年龄，人群普遍易感。

二、病因

疫病发病理论分为病因、发病条件、感邪途径、发病方式及其传变规律等几部分。刘奎对疫病概念、分类、病因、发病条件、感邪途径、发病方式、传变规律等方面皆有深刻认识。

研究任何疾病，明确病因都是首要环节，疫病自不例外。中医学自《黄帝内经》始，历代医家对疫病病因的认识可谓是众说纷呈，见解各异，引发了激烈的学术争鸣，形成外感病范围内的伤寒和温病两大学派。而在温病学派内部，意见亦不统一，有伏气、新感等学说。不同时代的医家对疫病病因的看法不尽一致，代表性学说依次为寒邪说、六淫说、瘴气说、疠气说、温邪说等。中华人民共和国成立后，温病的病因基本统一于高等医药院校《温病学》教材认定的温邪，并在参与编写各版教材的专家教授共同努力下，发展成较为系统的温邪学说[226]。但疫病的病因更为特殊，温邪学说尚不能完全解释疫病的病因。

中医发病学认为，任何疾病的发生都有原因，只有原因未阐明的疾病，没有无原因的疾病。由于不能发现导致疾病产生的直接原因，只能通过由果及因这一逻辑思维方式，并结合个体经验和直觉思维，"审证求因"，做出判断。明代以前，多数医家推测温病的发生可能是由于上一个季节已经遭到了外邪的入侵，由于外邪潜藏于体内，伏匿潜藏，留连不发，因此在其发病时才有可能无法看出发病的原因。这就是温病学说萌芽阶段伏邪概念萌发的思维根源。

人类医学史也是一部探索病因的发展史，人们之所以关注病因，是因为防病治病的需要。疫病病因学，是前人长期与外感热病做斗争的过程中，在中医学整体观念和

[226] 李洪涛. 温病病因辨［J］. 安徽中医学院学报，2001，20（5）：3-5.

辨证求因方法指导下，不断总结、升华而逐渐形成和发展起来的。总体而言，温病的病因就是温邪，疫病的病因就是疫邪，即外界致病因素中具有温热性质的一类病邪。一般认为，主要包括"六淫"外邪中的风热病邪、暑热病邪、湿热病邪、燥热病邪以及疠气、温毒病邪、"伏寒化温"的温热病邪等。

疫病属于外感疾病，根源在于外因。但是，在疫气流行之时，个体感染患病程度则明显存在着较大的差异，故内因也不可忽视。古代医家很早就认识到正气不足会导致外邪内侵，并且由于灾荒战乱所导致的饥寒及不良习俗和生活习惯等也是瘟疫发生的原因。

温病病因学与现代病原微生物学有着本质的差异，马健指出，它至少应包括两个方面的基本特点：一是以"辨证求因"为理论基础和认识方法；二是从"天人相应"观念出发联系四时气候变化来推求病因，所以其临床意义远远不限于阐述温病的发生原因，更重要的是用于指导临床辨证施治。可以说，温病病因认识能有效指导临床的根本就在于其与温病病机、证治浑然一体，不是还原分析的一味结构解析，也非空洞、孤立的理论界说。而追究病因的客观实体，却又只能是病原微生物。这就是疫病、温病病因说的本质所在，有客观基础，但源于传统的中医学术体系其活力更在于基础理论支撑下特殊的临床价值。

关于病因的体认，清代钱天来言"外邪感人，受本难知，发则可辨，因发知受"可谓一语道破个中玄机。刘奎对以往的发病理论皆有评述，有肯定，有否定，有称赞，有批驳。

（一）发挥杂气说

杂气是疫病学中一个重要的概念，又称戾气、疠气、疫气、异气、乖戾之气、乖候之气等，是导致急性传染病的一类病因。其形成和发展经历了长期的历史过程。

关于疫疠的病因，早在汉代就有医家认为其由"疫气""疠气"所致，如曹植认为疫气有"建安二十二年，疠气流行"之说。晋代葛洪在《肘后备急方》中指出："伤寒、时行、温疫，三名同一种耳，而源本小异……其年岁中有厉气兼夹鬼毒相注，名曰温病。"其首揭"厉气"为温疫主要病因，为后世疫病病因学说奠定基础。隋代巢元方在《诸病源候论》中曰："伤寒之病，但人有自触冒寒毒之气而生病者，此则不染着他人；若因岁时不和，温凉失节，人感其乖戾之气而发病者，此则多相染易。"他认识到温病的病因是一种特殊的致病因素——"乖戾之气"。唐代王焘则称为"乖候之气"，《外台秘要》卷四《温病论病源》云："冬时伤非节之暖，名为冬温之毒，与伤寒大异也。有病温者，乃天行之病耳。其冬月温暖之时，人感乖候之气，未遂发病。至春或被积寒所折，毒气不得泄，至天气暄热，温毒始发。"时至宋代，《伤寒总病论·天行温病论》则云："自春及夏至前为温病者，《素问》、仲景所谓伤寒也……即时发温病者，乃天行之病耳。""感异气而变成温病也"，正式提出了"异气"的概念。金代成无己《注解伤寒论》仍以"暴厉之气"名之，注《伤寒例》"夫欲候知四时正气为病，及时行疫气之法，皆当按斗历占之"云："疫者，暴厉之气是也。"明代张介宾《类经·运气类·刚柔失守三年化疫之刺》云："疬，杀疬也，即瘟疫之类。"

明末吴又可以温疫、温病、热病三名同义为前提，据其传染流行的严重危害性，认为病因并非六淫而是杂气，又称为疬（戾）气，由此而形成杂气致疫说。刘奎全盘接受吴又可杂气学说，又有所创新，有所深化，自序《温疫论类编》云：

宇宙之大，皆气之所鼓铸也。而气之为气各殊焉。一阴一阳曰二气，风寒暑湿燥火为六气，映明出霄则有九气，旋转乾坤者，更有二十四气。夫气虽多端，然皆有名可稽，有义可寻也。独至于温疫，乃天地之厉气，不得以迹求，未许以数测，其来也莫识其源，其去也难竟其所。人感之，近则沿门阖户未之能逃，远则城市乡遂无克获免。是病之为害于人者，莫温疫若也。

故据议论范围和语境的不同，有"戾气""邪气""疬气""疫气""疫疬之气""瘟气""毒气""热淫之气""不正之气""时气""病气""秽恶之气""疫邪秽气""热气"等名称，但总以"异气"和"戾气"为主，其致病之由、居病之所、发病之因、传变之途、治疗之法、所用之药，皆肇出于《温疫论》，且有其自己的特色。故清末民初医家余伯陶盛赞："国朝喻嘉言论三焦，王养吾论痧证，刘松峰论杂气，余师愚之主热，王清任之主瘀，各抒卓见，以成一家。从此，治疫之方，厘然大备。"[227] 其将刘奎"论杂气"之说与喻嘉言"论三焦"之说等并列，加以褒扬。

（二）创立"邪毒"说

刘奎不仅继承并发挥了吴又可的"杂气"说，还将这种杂气之害命名为"邪毒"，云"合天地人之毒气而瘟疫成焉"。从而创立了邪毒致疫说，发挥了吴又可的杂气致疫说。

许慎在《说文解字》中解释"毒，厚也"。即聚集起来的害人之物为"毒"。《松峰说疫》卷一《述古》云：

瘟疫六七日不解……此即北方之所谓打寒也。其法用手挼两膊，使血聚于臂，以帛缚定，乃用箸夹瓷锋，击刺肘中曲泽旁之大络，使邪毒随恶血而出，亦最捷之法，穷人用之极效，然非曲池穴也。

文后刘奎注云：

松峰曰：瘟症传里者，热毒深重，其症谵语发狂，循衣摸床，撮空理线，目赤如火，如醉如痴，或登高而歌，弃衣而走，齐俗谓之猴儿病。用小枣蘸烧酒遍身刮痧，痧出，其色紫赤，其高起者，状如枣栗，遂用针出恶血，往往取效，此亦一刺法也。

这是刘奎吸收张景岳等前贤的观念，他认为邪毒乃是疫病侵犯人体后产生的特殊性病理产物，尚不具备病因学因素。刘奎在《松峰说疫》卷二《瘟疫杂症治略·斑疹》指出：

先以斑论，总因邪毒不解，留于血分所致。

---

[227] 余伯陶，编撰．余鼎芬，校点．疫证集说：卷一·古今治疫异同论［M］．福州：福建科学技术出版社，2007：1315.

卷三《葡萄疫》云：

小儿多患此症，以受四时不正之气，郁于皮肤，结成大小青紫斑点，色若葡萄，发在遍体头面，乃为腑症。邪毒传胃，牙根出血，久则必至亏损。

卷五《除瘟方》载"太乙紫金锭"，一名紫金丹，一名玉枢丹，其记载源于宋代，主要用于外科疮疡的治疗。张介宾在《景岳全书》卷六十中用以治疗时行瘟疫山岚瘴气，刘奎则用以辟疫，详加论述，他认为"瘟疫……邪毒未出，俱薄荷汤下"。

这些论述，则使"邪毒"具备了病因学意义，即杂气侵犯人体，产生邪毒后，而引发疫病。有时直接称为"温毒"或"瘟毒"，如引用《伤寒论·伤寒例》"阳脉洪数，阴脉实大，遇温热变为温毒"，注云："阳主表，阴主里，洪数实大皆热也。两热相合，变为温毒。"并注云："阳主表，阴主里，洪数实大皆热也。两热相合，变为温毒。"正式提出了"温毒"概念；在载录名医吕复治疗"睾丸赤肿若瓠"案后刘奎注云："松峰云：余用小柴胡往往减参，且瘟疫原不宜于参，参之价又贵，权作世间原无此药何如？余见一人患瘟疫甫愈，外肾忽肿若瓠，想系瘟毒未尽，循宗筋流入睾丸，若急服清热解毒之剂或可潜消，且其人尚能动履，亦被疡医刺溃，数日而没。"卷二《瘟疫名义论》指出之所以"曰瘟毒者，言瘟病之甚者也"，瘟毒则更具有针对性。故总结云："瘟疫之来，多因人事之相召，而天时之气运适相感也。故气机相侵，而地气又复相应，合天地人之毒气而瘟疫成焉。"

刘奎治疗瘟疫，列解毒为统治八法之首法，就是用各种措施清除疫病发生发展过程中的各种内外毒素，并载有不少治瘟毒方剂，如《瘟症杂症治略·瘟疫兼痢》云："惟松花散治瘟毒热痢，颇著奇效。"《瘟疫杂症简方·发斑》用黑膏"治瘟毒发斑如锦纹"，麦奴丸"治阳毒温毒，热极发斑，为救急良药"。卷四《辨用老君神明散东坡圣散子》云："《活人》以老君神明散、东坡圣散子为治疫疠之的方，不拘日数之浅深，病症之吐下，亦不问阴阳表里，便率尔妄投，其不杀人如麻者鲜矣！盖二方中用乌、附、吴萸毒热之品，阴寒直中者，服之庶或无过。若伤寒传经热证，以及瘟疫、瘟毒正宜用芩、连、大黄之时，若投此汤，入口必毙。神明散用绢袋盛带，以此外治，不服食尚不能为害，至于圣散子则煎服之药，是断断乎不可用者。此方药味乱杂，即真阴寒证用之亦恐未能获效也。后世因过信苏长公，随奉为良剂，甘就死地。"卷五《除瘟方》载柴葛煎"治瘟毒表里俱热，能散毒养阴，并治痘疹""船底苔，疗天行时疫，伏热温毒"，而治瘟毒大热，以"壮猪干粪，水渍，取清饮"。

同卷摘录《石室秘录》卷五《书集·瘟疫治法》内容，并加以改写云："瘟疫之来无方，然召之亦有其故，或人事之错乱，天时之乖违，尸气之缠染，毒气之变蒸，皆能成病。"提出了尸气传染疾病的观念。李董男《明清医家疫病邪气传变规律学术观点辨析》赞云：

明清时期温疫学者提出并发展了"戾气"学说。如万全认识到"疫疠之病乃天地之戾气所致"，吴有性提出"戾气"论，刘松峰提出"邪毒"说，余师愚提出"运气变衍为热毒"说，杨璿提出"邪热怫郁"说等。

（三）反对时气说

所谓时气，又称时行，即认为疫病是因"非其时而有其气"即寒热温凉等异常气候变化所致，出自晋代王叔和的《伤寒例》。作为温病病因概念最早见于《肘后备急方》，曰："伤寒、时行、温疫，三名同一种耳，而源本小异……其年岁中有厉气兼夹鬼毒相注，名为温病。"《诸病源候论·温病候》指出："皆因岁时不和，温凉失节，人感乖戾之气而生病，则病气转相染易，乃致灭门。"可见在明代以前，对温病病因认识，早已有异于"百病皆生于六气"之说，但论述较为简单。吴又可批评得最为深刻，如《温疫论·原病》开篇即云：

病疫之由，昔以为非其时有其气，春应温而反大寒，夏应热而反大凉，秋应凉而反大热，冬应寒而反大温，得非时之气，长幼之病相似以为疫。余论则不然。夫寒热温凉，乃四时之常，因风雨阴晴，稍为损益，假令秋热必多晴，春寒因多雨，较之亦天地之常事，未必多疫也。

吴又可认为寒、热、温、凉乃是一年四季外在环境的自然现象，所谓非其时而有其气，实不过节气的赶前错后，寒热温凉到来的迟早不同而已，未必因气候略为增减损益便导致疫病的发生。外界的气候对机体的不良刺激，是诱发疫病的重要因素之一，但并不是引发疫病的主要原因。其自序《温疫论》云："夫温疫之为病，非风、非寒、非暑、非湿，乃天地间别有一种异气所感。"吴又可指出瘟疫的发病病因有别于其他疾病，与"非其时有其气"的六淫病因有关但亦有别，其致病因素非常见的六淫之邪，而是一种特殊的邪气。与吴又可同时的喻嘉言亦云："夫四时不正之气，感之者，因而致病，初不名疫也。因病致死，病气尸气，混合不正之气，斯为疫矣。"

刘奎更明确反对时气说，《松峰说疫》卷二《瘟疫名义论》云：

其曰春温、夏温、秋温、冬温，总属强立名色，其实皆因四时感瘟气而成病耳。

卷四《辨温病阴暑》进一步强调："须知湿热乃夏时之正气，瘟疫乃天地之杂气，二者迥乎不同。谓瘟病而兼湿热则有之，未闻湿热而为温病者也。"《辨夏凉冬暖不足致疾》继云："四时之序，应寒则寒，应暖则暖，所以人得天地之正气不能为病……人动曰：冬伤于寒，至春夏变为温暑病。余则曰：冬过于温，至春夏多发瘟疫病。"

（四）否定六淫致疫

中医学以"辨证求因"为立论基础和认识方法，由于"天人相应"的整体认识和传统继承的重视，历来有"外感不外六淫，民病当分四时"的说法，温病学则始终把"六淫"当作温病的主因看待，也一直用六淫致病说指导着温病临床。

吴有性认为温病即温疫，具有明显的传染流行特征，其本质就在于病因是疠气，所以极力反对六淫（包括寒温在内）致温的观点。《温疫论·原病》指出："伤寒与中暑，感天地之常气；疫者，感天地之疠气。"因为"寒热温凉乃四时之常，因风雨阴晴，稍为损益，假令秋热必多晴，春寒因多雨，较之亦天地之常事，未必多疫也"，这是说六淫由气候变化形成，经常广泛地显现于自然界中，可直接侵犯人体而引起伤寒等病，与传染没有必然联系。疬气则是物质性（实即生物性）致病因素，只有疬气经由一定途径袭入机体，并发生正邪之间的相互作用和斗争，才能形成传染。若"感之深者，中而即病；感之浅者，邪不胜正，未能顿发，或遇饥饱劳碌，忧思气怒，正气被伤，邪气始得张溢……故病热"。其还指出："刘河间作《原病式》，盖祖五运六气，百病皆原于风寒暑湿燥火，无出此六气为病者，实不知杂气为病更多于六气。六气有限，现在可测，杂气无穷，茫然不可测，专务六气，不言杂气，岂能包括天下之病欤！"这突破了明代以前的医家对疫病病因所持的时气说、伏气说、瘅气说以及百病皆生于六气的论点。

刘奎继承吴又可的思想，否定六淫致疫，如《温疫论类编》卷五《〈伤寒例〉正误》刘奎一条按语云：

春温、夏热、秋凉、冬寒，纵因风雨阴晴交错而致疾，不过本气自病，不得指为瘟疫。

《松峰说疫》卷二《瘟疫名义论》进一步强调：

其曰春温、夏温、秋温、冬温，总属强立名色，其实皆因四时感瘟气而成病耳。其曰风温、湿温、温疟、温暑者，即瘟病而兼风、湿、暑、疟也。

卷四《辨温病阴暑》亦云：

须知湿热乃夏时之正气，瘟疫乃天地之杂气，二者迥乎不同。谓瘟病而兼湿热则有之，未闻湿热而为温病者也。

同卷《辨夏凉冬暖不足致疾》篇论述最为详细：

四时之序，应寒则寒，应暖则暖，所以人得天地之正气不能为病。若夏宜热而反凉，冬宜寒而反暖，未有不致疾者……人动曰：冬伤于寒，至春夏变为温暑病。余则曰：冬过于温，至春夏多发瘟疫病。彼吴又可谓冬暖夏凉不足以致疾也，吾弃不以为然。盖以暖属于春，凉属于秋，暖与凉为春秋之正气，谓之和也始宜，若见于冬夏之令（夏凉冬暖），此为非其时有其气，则不得谓之和矣。不和即为反常之戾气，此夏凉冬暖之多致疾也，又乌得言温暖清凉之未必为病也哉。

刘奎从病因病机上，反对传统的"六淫"学说，而代之以"杂气""戾气"说，他认为戾气从口鼻吸入是导致温疫产生的主要原因，并且将"杂气"称为"疫毒""邪毒"，以别于自然界普通的"六气"。

（五）批驳伏寒化温说

伏邪说最早起源于《黄帝内经》。"冬伤于寒，春必病温"一说，《黄帝内经》凡三见，分别为《素问·生气通天论》《素问·阴阳应象大论》和《灵枢·论疾诊尺》。与之相提并论的有《素问·生气通天论》所曰"是以春伤于风，邪气留连，乃为洞泄；夏伤于暑，秋为痎疟；秋伤于湿，上逆而咳，发为痿厥；冬伤于寒，春必病温。四时之气，更伤五脏"，《素问·阴阳应象大论》所云"冬伤于寒，春必温病；春伤于风，夏生飧泄；夏伤于暑，秋必痎疟；秋伤于湿，冬生咳嗽"，以及《素问·热论》所论"凡病伤寒而成温者，先夏至日者为病温，后夏至日者为病暑"等，皆认为四时之气可内伏致病。而《素问·金匮真言论》篇"夫精者，身之本也，故藏于精者，春不病温"的论述，则表明《黄帝内经》认识到正气在伏邪发病中起到决定作用，邪气能够影响疫病的发生，而环境为诱发因素。故《素问·生气通天论》《素问·金匮真言论》及《素问·热论》等篇，对后世伏邪理论的创立、发展和形成，起到了关键的作用。

追至晋代，王叔和在总结《伤寒论》学术思想时，撰著《伤寒例》，对《黄帝内经》伏邪说做出了伏寒化温的阐释："冬令严寒……中而即病者，名曰伤寒；不即病者，寒毒藏于肌肤，至春变为温病，至夏变为暑病，暑病者热极重于温也；是以辛苦之人，春夏多温热者，皆由冬触寒所致，非时行之气也。"这将伏邪之说改易为一种伏寒化温的观点，为后世伏气温病理论的形成奠定基础，后人也因此尊王叔和为伏气温病的创始人。此时的温病是与伤寒相对而言的伏气温病，由此而影响千余年。

其后，诸医家论温，皆本《黄帝内经》伏邪为病论。到了宋代，单纯的伏气温病已难以解释临床中出现的一系列热病问题，开始有了新的观点和论述。《伤寒总病论·天行温病论》曰"辛苦之人，春夏多温热者，皆由冬时触冒寒毒所致……即时发温病者，乃天行之病耳""感异气而变成温病也"。《伤寒补亡论·温病六条》云："冬伤于寒，至春发者，谓之温病；冬不伤寒，而春自感风寒温气而病者，亦谓之温。"陈无择《三因极一病证方论·伤暑叙论》谓："伤暑者……此是夏间即病，非冬伤寒至夏变为热病也。"温病已不再是与伤寒相对的伏气温病的单一病种，外延有所扩充，致病原因各不相同，开始有新感和伏气两种发病类型。但这些不同观点，很少引起当时医家的注意。至元末明初，王安道提出寒温分治论，陆续有医家对于"伏邪温病"提出疑问。时至明代，汪石山首先提出"新感温病"一词，指出："冬伤于寒，至春而发，不感异气，名曰温病；若更遇温气，变为温毒，亦可名曰温病，此伏气之温病也。又有不同冬月伤寒，而至春病温者，此特春温之气，可名曰春温，如冬之伤寒、秋之伤湿、夏之中暑相同，此新感之温病也。"[228]自此"新感温病"和"伏气温病"获得正式定名，并纳入温病学术体系。

新感温病学说的提出，发展了温病学，同时也带来新感、伏气之争，尤其反对伏寒化温说。自明末开始，不断有医家质疑伏气温病理论，其争论的焦点主要集中在"伏寒化温"。

一些医家认为伏邪理论荒谬不经，应该废弃，如明代张鹤腾认为伏寒化暑温的理论是错误的，暑病"皆是暑火所感而成，与冬之寒气，毫不相涉，而亦以为冬寒之积久所发者，误矣"。张介宾完全否定伏气温病理论，在《质疑录》中列专篇《论伤寒春变温病夏变热病》对之系统批驳，可惜人们往往更为关注其温补学说，而对其瘟疫之论关注不够。

吴又可提出温疫学说之时，就诟病伏寒温病说，其在《温疫论·〈伤寒例〉正误》中，严厉批判了伏寒成温论，其云："感冒一证，风寒所伤之最轻者，尚尔头疼身痛、四肢拘急、鼻塞声重、痰嗽喘急、恶寒发热，当即为病，不能容隐。今冬时严寒所伤，

[228] 何廉臣.重订广温热论：卷之一·温热总论·论温热本证疗法·汪氏《证治要诀》[M].福州：福建科学技术出版社，2007：1015.

非细事也，反能藏伏过时而发耶……况风寒所伤，未有不由肌表而入，所伤者营卫，所感均系风寒。一者何其懔懵，藏而不知；一者何其灵异，感而即发。同源而异流，天壤之隔，岂无说耶？"他认为人体是一个统一的完整的有机体，致病因素（邪气）对人体的正常生活机能来说，是一个对抗性的矛盾，势不两立。无论是全身或局部，一旦遭受邪气的侵害，如若抵抗力不足便会引起人体的机能失常而发生疾病，根本不可能出现冬季受寒、春季发病的事情。吴又可对于温病经典伏邪论的批判随着《温疫论》的广泛传播而影响巨大，为广大的学者开辟了研究温病新的道路。

其后，批驳者接踵而至，如与吴又可同时代的喻嘉言在《尚论篇》中，撰有《驳正王叔和〈序例〉》一文，对王叔和的《序例》进行批驳。如"至春变为温病"后注云："'变'字下得诞怪骇人。设谓春气既转为温，则病发不当名伤寒，当变其名为温病则正矣！""至夏变为暑病"句后批驳云："此一语尤为无据。盖暑病乃夏月新受之病，岂有冬月伏寒，春时不发，至夏始发之理乎？设谓是气既转为热，外邪当变，名为热病则正矣。""是以辛苦之人，春夏多温热病，皆由冬时触寒所致，非气行之气也"后注云：《内经》但言'冬伤于寒，春必病温'，未尝言夏必病暑也。但夏伤于暑，秋必痎疟，未尝牵引冬春也。其意盖谓春月之病，始于冬；秋月之病，始于夏耳。此等关头不彻，故以温热病并举，故谓暑重于温。"

刘奎对伏寒成温之说批评得最为激烈，如《松峰说疫》卷一引用《素问·阴阳应象大论》"冬伤于寒，春必温病"，辩云："人伤于寒岂能稽留在身，俟逾年而后病耶？"卷二《瘟疫名义论》中明确指出："夫冬月寒疠之气，感之即病，那容藏于肌肤半年无恙，至来岁春夏而始发者乎？此必无之理也，而顾可习而不察欤！"尤其"晚发"之说，更直斥为"不经"，"至于晚发之说，更属不经"。

刘奎进而探讨了产生这种错误的原因，他认为就在于对"冬不藏精"认识的错误：

太阳以寒水主令，手太阳以丙火而化气于寒水，阴胜则壬水司气而化寒，阳胜则丙火违令而化热，故太阳以寒水之经，而易于病热。冬不藏精，相火升泄，伤其寒水闭蛰之气，火旺水亏已久，及春夏感病，卫闭营郁，寒水愈亏，故受病即发热作渴而不恶寒也。太阳在六经之表，是以感则先病。其经自头下项，行身之背，故头项痛而腰脊强。肺主卫，肝主营，而总统于太阳。太阳之经，在皮毛之部，营卫者，皆皮毛之所统辖。瘟病卫闭而营郁，法当清营热而泄卫闭。治宜凉金补水而开皮毛。

故其阐释《素问·阴阳应象大论》"冬伤于寒，春必温病"云："冬日严寒，来春并无瘟疫，以其应寒而寒，得时令之正故耳。且人伤于寒岂能稽留在身，俟逾年而后病耶？"他认为《素问·金匮真言论》"夫精者，身之本也。故藏于精者，春不病温"的"精"是正气的代指，"藏精"就是正气强盛，故"藏精者，百病不生，岂第不病温而已哉"。

刘奎用五运六气学说来阐述之：

经曰：冬不藏精者，春必病瘟。十月属亥，十一月属子，火气潜伏，当养其真，而为来春发生之本，此时，若恣意戕贼，至春阳气轻浮，必有瘟疫。此两个月为一年之虚，若上弦前、下弦后，月廓月空，为一月之虚。风霾霆电，大寒热，日月薄蚀，愁怒惊悲，醉饱劳倦，为一日之虚。当此时，可不养天和、远房室哉！

为表明其反对伏寒成温的态度，《松峰说疫》卷一《述古》虽然收录了《伤寒例》的多条条文，但对王叔和有关伏寒成温之说这一影响深远的文字却未收录，而仅仅收载被视为伏气之渊薮的《黄帝内经》中的内容，由此也可见刘奎实事求是的科学精神。

刘奎虽然批驳伏寒化温说，但并没有否定伏邪说，如《述古》云："温热之病，因外感内伤，触动郁火，自内而发之于外，初则表里俱热，宜用辛凉之剂，两除表里之热。久则表热微而里热甚，又宜如承气汤苦寒之剂以泻之，则热退身凉，而病自已。"即认为瘟疫为外感庚气引动内在郁火而发病。卷二《瘟疫统治八法·解毒》认为疫毒可以潜伏于人体之内，"未病之前，已中毒气，第伏而不觉。即病之时，毒气勃发，故有变现诸恶候。汗下之后，余毒往往未尽，故有自复之患"。同章《助汗》云："瘟疫虽不宜强发其汗，但有时伏邪中溃，欲作汗解，或其人禀赋充盛，阳气冲激，不能顿开者，得取汗之方以接济之，则汗易出，而邪易散矣。"用发汗方法来祛伏邪外出。同卷《瘟疫六经治法·阳明经·目痛鼻干》云："阳莫胜于阳明，燥热在经，不得泄越，迟则胃腑积热，腑阴渐枯，便伏异日危机。于其腑热未动之时，凉泄经络，以清其热，则后患绝矣。素雪丹主之。"同章《三阳传胃》云："若燥热隆盛，则不拘日数，俱可泻下，是当用伤寒急下之法，不可循伤寒缓攻之条，以其内热郁伏，原与伤寒不同也。"同卷《瘟症杂症治略·盗汗》论温病盗汗病因云："睡则卫气行于里，内有伏热，其在表之阳气不密，故津液得泄，热蒸于外，腠理开而盗汗出。醒则气行于表，而盗汗止矣。杂病盗汗，责在阴虚；瘟疫盗汗，总邪在三阳所致。三阳经俱有盗汗，而邪在半表半里者居多，故总以和解为治。观仲景论三阳合病之盗汗，而归重于但欲眠睡，热在胆经可知矣，小柴胡汤主之。"卷四《辨疑·辨瘟邪止在三阳经》云："夫云'邪伏膜原，自内达外，不似伤寒之按次传经'则可，若云'邪总不入三阴'，是将脏腑、经络划然中断，而人身之营卫，总扞格而不通矣，此岂理也哉？"卷五《诸方·除瘟方》载："船底苔，疗天行时疫，伏热温毒。"

其实，伏气和伏邪本非同一概念，各有特定的内涵。"伏气"首载于《伤寒论·平脉法》，"伏气之病，以意候之"。金代成无己《注释伤寒论》云："冬时伏寒，藏于经中，不即发病者，谓之伏气。"伏邪见于吴有性《温疫论》，"温病乃伏邪所发"，又说："凡邪所客，有行邪，有伏邪……假令行邪者，如正伤寒始自太阳，或传阳明，或传少阳，或自三阳入胃，如行人经由某地，本无根蒂。"而"温疫之邪，伏于膜原，如鸟栖巢，如兽藏穴，营卫所不关，药石所不及"。由此表明，温病伏邪针对伤寒行邪而言，与温病体系内的新感与伏气迥然有别。伏气原指冬寒内伏，后虽扩展至暑邪等，总属六淫范围。温病伏邪，则专指疠气内伏。而刘奎强调瘟疫的最大特点就是传染性和流行性，故赞同伏邪说，而批驳伏寒成温说，与否定六淫致温说可谓一脉相承，一以贯之。

伏气温病，是一个发病学概念，与汪机新感温病相对，在古人尚未完全认清相关温病病因本质的情况下用于病机阐释，通常多指春温、伏暑两类病证。以邪气郁伏，过时乃发解释疾病初起明显旦热炽盛或湿浊酿蒸且有悖当令之气等临床特征，可以指导合宜方药的选择。实际上也反映出了古代医家对基础理论复归学术主体的可贵追求，而随着医学的发展，人们又认识到所谓伏气不过是当令的"戾气"之邪，其揭示病机、指导辨证的作用基本可由辨证论治等原则替代。伏气（伏邪）学说的历史使命已经完成，所以医界多建议废弃。

西医学对病原体感染的研究认为，病原体感染人体后，可有五种转归：病原体被清除、显性感染、隐性感染、病原携带状态和潜伏性感染。其中显性感染基本属于立即发病，隐性感染不出现临床症状并获得对该病的免疫或转为病原携带状态。病原携带状态和潜伏性感染的主要区别在于是否排出病原体，都具备邪气伏藏于体内的内涵，理应纳入中医疫病学"伏邪"的范畴。

三、病邪特性

自吴又可提出"夫温疫之为病，非风、非寒、非暑、非湿，乃天地间别有一种异气所感"之后，备受推崇，被誉为"温病病因的伟大创见"[229] "中华新医学的曙光"[230] "诚瘟疫门中字字金针，无可訾议"。于是在中医疫病学说中就形成了一种理论与临床相悖的情况，即在理论上认为戾气是六淫之外的一种特殊邪气，在临床上却按照"六淫学说"进行审因论治。

（一）杂气的性质与致病特点

吴又可通过观察的大量临床现象，对杂气的性质和致病特点等进行了推测性的论述，而这些论述中的许多内容已得到了证实。刘奎自序《温疫论类编》赞其"诚瘟疫门中字字金针，无可訾议"，全盘接受并加以发挥。

1. 实在的物质性

疠气所指为何？杂气虽以"气"称名，实际上是一类人类肉眼不能看见的细小的致病物质。《温疫论类编·杂气论》云："然气无形可求，无象可见，况无声复无臭，何能得睹得闻？人恶得而知？"《气所伤不同论》则强调："夫物者气之化也，气者物之变也，气即是物，物即是气。"肯定了疠气是客观存在的物质。所谓杂气，不同于六淫，而是自然界客观存在的，人们不能用感官直接感受到的、微小的物质性致病因素，实质上是引起各种传染病的病原体。由于当时客观条件的限制，人们无法证实其形态如何，更无法了解其代谢繁殖规律，但确实是实实在在的客观物体。

2. 优劣的差异性

天地间的杂气，种类繁多，也有优劣之分，《温疫论类编·杂气论》云："天地之杂气，种种不一，亦犹天之有日月星辰，地之有水火土石，气交之中有昆虫草木之不一

[229] 甄志亚.中国医学史［M］.上海：上海科学技术出版社，1997：113.

[230] 李申.中国古代哲学和自然科学［M］.上海：上海人民出版社，2002：853.

也。草木有野葛、巴豆，星辰有罗计、荧惑，昆虫有毒蛇猛兽，土石有雄硫砒信，万物各有善恶不等，是知杂气之毒亦有优劣也。"某些杂气之所以致病，是由"杂气之毒"所致，"今感疫气者，乃天地之毒气"。杂气之毒可以导致疫病，杂气对人体也有善恶之分。从现代微生物学的观点来看，有些微生物对人体有益，有些微生物可以致病，这是已经被证实的问题。

3. 种属的选择性

杂气虽然可以致病，但其有一定的种属选择性。"至于无形之气，偏中于动物者，如牛瘟、羊瘟、鸡瘟、鸭瘟，岂但人瘟而已哉？然牛病而羊不病，鸡病而鸭不病，人病而禽兽不病，究其所伤不同，因其气各异也。知其气各异，故谓之杂气"。这种认识与近代所称的"种属感受性"或"种属免疫性"颇吻合。

4. 定位的特异性

杂气是一类致病因素，感受一种杂气只能专发一种疫病，所谓"有是气则有是病""杂气为病，一气自成一病，每病各又因人而变""众人有触之者，各随其气而为诸病……杂气为病也，为病种种，是知气之不一也"。杂气致病具有脏腑经络的特异定位性，即"当其时，适有某气专入某脏腑、某经络，专发为某病……或为之症也"，因而如感受的杂气相同，在发病后所影响的脏腑经络也相同，出现的症状就大致相同，即"众人之病相同"。近代微生物学研究证明，当病原体侵入人体后，往往有选择地侵犯某些脏腑组织而产生特定的病变，这就是病原体的特异性定位。

5. 广泛的传染性

杂气由一个宿主传播给另一个宿主的性质称为传染性，传染性是杂气最重要的特性，刘奎根据吴又可杂气说的观点深入地论述了杂气的这一特性。首先，提出了"邪从口鼻而入"的发病途径，明确指出杂气是通过呼吸道或消化道而侵入人体的。这一观点突破了传统认为外邪都是通过皮毛而入的理论，不但更符合实际，而且更便于运用这一理论解释许多温疫病在初起时会出现肺或胃肠症状。感邪的方式"有天受，有传染"，所谓天受，是指通过自然环境传播；所谓传染，是指通过与患者接触传播。而此二者之间，只存在传播方式上的不同，"所感虽殊，其病则一"，只要感染的是同一种杂气，无论是"天受"还是"传染"，所产生的疫病是相同的。其次，他指出了传染性的强弱和流行规模，与杂气的盛衰有密切关系。"其年瘟气盛行，所患者众，最能传染，即童辈皆知言其瘟。至于微瘟，反觉无有，盖毒气所钟不厚也"，明确指出了杂气毒力的强弱是决定流行规模的关键。再次，其对疫病的大流行和散发性有清醒的认识。他认为由于杂气"在岁运有多寡，在方隅有轻重，在四时有盛衰"，故其致病可能有不同的流行情况，或"其年瘟气盛行"，或"其年瘟气衰少"，或"瘟气不行之年，微瘟亦有"。在疫气盛行的情况下，"此气之来，无论老少强弱，触之者即病""延门阖户，众人相同"，这显然是大流行；在疫气衰少或微疫的情况下，"里闾所患者不过几人"或"村落中偶有一二人所患"，但是"脉证与盛行之年所患之证，纤悉相同，至于用药取效，毫无差别"，此则属于散发流行。最后，他阐述了疫病流行有地区性和时间性的不同，"或发于城市，或发于村落，他处安然无有，是知气之所着无方也"，说明杂气致病是有地区性的。虽然杂气"在四时有盛衰"，但"不可以年岁四时为拘，盖非五运六气所即定者"，说明杂气致病确有时间季节性，但并不是机械的、固定不变的，不能事先用五运六气来进行推算。

此外，在论述杂气传染性的同时，他还进一步指出了人体正气盛衰与人们的易感性也有着密切的关系，"本气充满，邪不易入；本气适逢亏欠，呼吸之间，外邪因而乘之""若其年气来之厉，不论强弱，正气稍衰者，触之即病，则又不拘于此矣"。从邪正两方面论述了传染源与易感性两者的相互关系，科学地反映了他对疫病传染性和流行性的深刻认识。

6. 表现的多样性

吴又可临床通过对疾病的细致观察和总结，他认识到，其一，杂气是多样性的，"杂气无穷，茫然不可测"，感染不同的杂气，乃"各随其气而为诸病焉""或时众人发颐，或时众人头面浮肿，俗名为大头瘟是也；或时众人咽痛，或时音哑，俗名为虾蟆瘟是也；或时众人疟痢，或为痹气，或为痘疮，或为斑疹，或为疮疥疔肿，或时众人目赤肿痛；或时众人呕血暴亡，俗名为瓜瓢瘟、探头瘟是也；或时众人瘿瘰，俗名为疙瘩瘟是也。为病种种，难以枚举"。其二，虽然"杂气为病，一气自成一病"，但"每病各又因人而变""因其气血虚实之不同，脏腑禀赋之有异，更兼感重感轻之别，考其证候，各自不同，至论受邪则一也，及邪尽诸症如失"。其三，如上所述，杂气的毒力在一年内不同季节、不同年份、不同地域也不是一成不变的，可呈现一定的变化。其四，杂气致病急重，变化多端。"缓者朝发夕死，急者顷刻而亡"，故告诫医者"此一日之间，而有三变……因其毒甚，传变亦速"。

要特别指出的是，杂气并不是专指疫病的病因，在内、外科疾病中也有许多疾病是因杂气引起的，如"疔疮、发背、痈疽、流注、流火、丹毒，与夫发斑、痘疹之类，以为痛痒疮疡皆属心火……实非火也，亦杂气之所为耳""他如疟、痢、胀、呕、嗽、泻、口齿、咽喉、客忤、疮疡、心胁腹痛诸杂症，往往有疠气以行乎其间，而人自不觉，故有用平素治杂症之方而不效者，是其中必疠气以为之梗也"[231]。一方面是因为这些疾病与疫病的某些本质有相似之处，所以推断其病因也必然有相似之处；另一方面是因为这些疾病的病因，如用传统的六淫理论来解释有一定的困难，而用杂气学说来解释较有说服力。由此可见，杂气学说揭示了传染性疾病与感染性疾病在病因上的一致性，实际上也就是现代人认识到的，这些疾病都是病原微生物引起的。其中把外科化脓感染性疾患病因与杂气联系起来，这种认识是十分了不起的，在防治此类疾患方面，具有积极的意义。在欧洲第一次认识到伤口化脓和内科传染病同样是由病原微生物引起的是英国著名外科学家李斯特，然而那是1867年的事，比吴又可晚了200多年。刘奎还有时在论述时，专门指出有些疫病在外科中的观点，如其在除瘟方"太乙紫金

[231] [清] 刘奎.松峰说疫·杂疫小序 [M].福州：福建科学技术出版社，2007：511.

锭"方中指出"兼治数十种杂症，用引各殊，俱载《医宗金鉴·外科·脾发疽门》中，兹不录"。

7. 发病的潜伏性

杂气在侵犯人体后，有些立即发病；但大多数往往并不立即发病，而是经过一段时间，在一定的条件下才发病，即"瘟疫多感久而后发"。如《瘟疫病情总论》所说："其感之深者，中而即发；感之浅者，邪不胜正，未能顿发，或遇饥饱劳碌，忧思气怒，正气被伤，邪气始得张溢，营卫运行之机，乃为之阻，吾身之阳气，因而屈曲，故为病热。"这与传统所说的"伏邪"概念并不相同。如前所述，吴又可、刘奎皆反对伏邪学说，尤其是诟病伏寒化温说，此处的"感久而后发"，是指杂气侵袭人体后要经过一段时间后才发病，指疫病的潜证阶段，与现代的"潜伏期"概念相类似。

8. 致病的区别性

杂气致病力有强弱，这与杂气的量与质有关。《温疫论类编·瘟疫病情总论》云："其感之深者，中而即发；感之浅者，邪不胜正，未能顿发。"关于疫病发作必须具备多少数量的病原体，尚无定论。但从现代试验资料来看，当注入的病毒或细菌的量大时，潜伏期一般较短，病情一般较为严重；量小时则相反，有时甚至不发病。杂气的质主要表现在毒力与侵袭力。毒力是指杂气破坏机体的抗御功能而引起发病与传染的能力；侵袭力是指杂气侵入机体组织内并进行繁殖引起机体阴阳失调的能力。吴又可用"微疫"加以区别，刘奎易"微疫"为"微瘟"。

杂气多先伏于膜原，再从膜原发病。《温疫论类编》所谓"邪自口鼻而入，则其所客寄也，邪之所寄托，内不在脏腑，外不在经络，舍于夹脊之内，去表不远，附近于胃，乃表里之分界，是为半表半里，即《针经》所谓横连膜原是也"。这是在当时自然科学条件限制下，根据临床表现，对疫邪潜伏部位所做的一种假设。后世温病家多宗其说，如叶天士论温热时云"口鼻吸入热秽，肺先受邪，气痹不主宣通，其邪热由中及于膜原，散布营卫，遂为寒热。既为邪踞，自然痞闷不饥……留连不已，热蒸形消，所谓病伤渐至于损而后已"。其论湿热病时云："时令湿热之气，触自口鼻，由膜原以走中道，遂致清肃不行，不饥不食"。薛生白认为"湿热证，寒热如疟，湿热阻遏膜原""以膜原为阳明之半表半里，湿热阻遏，则营卫气争，虽如疟，不得与疟同治，故仿又可达原饮之例"。可见吴又可的邪伏膜原学说对其后温病学说的学术影响是很大的。

从以上温疫学说对温疫病因性质及其致病特点的论述来看，虽然限于当时的历史条件，主要是建立在推论的基础上，尚缺乏实验的证实，但与西医学对病原微生物的认识有许多吻合之处。然清代温病学派的发展，从治疗学的角度来看，叶天士、吴鞠通所创立的卫气营血辨证法、三焦辨证法，在临床实用中确有超出吴有性表里分传辨证法的高明之处，更适宜于临床运用。但从病因学的角度来看，则又向传统六淫理论复归。自叶天士开始，即将温病的病因定为"温邪"，《温热论》指出："温邪上受，首先犯肺，逆传心包。"吴鞠通也强调温病为"罹温邪"而为病，故"温病者，有风温，有温热，有温疫，有温毒，有暑温，有湿温，有秋燥，有冬温，有温疟"，其发病则与四时气候密切相关，"风温者，初春阳气始开，厥阴行令，风夹温也。温热者，春长夏初，阳气弛张，温盛为热也。温疫者，厉气流行，多兼秽浊，家家如是，若役使然也。温毒者，诸温夹毒，秽浊太甚。暑温者，正夏之时，暑病之偏于热者也。湿温者，长夏初秋，湿中生热，即暑病之偏于湿者也。秋燥者，秋金燥烈之气也。冬温者，冬应寒而反温，阳不潜藏，民病温也。温疟者，阴气先伤，又因于暑，阳气独发也"虽然言及"厉气"，也只是在温疫一病中一带而过，而对于吴又可关于杂气的不同种类、杂气侵入人体的特异性定位、特效药物的寻找等设想，并没有进行再深入的研究，甚至有些医家对吴氏之说还加以批判，如清代保守派陈念祖曾攻击吴氏"创异说以欺人"，这就使得温病的病因学又回复到风、温、暑、热、湿等六淫致病的旧有思维模式上，温病学仍是以阴阳五行学说为基本理论架构，以辨证论治为实践原则，认识疾病的方法仍旧采取有限的被动观察和直觉式的经验总结。由此则引发了现代学者对杂气学说的产生、湮灭现象进行深刻的反思[232]。

　　而刘奎在叶天士的温邪说盛行以后，仍然坚守吴又可的杂气致病说，可以说是对真理的一种实事求是的态度和坚守精神。

　　另外，除了与杂气相关的概念外，刘奎进而对其病理等进行探讨，如《松峰说疫》卷一《述古》引用《伤寒论·伤寒例》"阳脉洪数，阴脉实大，遇温热变为温毒"，注云："阳主表，阴主里，洪数实大皆热也。两热相合，变为温毒。"正式提出"温毒"概念。同卷又云："瘟疫之来无方，然召之亦有其故，或人事之错乱，天时之乖违，尸气之缠染，毒气之变蒸，皆能成病。"提出尸气传染疾病的观念。乾隆五十一年（1786年），刘奎的《松峰说疫》就摆脱了以往控制瘟疫始自自然界"戾气"的宽泛认识的局限性，而是将瘟疫与水质污染、蚊蝇叮咬等具体病源联系起来，反思"瘟疫大行，有红头青蝇千百为群，凡入人家，必有患瘟疫而亡者"。对于瘟疫期间的隔离治疗方法，也有了很深刻地认识。

　　值得注意的是，在温病病因学上作出重大突破的"戾气"学说，作为吴又可的原创新思维，"从吴有性于1642年著成《温疫论》，到1852年王士雄的《温热经纬》的撰成，200多年间，在传染病病因上不但裹足不前，反而出现了某种倒退"[233]，这不能不说是一个遗憾。

（二）六淫特点

　　温疫学说提出的"杂气致疫说"比传统的"六淫致疫说"更接近疫病病因的本质，深刻地揭示了疫病总的规律和特点，区分了戾气致病与六淫致病的不同特点，对临床上全面认识疫病具有较强的指导意义，具有先进性、科学性。然而它侧重于揭示疫病的传染性与流行性，因"杂气为病，一气自成一病"，且"每病各又因人而变"，而一

---

[232] 邢玉瑞.杂气学说的沉浮及其思考[J].江西中医学院学报，2007，19（3）：1-8.

[233] 李经纬，张志斌.中医学思想史[M].长沙：湖南教育出版社，2006：578.

个人的阅历有限，一生只能经历很少几次疫病，但"杂气无穷，茫然不可测"，感染不同的杂气，乃"各随其气而为诸病焉"，因此一位医者很难获得能够判断疫病属性的临床研究样本量，而只能根据患者当时的临床表现来辨证论治，由此对引起疫病的杂气属性与辨证论治的关系未能阐明，无法与中医理论体系内的药性、病机、证候、治法、方药等贯通，形成一套完整的诊治体系，其对杂气许多性质的认识尚不能直接指导临床的立法用药。所以在实际应用中，只能通过患者的临床表现，辨明杂气的"六淫"性质，据此进行治疗。

《素问·至真要大论》曰："夫百病之生也，皆生于风寒暑湿燥火。"辨证求因、审因论治是中医针对病因治疗疾病的特色和范式，包括温邪在内的六淫学说之所以被广泛应用，不断发展的重要因素即在于此。六淫学说通过援物比类的方法，外与天地阴阳、五运六气相联系，内与五脏六腑相结合，从理论上过渡到根据临床证候表现，并由之区分证型，确定治法，选择方药。因此六淫病因贯穿认识和处理疫病的全过程，其意义不仅在于探知疫病的致病原因，更重要的是说明其病理演变的规律，对临床辨证论治有着无可取代的指导价值。例如，《温疫论》所论的疫病，初起表现为湿热秽浊之邪伏于膜原的症状，所以确定其病因为湿热秽浊；《疫疹一得》所论疫病的症状表现符合暑邪的致病特点，所以确定其病因是暑热。可见，在临床上，辨别杂气的六淫性质仍是不可缺少的一环。也正由于此，当叶天士的温邪学说提出后，杂气学说地位逐渐被削弱。如王孟英编著《温热经纬》是以"轩歧仲景之文为经，以叶薛诸家之辨为纬"，而未收载《温疫论》；吴鞠通嫌其"支离驳杂"，而以叶天士《临证指南医案》为主要内容著成《温病条辨》。后世医家在肯定吴又可对温病学贡献的基础上，同时对其也进行了批评，如吴鞠通在《温病条辨》中明确指出："检校《四库全书》，得明季吴又可《温疫论》，观其议论宏阔，实有发前人所未发，遂专心学步焉。细察其法，亦不免支离驳杂，大抵功过两不相掩，盖用心良苦，而学术未精也。"即便被后世视为温疫学派的清代医家余师愚也未继承杂气病因学说，而其认为"温疫乃运气之淫热，内入于胃，敷布于十二经所致"。

在这种形势下，刘奎能坚守杂气说阵地，则更为令人敬服。无疑，对温疫病因的性质，主要是根据温疫发病后的临床表现，再根据六淫性质进行分析而得来的。从致病特点来看，寒邪凝滞，易伤阳气；风邪开泄，耗气伤血，最易化热生燥；燥性干涩，易耗阴津；热邪（火）入血，则蓄结痈脓；温邪入血，耗血散血则出血发斑等。刘奎对此认识颇深，兹以刘奎对六淫之邪中的"火"为例加以说明。

1. 致疫方式

外感内伤，触动郁火。"温热病，因外感内伤，触动郁火，自内而发之于外"，"瘟病寒水失藏，相火炎蒸，已旺于衰废之时。春夏感病，卫闭营郁，热盛火发，势当得令之候，愈极重赫"。

2. 致病特点

"火曰炎上""热极生风""暴病皆属于火，怪病皆属于痰""瘟疫营郁热盛，火旺木枯，故但传胃腑，而鲜入脾脏""百病之在少阴多是寒，而惟温病之在少阴则化寒为热。以其冬不藏精，水亏火泄，春夏感病，更值火旺水虚之候。其经贯肾络肺而系舌本，故口燥舌干而渴。肾者主水，人身水火对列，水枯而火亢，则人亡矣。是宜清散皮毛，泄君火之亢而益肾水之枯也。紫玉丹主之"。

3. "火" 邪治疗

"初则表里俱热，宜用凉散之剂，两除表里之热。久则表热微而里热甚，又宜承气苦寒之剂以泻之，则热退身凉，而病自已（倘认作即病伤寒之症，用麻黄辛温之剂以发表，则内热愈甚而斑黄、狂乱之症起矣。或未用辛凉之剂以解表，便用承气苦寒之剂以攻里，则表热未去而结胸虚痞之症见矣）"。故因瘟疫多火热之气，"故症虽多，但去其火热之气，而少加祛邪逐秽之品，未有不可奏效者也"。火热之邪传少阴经，引发干燥发渴者，"宜清散皮毛，泄君火之亢而益肾水之枯也。紫玉丹主之"。

至于其传染性和流行性，自然更是疫病题中之义，如刘奎云："瘟疫多火热之气，蕴蓄于房户，则一家俱病；蕴蓄于村落，则一乡俱病；蕴蓄于市廛，则一城俱病；蕴蓄于道路，则千里皆病。"

由此可见，"火" 邪致病从致疫方式、临床表现和治疗方面，皆有与其他六淫之邪不同的特点。临床应用时，应当将杂气致病特点和六淫致病特点相结合，才能更好地治疗疫病。

四、发病三要素

《松峰说疫》卷二《瘟疫统治八法·解毒》云：

凡自古饥馑之后，或兵氛师旅之余，及五运之害制，六气之乖违，两间厉气与人事交并而瘟疫始成焉。人触之辄病，症候相同，而饥寒辛苦之辈感者居多，年高虚怯之人感之偏重，是皆有毒气以行乎间，此毒又非书所载阳毒、阴毒之谓。未病之先，已中毒气，第伏而不觉；既病之时，毒气勃发，故有变现诸恶候。汗下之后，余毒往往未尽，故有自复之患。是毒气与瘟疫相为终始者也。

从中可以看出，刘奎通过对疫病发病机理的阐释，对疫病发展演化规律进行总结，他认为邪气、正气、环境及其相互作用在疫病发病中起到一定作用，决定着疫病的发生与否及发病后的传变规律，涉及了疫病发病三要素，即正气、邪气和环境，其中正气为内因，为决定因素；邪气为外因，为根本因素；而环境为它因，为诱发因素。

（一）邪气为根本原因

邪气是疫病发生的根本因素，发生疫病首先要有疫邪，即病原微生物的产生与繁殖。至于疫邪是否潜伏或者发病，是疫病三要素共同作用的结果。感受疫邪，尚未发病时，无论医生还是患者本人都无法知晓。只有当外邪与人体正气以及外在环境发生相互作用，并导致机体的生理功能障碍，出现相应的临床表现时，才有了辨识患者究竟感受了何种邪气的客观依据。这种辨识的依据就是正气、邪气、环境及其相互作用导致邪气侵犯机体。其中邪气能够从感邪深浅、邪气强弱和邪气性质等方面影响发病。

1. 感邪深浅

《温疫论类编·瘟疫病情总论》云:"其感之深者,中而即发;感之浅者,邪不胜正,未能顿发。"解释了邪气感而即发和邪气感而不发的区别是感邪部位、程度深浅不同,疫邪引发疫病的原因是感受邪气的程度较深。

就邪气自身状态而言,邪气的量尚未积聚到发病的阈值,正邪交争中,正气处于优势,将邪气控制在不发病的状态,因此暂不发病,但此阶段由于正邪交争,可能会出现一些轻微的不适等症状。杂气的强弱和对人体造成的损害相对发病时而言较小,因此可能会出现一些迹象提示杂气的存在及其造成的损害。机体最初感受邪气,邪气的毒力较发病时小,正邪相争态势亦较发病时轻,其斗争过程亦较为隐匿,暂不出现明显的临床症状,但并非无任何正邪斗争的迹象可查,此即刘奎所谓"未病之先,已中毒气,第伏而不觉"之意。只是正气尚能将邪气控制在不发病的范围,而不表现出明显的临床症状。由于伏邪自身的不断加强积聚而导致发病,或外因如新感引动伏邪。不论正气的力量是否衰弱,邪气力量和毒力积聚超过一定的阈值,都会发病。

2. 邪气强弱

《温疫论类编·瘟疫岁岁不断但有轻重多寡之不同论》云:"瘟疫四时皆有,常年不断,但有多寡轻重耳。"刘奎认为杂气在天地之间普遍存在,但由于其轻重多寡不同,因此有发病和不发病、感而即病和感而后发等不同情况。其重、多者,为瘟气盛行之年,"其年瘟气盛行,所患者众,最能传染,即童辈皆知言其瘟"。其轻、少者,为微瘟之年,"至于微瘟,反觉无有,盖毒气所钟不厚也"。"瘟气不行之年,亦有微瘟",如果杂气毒性特别强,即使正气不是太虚弱,感之亦会发病,"若其年气来之厉,不论强弱,正气稍衰者,触之即病,则又不拘于此矣"。

其后雷丰在《时病论》对"杂气轻重多寡之不同"展开论述,以"冬伤于寒"为例,他认为其"寒"有"微寒"和"甚寒"的区别,"甚寒"与"微寒"之间的差异直接决定了"甚寒"时为新感之邪,而"微寒"时则为伏邪。另外"甚寒"与"微寒"本身还有量的不同,"寒毒"为甚寒之中最甚者,而冬日之温为"微寒"之中较微者。

3. 邪气性质

邪气是指各种外来疫病的致病因素。邪气的性质、邪气的强弱直接影响着机体是直接进入显证阶段,还是潜证状态,待机而作。另外邪气的性质特点还决定了发病后的证候特征、邪气侵犯部位、转归以及预后等。《温疫论类编·瘟疫病情总论》云:"若其年气来之厉,不论强弱,正气稍衰者,触之即病,则又不拘于此矣。"如果来年之气厉,机体感受到了冬日的"甚寒"之邪,机体表现出强效应,紧接着进入显证阶段而发病。其发病表现出了六淫寒邪侵犯人体的特征,寒邪侵犯由表入里,表现出的显证症状，"当觉肌肉粟起，既而四肢拘急，恶风恶寒，然后头痛身痛，发热恶寒，脉浮而数，脉紧无汗为伤寒"。如果冬日不甚寒，机体感受"微寒"，由于正气所处的状态为"正无钎邪之意"，因此"微寒"暂时潜伏于机体的某个部位，并且随着时间的推移，发生着各种变化。

（二）正气起决定作用

正气，指人体禀赋素质，包括人体脏腑功能、气血盛衰，以及所具备的天然抗病能力、适应能力和自身调节能力。《黄帝内经》中以"精"指代正气，如《素问·金匮真言论》云："夫精者，身之本也。故藏于精者，春不病温。"

《灵枢·百病始生》中探讨了患病原因，其云："风雨寒热不得虚，邪不能独伤人。辛然逢疾风暴雨而不病者，盖无虚，故邪不能独伤人。此必因虚邪之风，与其身形，两虚相得，乃客其形。"元代王好古非常重视内因的作用，他认为温病的产生，主要是"因房室劳伤与辛苦之人，腠理开泄，少阴不藏，肾水涸竭而得之""若腠理以闭拒之，虽有大风苛毒，莫之能害矣，何温病之有哉"。中医理论认为"正气存内，邪不可干"。在影响疫病发病众多因素中，正气是其中最具影响力的因素，是疫病为新感或者是伏邪的重要条件。正气充足，机体处于疫情环境中，一般不会受到影响，或者是经过疫情环境后，即使受到影响，也许只会表现为无症状或者是非典型症状，再经过机体的一系列的自我调节活动，也会不治自愈。吴又可在《温疫论》中强调了机体抵抗力的重要性，他认为"本气充满，邪不易入"，机体抵抗力强，则虽有接触传染的可能，但不大会发病。

不同的人感受相同的致病因素，由于机体正气状态不同，机体感邪后是否立即发病或者晚发，发病后所出现的症状也各不相同，例如"昔有三人，冒雾早行，空腹者死，饮酒者病，饱食者不病"，正气所处的状态对于是否发病起关键作用，如上述，空腹、饮酒和饱食会导致正气呈现三种不同的状态，感受同样的邪气，会发生死亡、发病和没有发病三种不同的转归。明代张介宾在《质疑录·论见血无寒》中云："然外邪之来，未有不由于内伤者。如忧愁思虑则伤心，饮食劳倦则伤脾，持重远行则伤肝，形寒饮冷则伤肺，入房过度则伤肾。五脏有伤，而后外邪乘虚袭入。"伤寒"辨证论治学派"的代表人物之一柯琴认为伤寒与温病除了与季节和气候相关外，还与人体自身状况有关，故在《伤寒来苏集》中云："天气之寒热伤人，必因其人阴阳之多少，元气之虚实为轻重，不全凭时令之阴、阳为转移也。"

1. 正气虚实

外感之邪，无形易入，正虚不能禁，则入内而伏，这里的正虚之中，"正"包括腠理、经络、气血津液、脏腑以及神等在内的组织结构处于协调状态，"虚"则表示上述组织结构抵御外邪、识别外邪、自我恢复与调节能力减弱，不能处于稳定协调状态。疫邪是否能够伏藏、发病，正气的作用不可忽略，正如《素问·金匮真言论》言："夫精者，身之本也。故藏于精者，春不病温。"刘奎释云："藏精者，百病不生，岂第不病温而已哉。"

正气虚衰，祛邪无力，也无法消灭伏邪于萌芽，如石寿棠在《温病合编》中认为，若"不即病者，其邪内舍于骨髓，外舍于分肉之间，盖气虚不能传送暑邪外出，必待秋凉金气相搏，暑无所藏而后出也。其有气虚甚者，虽金风不能击之使出，必待深秋大凉，初冬微寒，相逼而出"。但是，正气在特定的条件下能够遏制邪气，这种遏制是暂时的，只能在抵抗伏邪的斗争中与伏邪取得暂时平衡和妥协，这时伏邪亦潜伏机体内部，可能会有孤立零星的非典型症状提示有伏邪已藏匿，待伏邪蓄积到一定实力时，正气被暗中消耗后，出现新的不平衡，可导致发病，这就是某些反复发作疾病复发的原因之一。同时，也提示要想治愈某些易复发的疾病，除了解除临床症状之外，一定要除去病源，彻底消除致病因素。

有时正气并不衰少，但功能下降，有时也无法祛邪外出，此时可适当用药，以恢复正气功能，激发其防御祛邪能力。如杨梅瘟，其症遍身紫块，忽发出霉疮是也，此时正气并不虚弱，但卷三《杂疫》中用清热解毒汤下人中黄丸治疗，并刺破出血，清热解毒汤、人中黄丸两方中皆有人参，刘秉锦指出"二方用参，非取其补，取其鼓舞之，以祛邪也"。

吴又可《温疫论》强调正气强弱和邪正力量的对比决定温疫的发病。疠气虽是疫病发生的必要条件，但并不是每个人都会感受，且感受疠气之人并不是都会发病，疫病发生与人体正气关系密切，即"凡人口鼻之气，通乎天气，本气充满，邪不易入"，如其所举例，有三个人"冒雾早行，空腹者死，饮酒者病，饱食者不病"，说明在同样条件下，饱食者人体得谷气充养，则脾胃之气充足，气血旺盛，故不感邪。张凤逵在《伤暑全书》中强调暑病的发病与人体阴虚、元气不足有关，指出暑病的发生因于夏季的气候特点，即夏暑之时"湿热蒸人"，导致人体阴液耗伤，即文中所说"夏暑阴虚"；同时又与人体元气不足密切相关，而暑邪伤人又最易耗伤人体阴液和元气，相互影响致使暑病发生，即"夏属阴虚，元气不足，湿热蒸人，暴伤元气，人初感之，即骨乏腿软，精神倦怠，嗜睡懒语，其形如醉梦间，或无汗或微寒不断，或大汗不止，烦渴饮水，胸膈痞闷，小便黄而少，大便溏而频，或呕或泻或结，或霍乱不止，此等证与伤寒大异，按时而施治，据证而急疗，无不应手者。语曰无伐天和，正因时之道也"[234]。强调了正气在暑病发生中的决定作用。刘奎认为："藏精者，百病不生，岂第不病温而已哉。"其对《素问·金匮真言论》"夫精者，身之本也。故藏于精者，春不病温"作出了最为合理的解读。

2. 体质差异

《松峰说疫》卷二《治疫症最宜变通论》云：

或七情之有偏注，或六欲之有愿情，或老少强弱之异质，或富贵贫贱之殊途，细心入理，再加以望闻问切，一一详参，庶病无遁情，而矢无妄发。

指出人体有不同的体质，不同的体质与疫病发病和流行有密切的关系。

---

[234]［清］叶霖.增订伤暑全书：卷上·暑证［M］.福州：福建科学技术出版社，2008：388.

　　体质，又称禀赋、禀质、形质、气质等，是人体在先天禀赋和后天获得的基础上所形成的形态结构、生理功能和心理状态方面综合的、相对稳定的固有特质。表现为对外界刺激反应的个体差异性，对某些疾病的易感性，以及疾病传变转归中的某种倾向性。在生理表现上，不同个体具有特殊性，且随着生命过程不断变化。体质因素在疫病发生发展中起重要作用，它决定一个人是否易感某种疫邪，并决定疫邪侵入机体后的发展、转归方向。但体质本身没有致病性，它只是一个内环境，属于内伤因素，却不是内伤疾病。

　　机体发病是由内、外因相互作用的结果，因此，体质在外感病病因辨证中起到了重要作用。《温疫论》认为，异气各有"特适性"和"偏中性"，突显了致病源的多样性和独特性。外邪中人，随体质而病证有别，素体阳虚之人多从寒化，素体热盛之人多从热化。疫邪的转归可以从热化燥伤阴，从寒生湿伤阳。清代李炳在《辨疫琐言》中云："大抵寒热两途，总由其人之禀赋。素秉阳虚，纵染疫邪，亦多从寒化；素秉阳旺，再经邪郁，其热愈胜。仲景阳明篇首一条云：'阳明之为病，胃家实也。'胃家实，不是病症，指其人素秉阳旺。胃气素实，一经表邪，郁遏而火流就燥，成其为三承气之实症。古人治病，必先问其平日饮食起居，不然从何知其胃家实也。是先有实之因，一经得病，而后方成实之证，非一切表邪，皆能成三承气之实症也。"叶桂《温热论》认为体质与整个地理环境相关，不同地域患者体质不同，罹患疫病及其变化也有差异，"吾吴湿邪害人最广，如面色白者，须要顾其阳气，湿胜则阳微也。法应清凉，然到十分之六七，即不可过于寒凉，恐成功反弃。何以故耶？湿热一去，阳亦衰微也。面色苍者，须要顾其津液，清凉到十分之六七，往往热减身寒者，不可就云虚寒而投补剂，恐炉烟虽熄，灰中有火也。须细察精详，方少少与之，慎不可直率而往也。又有酒客，里湿素盛，外邪入里，里湿为合。在阳旺之躯，胃湿恒多；在阴盛之体，脾湿亦不少"。刘奎《瘟疫六经治法·太阳经》则以邪伤太阳为例加以说明："太阳以寒水主令，手太阳以丙火而化气于寒水，阴胜则壬水司气而化寒，阳胜则丙火违令而化热，故太阳以寒水之经，而易于病热。"要辨别这一点，在问诊中，当问及患者平时的生活起居和饮食偏嗜等内容，从而为判断患者体质的阴虚阳虚作出初步诊断。

　　治疗用药时，也要注重体质之差异。同时还要根据患者体质、病位深浅、病情轻重而权衡用量。慎用黄连、黄柏、龙胆草、苦参等大苦大寒之剂，原因有二：一是体质所秉薄弱，二是以大苦大寒之剂会使邪气凉遏不去，寒凉凝滞。正如刘奎所说"况瘟疫之火，因邪而生，邪散而火自退矣。若用大寒之剂，直折其火，未有驱邪之能，而先受寒凉之祸。受寒则表里凝滞，欲求其邪之解也难矣"。如果病证需非用黄连等药不可，则剂量宜小，不可多用。刘奎主张以生地黄、二冬、玄参、牡丹皮、栀子、黄芩、金银花、犀角、茅根、竹沥、童便、葛根、石膏、人中黄等加减出入，以泻火而有余矣。

　　病因包括外因和内因。对瘟疫来说，发生疾病的内因主要是人的体质因素，患者的内在体质在疫病的发生发展过程中具有重要的决定意义。感受同样的邪气，但临床表现却不尽相同，说明患者内在的体质决定了病理变化的特点，即内因起到主导作用。疫病虽为外感邪气，但与患者的内在体质有着重要的关系，故而临床症状变现多端。

人体正气的减弱，是外邪得以侵袭人体，导致疾病的主要原因。然而，由于体质的差异，阴阳的偏盛偏衰，感邪后，会出现各种不同的病理反应。《医宗金鉴·伤寒心法要诀》云："人感受邪气虽一，因其形藏不同，或从寒化，或从热化，或从虚化，或从实化，故多端不齐也。"章虚谷云："六气之邪，有阴阳不同，其伤人也，又随人身之阴阳的强弱变化而为病。"这说明，由于机体的阴阳偏颇之异，外邪侵入机体会出现寒化、热化的不同，给我们临床辨证和用药提供了依据。

（三）环境为诱发因素

1. 自然环境

自然环境包括机体所处环境的四时气候的寒温变化、不同的地理环境以及随环境而变化的疫疠之邪。自然环境的改变可作为诱因影响疫病的发生、发展。环境发生由寒到温的改变，疫邪除了在机体内发生着各种动态的变化外，还在四时感受到新邪引动而发。

（1）气温气候

在我国历史文献中有着丰富的气象学和物候学的记载，根据这些资料分析，可以把我国历史时代的气候变化构绘出一个简单的轮廓，能够较清楚地看到这种气候变迁。而这种气候变迁，必然会影响生物界，包括人在内的一切低、高等动植物。致病的微生物的变化和特点将直接影响人类某些疫病的发生和发展。

根据科学家竺可桢先生研究，清代处于第四个寒冷期即"明清小冰期"。这一寒冷期从公元 1400 年一直持续到 1900 年，是中国历史上持续时间最长、降温幅度较大的一个寒冷期。这一小冰期对地球的影响主要有两方面：一是气候寒冷，华北平原年平均气温下降了 1～2℃；二是气温差增大，气候不稳定，年内和年际气温波动较冰期对地球的影响大。因而形成了一个特殊天文历史时期，中国科学家徐道一、高建国等人称为"灾害群发期"[235]。这一特殊的天文时期，天象、地象、气象、水象、生物象及人体象皆异常，引起自然灾害频繁，继而疫灾频发。满志敏在《中国历史时期气候变化研究》中用冬温暖指数对明清时期山东地区的气候变化进行了描述，山东地区在明清时期共经历了 33 个寒冬和暖冬时代，其中暖冬 16 个、寒冬 17 个。山东相对温暖期出现在康熙十二年（1673 年）到嘉庆十四年（1809 年），疫灾相对较少[236]。就是在这么一个多世纪的温暖时期，诞生了温病四大家：叶天士生活在寒冷气候渐消和温度渐升的时期，而薛雪、吴鞠通和王孟英基本上都生活在这一相对温暖的历史时期。

---

[235] 宋正海，等.中国古代自然灾异群发期［M］.合肥：安徽教育出版社，2002，7：109.

[236] 满志敏.中国历史时期气候变化研究·第九章·明清时期的气候变化［M］.济南：山东教育出版社，2009：276-277.

气候变化是诱发疫病发生的重要因素，因为四时的不同气候变化对疫病的致病因素的形成、传播和机体反应状态产生影响。刘奎认为疫病盛行的时间是春夏之交，因为此时温暑湿热之气，交互结蒸，混合病气、尸气，人在其中，无隙可避，如《松峰说疫》卷二《瘟症杂症治略·瘟疫兼湿》云："春冬感者恒少，而夏秋患者恒多。所宜随其时地而变通之。"

（2）地理环境

健康与环境关系问题是人类与生俱来的问题，也是人类在生产和生活实践中不断经历、观察、认识、总结的问题。一方水土养一方人，一方人易患一方病。疫病的流行与气候的异常和地理位置有一定联系，故古人重视地理环境对人体的影响。早在《黄帝内经》中就有《异法方宜论》专篇，论述了东西南北中五方之病及其防治，成为中医学学派之嚆矢。晋代王叔和《伤寒例》则强调："土地温凉，高下不同；物性刚柔，餐居亦异。是黄帝兴四方之问，岐伯举四治之能，以训后贤，开其未悟者。临病之工，宜须两审也。"从而成为历代医家讨论疫病的发生及其防治的重要理论依据。

具体到疫病而言，最为明显的当属南、北方的地理环境影响。我国南北方自然条件、地理地形有较大区别，北方地区寒冷而干旱，南方地区温暖而湿润，故疫病在南北方的发生频率和病种都有所区别。清代医家张璐在《张氏医通》中已经认识到了这个问题，其云："东南冬月患正伤寒者少，患冬温及痘疮者最多。西北则秋、冬、春皆患伤寒，殊无温疫痘疮之患。此何以故？西北土地高燥，即春夏气难上升，何况秋冬之凝固？东南土地卑湿，为雾露之区，蛇龙之窟，其湿热之气，得风播之……蒸气中原杂诸秽，益以病气尸气，无分老少，触之即同一病状矣。"这说明当时人们已经认识到发病与地域居住的密切关系。如《松峰说疫》卷二《瘟症杂症治略·瘟疫兼湿》云："北方风高土燥，患此者少，惟南方水乡卑湿，天气炎热，患者恒多。"历史疫灾研究表明，疫灾反映到空间分异上，就是相对温暖湿润的东南半壁的疫灾相对严重。疫灾年数与年均气温、年降水量都呈显著的正相关关系。而疫灾指数与温度间呈显著的负相关关系，即寒冷时期疫灾相对频发，温暖时期疫灾相对稀少。

外界地理环境是疫病发病因素中不可忽视的一个重要发病因素，因为不同地区由于地理条件、气候变化等不同，发生的疫病的类型呈现出差异性，从而反映出地方性的特点。有时甚至是同一次疫情，即感受同一种疫邪，但由于地理环境的差异，也可以出现不同的疫病，如前所述的乾隆二十一年（1756年）发生了全国性大疫，江南苏州一带以湿热为主，一江之隔的江北则主要表现以热邪为重，而扬州一带甚至呈现伤寒的病变。现代流行病学资料表明，不少疾病的产生与地理环境密切相关，如某些微生物、寄生虫在某些特殊的环境条件下易于繁殖和传播疾病，故在某些地区可以流行某些疾病。

2. 社会环境

（1）政治与社会局势

疫灾的发生在某种程度上往往是政治状态的反映。政治清明时期，社会稳定，经济发达，人民生活安居乐业，政府与民间仓储足够。疫灾发生时，政府应对措施及时得当，赈灾抚恤及时到位，拨款拨粮，同时派医赠药，减免赋税，地方官员与民众积极自救，全国上下同心协力，患者得到及时救治，会大大减小疫灾的流行范围。如康熙、乾隆年间都曾经有过大的荒灾，但因为当时政治清明，社会稳定，政府行为得力到位，虽有疫情发生，但都在几个县的范围，未造成大的流行。反之，在政治混乱腐败的王朝，生产遭受严重破坏，人民生活困苦，局势动乱，甚至战乱频繁，这些时期疫病的流行更为严重。荒与疫，相因而及者也。如明清之交，荒灾不断，政治混乱，中原战乱，整个中国陷入长期混战的局面，从而导致中国历史上最为惨烈的一次瘟疫的发生。由此可见，除了与疫病病邪传播相关外，疫病的发生和流行的程度及范围，与当时社会是否稳定，政权是否统一，政府是否清明有着比较密切的关系。一个清正廉明且执行力较高的政府能够对防疫工作的实施进行统一的协调，反之，如果没有积极的疫病预防控制措施，没有得力的卫生防疫机构，对疫病的控制就会下降，可能会导致疫情频繁发作。

（2）战争

疫灾之祸常不单行，多与水、旱、蝗、震、饥、兵等灾结伴而行。影响最为巨大的，莫过于疫灾与战争叠加形成的兵疫灾害。《老子》曰："大兵之后，必有凶年。"从周武王克商后的"遘厉虐疾"，到三国初曹操兵败赤壁的大疫，从明末李自成农民军在北京遭遇的大疫，到清代大小金川战役清军在南中遭遇的大疫，都印证着"大兵之后，必有大疫"的事实。

战争使人口迅速集中起来，人口聚集的地区往往是疫灾容易发生的地区。同时战争给交战双方带来巨大的伤亡，由于战争双方关注点集中在战争的胜负，而忽视对尸体的掩埋，会使尸体腐烂，为病菌、病毒滋生和繁殖提供有利条件，这增加了军队感染疫灾的危险。同时，战争中军队的行进路线也使疫灾向非传染病地区流行的概率增大。百姓为避战乱，四散逃亡，又会将病原微生物带到避难地。

（3）自然灾害

疫灾是急性、烈性传染病大规模流行所导致的灾害。它既可以是病毒、细菌等病原微生物引起的原生灾害，也可以是其他自然和人为灾害诱发的次生灾害。古人云："大灾后必有大疫。"自然灾害与疫灾的发生和流行有紧密的联系。自然灾害可以诱发疫灾，而疫灾的发生有时可加重自然灾害对社会的影响。古代中国，水、旱、蝗、风、地震、海啸和自然界气候的剧烈改变导致生态环境改变等各种自然灾害都会增加疫病流行的机会。尤其是元代举火焚森林[237]，北方地区大部分森林植被被毁，生态环境严重破坏，空气中水汽湿润不够，水土流失严重，以致到了明代，遇旱年则尘土飞扬，黄沙漫天，河水断流，湖泊枯竭，田地没有收成，饥荒遍地；涝年则土地随水流失，山洪暴发，河流暴涨，堤坝决口，毁地塌屋，人畜死伤无数，疫疾随之而来。清代是山东发生自然灾害最频繁的朝代之一。清代山东自然灾害引起的疫灾中，以水

---

[237]［清］康基田. 合河纪闻·卷十［M］. 太原：科学教育出版社，1998.

灾为多，其次是旱灾和蝗灾，再次是地震。诸城处在我国著名的四大地质断裂带——郯庐地震带上，历来为地震好发地区之一。康熙七年六月十七日戌时（1668 年 7 月 25 日）发生了 8.5 级"莒县——郯城大地震"，波及中国东部绝大部分地区，遍及黄河上下，长江南北，其中郯城、莒州、诸城、临沂及江南省淮安等府州受灾最为严重，各地志书中均有详细记载。如康熙《莒州志》卷二载"莒州地大震，城郭庐舍俱坏，压死人丁在册三千五百九十余丁，男女老幼死者共二万余人"。清代马印麟在《瘟疫发源》中对此简略记载，并用运气学说加以分析，其言："康熙七年（1668），岁次戊申，亦是刚柔失守之年。天运失时，其年六月十七日二鼓时地震，由西北而至东南，山东青州、沂州、郯城，一切楼瓦房倒坏，城崩地烈（裂），伤损人亦不少。至八年己酉（1669）、九年庚戌（1670），此二年民患瘟疫热症，人多暴死。亦是刚柔失守之验也。"

战争、饥荒、疫灾是人类的三大敌人，疫灾往往伴随着战争饥荒而来。水、旱、蝗虫、地震等自然灾害的发生容易引起大规模的饥荒，这更加剧了当地的疫灾的发生和流行的频率。

（4）地区交流

古代的地区交流包括政治、军事、文化、商贸等多个方面。中国是较早发明车辆的国家之一，有了车就促进了交通的发展，而交通的发展又促进了地区的交流增加，从而对疫病的流行具有推进作用。如《松峰说疫》卷三《杂疫·天行虏疮》云："建武中，南阳击虏所得，故名。"明清时期，全球的航海大环境，西方列强的殖民主义，带来了先进知识的同时，也带来了新的病种，"梅毒"就是由哥伦布的船队带到印度（1498 年）之后传入中国的东南沿海（1505 年），造成广东地区大流行，后又波及全国的，因此被称为"广东疮""杨梅疮"。

痧证的名称自古就有，原多为散载，但到清初时期突然剧增，且形成了专门的病名，到了"十人九痧"的地步。清代痧证最初称满洲病、满痧，盖因满族人从严寒之北疆乍到温暖之燕京，水土不服，迅速被温带的病原微生物侵袭而发瘟疫，肆虐于崇祯十六年（1643 年）之京师，并随着逃难的百姓、满军的追杀而向南迅速传播开来。曾被误认为是"起于漠北，流入中原""满洲带来之病"，故名"满洲病""番沙"。但清初以后，此病名极少出现，在痧书中它被看作痧胀的一种，或为痧证之异名，或属于地区名，或作为痧证之子病名，盖因清朝统治已经稳固，人们"讳而不肯言"之故。

（5）人口分布及城市化建设

我国古代人口数量的变化和城市的建设发展与疫病的流行密切相关。人口因素对疫病的影响主要体现在人口密度的大小和人口流动的频繁两方面。明清时期，政府进行了大规模的移民，刘奎家族就是在此时由江南砀山辗转来到五莲山区的。大批的移民背井离乡，远迁他乡，很多百姓就患病死在路途上，造成白骨遍野的惨剧。

城市人口密度较高，在受灾之时，灾民也大多会向附近的城市聚集，而当时城市的卫生处理能力比较低下，城市产生的垃圾和排泄物又较平时大大增加，加之清洁饮用水的污染和匮乏，这些因素都导致了疫病在城市发生和流行。所以古时的城市尤其是京都往往成为疫病的多发地。

（6）民间习俗

瘟疫是古代人们童年的梦魇，古代先民由于生产水平和认识能力的低下，面对瘟疫的暴戾和肆虐，他们是那样怯弱，既无法驾驭，又不能理解，内心充满了恐惧，认定瘟疫的发生是鬼魅作祟所致，因此在民间就出现了一些驱避瘟疫的仪式，传统节日都成为人们避疫的特定日子，如人们会在元旦饮用屠苏酒；五月五日端午节，儿童佩戴"香袋"，妇女发髻插艾叶、石菖蒲叶；九月九日重阳节佩茱萸，食蓬饵，饮菊花酒等，都是从前人的医学实践中总结出来的避疫方法，因为在民间广泛流传，逐渐演变为民间习俗，这些民间习俗为控制疫病的发生和流行起到了一定的积极作用。

但是，有些习俗不仅难以抗疫、阻病，反而会助长疫病蔓延。如有的农村保留着拾粪的习俗。日本学者曾根俊虎《北中国纪行清国漫游志》记载"从日照至张戈村，两县人家 156 户，贫寒简陋至极，路上堆满污秽之物，臭气冲鼻。拾粪者争先恐后，看到马来驴来就带着粪筐赶来等马驴排粪，令人瞠目结舌"。文中提到的张戈村，就是刘奎堂兄刘塼的出生地，距逄戈庄不过五里。由于动物的粪便中含有引起肠道性传染病的细菌或病毒，如果是在夏季，通过蚊蝇及其他途径在人类居住区传播，加之该地区的易感人群，达到一定的规模，就会出现传染病流行的现象。

社会因素对具有传染性、流行性特点的疫病的发生、传播与流行具有重要的影响，如战争、政治运动、不同的社会道德取向、社会心理因素、工作的压力等均是影响疫病动态演变的因素。因此刘奎在研究疫病理论时，曾将这一因素的影响考虑在内。

3. 大司天环境

人类生活在大自然的环境中，与天地相应，天文气候的转变必然影响人体生理、病理形态。古人锲而不舍地探讨这种影响的规律、节律和具体表现，发现除有以年为单位的五运六气变化规律外，尚有以一甲子为计量单位的大司天变化规律。《韩氏医通》卷一《绪论章第一》云："自开辟来，五气乘承，元会运世，自有气数，天地万物举不能逃。近世当是土运，是以人无疾而亦疾，此与胜国时多热不同矣。如俗称杨梅疮，自南行北，人物雷同。土湿生霉，当曰霉疮。读医书五运六气、南北二政，何以独止于一年一时，而顿忘世运元会之统耶？"与刘奎同时代的杨璿在《伤寒瘟疫条辨·治病须知大运辨》中，提出治病须识运气，指出"天以阴阳而运六气，须知有大运，有小运，小则逐岁而更，大则六十年而易"。他还提出："有于大运则合，岁气相违者，自从其大而略变其间也，此常理也。有于小则合，于大相违，更有于大运岁气相违者，偶尔之变，亦当因其变而变应之。"且其认为治疗温疫类疾病时应根据该年的气运情况来选择相应的治疗方法。

因此，清代王丙、陆九芝等从天时转变的关系，提出以大司天学说来分析医学流派不同的理论。陆九芝在《世补斋医书》中云："余则更以六十年一气之大司天计之。余盖本于外曾祖王朴庄先生引《内经》七百二十气凡三十岁而为一纪，千四百四十气凡六十岁而为一周，扩而大之，以三百六十年为一大运，六十年为一大气……遂以知古人之用寒用温，即各随其所值之大司天以为治。"他认为"欲明前人治法之非偏，必先明六气司天之为病"，从而建立了陆氏"六气大司天"学说。其以清朝同治三年（1864 年）为第 77 甲子上元，上溯至黄帝八年起第一甲子下元，即公元前 2697 年始纪，为厥阴风木少阳相火之风火用事，推演出每一个"六气大司天"周期的气候特点，并列举了历代医家所处时代的气候及其用药特点，其中不乏瘟疫流行方面的论述。此乃陆氏对《黄帝内经》运气学说的发展，及其对天人相应整体观的中医学术思想的深化。

如前所述，刘奎一生经历了第七十四、七十五、七十六甲子三个大司天环境。乾隆九年（1744 年）刘奎 20 岁时进入第七十五甲子中元，太阴湿土大司天。

刘奎在《松峰说疫》中曾有明训："治瘟疫慎用古方大寒剂！"刘奎所处的乾隆年间的大司天就是太阴湿土大司天。所以疫情病机侧重于太阴湿土，用药宜偏辛温而忌过用寒凉，且药量宜轻，慎用大剂量苦寒或攻下损伤脾胃阳气的方药。而处于同一时期的王丙临床也以用温药见长，其曾外孙陆九芝则以擅用寒凉、反对温补著称，若不讲五运六气，就会把两人看是对立的两个派别。实际上，陆氏是非常推崇其曾外祖父王丙的。陆氏在其《世补斋医书》中说："至乾隆九年（1744 年），第七十五甲子，运值湿寒，其气已转，而医循故辙，治之多乖。朴庄先生《伤寒论注》成于乾隆甲寅（1794 年），以寒凉之治谓不合湿土寒水之运，公之所治无不以温散温补见长。盖公固明于大司天之六气，而自知其所值为湿寒也。"

综上，在疫病发病三要素中，环境起到了非常重要的作用，环境的不同直接导致疫邪的性质、疫邪发病的时间、疫邪所发疾病的类型的差异，自然环境新感对疫邪的诱发起到了非常重要的作用，可以影响伏邪发病的证候特征、发病时机、发病证型。

五、发病方式

在疫病的发生、发展、演变的过程中，发生着证候特征不同的三种情况，即新感温病、伏邪温病和新感引动伏邪而发病。在疫病发病方式方面，《伤寒论·伤寒例》论述了感"非时之气"即发、感"非时之气"伏而发病、感四时正气伏留为"非时之气"引发三种方式。《小品方》举例冬温发病有即病与伏温发病两种发病方式。至宋金元时期讨论较多，其中以郭雍的论述较为突出。郭雍认为疫病的发病方式既有即时而发，又有经时而发，还有其他季节发病；既有新感，又有伏发，可在本时令伤于不正之气而"自感自致"，可先伤于四时正气、伏留待不正之气引发，也可先伤于不正之气、伏留而待四时正气引发。郭雍还认为发病方式可影响发病的轻重，新感即发者轻，经时而发者重，伏留引发者尤重。吴又可的戾气说认为疫病病因不是自然界的六淫之气，也不是感寒后过时而发的伏气，而是口鼻而入的具有物质性、传染性、致病差异性、定位特异性等性质的戾气。温热派长于治疗新感温病，建立了卫气营血和三焦辨证体系。刘奎虽然也论述过类似的三种发病方式，但所论与其前亦有大不同。

（一）新感温病

新感温病的发病特征是病由外发，从太阳经、卫分或上焦阶段开始，逐步沿着六经顺序传变，或者沿着卫、气、营、血的顺序传变，或者是沿着三焦上、中、下顺序传变，初起以发热、恶寒、无汗或少汗、头痛、苔薄白、脉浮数为主要表现。明确地提示疾病发展的过程，从而为病因推断提供了比较清晰的思路。根据发病的证候特点可以作出明确的病因推断，即病因为新感，新感邪气入侵沿着六经顺序，或者沿着卫、气、营、血的途径，或者沿着三焦上、中、下的顺序发生着顺传，新感邪气为时令之邪，入侵途径与发病特征相吻合，因此，历代医家容易据此进行病因推断。对于新感温病采用新感之邪进行病因病机的解释则更为合理。刘奎讨论最多的就是新感温病，已如上述。

（二）伏邪温病

伏邪温病其发生、发展、演变过程没有沿着六经的顺序或者卫、气、营、血的顺序或者上中下三焦的顺序进行，其发病特征在最初阶段会表现出一派里实热证，救治不及时往往立转危殆，这类温病病发于里，初起以灼热、烦躁、口渴、溲赤、舌红苔黄等热郁于里的症状为主要表现。时令邪气由外而内的入侵途径显然无法对这种由里出表的发病特征作出更合理的解释。显然，如果有一种伏邪能够在更早的时间于不知不觉中入侵机体，再于无声无息中损耗机体的正气，这样的解释更为合理，又能对伏邪温病的发病病机作出解释，不仅如此，对疫病进行干预时，显然针对伏邪进行干预，制定干预原则则更为有效，因此，伏邪概念研究的适用范围扩大到对伏邪温病的病机解释。虽然刘奎强烈反对时气说、否定六淫致疫，并严厉批驳伏寒化温说，但并未反对"伏邪致病"，他认为"未病之先，已中毒气，第伏而不觉；既病之时，毒气勃发，故有变现诸恶候"。

（三）新感引动伏邪

新感引动伏邪而发生温病，其发病的证候特征为表里俱病。对这样的发病特征进行解释时，显然新感引动伏邪是最为合理的解释。干预方法可以为表里双解，表现为干预表证，祛除新感之邪；干预里证，祛除潜伏之邪。同样适用于使用伏邪概念进行病机、病位的解释与干预。《松峰说疫》卷一云："温热之病，因外感内伤，触动邪火，自内而发之于外，初则表里俱热，宜用辛凉之剂，两除表里之热。久则表热微而里热甚，又宜如承气汤苦寒之剂以泻之，则热退身凉，而病自已。"即认为有些瘟疫为外感戾气引动内在郁火而发病。其治疗则应注意"倘认作即病伤寒之症，用麻黄辛温之剂以发表，则内热愈甚，而斑黄、狂乱之症起矣。或未用辛凉之剂以解表，便用承气苦寒之剂以攻里，则表热未去而结胸虚痞之症见矣"。

六、发病三阶段

由于疫邪具有动态演变的特征，所以其导致疾病的发生、发展、转归是动态演变的。疫邪隐匿潜藏之后，在人体正气和环境的共同作用下，其发生、发展经历了三个阶段：潜证阶段、显证阶段和前证阶段。

（一）潜证阶段

机体感受邪气后在不同条件下可以产生不同的反应。健康的机体在邪气的作用下，受到各种因素的影响，向两个趋势发展。其一是感受邪气后直接进入显证阶段而发病。其二是感受邪气后没有立即发病，而是经过潜证阶段和前证阶段后，随后机体可能会进入显证阶段而发生疾病。

罗金才认为，潜证是指体内邪气已藏，外无任何症状和体征，用传统的四诊辨证不能发现的潜在病证。在潜证阶段，戾气已经侵入人体，但尚未对脏腑经络组织造成损害，机体没有出现可以辨识的症状，因此，又称为无症状阶段。刘奎称其为"未病"，如《瘟疫统治八法》云："未病之先，已中毒气，第伏而不觉。"

在疫病发生的众多因素中，正气是其中最具影响力的因素，是感染因素能否转化为潜证或者直接发病的重要条件。人体正气充足，疫气进入机体后，机体不会受到任何影响，或者是即使受到影响，会进入潜证阶段或者前证阶段，但是经过机体一系列的自我调节活动，也会不治自愈。如刘奎《温疫论类编·瘟疫岁岁不断但有轻重多寡之不同论》指出："瘟气不行之年，亦有微瘟，转有众人皆以感冒为名（瘟疫更轻，故认为感冒），实不知为瘟也。设用发散之剂，虽不合病，然亦无大害，抑知瘟之愈，实非药也，即不药亦自愈。"

（二）显证阶段

显证是指邪气进入体内，引起机体功能和形态的变化，用传统中医的四诊合参辨证能够作出证候判断的病证。在显证期，具有典型的临床症状，可作出证候诊断，此阶段又称为典型症状阶段，刘奎称其为"变现诸症"，如《松峰说疫·瘟疫统治八法》即云："既病之时，毒气勃发，故有变现诸恶候。"正疫之症尚好琢磨，杂疫之症最难辨析，故《松峰说疫·疫症最宜变通论》云："惟至于疫，变化莫测，为症多端，如神龙之不可方物，临症施治者，最不易忽也……若非具慧眼卓识，而窥见垣一方者，岂能人人而济之乎！"其主张研究瘟疫也应多读伤寒书籍，从伤寒学中"拿来"其中的证候学，以与瘟疫比较鉴别，"至于瘟疫变现杂症之多，几与伤寒等。吴又可《温疫论》中，仅有斑、黄、汗、狂等数条，至于伤寒中之诸汗、诸痛、诸血症，以及谵狂、渴烦、惕瞤、瘛疭、不语、摇头、大小便等症之方论，瘟疫中可以裁取而用之者，正复不少也"，而且他强调读伤寒书应首先揣摩"阳症"，其原因就在于"阳症头绪繁多，变现百出"。而且"凡伤寒、瘟疫变现诸症，相兼者多"，应当注意详加鉴别，又可相合并治。

机体有可能直接或间接进入显证的一个十分重要的条件就是人体正气不足。如果人体正气充足，但是却不知道避开寒邪，如"不论春夏秋冬，天气忽热，众人毛窍方开，倏而暴寒，被冷气所逼即头痛、身热、脊强"，则寒邪入侵人体而导致发病，在这种情况下，正气虽不足以抵御外邪，但是却足够积极地与外邪作斗争，从而表现出正邪斗争的证候特征，从而"感之深"而即病，发生寒疫，进入显证阶段。因此正气的这种相对不足构成了机体进入显证的初始条件，机体抵抗力相对减低，又受到传染，则可以直接发病。

（三）前证阶段

介于潜证和显证这两态之间还有一种中间态——前证，即临床每可见到一些患者虽有一定的临床表现，但却不足以构成一个完整的确诊证候。因为这些征象为非典型症状，所以这一时期又称为非典型症状阶段。刘奎称其为"经症未明者"。

邪的寒热性质、邪的量的多少、邪的性质特点、邪的毒力强弱直接决定了机体在感受疫邪时是进入显证阶段，还是潜伏下来，待机而作。邪气的性质特征还决定了发病后的证候特征、邪气潜伏部位、转归以及预后等。仍以"冬伤于寒，春必温病"为例，疫邪性质为寒邪，发病与否受外环境和机体内环境的影响，《温疫论类编·瘟疫病情总论》云："其感之深者，中而即发；感之浅者，邪不胜正，未能顿发。"解释了邪气感而即发和邪气感而不发的区别是感邪程度深浅不同，疫邪引发疫病的原因是感受邪气的程度较深。"感之深"与"感之浅"本身还有量的不同，"瘟毒"为瘟气之中最甚者，而"感之浅"为感邪之中较微者。当"感之深"时，机体感邪后直接进入显证，也就是新感疫邪，若为感受寒邪则所表现的显证就是伤寒。当"感之浅"时，机体在感邪后，就会进入潜证阶段，如果不能不治而愈的话，就会继续发展，进入前证阶段，继而进入显证阶段。而如果戾气特别强烈，即使正气强盛，也会发病，即《温疫论类编·瘟疫病情总论》所云："若其年气来之厉，不论强弱，正气稍衰者，触之即病，则又不拘于此矣。"

刘奎为前证阶段专门创制了专方"绿糖饮"，用于在瘟疫盛行之时，或因感邪较轻，或病邪初期尚未对身体造成伤害，经证尚不明显，可用轻剂施治，方载卷二《瘟疫统治八法·解毒》，刘奎于方后注云："经症未明者服之，亦总不犯禁忌，诚治瘟疫之良剂，幸毋以平浅而忽之也。"感邪轻者有治疗作用，直接痊愈；感邪重者起预防作用，防止重症发生或降低重症损害程度。

七、传播方式

疫病最具确诊意义的特性就是传染性，疫病能在人与人、人与动物乃至人与环境之间相互传染。邪从皮毛而入是中医学对外邪入侵人体的最早认识，如《灵枢·百病始生》云："虚邪之中人也，始于皮肤，皮肤缓则腠理开，开则邪从毛发入。"张仲景认为："千般疢难，不越三条：一者，经络受邪入脏腑，为内所因也；二者，四肢九窍，血脉相传，壅塞不通，为外皮肤所中也；三者，房室、金刃、虫兽所伤。"这是张仲景根据疾疫的病因、传变途径、病位等因素，归纳出来的。概括来说，伤寒的传变是由皮肤经络而入，最终至脏腑。而疫病从口鼻而入，最终至脏腑，且具有传染性。其传播途径主要有：

（一）空气传播

《素问遗篇·刺法论》云："天牝从来，复得其往。"天牝者，鼻也，疫邪从鼻来，复鼻往，随入随出而已。即认为疫病的传播途径乃自口鼻而入。宋代杨士瀛在《仁斋直指方论》中就提到："不可入痨瘵者之门吊丧问疾，衣服器用中，皆能乘虚而染触。"通过上述对瘟疫病因的论述，不难发现，明清诸多医家认为瘟疫的发生主要是由于天地间因各种原因生成的疫气所致。疫气熏蒸，为人所感触，途径则主要由口鼻而入，通过空气传播经呼吸道传播。

明代缪希雍认为瘟疫发于非时不正之气，在《先醒斋医学广笔记》中最早指出："凡邪气之入，必从口鼻。"突破了传统外感病由皮毛而入的观点。孙文胤在《丹台玉案》中也提出了相同的观点，其云："有瘟疫、寒疫，此天地不正之气，多感于房劳辛苦之人，从口鼻而入。"吴又可明确指出戾气是通过口鼻侵入人体的，其云"时疫之邪，自口鼻而入"，然又指出"邪之所者，有天受，有传染，所感虽殊，其病则一"，即其认为人体感染疫气的方式有两种：一是"天受"，指通过口鼻感受天地间生成的戾气而得；二是"传染"，指通过与疫病患者的直接接触而感染。其又云："疫者，感天地之疠气。在岁运有多少，在方隅有轻重，在四时有盛衰。"所以疫病的传播流行主要是疫邪致病，但也与季节的更替、气候的异常和地域环境的改变有密切联系。

清代叶天士认为"温邪上受，首先犯肺"，指明了温邪的感染途径主要是"上受"，即通过口鼻而侵入人体。汪蕴谷在《杂症会心录》中云："疫病，是天地不正之异气，四时皆有，能传染于人，以气感召，从口鼻而入，不比风寒，乃天地之正气，从皮毛而入，不传染于人者也。"李炳在《辨疫琐言》中亦云："六气为天气，天气轻清，但中皮毛，不入口鼻；瘟疫为地气，地气重浊，但入口鼻，不中皮毛。"二者的论述有异曲同工之处，但都说明疫气在空气中传播经呼吸道传播。刘奎则总结为"疠气自口鼻入"。

《素问·刺法论》认为瘟疫传播的病源是"毒气""尸鬼"，为外界一种传染性极强的病邪，既可以通过口鼻传播，也可以通过尸体传播，如"人虚即神游失守位，使鬼神外干，是致夭亡……五尸鬼干人，令人暴亡也"。后世医家也称其为"传尸""尸注"等。刘奎对"毒气""尸气"皆有详论，其认为"毒气与瘟疫相为终始者""瘟疫之来无方，然召之亦有其故，或人事之错乱，天时之乖违，尸气之缠染，毒气之变蒸，皆能成病"。

（二）食物传播

病从口入，变质和受污染的食物也会传播包括瘟疫在内的疾病。《论语》中，子曰

"鱼馁而肉败，不食；色恶，不食；臭恶，不食""祭肉不出三日，出三日，不食之矣"。

《金匮要略》科学地介绍了因食物不洁引发的各种后果，如"秽饭馁肉臭鱼，食之皆伤人""凡蜂蝇虫蚁等，多集食上，食之致瘘"。《肘后备急方》曰："凡所以得霍乱者，多起饮食。"说明病邪可以通过饮食传播。《诸病源候论》云："人有因吉凶坐席饮啖，而有外邪恶毒之气，随食饮入五脏，沉滞在内，流注在外，使人肢体沉重，心腹绞痛，乍瘥乍发。以其因食得之，故谓之食注。"指出口气通于胃，入口不洁而使毒邪侵入经消化道传染。《松峰说疫·舍病治因论》云"瘟疫之有所因……盖有因食、因酒"等。饮食可引起病菌经口传播，发生疫病，因而人们欲预防疫病，须讲究饮食卫生。

（三）接触传播

接触同样是疫情传染的重要渠道之一。《肘后备急方》曾提到马鼻疽的传染"乃因人体上先有疮而乘马，马汗及毛入疮中"。《诸病源候论》认为人如果身体不适，阴阳不调和，血气虚弱，与患疫的人共同居住在一起，或"看侍扶接，而注气流多染易"，就会得与病者相似的疾病。如果到因疫病而去世的人家中去，很可能会得与死者相似的疫病。如果他也将死去，也很容易把这疫病再传给他人。明代楼英在《医学纲目》中云："传尸蛊瘵之症，父子兄弟互相传染，甚者绝户。"即说明患者之间的密切接触可以使疫病互相传染。《诸病源候论》云："与患注人同共居处，或看侍扶接，而注气流移，染易得注，与病者相似，故名生注。"熊立品在接受空气传播是瘟疫传染的主要方式的基础上，指出了食物传播和接触传播两种方式也可导致瘟疫传播。《治疫全书》云："当合境延门，时气大发，瘟疫盛行，递相传染之际……毋近病人床榻，染其秽污；毋凭死者尸棺，触其臭恶；毋食病家时菜；毋拾死人衣物。"刘奎对此有深刻认识，故提出相应的具体防疫措施，如"凡有疫之家，不得以衣服、饮食、器皿送于无疫之家，而无疫之家亦不得受有疫之家之衣服、饮食、器皿""将初病人贴身衣服，甑上蒸过，合家不染"。

早在《金匮要略》中就有男女之间可以通过密切的性接触而传播疾病的方式，即著名的阴阳易。明代陈嘉谟在《本草蒙筌》云："近见世之淫夫淫妇，多生恶疮。始起阴股，不数日间，延及遍体，状似杨梅，因名曰杨梅疮，甚者传染。"刘奎指出有些瘟疫"其原因或伤酒中湿，感冒风寒，房事过多，妇人或经水不调，气血不和，皆能为此"。

（四）动物传播

有些动物可以传播瘟疫，其中最典型的就是鼠疫，余伯陶认为"时疫流行，每缘地气含有湿毒，鼠先受之而死，死鼠腐臭，与天时沴厉，往往酿而成疫，疫行而死亡枕藉，并其屋舍器皿，郁有秽气，著于物而中于人，遂至传染流行弥漫无涯"，人们由此而命名为鼠疫。其实，早在先秦时期人们对此就有深刻的认识，如认为狂犬病系由狂犬咬伤所得，故《左传》记载当时已有"国人逐瘈狗"的防疫措施。

（五）虫媒传播

古代医家还认识到苍蝇等昆虫是疫情传播的重要媒介。《松峰说疫·除秽》云："凡瘟疫之流行，皆有秽恶之气，以鼓铸其间。试观入瘟疫之乡，是处动有青蝇，千百为群。夫青蝇乃喜秽之物……以是知青蝇所聚之处，皆疫邪秽气之所钟也。更兼人之秽气，又有与之相济而行者。"说明苍蝇是传播瘟疫的重要媒介，为此刘奎相应地提出了"逐蝇祛疫法"。汪期莲接受了刘奎的观点，并在《瘟疫汇编》中加以引用。

（六）水传播

水是人们生活的必需品，水源的清洁是人体健康的重要保障，水源受污可导致瘟疫的传播。《肘后备急方》首先提出了井水消毒法，《备急千金要方》云："当家内外有井，皆悉着药辟温气也。"说明井水消毒对预防疫病的重要性。

《松峰说疫》云"范文正公所居之宅，浚井必先纳青术数斤于中以避瘟"。王孟英主张疏浚河道、清洁水源，在《随息居重订霍乱论》中言："人烟稠密之区，疫疠时行，以地气既热，秽气亦盛也。必湖池广而水清，井泉多而甘洌。可借以消弭几分，否则必成燎原之势。故为民上及有心有力之人，平日即宜留意，或疏浚河道，毋使积污，或广凿井泉，毋使饮浊，直可登民寿域，不仅默消疫疠也。"

综合古代医家的认识，瘟疫传染的途径可以概括为以下几个方面：一是邪从口入，即通过饮食消化道传染，引起消化系统疾病，如痢疾、疟疾、伤寒等致病病原体就存在于患者消化道中，可以随排泄物排出体外，人们饮用、食用了被污染的水和食物即被传染；二是邪从鼻入，即通过呼吸道传播，如新型冠状病毒感染、流感、肺结核、白喉等，这些病原体通过空气、飞沫和尘埃传播；三是与患者直接或间接的接触传染，这包括有男女之间传染、体液传染、血液传染和接触患者衣物传染等。如新型冠状病毒感染、肺结核、性传播疾病、麻风病、鼠疫等，尤其是密切接触患者或疫死者发病率高。这些传染途径可以同时出现，即一种传染病可能会同时具有多种传染途径。如麻风病可以通过性传播，也可以通过密切接触传播，还可以通过体液传播等。与余伯陶同时代的李钟平认为："疫疠之气，有天行，有地行，亦有人行，三者传染皆致疾。"[238] 刘奎对此皆有初步认识，在《温疫论类编》中多有涉及。

八、疫邪定位

疫病侵犯机体后，大都有相对固定的病位，其传变都以相对固定的病位为大本营。刘奎认为因疫邪不同，侵犯机体时，有入肺、伏膜原和注中焦之不同。

（一）先注中焦说

《松峰说疫》卷一《述古》云：

治瘟疫须分上、中、下三焦。盖人之鼻气通于天，故中雾露之邪为清邪。从鼻息而

[238] 余伯陶.鼠疫抉微·李序.1910 年上海渎素盦刊本.1-2.

上入于阳，入则发热、头痛、项强、颈挛，正与俗称大头瘟、虾蟆瘟之说符也。口气通于地，故中水土之邪者，为饮食浊味，从口舌而下入于阴，入则必先内栗，足膝逆冷，便溺妄出，清便下重（疑即后重），脐筑（向外挣筑）湫痛，正如俗称绞肠瘟、软脚瘟之说符也。然口鼻所入之邪，必先注中焦，以次分布上下，不治则胃中为浊，营卫阻而血凝，其酿变即现中焦，俗称瓜瓤瘟、疙瘩瘟等症，则又阳毒痈脓，阴毒遍身青紫之类也。此三焦定位之邪也。若三焦邪混为一，内外不通，脏气熏蒸，上焦怫郁，则口烂食龂矣。若卫气前通者，因热作使，游行经络脏腑，则为痈脓。营气前通者，因召客邪，嚏出声喑咽塞，热壅不行则下血如豚肝。然此幸而营卫渐通，故非危候。若上焦之阳，下焦之阴两不相接，则脾气于中难以独运，斯五液注下，下焦不阖而命难全矣。

刘奎对《伤寒论》的研修造诣颇深，受《伤寒论·辨脉法》"寸口脉阴阳俱紧者，法当清邪中于上焦，浊邪中于下焦。清邪中上，名曰洁也；浊邪中下，名曰浑也"的启发，他认为邪侵入人体的途径是口鼻，就是指空气污染导致呼吸道感邪，水土污染导致消化道感邪，或通过鼻息而入，病位主在肺；或随饮食入里，病位主在脾胃。刘奎把瘟疫之邪分为清浊两种，并从三焦定位疫邪。邪从鼻吸入，即主要通过呼吸系统而感受病邪者，"人之鼻气通于天，故阳中雾露之邪者，为清邪，从鼻息而上入于阳"，由于鼻气通于肺，故多先犯于上焦肺经，其症状是发热头痛，项强筋挛。世俗所称的大头瘟，头面腮颐，蛤蟆瘟，喉痹失音，颈筋胀大，属于这一类。邪从口而入，即主要通过消化系统而感受病邪者，"人之口气通于地，故阴中水土之邪者，为饮食浊味，从口舌而下入于阴"，由于口气通于胃，故多先犯于阴经，其症状是"入则其人必先内栗，足膝逆冷，便溺妄出，清便下重，脐筑湫痛"，与俗称绞肠瘟、软脚瘟相符也。绞肠瘟的症状是腹鸣干呕，水泄不通；软脚瘟的症状是便清泄白，足重难移。"然从鼻从口所入之邪，必先注中焦，以次分布上下，故中焦受邪，因而不治。中焦不治，则胃中为浊，营卫不通，血凝不流，其酿变即现中焦"，疫邪无论从口还是从鼻侵袭机体，都必然先流注中焦，然后或"上入于阳"，或"下入于阴"，而出现上述证候。如果在中焦不治，则营卫阻遏，血液凝滞，出现瓜瓤瘟、疙瘩瘟等。瓜瓤瘟患者胸高胁起，呕汁如血；疙瘩瘟患者遍身红肿，发块如瘤。另外阳毒痈脓、阴毒遍身青紫之类也归属于此。这是瘟疫的"三焦定位"。有的瘟疫"三焦邪混为一，内外不通，脏气熏蒸，上焦怫郁，则口烂食龂矣"。

"温疫之邪，则直行中道，流布三焦。上焦为清阳，故清邪从之上入；下焦为浊阴，故浊邪从之下入；中焦为阴阳交界，凡清浊之邪，必从此区分。甚者三焦相溷，上行极而下，下行极而上，故声喑、咽塞，口烂、食龂者，亦复下血如豚肝，非定中上不及下，中下不及上也"。这就喻昌的三焦定位之邪。

刘奎完全接受了这种邪犯三焦的说法，《松峰说疫》对此全面载录，做了详细注释，并在临证中加以应用。如卷二《瘟症杂症治略·瘟疫兼痢》云：

若有外症，仍当解表，必如喻嘉言分三次治法，始足以尽其变。

张灿玾等注云："喻嘉言分三次治法：谓'邪既入，急以逐秽为第一义。上焦如雾，升而逐之，兼以解毒；中焦如沤，疏而逐之，兼以解毒；下焦如渎，决而逐之，兼以解毒。'详见《尚论篇》卷首。"这实际上就是用以说明疫邪侵入机体以后所停留的部位：疫邪从口鼻而入，并从三焦定位疫邪。

（二）邪伏膜原说

《松峰说疫·述古》在引用《素问·热论》"今夫热病者，皆伤寒之类也"等一长段文字后，总括云：

> 松峰曰：此《内经》伤寒传经之正例也。瘟疫虽与伤寒不同，但邪在膜原，正当经胃交关之所，半表半里。其热淫之气，浮越于某经即显某经之症，专门瘟疫者，又不可不知也（汗下又不可泥定三日）。

刘奎传承吴又可邪伏膜原说，吴又可用表里定位，刘奎《温疫论类编·瘟疫病情总论》详释云：

> 邪自口鼻而入，则其所客（寄也，邪之所寄托也），内不在脏腑，外不在经络，舍于伏脊之内，去表不远，附近于胃，乃表里之分界，是为半表半里，即《针经》所谓横连膜原是也（膜原，胸中脂膜。《蒿厓尊生书》云："膜原"一说，诸书不及。朗仲云：原者，旷野之意。在脏腑之外，与胃相近。邪在此，其症不怕寒，一味发热不止）。胃为十二经之海，十二经皆都会于胃，故胃气能敷布于十二经中而营养百骸，毫发之间，弥所不贯。凡邪在经为表，在胃为里。今邪在膜原者，正当经胃交关之所，故为半表半里。其热淫之气，浮越于某经，即能显某经之证。

将湿热证病位定位在膜原。

同时，《温疫论类编·杂气论》又指出，疫疠病邪的感染途径以口鼻为主，不同性质的疫疠病邪，对脏腑经络有不同的定位倾向，"当时适有某气，专入某脏腑、某经络，专发为某病"。如燥热性质的疫疠病邪，邪气侵袭后多居于胃，传布于十二经；而湿热性质的疫疠病邪，侵袭后邪气多客于膜原，分表里九传。

温疫学家大都认为疫病有相对固定的病位，其传变形式都以相对固定的病位为大本营。至于疫邪从口鼻而入之后，首犯何脏腑、经络，伏藏于何处，如何发病，其传变规律如何，历代医家对此观点不一，故刘奎《治疫症最宜变通论》强调："惟至于疫，变化莫测，为症多端，如神龙之不可方物。临症施治者，最不宜忽也。"并析其因：

首先，杂气（戾气）是许多致病因素的总称，各不相同，而戾气在发病上具有病种特异性，感染不同的杂气，可引起不同的疫病，如《温疫论类编·杂气论》云"人恶得而知？又恶得而知其气之不一也？是气也，其来无时，其着无方，众人有触之者，各随其气而为诸病焉""为病种种，是知气之不一也"。不同的杂气能引起不同的疫病，不同的疫病具有不同的侵犯部位和传变规律。历代医家所见所治，其实并非同一种疫病，不同的疫病邪犯部位和邪犯次序不同，治法亦不相同。

其次，戾气具有病位选择性，不同的杂气可入侵不同的脏腑经络，即所谓"专入某脏腑，某经络"。如《温疫论类编·杂气论》云："盖当时适有某气专入某脏腑、某经络，或为之症也。"医家面对每一次疫情，都采用辨证论治的基本思路，认真总结这一次疫情体现出的基本临床规律，而非机械认定邪气必然犯某一脏腑经络，必须用某一类固定治法进行治疗。由于所感戾气不同，因此就会有不同的脏腑、经络定位。

最后，各类不同的疫病有自身传变规律，同时还会受到患者体质因素和治疗用药等的影响，刘奎将其分为"常变"和"局外之变"。"常变"是各类疫病传变过程中的一般变化规律，如《温疫论类编·传变不常论》云："瘟邪为病，有从战汗、自汗、盗汗、狂汗而解者；有自汗淋漓（自汗非真汗），热渴反甚（热，身热；渴，口渴），终得战汗方解者；有表以汗解（此汗无济），里有余邪，不因他故，越三五日前症复发者（里有邪，故复发）；有无汗竟传入胃者；有胃气壅郁，必用下乃得战汗而解者；有发黄因下而愈者；有发黄因下而斑出者；有从发斑而愈者；有先有汗，旋继以疹子，疹愈后，旋又大汗而解者；有身痛头痛微恶食恶寒，而即发斑，斑愈后而症益加重，却始终不发热者；有里证急，虽有斑，非下不愈者。此虽传变不常，亦疫之常变也。"而"局外之变"指的是因患者体虚，邪气趁虚而入，"大抵邪行如水，惟洼者受之。传变不常，皆因人而使。盖因瘟疫而发旧病者，治法无论某经某病，但治其瘟，而旧病自愈"。吴有性、张介宾、刘奎等都认识到疫病邪气趁虚而入、乘虚而发的特点，强调在疫病治疗中必须充分考虑人体正气。

总之，刘奎强调"按其脉症，真知其邪在某经"，对疫邪侵犯部位的定位要准确。定位准确，法才足以选对，方药才可以起效，患者才足以活命。

九、传变规律

疾病过程中，由一脏腑或一经脉转入另一脏腑、经脉，称为传；由某一证候转为另一证候，称为变。因此，传变是疾病发展变化的统称，反映了发病后疾病的动态变化，包括感邪后首犯部位、发病时病性、传变趋势等。"疫病有其独特的传变规律，不能用伤寒、温病的传变规律涵盖"[239]，疫病有多种独特的传变规律，可概为表里传变、六经传变、三焦传变、十二经传变、卫气营血传变等。其中，六经传变包括逐日循经传变与六经表里传变；表里传变包括一般由表入里传变、逐日入胃传变与表里分传；三焦传变包括"直行中道，流布三焦"与"始上焦，终下焦"；十二经传变主要以疫疹类热疫的以胃为中心传于十二经为代表；卫气营血传变借鉴温病传变规律，常为自营血分发出的逆传[240]。

刘奎对杂气首犯脏腑经络、伏藏部位及传变规律进行了探讨，指出不同杂气发为不同的疫病，具有不同的病位选择性和传变规律，还会受到患者体质因素的影响。至少涉及如下几种传变规律。

（一）表里传变

疫病的表里传变是着眼于表里关系进行论述的，外感病由表入里传变是自《黄帝

---

[239] 黄玉燕，汤尔群．浅论中医疫病的三焦传变［J］．时珍国医国药，2016，27（6）：1442-1443.

[240] 黄玉燕．中医疫病传变规律探讨［J］．中医杂志，2014，55（2）：157-160.

内经》开始最为普通的传变观点。疫病的表里传变比较特殊，主要表现为邪中于半表半里而表里分传。表里分传的传变规律是指疫邪入里后，以某一病位为中心，而后有出表、入里等变化。这种传变规律以吴又可在《温疫论》中提出的邪伏膜原表里"十传"之说为代表。邪自口鼻而入后，首犯半表半里的膜原，邪气伏留，发病时可有出表与入里两种趋势。因邪气使表里之气不通，伏邪一时不能透尽，故有先表而后里、先里而后表、但表而不里、但里而不表、表胜于里、里胜于表、表里分传、表而再表、里而再里等多种传变方式，称为"表里九传"。刘奎发现吴又可所论与题目不合，改"九传"为"十传"，已如上述。表里分传的疫病病性可能为湿热。

（二）六经传变

疫病的六经传变主要有两种途径，一种是逐日循经传变，另一种则是以六经阴阳分表里，由表入里的传变，是瘟疫的另一种传变方式。

疫病的六经逐日循经传变以《素问·热论》中的论述为代表，这种传变规律与伤寒相似。发病首犯太阳经，传变趋势为循太阳、阳明、少阳、太阴、少阴、厥阴的顺序，一日过一经，症状多有热象，可能为感寒所致。刘奎认为"此《内经》伤寒传经之正例也""其热淫之气浮越于某经，即显某经之症"。

瘟疫的六经表里传变则以《松峰说疫·瘟疫六经治法》所论述的瘟疫传变规律为代表。刘奎在张仲景《伤寒论》六经辨证和吴又可表里分传理论的基础上，结合六经传变来论述，总结了六经表里传变规律。发病首犯太阳经，可依次传入阳明、少阳，传至阳明可入腑，三阳经传遍后亦可入胃腑。至此正气有力抗邪则发斑而解，否则再以胃热为基础，入里传至三阴经，即太阴、少阴、厥阴经。传变过程不拘日数，若有力抗邪则发斑而解，否则预后不佳。症状以寒、热与燥为主，病性为温热。传变趋势是由表入里，由三阳入腑，复入三阴。

（三）三焦传变

疫病的三焦传变是基于三焦论述其传变，疫邪"直行中道，流布三焦"，是自中焦分别向上下传变，甚者充斥三焦。以喻嘉言《尚论篇·详论温疫以破大惑》所论为代表，也得到了包括刘奎在内的后世医家的广泛认同。这种传变规律，邪多自口鼻而入，首犯中焦。传变趋势是三焦分传，甚者三焦相溷，上行极而下，下行极而上。三焦分传者，可酿变于中焦，也可因其清浊而有分别传入上焦、下焦的趋势，因其病位不同而有相应的症状群，可归为不同瘟疫病。邪重者可充斥三焦，若营卫不通，则预后不良。其病性以温热、湿热为主，亦有混杂其他邪气而犯者。后吴瑭在《温病条辨》中将其发展为三焦辨证，以"始上焦，终下焦"的上焦传中焦、中焦传下焦的依次渐进传变为顺传，是自上而下的传变，与喻嘉言所论显然不同，所涉疫病病性是温、燥、湿。

（四）卫气营血传变

刘奎对于疫病卫气营血传变论述较为系统，但其所论疫病卫气营血传变与温病顺传从卫气而至营血的形式不同。刘奎认为营卫皆皮毛所统辖，发病之时，"卫闭营郁，热盛火发"。而在疫病传变、发展过程中，始终伴随着营郁热盛。刘奎以"营藏于肝"故论言疫病传至厥阴而"营血已伤沸腾""血热更剧"，若"木荣血畅，经脏润泽"，则"营热不能内传"，营热能极外出发斑见愈。而"营虚不能透发"者，则"营血败伤，多至不救"。可见，这种传变规律直中营分，易迫入血分，属卫气营血传变中的逆传。

综上，刘奎主张以表里分传结合六经来论述瘟疫传变，同时还结合了卫气营血的辨证体系。疫邪的不同，决定了所发疫病的特异性，因而传变规律也可能因此不同。寒疫有六经逐日循经传、逐日入胃传等传变方式，温热类疫病有六经表里传变、逐日入胃传变、直行中道流布三焦、始上焦终下焦、卫气营血等传变方式，而湿热类疫病有表里分传、直行中道流布三焦的传变规律。邪气性质决定了其一般传变规律，而正气抗邪能力、脏腑气血经气盛衰、感邪方式、外界环境影响等则决定了病传的程度与变局。临床应先把握邪气性质，确定其一般传变规律，再分析正邪相争情况把握其病传程度。

第四章

刘奎疫病预防学体系

———————

　　中医疫病预防学，是指在中医学基本理论指导下，运用各种预防方法以防止疫病发生、发展、传变、复发和传染的一门学科，是中医学理论体系中一个重要的组成部分。

　　"预防"一词最早见于《周易·下经》，其云："君子以思患而预防之。"对于疾病的预防，早在《黄帝内经》中就已明确提出"不治已病，治未病"的理念，《素问·四气调神大论》曰："圣人不治已病治未病，不治已乱治未乱，此之谓也。夫病已成而后药之，乱已成而后治之，譬犹渴而穿井，斗而铸锥，不亦晚乎！"即未病防病、已病防传的预防思想。这种"未雨绸缪"、防重于治的思想，在疫病学中表现得更为丰富，不仅仅体现在人体未病之前就应采取各种措施积极预防发生（未病先防）上，还体现在一旦患病之后仍应运用各种方法防止疫病发展、传变和恶化（既病防变），还要防止初愈患者病证的遗留或复发和已愈患者的再度感染，更要防止已发疫病在人群中的传播（已病防传）。

　　在疫病预防方面，古代医家在中国医学史上写下了浓墨重彩的一笔。早在《黄帝内经》中就确立了疫病预防的基本原则，即"正气存内""避其毒气"，在实际的预防中要把握好"正"与"邪"两大环节。《素问·刺法论》载有"黄帝曰：余闻五疫之至，皆相染易，无问大小，病状相似，不施救疗，如何可得不相移易者？岐伯曰：不相染者，正气存内，邪不可干，避其毒气"，提出了预防疫病的基本原则，这就是古代医家预防疫病的基本指导思想。金元时期的朱丹溪在《丹溪心法》中更明确提出："与其救疗于有疾之后，不若摄养于无疾之先。"疫病学作为中医学的重要组成部分，历代医家通过不断实践和探索，对于疫病的病因、病机、传变、治法、遣方用药各个方面都积累了丰富的经验，一直传承了下来。唐代孙思邈在《备急千金要方》中云："天地有斯瘴疠，还以天地所生之物以防备之，命曰知方，则病无所侵矣。"宋代庞安时在《伤寒总病论》中指出："天地有斯害气，还以天地所生之物，以防备之，命曰贤人知方矣。"

　　疫病的预防思想形成于先秦两汉时期，又经历了两晋隋唐、宋金元和明清等几个时期的充实、发展才逐渐完善。刘奎所处的时代是疫病学蓬勃发展的时代，涌现出了一大批研究疫病的医家与著作，在这样的历史背景下自然受到当时科技文化环境的影响，以继承和发展《伤寒论》《温疫论》为主要方向，在前人研究瘟疫理论的基础上总结并提出了疫病的预防思想，与当时的各家思想交相辉映，共同促进了疫病学的发展，丰富了疫病学理论体系。

《松峰说疫》总结了清代以前历代医家的疫病预防思想，内容丰富，范围广泛，方法众多。同时加以发挥和补充，重视运用运气学说，对疫病预防、传播途径的阻断及与易感人群隔离与消毒，也提出了独到的措施和认识，在预防治疗瘟疫方面独树一帜，形成了独特的理论和临床本系，为发展中医学在预防现代急性传染病中提供思路，在当今防治传染性疾病方面仍然发挥着非常重要的作用。但当前对《松峰说疫》中疫病预防思想的研究并不多，本书旨在对《松峰说疫》疫病预防思想进行系统整理，发掘其疫病预防的相关思想与方法，以及对现代防治传染性疾病的启示，为临床上预防疫病的相关研究提供理论基础和新的思路。

第一节 刘奎疫病预防学思想

《松峰说疫》为全面阐述瘟疫的著作，上承《黄帝内经》《难经》，博采后世各医家相关瘟疫论述，首创"三疫说""瘟疫统治八法""瘟疫六经治法""避瘟方"，对疫病的病因、治法、避瘟除疫方药及瘟疫防疫措施等均有系统的记载，在瘟疫证治预防方面独树一帜。深入研究总结书中疫病的发病机制、预防方法及其使用方药，对于当前疫病的防治有重要的参考价值。

一、明确病因，予以预防

《温疫论》认为温疫是因感染"非风，非寒，非暑，非湿"的"戾气"致疫。古代医家通过对疫病发病规律和自然环境的观察，发现四时之气异常会引发疫病，《素问·本病论》提出了"三虚致疫"的观点，强调疫病发生的根本原因是正气虚、运气弱和人神失守。《类经》卷二十八《运气类·刚柔失守之义》则谓："四时不节，即生大疫。"刘奎继承了上述医家的观点，指出其患疫病因乃是"合天地人之毒气而瘟疫成焉"。天地人的致病因素即为《黄帝内经素问遗篇》中论述的天虚、人虚、邪虚，毒气瘟疫即感受"戾气"，综合而成的独特的病因学观点。

古人常言"大战之后必有大灾，大灾之后必有大疫"。疫病的发生多因人事之错乱，天时之乖违，尸气之缠染，天地人毒气之变蒸而形成，三者相互联系、相互影响。或者因起居无时，饮食不节，气虚体弱导致的正气虚弱而自行犯之。若是感染了这种不正之气，不论贫富贵贱，男女老幼，强弱虚实，沿门阖境都会感染，没有一人可以避免。

疫病学说形成于明清，乃由当时瘟疫流行情况所决定，明清时期由于战争和自然灾害，山东地区共发生瘟疫 209 次 [241]，其中明朝发生了 77 次，平均 3.85 年发生一次疫灾；清朝发生了 132 次，平均 2.02 年发生一次，可见不管从发生疫病的频率还是次数来看，清朝是远远高于明朝的。刘奎虽"周行海内，越历已深"，但作为山东医家，更多的是对家乡环境的熟悉，重视瘟疫发病的社会背景，认识到社会因素在瘟疫发病的重要性，他提出："凡凶年饥岁，僵尸遍野，臭气腾空，人受其熏触，已莫能堪……又焉得不病者乎！"明确瘟疫发病之因，则预防瘟疫有据，此为《松峰说疫》疫病预防的基础。

二、重视运气，把握规律

中医学最基本的指导思想是由"天人合一"构成的整体观，人与自然都在不断地运动、发展、变化着，自然界四时气候的变化是生物生长的重要条件，如果自然与人的关系遭到破坏，个体适应不了自然的变化即会产生疾病。《素问·天元纪大论》提出"天有五行御五位，以生寒暑燥湿风"，说明气候的产生与天体的运动变化密切相关。经过长期的观察实践，人们发现了天体运动的五运六气周期，联系到疾病发展的周期变化产生了运气学说。《黄帝内经》运气七篇结合古代的气象、历法、天文、物候等自然科学知识阐述了人体的生理病理变化及与自然的关系，分析了主气、客气的运行规律及六气客主加临来推演六气的变化，阐述了岁支、六气与温疫的关系。在一年六个时段中，火主两个时气，二火各分一火为少阴君火与少阳相火，温病的发生与二火关系密切，尤其是客气的君相二火，与君火不同，没有时间规律，变化剧烈，相比较而言人体较难适应。六气主客加临，主气上临君相二火，火热之邪盛行，易引起疫病的发生；君相二火司天、在泉，火岁相和，若不能正常变换、迁退，也容易引发疫病。

运气方法可以推测时令年运、风雨寒湿，水火为逆之年最有可能出现疫病的流行，因此可以做好疫病预防工作。刘奎主张以《黄帝内经》运气学说为基础预防疫病或者灵活运用五运六气理论调换君药。瘟疫为热毒之病，须行客运调换君药清之，如卷五《诸方·除瘟方》第一首方剂"松峰审定五瘟丹"，功擅防治时症瘟疫、高热谵语发斑，又解痘疹毒，并治暑月一切热证。以制甘草甲己年为君，甲与己合，化土之岁，土运统之，制甘草清脾土。其中甘草制成人中黄，瘟疫盛行时，加雪水和蜂蜜制丸，初感瘟疫用滚白水送服，大热时用凉水，不便时用大黄水，能祛疫。

《松峰说疫·五运五郁天时民病详解》篇，指出"治疫者，必先明乎化水、化火之微，客气、主气之异，司天、在泉之殊，致五郁六气之分途"，突出天地有五运之郁，以治郁为主，运用银翘解毒散"治水郁为疫，乃脾肾受伤，以致斑黄面赤，体重烦渴，口燥面肿，咽喉不利，大小便涩滞"。为我们提供了一条疫病防治思路，在疫气来时，综合气候变化、地理环境、老幼虚实、病位浅深，参以望闻问切，再辅以运气理论来预测疫情发生的可能性和变化趋势，通过"天、地、人"三者合参，把握疫病的发生发展规律，防患于未然。

[241] 姚伟，赵向东，王晓栋，等．试论晋唐、明清时期疫病预防外用方药的同异 [J]．中医杂志，2013，54（12）：1067-1070．

三、表里分传，三阳传胃

关于疫病的传变，刘奎以《伤寒论》六经辨证论治为基础，结合喻昌疫邪"直行中道，流布三焦"说和叶天士卫气营血辨证，完善了瘟疫六经治法，指出瘟疫具有表里分传、三阳传胃的传变规律。《松峰说疫·疫病有三种论》指出："夫瘟者热之始，热者温之终，始终属热症。初得之即发热，自汗而渴，不恶寒。其表里分传也，在表则现三阳经症，入里则现三阴经症，入腑则有应下之症。"瘟疫三阳经病，营郁热盛，热肯定会传到胃府，导致胃阳偏盛。三阳经中太阳在六经之表，首先感病，受病则卫闭而营郁化热；太阳之湿久而久之易在阳明化燥，卫阳遏闭，营热郁发；六经中，二阳在表，三阴在里，阳盛热，阴盛寒，而少阳居半表半里，因相火炎蒸，少阳经最易病火，往来寒热；因"三阴经气从阳化热，故但热而无寒也"，瘟疫始终以热为主，特别是邪在太阴和少阴。温病在太阴化湿为燥，在少阴则化寒为热，在厥阴则火郁而生热；三阳传胃发斑因卫盛而营衰，脾阴虚而胃阳旺，其里热发作，不拘在何脏腑，皆以泄胃为主。"伤寒瘟疫三阳症中，往往多带阳明者。手阳明经属大肠，与肺为表里，同开窍于鼻。足阳明经属胃，与脾为表里，同开窍于口。凡邪气之入，必从口鼻，故兼阳明症者独多。邪在三阳，法宜速逐，迟则胃烂发斑。或传入里，则属三阴，邪热炽者，令阴水枯竭，于法不治，此治之后时之过也"。《松峰说疫》根据瘟疫传变规律，为其病前预防和病后以防复发，奠定了基础。

四、固护正气，避其毒气

固护正气是预防疫病的基础。人体正气不足是疫病发生的内因和基础，异常气候变化是疫病发生的外在条件。《黄帝内经》强调疫病发生的根本原因是"三虚"，即人体正气虚、运气虚、人神失守。《素问·本病论》云："人气不足，天气如虚，人神失守，神光不聚，邪鬼干人，致有夭亡。"说明疫疠为病须具备三个条件，一是正气不足；二是"天虚"，即岁运不及；三是神气失守，加之疫邪干犯，导致发病。

《素问·刺法论》提出要"全神养真""避其毒气"，即以预防为主。若疫疠已患，首先振作精神，不必恐惧。同时可根据五运六气的推演规律，采取针刺的方法，针刺相应经脉的有关腧穴。另外，还可运用催吐法、药浴出汗、口服小金丹等各种手段进行防治。

《素问·刺法论》强调了"正气存内，邪不可干"，从而提示我们固护正气，增强抵御外邪的能力以预防疫病的发生至关重要。《黄帝内经》提出了调摄精神、顺应自然和固本藏精等颇具特色固护正气的重要原则。《素问·上古天真论》提出"恬惔虚无，真气从之，精神内守，病安从来"，《素问·四气调神大论》强调"故阴阳四时者，万物之终始也，死生之本也，逆之则灾害生，从之则苛疾不起，是谓得道"，《素问·生气通天论》论述了"苍天之气，清净则志意治，顺之则阳气固，虽有贼邪，弗能害也，此因时之序"，《素问·金匮真言论》则指出"藏于精者，春不病温"等，这些论述都强调了固护人体正气在预防疾病中的重要性。

后世医家在《黄帝内经》固护正气、预防疫病方面多有发挥。《景岳全书·杂证谟》云:"瘟疫乃天地之邪气,若人身正气内固,则邪不可干,自不相染。"吴又可指出"邪之所着,有天受,有传染,所感虽殊,其病则一。凡入口鼻之气,通乎天气。本气充满,邪不易入;本气适逢亏欠,呼吸之间,外邪因而乘之……若其年气来之厉,不论强弱,正气稍衰者,触之即病"。熊立品在《治疫全书》中也提到"若其人元气壮盛,精神强健,则正气充实,病气尸气无从侵入"。强调了人体正气强弱在疫病发生中的决定性作用,其观点与《黄帝内经》所阐述的防疫思想一脉相承。

正气抵御外邪能力是有一定限度的,疫疠之邪太甚或因病毒侵入太多,超出人体正气防御能力时,人体难免受病,故趋避邪气侵袭在预防疫病中非常关键。《素问·刺法论》在强调"正气存内,邪不可干"之后,紧接着就提到"避其毒气"。可见,重视人体正气在预防疫病中主导地位的同时,仍要强调"避其毒气"这一关键环节,《素问·六元正纪大论》所云"避虚邪以安其正"正说明其中要旨。

《松峰说疫》卷六《运气》指出疫病发生流行与六十年运气变化规律及运气的升降失常等因素密切相关,提示若能做到提前观察六气变化规律及运气升降往来失常的异常气候变化,"虚邪贼风,避之有时",对疫病就"可以预备""可以先防",达到更好的避邪效果。

第二节　刘奎疫病预防方法

疫病乃戾气所致,其发病可受环境、日常生活和情志等的影响,吴瑞甫在《中西温热串解》中言:"瘟疫者,感天地之厉气,厉气必夹时毒,或人烟稠密,居室不慎,饮食不洁,或天时不正,致相传染者多。"《素问·刺法论》亦曰:"不相染者,正气存内,邪不可干。"古代医家经过长期探索,已形成了一系列的预防方法,刘奎将之整合成一整套系列的疫病预防学。有效的方式和方法能够减少邪气感染的机会,增强体质和调节气机,对疫病的预防也十分重要。

一、守住鼻窍,控制发病

《素问·刺法论》中有"天牝从来,复得其往,气出于脑,即不邪干"的论述,刘奎释曰:"天牝,鼻也。老子谓玄牝之门。毒气从鼻来,可嚏之从鼻而出。"又云:"鼻受天之气,故曰天牝。瘟邪之气,自空虚而来,亦欲其由空虚而去,即下句'气出于脑'之谓也。盖邪气自鼻通于脑,则流布诸经,令人病瘟。气出于脑,谓嚏之,或张鼻以泄之,或受气于室,速泄于外,而大吸清气以易之,则邪从鼻出,而毒气自散,此却邪于外之法也。"此观点出自明代医家张景岳,《景岳全书》和《类经》中皆有论述,清初医家林之翰所著的《温疫萃言》等也引述了张景岳的这段注释,刘奎引录此段论述以作为自己疫病预防学的指导思想之一。刘奎赞同《医学心悟》的疫病发病认识，即"一人之病……染及合邑，此乃病气、秽气相传染，其气息俱从口鼻而入"，以为瘟疫"与伤寒不同者，初不因感寒而得，疠气自口鼻入，始终一于为热"。明确了瘟疫乃疠气自口鼻而入的发病学观点。

《灵枢·脉度》曰："肺气通于鼻，肺和则鼻能知臭香矣。"《素问·金匮真言论》曰："西方白色，入通于肺，开窍于鼻，藏精于肺。"鼻为肺窍，是肺与外界相通的门户，邪气可以通过鼻侵袭人体，清气同样也可以通过鼻进入肺进而颐养五脏。所以预防温疫首先需要守住鼻窍这一关，把疫气阻挡在鼻外。对于部分从鼻孔进入体内的疫气，轻者可以通过张鼻速泄法，重者应用探鼻取嚏法，将其再通过鼻窍驱逐出去。《松峰说疫》中记录了大量古代医家创立的行之有效、简便易行的瘟疫预防方法，如雄黄涂鼻、诸油涂鼻、药物塞鼻等，可阻挡疫气"夭牝从来"。而张鼻速泄法、探鼻取嚏等法，又使进入人体的疫邪"复得其往"，如此可有效地截断疫邪侵入途径，从而为现代传染病的预防提供有益的借鉴。

二、截断病源，避免感染

刘奎根据《素问·上古天真论》"虚邪贼风，避之有时"与《素问·刺法论》"避其毒气"的理论，提出了具体的避邪防疫方法。

1. 远离病邪

首先要注意远离病邪环境，避免接触患者之物，包括衣服、饮食、器皿等，尽量不在疫病流行的场所滞留过长时间，而且还要控制好患者，避免患者与他人接触。合理处理患者所用之物，总结为"瘟疫不染方"，即"将初病患贴身衣服，甑上蒸过，合家不染"。凡入瘟家，用香油、雄黄、苍术末涂鼻，纸条探嚏，若无药，则饮雄黄酒一杯，只抹雄黄于鼻孔，则不染。刘奎还倡导用闭气之法来预防瘟疫，"用舌顶上腭，努力闭气一口，使气充满毛窍，则不染"。

若想远离病邪，除注意守住鼻窍外，还要重视邪从口入，"瘟疫之邪则直行中道，流布三焦，上焦为清阳，故清邪从之上入。下焦为浊阴，故浊邪从之下入"。"口气通于地，故中水土之邪者，为饮食浊味，从口舌而下入于阴"。故首先要注意饮食卫生，其次要注意口腔卫生，如《松峰说疫·避瘟方》所载福建香茶饼，以沉香、白檀、儿茶、粉甘草、麝香、冰片等药共为细末，糯米汤调，丸黍米大，噙化，"能避一切瘴气瘟疫，伤寒秽气"。

2. 早期治疗

《金匮要略·脏腑经络先后病脉证第一》曰："适中经络，未流传脏腑，即医治之。"指出若稍有不慎，感受外邪，应在外邪刚侵犯到经络，尚未内传到脏腑的时候，就及时进行治疗。刘奎也非常注重早期治疗，他认为必要时可以截断卫气营血的传变，在疫病初期"重用清热解毒之法"，用金豆解毒煎方，其中六味药物均为解毒轻剂，要快速有效地截断病源，守护好气分。邪气入营就开始凉血化瘀，不用等到入血分了才开始凉血散血，尽早防变，避免出现血分危证，"营卫既通，乘势追拔，勿使潜滋，方为尽善"，如"瘟疫六经治法"中，除少阴经注重大滋肾阴而未用泄热凉营之芍药、牡丹皮外，其他诸经证，包括阳明腑证，皆配伍牡丹皮、芍药，以"泄热而凉营"。这样不仅可以护固正气、防治损耗，还可以防止病情的进一步恶化。

3. 截断病源

刘奎指出防治温疫时须仔细诊察，望闻问切，查其脉症寻求病邪的根源，瘟疫遣方用药时凡见一症必出一法。遇体实者，用攻药单刀直入，批隙导窾，遇体虚者再辅以补气药。将截断病源辨病用药与卫气营血辨证相结合，提出"不失时机地清营凉血""早用苦寒泻下"，并附病案一例：其子刘秉锦因感受冬时热疫，四肢行走疼痛，用痹证的治法治疗没有效果，遂用金银花、草节、羌活、防风、薄荷等凉散解毒之品，三四十剂即痊愈，后来才知道是疫病。

三、切断途经，控制传播

人和自然是一个统一的整体，自然的任何变化对人体都会造成影响。气候乖戾，疫疠之气横行极易引起瘟疫流行。对外界环境进行净化能够起到预防瘟疫的作用。刘奎提出的环境净化主要包括居住环境的净化和饮水环境的净化两个方面。

1. 居住环境

刘奎发现瘟疫主要是由"口鼻而入"或相互接触所致，其性毒烈，不同于六淫，结合发病特点应采取隔离、消毒等防疫措施。这些见解，对预防疫病的发生提供了理论依据。净化居住环境以防疫在明清时期表现最为突出，得到较大发展。

（1）隔离预防

隔离致病源是有效预防疫病相互染易的基础。关于隔离预防的思想，清代各医家的认识较深入，包括清洁居住环境、不接近病鼠和瘴气、积极洗手以及闭气入病家等。清代王士雄在《随息居重订霍乱论》中云："人烟稠密之区，疫疠时行，以地气既热，秽气亦盛也……当此流离播越之时，卜居最宜审慎。住房不论大小，必要开窗通气，扫除洁净。"《鼠疫约编》亦云："避之之法，当无事时，庭堂房屋洒扫光明，厨房沟渠整理洁净。房间窗户通风透气，凡黑湿处切勿居住。闻近邻有鼠死，即要时时照察。埋鼠时掩鼻转面，勿触其气。如误触其气，急取逆风吹散之，此《内经》所谓避其毒气、天牝从来、复得其往之法也。并宜时常用如意油拭鼻，以避邪气。"关于瘴气，鲍相璈在《验方新编》中指出"凡云、贵、两广等省地方，忽有一股香味扑鼻，即是瘴气，断不可闻，以免发病"。对于已患病者应予以隔离，避免相互染易。对医家入病家诊视，鲍氏提出了"辟瘟防护保身良法"，即"每看病完毕即洗手……至病家行坐莫离客位"。而刘奎在《松峰说疫》中提出万一要入病家可用闭气的方法，"入病家不染，用舌顶上颚，努力闭气一口，使气充满毛窍，则不染""凡探病诊疾……其相对坐立之间，必须知其向背，行动从容，察位而入方妙"，对于预防传染疫病很有帮助。

（2）空气消毒

刘奎所言另一个重要传播途径，就是经历了大型的战争动乱或灾荒疫病之后，"凶年饥岁，僵尸遍野，臭气腾空，人受其熏触"，导致百姓和士兵的大量死亡，常常因尸骸暴露在空气中或浸泡在河流里而污染空气和水源，使附近地域居住的人、救治患者的人整日处在臭秽之气中，这种情况有可能引发更大的疫情。所以要及时处理尸体，远离人群聚集处，将患疫死者尸骸焚烧埋葬，防止疫病继续传染，同时佩戴或熏烧一些避瘟方药，避免感染臭秽之气而得病，对疫病预防起了积极的作用。

刘奎云："人在气交之中，如鱼在水。一毫渣滓混杂不得，设川泽泼灰、池塘入油，鱼鲜有得生者，人受疫气何以异此？"清代朱增籍承其说续论云："人在气交之中，呼吸吐纳，清浊混淆。中其毒者，率由口鼻入。口气通地，鼻气通天，口鼻受邪，直干肺胃，稽留气道，蕴蓄躯壳，病发为疫。"空气消毒对于瘟疫的预防尤其重要。

古代人们普遍认为瘟疫是上天所降或鬼神作祟，因此有"天行""鬼疰""传尸"等称，他们认为香、火和烟是能与神灵沟通的桥梁，因此每逢节日或遇到疫灾时就会用烧火、焚香等方式祈求神灵保佑、除疫消灾。佛教、道教等认为，天然香料吸收了天地精华与自然灵性，可以通过焚香、佩戴香囊及香汤沐浴以清净身心、防治疾病。天然香料即指降香、檀香、白芷、沉香、木香、柏叶等芳香植物，其中大部分也是中医常用的治疗药物。古人为驱逐蚊虫、净化空气，故将具有浓烈芳香气味或特殊气味的植物焚烧，运用烟雾来预防疫病。焚香可净化空气，祛除疫疬之气，增强人体的免疫力，有虽逢染疫之人而不得相传的效果。

随着人们的认识不断深入，人们逐渐提出了"邪气""邪毒""疫毒""时气""乖戾之气""秽浊之气"等侵袭人体而致疫，摒弃了神鬼之说。但烧熏作为预防疫病的一种方法，仍得以保留并发扬光大，烧熏的药物主要是芳香类药物。焚烧及佩戴芳香药物仍用于防治疾病及养生保健，尤其在防治传染性疾病方面。《周礼·秋官》记载有用莽草、嘉草等烧熏驱蛊防病的方法，"凡驱蛊，则令之""除毒蛊，以嘉草攻之""除蠹物……以莽草熏之，凡庶蛊之事"。在敦煌石窟中保存着一幅"殷人薰火防疫图"，描述了殷商时代以火燎、烟熏方法来杀虫、防疫的情景。汉代《华佗神方》中有用焚烧安息香治疗牛疫，吸之即愈。晋代《博物志》记载，汉武帝时长安及宫中大疫，弱水西国献香，烧之以辟疫气，宫中病者登日并瘥，长安中百里咸闻香气，芳积九十余日，香犹不歇。《肘后备急方》首载焚烧以雄黄、雌黄为主药的芳香药物组成的丸散剂太乙流金方、虎头杀鬼方以辟疫，此方法亦被唐代的《千金要方》《外台秘要》等引用。宋代洪刍在《香谱》中详细介绍了多种香药的产地、形状、气味、入药可治之病证。

明代徐春甫在《古今医统大全》中记载："治天行时气，宅舍怪异，降真香烧焚，大避邪气，屡验。"《遵生八笺》中记载有多种番国献香如月支香、鹰嘴香、百濯香、石叶香等，可焚之辟疫。《本草纲目》中有多处记载，凡疫气流传，可取苍术、艾叶、白芷、丁香、硫黄、樟木等单味药物及多种香料药物于房内混合焚烧，进行空气消毒辟秽。《文堂集验方》载"避瘟丹",焚烧祛疫,端午除夕,宜多焚之。《本草纲目拾遗》中将白芷、细辛、猪牙皂角、薄荷、冰片、干烟丝等制成鼻烟,时时嗅之以辟疫。

刘奎在治疫病的过程中对这类药物多有使用,其中尤多用降真香,他认为降真香是预防瘟疫的最佳烧熏药物,"天行时气,宅舍怪异,并烧降真香有验",并自定"苍降反魂香",用苍术、降真香各等份,共末,揉入艾叶内,绵纸卷筒,烧之,除秽祛疫。

(3)蒸煮消毒

蒸煮消毒是将衣物等放入沸水或蒸笼中进行蒸煮以达到消毒目的的一种方法。明清时期,人们就认识到衣服、器物可以传播疫病,蒸煮法被各医家广泛用于疫病的预防。刘奎《避瘟方》载"瘟疫不染方",即"将初病患贴身衣服,甑上蒸过,合家不染",并进一步强调"凡有疫之家,不得以衣服、饮食、器皿送于无疫之家,而无疫之家亦不得受有疫之家之衣服、饮食、器皿"。

(4)消灭虫害

积极消灭虫害,可切断传播媒介,防止疾病流行。

刘奎发现瘟疫流行与蚊蝇等物有关,"凡瘟疫之流行,皆有秽恶之气,以鼓铸其间。试观入瘟疫之乡,是处动有青蝇,千百为群"。他充分认识到蚊、蝇、鼠、虱等动物对于疫病的流行发展起着推波助澜的作用。苍蝇是战乱、灾害饥馑和瘟疫流行期间疫病的主要传播媒介,故提出逐蝇祛疫法。

刘奎在《松峰说疫·避瘟方》"逐蝇祛疫法"中记载了其经历的瘟疫,其云:"忆昔年,入夏瘟疫大行,有红头青蝇千百为群,凡入人家,必有患瘟疫而亡者。后传一法,用铁盆不拘大小,纳白矾四两,用滚水倾入盆内,令满,将矾化开,次以口含火酒,连喷三口于盆内,又取桃核一枚,割两头,令通去仁,用纸包枪药少许,塞桃核空壳内,用红线绳一根,穿入核内,将红线为弦,取桃枝缚作一弓,安于铁盆中。凡水内,弓背在下,弓弦向上。再用桃木作箭三枝,插于盆外,青蝇自当远避,举家即免瘟病。其盆随便安于宅之僻处,经岁莫动,相传极效。"在当时的条件下,其对消灭传染源作出了积极的努力。

2. 饮水卫生

水是人体的必需物质,对人体的健康至关重要。有些瘟疫特别是消化道疫病与水源密切相关,瘟疫预防中尤其注重饮水环境,在《肘后备急方》中就有屠苏酒药渣及大豆、小豆投井中等相关内容。但明确的对于饮用水消毒以防疫的中药材处理直到明清时期才明确下来。

早在《神农本草经》就记载贯众"味苦,微寒。主腹中邪热气,诸毒,杀三虫"。《新修本草》和《本草纲目》中亦记载其功用如此。《神农本草经》记载矾石"味酸,寒。主寒热泄痢,白沃,阴蚀,恶疮",《新修本草》言矾石"今出益州北部西川,从河西来。色青白,生者名马齿矾。已炼成绝白,蜀人又以当硝石,名白矾"。《本草纲目》认为其"辛,大热,有毒……主治……腹中坚癖邪气"。直至明清,二者才被明确提出用于防疫。明代王肯堂认为"用贯仲浸水用之"可"治时疫不相染";清代吴世昌在《奇方类编》中载以"大管仲二枚,放水缸内,加白矾少许,日逐饮之,不染"。鲍相璈、丁尧臣亦记载此方在防疫中的功用同上。或如刘奎所说直接"以贯众浸水用之,或苍术浸水用",亦有防疫的作用。

黑豆亦用于防时疫传染,清代鲍相璈在《验方新编》中记载瘟疫流行可"五更时投黑豆一大握于井中,勿使人见,凡饮水家俱无传染。若食河水之处,各家于每日清晨投一撮于水缸内,全家无恙"。这与刘奎《松峰说疫》所载方法"时瘟疫流行,水缸内每早投黑豆一握,全家无恙。五更潜投黑豆大握于井中,勿令人见,饮水,家俱无恙"一致。

《本草纲目》井华水下记载了赤小豆"厌禳瘟疫腊旦除夜,以小豆、川椒各七七粒投井中,勿令人知,能却瘟疫。又法:元旦以大麻子三七粒,投井中"。刘奎在《松峰说疫·避瘟方》中亦说:"以赤小豆、糯米,浸水缸中,每日取水用。"或与麻子同用,"元日,用麻子三七粒,赤豆七粒,共撒井中,避瘟"。

《新修本草》认为蜀椒"味辛,温、大热,有毒。除五脏六腑寒冷,伤寒,温虐,大风,汗不出,心服留饮,止肠澼下利……鬼疰,蛊毒",刘奎用之以辟疫,"腊日之夜,令人持椒卧井旁,无与人言,纳椒井中,可除瘟病。一方:除夜取椒廿粒行之"亦可。

综上,自明清开始一系列的药物开始用于饮用水环境的调节以辟邪防疫,使用较多的药物有贯众、白矾、赤小豆、黑豆、蜀椒等。

四、培植正气,增强体质

培植正气,增强抵御外邪的能力可以预防疫病的发生。《黄帝内经》提出了调摄精神、顺应自然、节制饮食和固本藏精等几个颇具特色的方面来固护正气以预防疫病。《素问·金匮真言论》曰:"藏于精者,春不病温。"刘奎释云:"松峰曰:藏精者,百病不生,岂第不病温而已哉!"并分析其致病特点,"冬不藏精,相火升泄,伤其寒水闭蛰之气,火旺水亏已久,及春夏感病,卫闭营郁,寒水愈亏,故受病即发热作渴而不恶寒也""冬不藏精,水亏火泄,春夏感病,更值火旺水虚之候。其经贯肾络肺而系舌本,故口燥舌干而渴"。体现了其注重护固正气来预防疫病的方式。培固正气可以有效地提高机体抵御疫邪入侵的能力,使疫邪不能侵犯人体,即使感受了疫邪,也能抗御疫邪的长驱直入,使病邪轻微,易于诊治。张仲景的养生思想介绍了具体的防疫措施,《金匮要略》提出了"更能无犯王法、禽兽灾伤;房室勿令竭乏,服食节其冷热苦酸辛甘,不遗形体有衰"等论述。要注意不触犯国家法令而受鞭打,避免禽兽伤害,做到房事有节,衣着冷热适中,饮食五味调和,不能让以上因素侵扰身体使机能下降。《备急千金要方》认为瘟疫"虽不能废之,而能以道御之。其次有贤人,善于摄生,能知撙节,与时推移,亦得保全。天地有斯瘴疠,还以天地所生之物以防备之,命曰知方,则病无所侵矣"。汪机云:"或瘟疫时气,一州一县,无问大小皆病者,斯固气运自然,

若我真元气实，起居有时，动作无相冲冒，纵使瘟疫之作亦微。"《景岳全书·杂证谟》
云："瘟疫乃天地之邪气，若人身正气内固，则邪不可干，自不相染。"《奇效良方·伤
寒门》云："论曰：人生天地之间，借气血以全真原，故天无一岁不寒暑，人无一日
不忧苦，故有天行瘟疫之病，且伤寒冬令为杀厉之气，善调摄者，严寒之时，行住坐
卧，护身周密，不犯寒毒，或房劳之人，辛苦之徒，当阳闭藏，而反扰动，致使斯病
而作。"

刘奎继承并发展了《黄帝内经》及前代医家的预防思想，指出瘟疫"皆因起居无
时，饮食不节，气虚体弱，自行犯之，非寒暑之过""瘟疫乃天地之邪气，人身正气
固，则邪不能干，故避之在节欲节劳，仍毋忍饥以受其气"。即保养正气是预防瘟疫的
关键，他广泛吸收了前代医家行之有效的防疫方法，并在实践中加以应用，其具体方
法有：

（一）顺应四时

顺应四时阴阳的变化是中医预防学的重要思想，《黄帝内经》指出不同的季节养生
保健的重点也应有所不同，如《素问·四气调神大论》云："春夏养阳，秋冬养阴，以
从其根"，若不顺应四时规律，"逆其根，则伐其本，坏其真矣。故阴阳四时者，万物
之终始也，死生之本也，逆之则灾害生，从之则苛疾不起，是谓得道"。《素问·生气通
天论》论述了"苍天之气，清净则志意治，顺之则阳气固，虽有贼邪，弗能害也，此
因时之序"。《韩氏医通》言："天地万物，气成形也。不位不育，病之时也。人之养气
践形而致中和者，医之道也。失而至于针砭、药饵，第二义矣。"强调调和阴阳、顺应
四时的重要性。

四时寒暑不节失于调摄极易致内伤不足而易患病，如《素问·阴阳应象大论》云：
"冬伤于寒，春必温病；春伤于风，夏生飧泄；夏伤于暑，秋必痎疟；秋伤于湿，冬生
咳嗽。"张景岳在《景岳全书》中对瘴气致病的原因提出了"凡劳疫伤饥之人，皆内伤
不足者也；所谓邪气伤虚不伤实，同一理也"，与逆于四时致正气不足以患疫病的观点
相应。顺应四时是摄身的前提条件，正如《素问·四气调神大论》曰："圣人春夏养阳，
秋冬养阴，以从其根，故与万物沉浮于生长之门。"失四时阴阳者，失万物之根也。所
以顺应时节养生是预防瘟疫乃至其他疾病的根本，正如刘奎所谓"大凡四时调养，务
在得中，服药吐纳，以生正气"。

（二）调理起居

《松峰说疫》强调"房中不可烧诸香，只宜焚降真""衣被不可太暖，宁可稍薄，
唯足宜常暖""风能解热清凉，有涤疫之功，正疫家对症妙药，不必垂帘密室"等。自
然环境的变化，可影响人体的正常生理功能，自身阴阳相作，饮食起居，更要合乎自
然节律。灾疫之年，草木失其常态，通过观察自然的异常变化，调理起居，避寒避暑，
顺应四时的变化，可有效提高人体自身的抵御疫邪侵袭的能力。

刘奎认为"四时有非常之化，常外更有非常。四时有高下之殊，殊中又分高下。

百步内晴雨不同，千里外寒暄非一"，而"瘟疫乃天地之邪气，若人身正气内固，则邪不可干，自不相染。故避之之法，惟在节欲节劳，仍勿忍饥以受其气"。他还认为"想心如日等法，盖胆属少阳，为中正之官，少阳气壮，则藏气赖以俱壮，而邪不能入，此强中御邪之法也。凡探亲诊疾，事有不容己者，但知此诸法，则虽入最秽之地，自可保其无恙"。说明要有效预防疫病必须调摄起居，节欲节劳。

（三）调理饮食

脾胃为后天之本，气血生化之源，人体赖之以增强正气，抵御外邪。起居劳作，无不关乎饮食，饮食五谷入中焦，脾胃运化则精气流备，阴阳升降有序。水谷受纳土旺健运，气血生化则泉源不竭，营卫周身则疫气难侵。养成良好的饮食习惯，顺应四时节令从而进补发陈。"安身之本，必资于食"。故而，调节饮食习惯在防疫方面极其重要。

调理饮食，首先要防止食用腐败有毒食物。病从口入，变质和受污染的食物也会传染。《论语》载"鱼馁而肉败，不食；色恶，不食；臭恶，不食""祭肉不出三日，出三日，不食之矣"。《金匮要略》论述了因食物不洁引发的各种后果，如"秽饭馁肉臭鱼，食之皆伤人""凡蜂蝇虫蚁等，多集食上，食之致瘘"。《备急千金要方》指出："勿食生肉伤胃，一切肉唯须煮烂。"宋代庄绰《鸡肋篇》强调："纵细民在道路，亦必饮煎水。"

其次，应节制食量。孔子曰"食无求饱"，《素问·痹论》曰："饮食自倍，肠胃乃伤。"《松峰说疫》提出病时病后"食莫过饱，尤忌鱼肉""愈后半月，不可食韭，忌饮烧酒"。王士雄在霍乱预防中提倡不可过饱，"因近人腹负者多，厚味腊毒，脏腑先已不清，故秽浊之邪，易得而乘之，同气相求，势所必然之事"。

再次，宜清淡饮食。《松峰说疫》提出"愈后半月，不可食韭"。王士雄认为："无论贫富，夏月宜供馔者，冬腌干菜、萝蔔、芹笋、凫茈、丝瓜、冬瓜、瓟瓠、豇豆、紫菜、海带、海蛇、大头菜、白菜、蒜菜及绿豆、黄豆所造诸物，人人可食，且无流弊。"

此外，还要注意口腔卫生，如《松峰说疫·避瘟方》中提到噙化福建香茶饼，能"避一切瘴气瘟疫，伤寒秽气"。

饮水则要遵从《本草纲目》的观点，"凡井水有远从地脉来者为上，有从近处江湖渗来者次之，其城市近沟渠污水杂入者成硷，用须煎滚，停一时，候硷澄乃用之"。

适度饮酒是摄身预防瘟疫的有效措施。饮屠苏酒被历代各家所推崇，鲍相璈在《验方新编·辟烟瘴法》中言"凡有瘴气之处，饮食不可过饱，每日须饮酒数杯，不饮酒者亦勉强饮之，可辟瘴气。有三人早行山雾中，一死，一病，一安然无恙。后乃知死者过于食饱，病者系空腹，无恙者饮酒也"。他还认为饮雄黄酒更佳，"入瘟病家看病，能饮酒者须饮雄黄酒，不能饮者食大蒜"也可。由此《松峰说疫》直言"烧酒、大蒜疫疠盛行所不可缺"，刘奎还自创了姜酒、姜豉和白术浸酒、椒柏酒、松毛酒、羹食配茜根煎液等食疗、酒疗方法。如松毛酒可避五年瘟，"避瘟不染，稞米为末，顿服之""三月三日,取黍面和菜做羹食""预解疮疹,茜根煎汁,入少酒服。时行疮疹正发时,服此则可无患",为饮酒摄身防疫提供了众多的选择。同时刘奎又反对病愈后饮酒,他认为病愈后半月"忌饮烧酒",以防复发。酒性温烈,少饮可发散外邪,可用于防疫,但是其性湿热,不可过饮,夏季尤其不可多饮。

《松峰说疫》提出了病时病后食莫过饱,尤忌鱼肉,不可食韭,忌饮烧酒。平时饮食应注意五味调和,食不厌精,脍不厌细,荤素合理搭配,不嗜肥甘厚腻,大渴毋大饮,大饥毋大食。为现今临床在食疗预防疫病方面提供了思路,可结合众多药膳,毋过补、妄补,因人、因时制宜,调理自身的阴阳偏盛偏衰,通利气血以强身健体。

(四)调摄七情

《黄帝内经》非常重视人的情志活动与身体健康的关系,提出了七情内伤为致病的主要因素之一。关于情志失调对身体影响的具体讨论,在《黄帝内经》中随处可见。如《素问·举痛论》云:"怒则气上,喜则气缓,悲则气消,恐则气下……惊则气乱,劳则气耗,思则气结……悲则心系急,肺布叶举,而上焦不通,荣卫不散,热气在中,故气消矣……惊则心无所倚,神无所归,虑无所定,故气乱矣……思则心有所存,神有所归,正气留而不行,故气结矣。"《灵枢·本神》曰:"愁忧者,气闭塞而不行。"可见,情志失常不但可致病,而且病后可因情志刺激而使病情加重,影响治疗效果;愈后可因情志异常而复发,影响疾病康复。故《素问·上古天真论》云:"恬惔虚无,真气从之,精神内守,病安从来。"《素问遗篇·刺法论》强调"全神养真"等。可见,保持神志安宁、心情舒畅是非常重要的,它可以使正气旺盛,抗病能力增强。

情绪失畅易导致气机郁滞、营卫失调、脏腑功能失常而易患疫病。明代王肯堂在《医学穷源集》中云:"愚谓避疫之法,无过塞精固气,寡欲清心,为渡世之津梁,御灾之秘钥……若疫将发而思豫却之方,当求诸运气及人事所以化疫之由,而折其胜气,资其化气,乃克有济。"《松峰说疫》卷一提到"家有病患……从口鼻入,故宜清阳明,舒郁结,兼理劳伤为要",强调了调畅情志的重要性,精神内守,方能避免五志失常,以增强抵御病邪的能力。《验方新编》云:"至病家行坐莫离客位,切不可起贪淫邪念之心。"强调不可心动神摇,致气机失调而染疫病。应时刻保持宁静、乐观的心态,可以起到维护体内气机活动的升降出入,五脏气机和畅,既可以上行清气、下降浊气,合营卫以固表,又可以护元真以藏精。情绪得以调和,气机和畅,鼻窍通利,则肺气通畅,功能得以发挥,五脏六腑气机调和,水津四布,精气运行。如果五志失常,情绪失控,精神不守而出窍,气机逆乱而郁闭,五脏不和,则疫邪毒气易侵袭致病。

另外,在当时的历史条件下,《松峰说疫》还有一些带有迷信色彩的防疫认识,强调巫医、灵符的所谓治疗作用。对这些内容,今天应加以客观分析,在肯定其颂扬医生美德或带有一定心理安慰等作用的同时,更应注重其对疫病采取系统、正规的防治措施。

(五)适度劳逸

劳动是人类生存和发展的第一需要,运动可以直接作用于气血,促进气血流动,也可激发脏腑的活力，进而增强体内正气。但过劳则耗散其真，伤气败血，损伤正气。故应劳逸结合，调畅适度。华佗认为："人体欲得劳动，但不当使极尔，动摇则谷气得消，血脉流通，病不得生。"《备急千金要方》云："养性之道，常欲小劳，但莫大疲及强所不能堪耳。"就是说既不可过于劳作，亦不可过于安逸，要劳逸结合。平时锻炼身体，应根据年龄、体质不同选择适合自己的运动项目。《松峰说疫》云："瘟疫乃天地之邪气，人身正气固，则邪不能干，故避之在节欲、节劳。"因此要藏精固本，注意劳逸结合。"劳则气耗"，劳力太过，则气少力衰，精神疲惫；劳心太过，则阴血暗耗，心神失养。因此"过劳"对人体造成的危害不可小视。"凡伤寒瘟疫其不可治及难治者，必属下元虚症"，需节房事、不可劳倦过度。

（六）固本藏精

"精"藏于肾，是构成人体、维持生命和繁衍后代的物质基础。中医学将其称为"先天之本"。因此，保持肾精充盛，历来被医家高度重视。《素问·金匮真言论》云"藏于精者，春不病温"，盖"精者，身之本也"，冬不藏精者，耗损人体正气，可能会降低机体免疫能力，使疫邪易于侵袭。朱丹溪持戒色欲保阴精的观点，如《格致余论》云："古人谓不见所欲，使心不乱。夫以温柔之盛于体，声音之盛于耳，颜色之盛于目，馨香之盛于鼻，谁是铁汉，心不为之动也？"对此需要采取的养生措施主要是"去欲主静"，要怡养寡欲，恬惔虚无，以聚存阴精，不使相火妄动。而张景岳则认为阴与阳是一个统一体，阳常不足，阴本无余，阳可以起到主导作用，提出"阳强则寿，阳衰则夭"的观点。在强调阴精的重要性的同时，更需要重视阳气的作用，提出了著名的补肾原则"善补阳者，必于阴中求阳，则阳得阴助而生化无穷；善补阴者，必于阳中求阴，则阴得阳升而源泉不竭"。这个原则为后世应用补肾养生法提供了宝贵的借鉴经验。

尤应注意节制房事，若恣情纵欲，房劳过度，便会"耗伤肾精"，动摇根本，导致阴阳失调，百病丛生。《素问·上古天真论》曰："醉以入房，以欲竭其精，以耗散其真，不知持满，不时御神，务快其心，逆于生乐，起居无节，故半百而衰也。"《备急千金要方》云："恣情纵欲，命同朝露。"故而重视肾精与肾气的保养，是保护身体正气，免受疫邪侵入的重要思想。明代万全《万氏家传痘疹心法》认为节制寡欲是养生的根本，性生活的过程会导致肾精的外泄，"养心莫善于寡欲"，提醒我们绝对不可纵欲，"交接多，则伤筋，施泄多，则伤精"。但"寡欲"不是禁欲，这也要坚持适度的原则，以第二天是否精神饱满，身心愉悦为客观标准。《松峰说疫》中也对保精节欲进行了论述，其云"夫精者，身之本也，故藏于精者，春不病温""凡人房事，必撮周身之精华以泄……欲事频数，势必积损成劳，尪羸损寿"，所谓"伤寒偏打下虚之人"说的就是纵欲过度的"下虚之人"往往容易被伤寒病邪所侵犯。可见，在瘟疫流行期间，保精节欲是非常必要的。故刘奎认为对于瘟疫"避之在节欲"，病后则"忌房事"。

（七）气功养生

古代人们生活条件较差，为增强体质，抵御病邪，按摩、导引等养生方法逐渐产生，这些运动的特点就是把人的精神、形体、气息三者能动地结合起来，对机体施以整体性影响，以强身防病。《素问·异法方宜论》曰："其病多痿厥寒热，其治宜导引按跷"。《养生方》以及《却谷食气》是现存最早的气功导引文献，主要记载了四时导引食气的方法。"导引则可以逐客邪于关节，按摩则可以祛邪淫于肌肉"，说明按摩、导引作为养生防病和治疗疾病的手段，可以锻炼身体，延年益寿。张仲景重视摄生防病，在疾病未发之前"四肢才觉重滞，即导引、吐纳、针灸、膏摩，勿令九窍闭塞"，这体现了未病先防，有病早治的疾病预防思想。汉末华佗借鉴了古代导引法，通过观察禽兽的动作特点而创编了"五禽戏"。葛洪重视导引，他认为疾病要防治于先，"圣人消未起之患，治未病之疾，医之于无病之前，不追于既逝之后"。同时，葛洪认为"导引疗未患之疾，通不和之气，动之则百关气畅，闭之则三宫血凝。实养生之大律，祛病之玄术矣"。而养生以延年益寿，还须自年少与壮时谨慎摄养，否则若"恃年纪之少壮，体力之方刚者，自役过差，百病兼结，命危朝露，不得大药，但服草木，可以差于常人，不能延其大限也"，阐明了养生与延寿的密切关系。《诸病源候论》中收录了采用"导引"防治疫病的方法，如"常以鸡鸣时，存心念四海神名三遍，辟百邪止鬼，令人不病""延年之道，存念心气赤，肝气青，肺气白，脾气黄，肾气黑，出周其身，又兼辟邪鬼。欲辟却众邪百鬼，常存心为炎火如斗，煌煌光明，则百邪不敢干之，可以入温疫之中"。

至于气功防疫，早在《素问·刺法论》中就提出了气功导引避疫之法，即著名的"防疫五法"中的"存想法"和"吐气法"，后为《诸病源候论》等所沿用，并加以发展。《松峰说疫》中载录的闭气法、吐纳法、腹式呼吸法等，基本是沿用前人所创方法。

第三节　刘奎疫病预防技艺

《诸病源候论》反复强调疫病可未病先防，"须预服药及为法术以防之"。古代先民和医者经过长期的探索和研究，逐渐形成了中医学预防方法体系。中医学的预防技艺十分丰富，刘奎疫病预防学体系中涉及的预防技术可以分为药物预防和非药物预防两大部分。药物预防又可分为内服法和外用法两类，其中外用法在疫病预防中应用得最为广泛。刘奎用的外用法主要包括悬挂、佩戴、烧熏、涂抹、塞鼻、取嚏、点眼、涌吐、粉身或洗浴等多种方式。

一、药物预防

孙思邈认为疫病是可以用药物进行防治的，《备急千金要方》云："天地有斯瘴疠，还以天地所生之物防备之，命曰知方，则病无所侵矣。"《临证指南医案》云："未受病前，心怀疑虑，即饮芳香正气之属，毋令邪入，为第一义。"刘奎强调"于未病前，预饮芳香正气药则邪不能入"。

古代医家发现了大量可以用于疫病预防的药物，并在此基础之上创制了许多行之有效的方剂，如《素问·刺法论》中就记载用小金丹预防疫病；葛洪在《肘后备急方》中，列举了数首"辟瘟疫""辟天行疫病"的方剂；《诸病源候论》明确提出了对伤寒、时气、温病等可"预服药"以预防；孙思邈认为"天地有斯瘴疠，还以天地所生之物以防备之"，其《备急千金要方》载有数十首治瘟、辟瘟方剂；明代张景岳则用"福建茶饼"进行口腔消毒，以防病从口入；李时珍提出常食大蒜可预防疫痢、霍乱等病。现代中医疫病学研究虽然不断深入，"而对于瘟疫的预防方药，则基本没有涉及……实际上，历代医家在防治瘟疫中积累了极其丰富的临床经验，其防治思想大多体现在方药的运用上"[242]。因此，对刘奎著作中所涉及的药物预防内容的研究，愈发显得十分迫切。本著从其来源、剂型、炮制、药物功效、作用原理、应用方法和注意事项以及与其他药物配合应用等方面进行系统整理，以了解刘奎疫病预防药物的学术渊源和临床应用，并预判药物防疫的发展趋势，为当前中医疫病预防提供参考。

（一）药物预防概况

《松峰说疫》总结了历代中医以及民族医学中的疫病预防方法，辑为"避瘟方"一章，是瘟疫诸著作中独一无二的，共载方 65 首，较之《备急千金要方》载方 25 首、《太平圣惠方》载方 26 首，大有发展。

"避瘟方"一章所载 65 方中共计用药 116 味。其中有 26 首方剂指出在特定的时间内服药、焚烧、悬井、沐浴可以达到预防瘟疫的效果，另有 5 首方剂指出了特定的采药时间、8 首方剂指出了特定的制药时间。

"避瘟方"一章所载 65 方中除一方为煮烧病人衣物、一方为闭气进入患者家中外，其他 63 方共涉及 10 种用法，即内服、熏烧、佩戴、嗅鼻、取嚏、纳鼻中、悬挂于庭帐、置于水缸及井中、探吐、沐浴。在这 10 种方法中，27 方采用内服法、16 方采用熏烧法、9 方采用悬挂佩戴法、8 方采用置放于水缸及井中、6 方采用悬挂于庭帐中，其他方法使用次数较少。其中 8 方采用了多种用法，如十物虎头丸，既可内服，又可佩戴、悬挂于房中；太乙流金散，既可以焚烧，又可以佩戴于心前、悬挂于房中；苍术汤，既可以内服、沐浴，又可以焚烧等[243]。

（二）内服预防药物

内服药物防疫法是指将适宜药物经过一定的加工处理（包括捣、泡、煎、调、腌、蒸、炒等），通过消化系统吸收进入人体脏腑和血液循环系统，改善人体的内环境，从而提高人体免疫力，达到防疫目的一种防疫方法。内服药物预防疫病分为单味药和多味中药，可根据患者个体的差异制备成不同的剂型。剂型呈多样性，有散剂、丸剂、

[242] 刘军. 瘟疫防治及其文献研究 [J]. 吉林中医药，2009，29（9）：825-826.

[243] 刘毅.《松峰说疫》疫病预防思想研究 [D]. 山东中医药大学，2018：21.

汤剂、酊剂、膏剂以及药汁等。药物内服是疫病预防的重要方面,《松峰说疫》中将内服药物分为单味药物和复方良方。

1. 单方

单方是指仅由一味中药组成的方剂,因其组成简单、药性独专、针对性强、价格低廉、简便易行,又能在临床上收到显著的疗效,所以受到历代医家推崇和患者的好评。千百年来,单方在瘟疫预防过程中发挥了重要作用。总结具有特效性的药物和易用性的配制或使用方法,可以为现代新药开发,尤其是特效药的研发,提供可靠的思路和借鉴方法,也可以为普通大众提供简便有效的自我预防方法。《松峰说疫》中收录的防疫内服单味药数量众多,药物使用的剂型主要有散剂、丸剂、汤剂、酊剂、水浸剂等。

(1)散剂

桃树虫、松叶和柏枝,历代本草记载均具有祛邪辟秽以辟疫的作用,作为单味药材制成散剂历代均广泛应用。

桃树虫 《松峰说疫·避瘟方》云:

避瘟方 以桃叶上虫,捣烂,凉水调服,瘟疫不染(一方止用桃虫蛊尿)。

同章避瘟方"杀鬼丹"中有桃枭,刘奎自注云:"系桃之干在树上者。"口服方桃汤,"元日,服桃汤,压邪气,制百鬼"。同卷除瘟方"灵宝避瘟丹"中用"五月五日午时收"的桃头四两,刘奎注云:"桃头不知何物,岂桃树尖耶?""太乙紫金锭"在应用时,"凡遇天行时疫,沿街阖户传染者,用桃根汤磨浓滴鼻孔,再服少许,任入病家不染"。

《神农本草经》载"核桃仁,味苦,平。主瘀血,血闭癥瘕,邪气,杀小虫。桃花,杀痊恶鬼,令人好颜色。桃枭,微温。主杀百鬼精物。桃毛,注下血瘕,寒热积聚,无子。桃蠹,杀鬼邪恶不祥"。此外,桃树虫屎在内服方面辟疫运用较多,如《肘后备急方》中即以"桃木中虫屎末,服方寸匕"以断瘟疫。至明清时期,在药材的选择上明确提出了易桃木中虫屎为桃树虫,具体方法为"桃树虫研末,水调服方寸匕"或"以桃叶上虫,捣烂,以凉水调服之亦可"。刘奎在《松峰说疫》中也采用了此方法,另有应用桃枝煎汤入药口服和桃根汤磨浓滴鼻孔等方法避瘟,还用桃头入药除瘟等。

松叶 《松峰说疫·避瘟方》云:

悬挂马尾松枝,可免瘟疫。

同卷《除瘟方》云:

松毛酒 可避五年瘟。松毛(细切,末),酒下二钱,日三服。

松叶阴干研为末,在古代医籍中均记载有辟疫之用。《新修本草》曰:"松叶味苦,温。主风湿痹疮气,生毛发,安五脏,守中不饥,延年……细切如粟,以水及面饮服之。亦有阴干捣为屑,丸服者。人患恶病,服此无不差。"《备急千金要方》载治温令不相染方,以"松叶,末之,酒服方寸匕,日三服"。王焘用此方法来"辟五年温"。至明代王鏊在《古单方》中辑此方,言其可"治天行瘟疫"。可见,刘奎系传承隋唐医学而来。

柏枝　《松峰说疫·避瘟方》载"避疫椒柏酒"云：

除日，用椒三七粒，东向侧柏七枝，浸酒一瓶，元日饮之。

同卷《除瘟方》"神柏散"云：

治瘟疫。用庙社中西南柏树东南枝（疑用嫩枝带叶者），晒干研末。新汲水下二钱，日三次。

同篇所载名方"灵宝避瘟丹"中有"柏叶半斤"；卷二《瘟症杂症治略·发斑》载有"治赤斑方"，用独脚乌根柏研，酒服甚效；卷三《杂疫》治疗鸬鹚瘟，外用赤小豆、柏叶，共捣烂，水醋调敷。

柏枝曝干研末被各医家用以辟疫，其中西南社中柏东南枝应用最多。首见于《肘后备急方》，葛洪记载其用于时疫的预防，其云："单行方术。西南社中柏东南枝，取曝干，末，服方寸匕，立瘥。"《本草纲目》中对柏叶的此种用法解释为"苦，微温，无毒……杀五脏虫"，并载录《圣惠方》"时气瘟疫，社中西南柏树东南枝，取曝干研末。每服一钱，新水调下，日三四服"为例证。清代此方仍在运用，《松峰说疫》还专门为之命名，称作神柏散。卷二《瘟疫应用药》将"侧柏叶"列为瘟疫常用的"理血"药。

刘奎在《松峰说疫》中记载了16味用于预防疫病的单味药物，除上述的三味外，其他常用的还包括穄米研末顿服则避瘟不染；在瘟疫盛行之时，把车前子隔纸焙为粉末，服用后则不会被传染等。将散剂细末与水、蜜、盐、醋等制剂配合使用，可增强其避瘟效果。

（2）丸剂

丸剂是指药材细粉或药材提取物加适宜的黏合剂或辅料制成的球形或类球片形制剂，是中医学治疗疾病最常用的方剂剂型之一。代表方为神砂避瘟丸，出自《松峰说疫》卷五《避瘟方》：

神砂一两，研细，白蜜和丸麻子大。以太岁日或平旦，一家皆向东方，用井花冷水各吞廿一丸，永无疫患。忌荤一日。

"神砂避瘟丸"乃刘奎所命名，其方则源自《外台秘要》辟瘟方，"取上等朱砂一两，细研，白蜜和丸，如麻子大，常以太岁日平旦，一家大小，勿食诸物，面向东立，各吞三七丸，永无疾疫"。《备急千金要方》治疫病方与《外台秘要》断瘟疫朱蜜丸方为同一处方，即在《肘后备急方》朱砂蜜丸的基础上增赤小豆，用"白蜜和上色朱砂粉一两，赤小豆"，服法强调"勿令齿近之，并吞赤小豆七枚，投井泉中，终身勿忘此法"。可能是金代杨用道或其前医家将之补入《肘后备急方》中，无赤小豆，因此而成为单方。明代王鳌在其所辑《古单方》中载有"《外台秘要》辟瘟疫方"和明代龚世俊《是乃仁术医方集·瘟疫门》避瘟疫方，其实为《肘后备急方》原方。

关于朱砂，《神农本草经》曰："丹砂，味甘，微寒。主身体五脏百病，养精神，安魂魄，益气，明目，杀精魅邪恶鬼。"属于上品药，养命以应天，无毒，多服久服不伤人，故而多有应用，且多内服。《新修本草》言其"能化为汞，作末名真朱"，《本草纲目》言"后人以丹为朱色之名，故呼朱砂"。历代本草都延续了其杀精魅邪恶鬼的记载。总而言之，朱砂在中医防疫史上占有极其重要的地位。晋唐和明清防疫用丸剂较少，但朱砂蜜丸为各医家所广泛使用。因朱砂主要含量为硫化汞，若遇热会析出汞，所以不宜入煎剂，多入丸散，用量需控制在安全范围内。

（3）汤剂

《松峰说疫》中记载的汤剂主要包括糯米汤、姜糖水、井华水、雪水、桃汤和苍术汤等。

水作为汤剂的基本组成，除了煎煮、容纳药物以外，也可以直接用于疫病的防治。晋唐文献中记载了将药物浸井水中后服用以辟温疫，或以药物投井中以祛邪，以及以井华水煎煮御邪药物的亦有不少。到了清代，井华水直接用于疫病预防的资料记载开始出现，并广为流传。

《松峰说疫》卷五《除瘟方》曰：

腊月取皂角烧为末，收贮。遇时疫，早起井华水调服一钱，或加姜汁、蜜少许。

自注云："井华水，清晨第一次汲者。"卷二《瘟疫杂症简方·热瘴昏迷烦闷饮水不止》中"地荷煎"用时以"井华水调服，觉心下清凉，毋再服，病笃一剂见效"。

《本草纲目》阐释井华水"甘，平，无毒"，载"禹锡曰：凡饮水疗疾，皆取新汲清泉水，不用停污浊暖……虞抟曰：新汲井华水，取天一真气，浮于水面"。龚信明确记载了井华水与乳香合用以辟温的宣圣辟温丹，其云："每年腊月二十四日五更，取井华水平旦第一汲者盛净器中，量人口多少浸乳香，至岁朝五更时，暖令温，自幼至长，每人以乳香一小块，饮水一二呷咽下，则一年不患时症。"鲍相璈亦记载了本方，并在《验方新编》中单取井华水饮用防疫，其云："立秋日五更时取井华水，合家长幼各饮一杯，全家可免疟疾、一切病症。"至今，福建等地喝午时茶即用端午正午所汲井水做成，并以此水配雄黄、白酒洒扫庭院，以辟邪。

紧接该条，其上一条刘奎云：

雪水能解瘟疫（当收贮听用），单饮、煎药俱可。

《本草纲目》曰："腊雪……甘，冷，无毒。主治解一切毒，治天行时气温疫。"《食物本草》云"雪水，甘寒，收藏，能解天行时疫，一切热毒"。《本草拾遗》曰"解一切毒，治天行时气温疫，小儿热痫狂啼，大人酒后暴热、黄疸，仍小温服之"等，可见雪水在防治天行、时气、温疫时，应用颇多，仅次于井水。如《松峰说疫》卷二《瘟疫应用药·寒凉》中，收录有"雪水、冰水"。雪水不仅可以直接防治瘟疫，还可用之炮制瘟疫用药，增强清热解毒之功，如卷二治"狂"之黄雪膏，即用"雪水熬如膏"；卷五《诸方·除瘟方》首方松峰审定五瘟丹，其制法用"雪水、生蜜为丸"。

在晋唐时期蒜豉汤和青竹茹汤被用作疫病预防的方剂使用，但明清时期已无此类记载。《备急千金要方》蒜豉汤，治瘴气以"蒜五子并皮碎之，豉心一升。上二味，以三岁男儿尿二升，煮五六沸，去滓服之，良"。并载青竹茹治瘴气方："青竹茹二升。以水四升，煮取三升，分三服。"《外台秘要》中亦载此二方。但唐代以后的方书中蒜豉汤和青竹茹汤在疫瘴预防中的应用已少有记载。《松峰说疫》则仍撷拾其部分内容，如卷五《除瘟方》治"岚瘴"用"大蒜，生熟各七片共食。少顷腹鸣，或吐血泄泻即愈"。卷一《述古》则云："足见烧酒、大蒜，于疫疠盛行所不可阙。"卷二《瘟疫应月药》将"大蒜"作为"逐邪"类药物收录。卷三治疗"砂病类伤寒"初发，南方"土人治法，以手摩痛处，用角筒入肉，以口吸出其痧毒，外用大蒜煨捣膏，封贴疮口即愈"。

在这些方剂不被采用的同时，晋唐时期只用于洗浴的一些药物在清代开始用于内服，如《松峰说疫》卷五《避瘟方》中的桃枝汤、苍术汤，"元日，服桃汤，压邪气，制百鬼""元日饮苍术汤，并用汤沐浴及焚烧，可避终岁疫""以贯众浸水用之，或苍术浸水用"。

总之，单味中药的汤剂由于药物有限，难以满足临床疫病复杂多变的病情需要，在历代医学文献的记载中较少出现。而辨证施治因其针对性强，且"瘟疫之来无方""不可先定方"，故而也没有大量单一预防某病的一成不变的方剂流传下来。

（4）酊剂

酊剂指药物用酒提取或溶解而制成的澄清液体制剂。古代单味中药的酊剂在防疫方面的运用十分丰富，为民间防疫提供了众多简便有效的选择。刘奎在《松峰说疫》卷一就提出了"足见烧酒、大蒜于疫疠盛行所不可阙"的观点，故十分重视酊剂的应用，书中列举了姜酒、姜豉酒、椒柏酒、松毛酒等酊剂。

《松峰说疫》卷五《避瘟方·姜酒避瘟法》云：

凡遇瘟疫行时，出门须先饮烧酒一杯，回家时仍再饮一杯，然后食别物，但勿至醉。不能饮者，出入可食姜、蒜，或以塞鼻。

此处看方名貌似合剂，实际上是三个单方。一是烧酒，二是姜，三是蒜，均可单用，亦可合用。烧酒当然是饮用，而后两者既可嚼食又可塞鼻，既可内服又可外用，一方两法。如《松峰说疫》卷一《述古》记载了一个故事：

桐乡医生赵某，偶赴病家，请归已暝，又将雨，中途见矮屋，有灯明灭，时已下雨，遂叩门求宿。内有妇人应曰：男子不在，不便相留。医恳栖檐下，许之。将更余，妇开门延入，医谢不敢，妇引之甚力，且求合，医视其灯青黯，且手冷如冰，知遇鬼，亟欲奔避，妇双手挽其颈，以口就医之口，既而大哕曰：此人食烧酒生蒜，臭秽何可近也。遂入。医复冒雨而走，抵家十余日后，经矮屋，则一孤冢也。

刘奎随后慨叹道："足见烧酒、大蒜于疫疠盛行所不可阙。"可见刘奎对烧酒、大蒜两物在疫病预防中作用的推崇。

关于烧酒，《新修本草》曰"酒，味苦、甘、辛，大热，有毒。主行药势，杀百邪恶毒气""昔三人晨行，一人健，一人病，一人死。健者饮酒，病者食粥，死者空腹。此酒势辟恶，胜于食"。《本草纲目》亦曰米酒"主治行药势，杀百邪恶毒气"，并在"东阳酒"条下引用上文三人晨行之例，曰"烧酒杀虫辟瘴"。

《松峰说疫》卷五《避瘟方·不染瘟方》云：

一方姜豉和白术浸酒，举家常服（一方无术）。

该方源自《肘后备急方》，卷二《治瘴气疫疠温毒诸方第十五》云："断温病令不相染……熬豉杂土酒渍，常将服之。"卷八《治百病备急丸散膏诸要方第七十二》又云：

"熬豉、新米，酒渍，常服之。"断温病令不相染。《备急千金要方》亦用此豉术酒方"治温令不相染"。《古单方》中记载"《梅师方》辟瘟法"主张"熬豆豉和白术，浸酒常服"。《松峰说疫》则在古方豉术酒的组方基础上加入一味生姜，取其气味辛窜，走而不守，能发表除寒，开郁散气，辟恶除邪。

《松峰说疫》卷五《避瘟方·避疫椒柏酒》云：

除日，用椒三七粒，东向侧柏七枝，浸酒一瓶，元日饮之。

该方源自《本草纲目》，文中分别列举了诸酒方：《小品方》屠苏酒辟疫疠、辟疫疠不正之气椒柏酒等。

刘奎十分重视酊剂在辟时疫方面的应用，除应用上述豉术酒外，他还自创了姜酒、椒酒、椒柏酒、松毛酒等。其中，椒酒，"元日，吞赤小豆七粒，服椒酒一杯，却病避瘟"；姜酒避瘟法，"凡遇瘟疫行时，出门须先饮烧酒一杯，回家时仍再饮一杯，然后食别物，但勿至醉。不能饮者，出入可食姜、蒜，或以塞鼻"；松毛酒以"松毛细切，末。酒下二钱，日三服"，可避五年瘟。还主张入病家最好饮雄黄酒以不染，即使不能饮酒者亦须稍稍饮之。

（5）药汁

药汁即把药物洗净，捣碎取汁；也可以取一种或几种药料的煎出液，直接饮用以预防疫病。《松峰说疫》中收录有蔓菁汁、麻汁、梨汁、韭汁、蒜汁、葱白汁、生姜汁、萝卜汁、黄豆汁、西瓜汁、藕汁、柑皮汁、牛蒡根汁、生葛根汁、车前草汁、花粉汁、芦根汁、薄荷汁、茜根汁、水中苔汁、薤白汁、蘘荷汁、虎耳草汁、甜菜汁、苎麻汁、桃枝汁、柳条汁、黄蒿汁和猪胆汁、猪蹄汁、猪粪汁、蚯蚓汁等30余种汁液的用法，或单用，或合用；或治疗用，或预防用；或以药用，或作制药用。其中单用最多的是芜菁汁、生葛根汁等。

芜菁汁 《松峰说疫》卷五《避瘟方》云：

立春后庚子日，温蔓菁汁，合家并服，不拘多少，可避瘟。萝卜汁亦可（蔓菁亦云芜菁）。

芜菁汁古代治温令不相染方中有较多运用，服用方法一致。如《备急千金要方》载"神仙教人立春后有庚子日，温芜菁菹汁，合家大小并服，不限多少"。唐代王焘、明代王鏊、清代鲍相璈均有相关记载。关于芜菁，《新修本草》曰芜菁即蔓菁，亦即诸葛菜，其"味辛，微温，有毒。主蛊毒，风痋，鬼痋"。芜菁在疫病预防中的作用为历代医家所认可。

生葛根汁 《松峰说疫》卷二《瘟疫杂症简方·吐血》云：

生葛根汁 取生葛根，切碎，捣烂，少加水，拧取汁，频频饮之，治吐衄血，神效。

并治阳明瘟热之毒，大效。不独止吐衄。

刘奎在同章《发斑》云："只用鲜葛根一味，锉碎捣汁，滤出，任意饮。大治阳明瘟疫。"同卷《瘟症杂症治略·妊娠瘟疫》云妇女妊娠期间患"热病，葛根汁频服"。

方出《肘后备急方》卷二《治伤寒时气温病方第十三》，其云："葛根四两，水一斗，煎取三升，乃纳豉一升，煎取升半，一服。捣生葛汁，服一二升亦为佳也。"《太平圣惠方》卷五十三、《圣济总录》卷五十八均有引用，《普济方》引作"葛根汤"。用治妊娠热病，首见于《仲景伤寒补亡论》卷十九《娠妇伤寒三十三条》，其云："妊娠热病……大热烦闷者，葛根汁二升，分三服。如人行五里，进一服。"《本草经集注》云："生葛捣汁饮，解温病发热。"《本草纲目》卷十八《草部·草之七·葛》引《伤寒类要》云："妊娠热病：葛根汁二升，分三服。"《新录方》云："烦热闷者……饮二三升生葛根汁，良。"可见，生葛根汁为治疗和预防瘟疫的常用之品。

《松峰说疫》卷二《瘟疫杂症简方·鼻衄》载《止血歌》云："萝白藕汁可以滴……车前草汁可以滴。"又云："韭汁磨墨服，并治吐衄（无韭用根）。"

同章《发斑》载：

治出斑方 暑月昏沉，未明症候，恐是出丹。以生黄豆数颗食之，如不觉腥，即以生黄豆水泡，研汁一小盅，和水服。

瘟疫"始终一于为热"，热邪伤津，耗伤阴液，易出现口渴烦热之证，故用性味甘寒的果汁清热养阴。果汁凉能清热而不伤胃，甘能生津而不滋腻，诚为清热生津之佳品，其理符合《素问·脏气法时论》所云"毒药攻邪，五谷为养，五果为助，五畜为益，五菜为充，气味合而服之，以补精益气。"

（6）原药材

原药材指药材未经加工，直接用于疫病的预防。晋唐和明清医家用大小豆、麻子、麦蘖、穄米等防疫，清代医家在以上基础上增加了马齿苋、红枣单用辟疫的记载。刘奎多用大豆、赤小豆、穄米、马齿苋、红枣等防疫。

在中华文化中，丹雄鸡历来被视为吉祥的象征。《神农本草经》曰丹雄鸡"杀毒，辟不祥。头主杀鬼，东门上者尤良。"清代黄宫绣在《本草求真》中云："鸡冠位处至高，精华所聚。凡年久雄鸡色赤，尤为阳气充盛，故可刺血以治中恶惊悸。"《肘后备急方》单行方术对此的应用较早，其云"冬至日，取雄赤鸡作腊，至立春煮食尽，勿分他人"。此后鸡头在外用复方中多有应用。《松峰说疫》所载避瘟名方务成子萤火丸中，亦用"雄鸡冠一具"作为炮制之用；"避瘟杀鬼丸"方中用"东门上雄鸡头一枚"。

《松峰说疫》卷五《避瘟方》云：

以赤小豆、糯米，浸水缸中，每日取水用。

赤豆避瘟法 正月七日用新布囊盛赤小豆，置井中，三日取出。举家皆服，男十粒，女廿粒，瘟则远避。

元日，吞赤小豆七粒，服椒酒一杯，却病避瘟。

不染瘟方 雄黄五钱、赤小豆一两、苍术一两（泔浸去皮，壁土炒）共为细末，水调。每服一钱。

用大豆、赤小豆预防瘟疫的由来已久。《神农本草经》"大豆黄卷"下记载"生大豆，涂痈肿。煮汁饮，杀鬼毒，止痛。赤小豆，主下水，排痈肿脓血"。虽然历代本草中关于二者辟疫功能没有明确的记载，但在医学文献的记载中并不缺乏此类的可查资料，二者未经加工、炮制直接吞服的记载主要集中在晋唐时期。《肘后备急方》载：

"断温病令不相染……取小豆，新布囊贮之，置井中三日出，举家男服十枚，女服二十枚。"《备急千金要方》治温令不相染方"常以七月七日合家吞赤小豆，向日吞二七枚"以及"常以七月七日，男吞大豆七枚，女吞小豆二七枚"。《外台秘要》中亦载有"新布盛大豆一升，纳井中一宿出，服七枚"。

《松峰说疫》卷五《避瘟方》云：

麻豆投井方　除夜四更时，取麻子、赤小豆各廿七粒，并佳人发少许，同投井中，终岁无伤寒瘟疫。

此方乃刘奎命名，然渊源甚早，且制方时间不同。麻子和赤小豆配合使用在《肘后备急方》中已有记载："正月朔旦及七月，吞麻子、小豆各二七枚，又各二七枚投井中，又以附子二枚，小豆七枚，令女子投井中。"孙思邈将其用法和服用时间予以简化，"治温令不相染方"用"麻子、赤小豆各二七枚，正旦吞；又以二七枚投井中"。此方法一直沿用至清代，刘奎将其命名为"麻豆投井方"，时间改为"除夜四更时"。同卷名方"雄黄丸"用赤小豆二两合明雄一两，丹参、鬼箭羽各二两，共为末，蜜丸梧子大，治瘟不相染；"灵宝避瘟丹"组成中有"赤小豆二两"；卷三《杂疫》治鸬鹚瘟"外用赤小豆、柏叶，共捣烂，水醋调敷"。扣颈瘟医案中用赤小豆合鬼箭羽、丹参以通心包兼泻火邪。可见赤小豆既可单用，又可入复方，利水消肿，解毒排脓。

《松峰说疫》卷五《避瘟方》云：

避瘟不染　穄米为末，顿服之。

又方　三月三日，取黍面和菜做羹食。

麦蘗、穄米在晋唐及清朝的医书记载也有断温病令不相染的作用。《肘后备急方》用"麦蘗服穄米、干姜，又云麻子仁，可作三种服之"。刘奎将其分别应用，并指出时间为"三月三日"。

《松峰说疫》卷五《避瘟方》云：

六月六日，采马齿苋晒干，元旦煮熟，盐醋调食之。

《验方新编》中记载"六月六日，采马齿苋晒干收藏，于元旦日煮熟，盐醋腌食，一年可免时疫"。

《松峰说疫》卷五《避瘟方》云：

元日五更，以红枣祭五瘟毕，合家食之吉。

《本草纲目》记载："三岁陈枣核中仁（常服百邪不干）。"

综上，晋唐时期使用鸡头、大小豆单独使用或与麻子同用、麦蘗、穄米等来防疫；明清时期继承了大小豆与麻子合用以及穄米防疫的方法，并增加了马齿苋、红枣单用辟疫的记载。

（7）水浸剂

水浸剂，即将药材投井水中浸泡之后再在特定时间取出服用以避瘟，或者把药物投放到井中以祛邪的方法。其防疫作用可能与药材和井水的辟疫作用相关，同时可以用来净化饮用水，防止病从口入。

最常用的药物有赤小豆。《松峰说疫》卷五《避瘟方》云：

赤豆避瘟法　正月七日用新布囊盛赤小豆，置井中，三日取出。举家皆服，男十粒，女廿粒，瘟则远避。

麻豆投井方　除夜四更时，取麻子、赤小豆各廿七粒，并佳人发少许，同投井中，终岁无伤寒瘟疫。

赤小豆投井水中浸泡后服用的方法出自《肘后备急方》，该书卷二《治瘴气疫疠温毒诸方第十五》记载"取小豆，新布囊贮之，置井中三日出，举家男服十枚，女服二十枚"。除《备急千金要方》中将赤小豆改为"举家服二七枚"外，《古单方》《万氏济世良方》等均收录了《肘后备急方》原方。刘奎则将其命名为"赤豆避瘟法"，并提出了具体投放时间为"正月七日"。

大豆也常用。《松峰说疫》卷五《避瘟方》又云：

避瘟方　新布盛大豆，纳井中，一宿取出，每服七粒。

使用大豆避瘟，其使用情况同赤小豆。该方较早见于《备急千金要方》，其云："新布袋盛大豆一升，纳井中，一宿出，服七枚。"其后王焘、王鳌及刘奎均在所撰著的书中辟温疫方下载有本方。用法也均为"新布袋盛大豆一升，纳井中，一宿"，且均为"服七枚"。或是将药物放入水缸或水井后食用药物，如《万氏家抄济世良方》记载："瘟疫不相传染方：赤小豆，以新布盛，入井中浸二日，举家各服二十一粒。"

豆类中黑豆也较常用。如《松峰说疫》卷五《避瘟方》云：

时瘟疫流行，水缸内每早投黑豆一握，全家无恙。五更潜投黑豆大握于井中，勿令人见，饮水，家俱无恙。

后世传承应用者不在少数。如《救生集》云："时疫大行，自家水缸内每早投黑豆一撮，合家无恙。又五更潜投黑豆一大握于井中，勿使人见，凡饮水家俱无传染。"丁尧臣在《奇效简便良方》中亦如此记载。

可见，赤小豆、大豆、黑豆浸井水中后服用以辟疫的用法，晋唐和明清各医家都广泛采用。常用药物还有贯众、菖蒲根等。刘奎单味药避瘟，多用苍术、贯众浸水饮用。因贯众味苦，微寒，有毒，且主治腹中邪热气，诸毒，杀三虫；苍术气味辛烈，芳香辟秽，胜四时不正之气，又可祛除秽浊恶气，弭灾诊，解诸郁，辟山川瘴疠。

另外还有一些医家介绍了其他不同药物的泡水服法，如《潜斋简效方》记载"以枇杷叶拭去毛，净锅炒香，锡瓶收贮，泡汤常饮，取其芳香不燥，不为秽浊所侵，能免夏秋一切时病"。刘奎创制了枇杷茅根煎，用枇杷叶与茅根同煎，少许频饮以治疗饮水稍多即呕哕的瘟疫证候。

在上述方法的基础上，单方预防瘟疫还可以针对同一药物同时使用多种方法，如刘奎尝云："元日，饮苍术汤，并用汤沐浴及焚烧，可避终岁疫。"这样内外兼顾，可以发挥更好的预防作用。

2. 复方

相对单方而言，复方是指由两味或两味以上中药组成，有相对规定性的加工方法和使用方法，用于治疗中医证候而设的方剂。因其用药数量多、药效较强、副作用小，所以是中医临床用药最主要的形式。通过对预防瘟疫复方的挖掘整理,可以用现代科学方法研究阐明其作用机制,并为其现代用途提供药理学依据,也可以药理作用反证,探讨中医药理论。

(1)散剂

刘奎收录的晋唐至明清内服复方辟疫方药中,散剂的代表方剂有老君神明散、赤散等。

不染瘟方 《松峰说疫》卷五《避瘟方》载"不染瘟方",云:

雄黄(五钱) 赤小豆(一两) 苍术(一两,泔浸去皮,壁土炒)

共为细末,水调。每服一钱。

该方选用临床最常用的防疫药物雄黄、赤小豆、苍术三味制散,就水服用来预防疫病。

赤散 《松峰说疫》卷五《避瘟方》载藜芦散,云"一名赤散,避瘟疫"。

藜芦 踯躅 干姜(各一两) 丹皮 皂角(各一两六钱) 细辛(十八铢) 桂枝(一作桂心) 附子 朱砂(一作真珠,另研,各六两)

共为粗末,绛囊系臂上,男左女右,觉病作,取药末少许,纳鼻中。嫌分量多,和时四分之一亦可,后皆仿此。

该方出自《肘后备急方》卷二之赤散方,其云:"牡丹五分,皂荚五分炙之,细辛、干姜、附子各三分,肉桂二分,真珠四分,踯躅四分,捣,筛为散。初觉头强邑邑,便以少许纳鼻中,吸之取吐,温酒服方寸匕,覆眠得汗,即瘥。晨夜行,及视病,亦宜少许以纳粉,粉身佳。牛马疫,以一匕着舌下,溺灌,日三四度,甚妙也。"在晋唐和明清的方药组成是一致的,不同的是,晋唐至明代在感疫之后可内服,清代一般不做内服用。《备急千金要方》中用赤散"辟温疫气,伤寒热病方。藜芦、踯躅花各一两,附子、桂心、真珠各一铢,细辛、干姜各十八铢,牡丹皮、皂荚各一两六铢。上九味,末之……觉有病之时,便以粟米大内著鼻中,又酒服一钱匕,覆取汗,日三服,当取一过汗耳"。《松峰说疫》中记载的藜芦散亦同《备急千金要方》,与孙思邈"觉有病之时,便以粟米大内著鼻中,又酒服一钱匕,覆取汗,日三服,当取一过汗耳"的用法不同,但已经不作内服。

竺可桢的气候研究显示东汉至南北朝属于寒冷期,而隋唐属于温暖期,明清则是寒冷期中有相对温暖期。正是因为气候变化的影响,度瘴散、辟温疫药干散等药物性味辛温之组方在《肘后备急方》中记载较多,《外台秘要》中亦有引用,但是唐代以后的医学著作中就鲜有此类方剂的记载。老君神明散、赤散虽有应用,但也只是外用不再内服。

关于明清疫病防治用药较晋唐的显著变化,吴坤安在《伤寒指掌》中的论述说明了原因,他认为张景岳所论瘟疫为六淫之邪,其治同伤寒,宜汗;吴又可所论瘟疫乃热淫之气从口鼻而入,伏于膜原,宜急下、屡下;而喻嘉言所记载的瘟疫乃"由于兵荒之后,因病致死,疠气尸气,混合天地不正之气,更兼春夏温热暑湿之邪,交结互蒸,人在气交中无隙可避,由是沿门阖境传染无休,而为两间之大疫,其秽恶之气,都从口鼻吸入，直行中道，流布三焦……故以芳香逐秽为主，而以解毒兼之"。对于此类瘟疫的预防，刘奎认为"治法于未病前预饮芳香正气药，则邪不能入"。

综上，晋唐时期内服复方辟疫散剂的代表方剂有老君神明散、赤散等，到了明清此类方剂的资料记载较少。刘奎遂将其改为外用。避瘟方中提到的散剂大多不可内服，如老君神明散、藜芦散均可以避瘟疫气，用于疫病的预防，但其中含有附子、乌头等有毒药物，易损伤人体，故更适合于外用，通过佩戴悬挂法来预防疫病。而不染瘟方散剂可以内服，用雄黄、赤小豆、苍术制散，就水服用来预防疫病。

（2）丸剂

丸剂中的复方在避瘟方中应用较多，大都以雄黄为主药。

雄黄丸　《松峰说疫》卷五《避瘟方》所载避瘟第一方为雄黄丸：

雄黄丸　治瘟不相染。

明雄（一两，研）　丹参　赤小豆（炒熟）　鬼箭羽（各二两）

共为末，蜜丸梧子大。每日空心，温水下五丸。

该方用雄黄配伍丹参、赤小豆、鬼箭羽三味研末后，与蜜共调制成丸剂，以预防疫病。该方出自北宋《太平圣惠方》，其书卷十六《治时气令不相染易诸方》云："治时气病转相染易，乃至灭门，傍至外人，无有不着者，宜服雄黄丸方：雄黄一两，细研，赤小豆二两，炒熟，丹参二两，鬼箭羽二两。上件药，捣罗为末，炼蜜和丸，如梧桐子大。每服，空心以温水下五丸。可与病患同床传衣，不相染也。"其后，《普济方》《证治准绳》等皆有引录。

详考该方，实源自《肘后备急方》，其记载"辟天行疫疠"用雄黄、附子、干姜等辛温之品以成方。《备急千金要方》记载了"断温疫转相染著，乃至灭门，延及外人，无收视者方"，以"赤小豆，鬼箭羽，鬼臼，丹砂，雄黄各二两。上五味，末之，以蜜和服如小豆一丸，可与病人同床传衣"。并载有十八味药物组成的雄黄丸，"绢袋盛，男左女右戴之。卒中恶及时疫，吞如梧子一丸，烧一弹丸户内。""此方药带之入山，能辟虎狼虫蛇，入水能除水怪蛟蜃"。其后，《外台秘要》转载了该方，并去朱砂，将方中剂量俱易为三两，亦命名为"断温疫转相染着，乃至灭门，延及外人，无收视者方"。《太平圣惠方》在该方基础上进行了加减，命名为雄黄丸，"治疫不相染"，以丹参易丹砂，去鬼臼。刘奎所载的丸剂继承了《证治准绳》中的雄黄丸，将丹砂改为丹参，以此来活血凉血，并去除了《备急千金要方》中所载雄黄丸中的鬼臼，减轻毒性，治瘟疫不相染。而鲍相璈在《验方新编》中以"丹参炒，二两，鬼箭羽炒，二两，小红豆子炒熟，二两。各研细筛，和匀炼蜜丸如桐子大，飞过朱砂为衣，晒干。每日空心用白滚汤服五丸"，不用雄黄。

七物虎头丸　《松峰说疫》卷五《避瘟方》云：

七物虎头丸　避瘟杀鬼。

虎头　朱砂　雄黄各两半　鬼臼　皂荚　芜荑　雄黄各一两

为末，熔蜡丸弹子大。红绢袋盛一丸，系男左女右臂上，又悬屋四角，晦望夜半各当户烧一丸，晨起各人吞小豆大一丸，则不传染。

七物虎头丸，源自《肘后备急方》卷二《治瘴气疫疠温毒诸方第十五》虎头杀鬼方，其云："虎头骨五两，朱砂、雄黄、雌黄各一两半，鬼臼、皂荚、芜荑各一两，捣，筛，以蜡蜜和如弹丸，绛囊贮系臂，男左，女右，家中悬屋四角……一方有菖蒲、藜芦，无虎头、鬼臼、皂荚，作散带之。"其后以此为基础，形成了一系列方剂，在各个时期加减不同药物以成方，也是药物外用佩戴中运用较多的处方之一。孙思邈在葛洪原方基础上自创了"辟温杀鬼丸"（熏百鬼恶气方），以虎骨易虎头骨，去鬼臼、皂荚、芜荑，加"龟甲、鲮鲤甲、猬皮各三两，樗鸡十五枚，空青一两，芎藭、真珠各五两，东门上鸡头一枚。上十三味，末之，烊蜡二十两，并手丸如梧子……带一丸，男左女右"。而《外台秘要》之"千金辟温虎头杀鬼丸方"，其名虽曰"千金"，但其方实为《肘后备急方》所载原方。刘奎用以避瘟，可以口服。

复方丸剂在历代疫病预防中运用较多，晋唐时期辟疫丸剂多以雄黄、朱砂、附子、干姜为基础，再加入前面所述具有祛邪辟疫作用的药物以成方。明清时期对晋唐的用药有所继承，但是用药趋势已经有了很大变化，多趋向于运用具有祛邪辟秽作用、毒副作用较小的药物组方，雄黄、朱砂已经不是组方中必不可少的药物，也将有些外用丸剂用于口服。

（3）汤剂

应用复方汤剂以防疫在唐代已经出现，但主要集中在明清时期。常用的方剂有神仙祛瘟方、诸葛行军散等。

神仙祛瘟方　《松峰说疫》卷五《除瘟方》云：

神仙祛瘟方　服后已病者即痊，未病者不染。

抚芎（八钱五分）　苍术（三钱三分三厘，米泔浸，炒）　甘草（一钱六分六厘）　干葛（一钱三分六厘）　生姜（三片）　葱（三棵）

水二碗，煎八分，空心服。病急者即当急服，勿拘空心之说。抚芎用一钱亦效，已试。

该方出自《文堂集验方》所载之"时疫不传人"方。

诸葛行军散　《松峰说疫》卷五《除瘟方》云：

诸葛行军散

绿豆粉（一两）　麻黄（末，八钱）

共研烂，和匀。每服一钱，用无根水调服，汗出即愈。

该方虽为散剂，但"用无根水调服"，已有汤剂之意。

茵陈乌梅汤　《松峰说疫》卷五《避瘟方》云：

茵陈乌梅汤　治瘟疫。

九九尽日，茵陈连根采，阴干。遇瘟疫起，每一人用茵陈五分，乌梅二个，打碎，水二盅，煎八分，热服，汗出即愈。

（4）饼剂

明清时期随着南北交通和贸易的发展，岭南的医疗条件得到改善，不少具有地方特色的疫病预防方法在古医籍文献中开始出现，其中最主要的代表是福建香茶饼。

《松峰说疫》卷五《避瘟方·福建香茶饼》曰：

能避一切瘴气瘟疫，伤寒秽气，不时噙化。

沉香　白檀各一两　儿茶二两　粉草五钱　麝香五分　冰片三分

共为细末，糯米汤调，丸黍米大，噙化。

此方最早见于《古今医统大全》，后被张景岳收入《景岳全书》云："福建香茶饼，能辟一切瘴气时疫，伤寒秽气，不时噙口中，邪气不入。"此方法很好地反映了岭南地区预防疫病善用芳香药物的特点。《景岳全书》还记载可以用其来进行口腔消毒，"福建香茶饼之类，亦可暂解其秽"，以防止病从口入，强调了疫病预防中饮食卫生的重要性。

（5）酊剂

酒本身辛温，具有通血脉、杀邪气、行药势之功效，能通入周身脏腑经络诸处，升发阳气，御暑湿之瘴气，可疗阴毒，逐瘟辟瘴。故可单用避瘟，或用其作为溶媒制成复方，在预防疫病中应用更加广泛。其中屠苏酒是复方酊剂的典型代表，为历代医家广泛采用。

屠苏酒　《松峰说疫》卷五《避瘟方》载"屠苏酒"云：

大黄（十五铢）　白术（十铢　桔梗十五铢）　川椒（十五铢，炒出汗）　防风（六铢）　乌头（六铢，炒）　桂枝（十五铢）　菝葜（六铢，乃今之二钱半，廿四铢为一两）

入红囊中，于腊月晦日，悬井中，毋着水。元旦出药入酒中，煎数沸，于东向户中饮之。先自小者饮起，饮三朝。若每年饮，可代代无病。内外井中，宜悉著药。忌猪、羊、牛肉，生葱、桃、李、雀肉。

该方来源于陈延之《小品方》，元代时被收入《肘后备急方》中。其云："《小品》，正朝屠苏酒法，令人不病温疫。大黄五分，川椒五分，术、桂各三分，桔梗四分，乌头一分，菝葜二分，七物细切，以绢囊贮之，十二月晦日正中时，悬置井中至泥，正晓拜庆前出之，正旦取药置酒中，屠苏饮之。于东向药置井中，能迎岁，可世无此病。此华佗法，武帝有方验中，从小至大，少随所堪，一人饮，一家无患，饮药三朝。一方，有防风一两。"

晋唐时屠苏酒组方较统一，饮用方法一致。《备急千金要方》"辟疫气，令人不染温病及伤寒，岁旦屠苏酒方"组方同《肘后备急方》，用法较前详细，其云："正月朔日平晓出药，置酒中煎数沸，于东向户中饮之。屠苏之饮，先从小起，多少自在。一人饮，一家无疫；一家饮，一里无疫。饮药酒得，三朝还滓置井中，能仍岁饮，可世无病。当家内外有井，皆悉著药，辟温气也。"《外台秘要》误认为该方出自《肘后备急方》，于卷四《辟温方二十首》载"《肘后》屠苏酒辟疫气令人不染温病及伤寒，岁旦饮之方"。

明清时期，各医家对屠苏酒的组成和用法做了一定调整。如清代沈金鳌在《杂病源流犀烛》中记载了疫病预防用方剂"屠苏饮"即屠苏酒中菝葜易为虎杖根，服用方法同前。

刘奎传承前人的避疫思想，对屠苏酒的药物组成和用法做了一定调整，饮用方式较之前简单，将药物悬置于井中，元旦之日饮其酒煎剂，若每年饮用，则代代无病。饮屠苏酒的同时还要忌猪肉、羊肉、牛肉、生葱、桃、李、雀肉等。

逐瘟方 刘奎还从唐末或五代初期韩鄂所撰《四时纂要》中辑录复方酊剂"逐瘟方"，载于同卷中：

地黄（八两） 巨胜子（一升，研，再同地黄捣烂） 牛膝（四两） 五加皮（四两） 地骨皮（四两） 官桂 防风（各二两） 仙灵皮（三两）

用牛乳五两，同甘草汤浸三日，以半升同乳拌仙灵皮，放磁瓶内，饭锅中蒸之，待牛乳尽出（出字存疑），方以温水淘切，同前药锉细，袋装，浸于二斗酒中数日，药味全下后去渣，十月朔饮至冬至。

因用牛奶制剂，药物药性都很平和，适合长期饮用以防治疫病。

总的来说，历代医家疫病预防复方酊剂多用屠苏酒，晋唐医家多用屠苏酒原方，刘奎在继承的基础上对组方药物做了一定的调整，饮用方法也较前简明，同时还改造逐瘟方，药物平和，适宜长期饮用。

（6）锭剂

锭剂是将药物研成细粉，或加适当的黏合剂制成规定形状的固体剂型，可磨汁涂患处，或研末调服、磨汁服。

太乙紫金锭，一名紫金丹，一名玉枢丹，其记载始于宋代王璆《是斋百一选方》，主要用于外科疮疡的治疗。《景岳全书》用以治疗时行瘟疫、山岚瘴气，《松峰说疫》则用以辟疫，卷五《除瘟方》详述云：

瘟疫烦乱发狂，喉闭喉风，以及阴阳二毒，伤寒心闷，狂言，胸膈滞寒，邪毒未出，俱薄荷汤下。凡遇天行时疫，沿街阖户传染者，用桃根汤磨浓滴鼻孔，再服少许，任入病家不染。兼治数十种杂症，用引各殊，俱载《医宗金鉴·外科·脾发疽门》中，兹不录。

雄黄（三钱，取明红大块，研） 朱砂（三钱，大而有神气者），研 麝香（三钱，真者，拣净皮毛，研） 川五倍子（二两，一名文蛤，捶破去虫屎，研） 红芽大戟（一两五钱，去芦根，洗净，焙干为末。杭州紫色者为上，江南土大戟次之。北方绵大戟，色白性烈害人，勿用） 千金子仁（一两，白者去油，一名续随子）

上药各择精品，于净室中制毕，候端午、七夕、重阳，或天月德，天医黄道上吉之辰，合药。

前三日斋戒，至期，更衣洗手熏香，设药王牌位，焚香拜祷毕，将前药逐味称准，入大乳钵内，再研数百转，入细石臼内，渐加糯米浓汁调和，软硬得中，用杵捣千余下，至极光润为度。每锭一钱。修合时，除使令之人，余皆忌见。做此药唯在洁诚方效。病人每服一锭，势重者再服一锭，以通利为度。利后温粥补之。

详细地介绍了制药方法、服用方法。

（7）膏剂

膏剂是将药物用水或植物油煎熬去渣而制成的剂型，分内服和外用。

赵泉黄膏方是外用防疫膏药。《肘后备急方》中记载了其组方为"大黄、附子、细辛、干姜、椒、桂（各一两），巴豆（八十枚，去心皮，捣细，苦酒渍之），宿腊月猪膏二斤（煎三上三下），绞去滓，蜜器贮之，初觉勃色便热，如梧子大一丸，不瘥，又服。亦可火炙以摩身体数百遍，佳。并治贼风，走游皮肤，并良。可预合之，便服即愈也"。《普济方》中记载有黄膏，"治时气瘴疫"，其组方与《肘后备急方》相同，计量不同。

刘奎应用膏剂的方剂不少，既可除瘟，又可避瘟。仅《松峰说疫》卷二《瘟疫杂症简方》就载有三种膏方，如"黄雪膏"，用大黄不拘多少，炒黄为末。雪水熬如膏，冷水和服。用治疗发狂，亦治发黄。该方出自《太平圣惠方》卷十七《治热病狂言诸方》，名"雪煎方"，用治热病狂语及诸黄，刘奎易名为黄雪膏。

"黑膏"，用生地二两，淡豆豉三两，以猪油半斤合煎之，至浓汁，次入雄黄末五分，麝香六分，丸弹子大。白汤化一丸，治瘟毒发斑如锦纹。未见效，再服。该方出自《肘后备急方》，故《外台秘要》名为"肘后黑膏"，其云："若但温毒发斑，宜服《肘后》黑膏，使毒从皮中出则愈。"《肘后备急方》云："治温毒发斑，大疫难救。黑膏：生地黄半斤，切碎，好豉一升，猪脂二斤，合煎五六沸，令至三分减一，绞去滓，末雄黄、麝香如大豆者，纳中搅和，尽服之。毒从皮中出，即愈。"又云："其余治犹依伤寒法。但每多作毒意防之，用地黄黑膏亦好。"《太平圣惠方》卷十八名为生地黄膏，《伤寒总病论》卷四称地黄膏。《类证活人书》《伤寒补亡论》《太平圣惠方》《伤寒证治准绳》《普济方》《治疫全书》等均有引用。

"干脂膏"，治疗喉闭胪痛，用射干、猪脂各一两，合煎，焦，去渣，冷，噙化枣大。该方出自《备急千金要方》，后《太平圣惠方》《圣济总录》《普济方》等皆有引用，又名乌扇汤。

（8）丹剂

《素问遗篇·刺法论》提倡的"防疫五法"中就有"服药法"，而所服药物剂型就是丹剂，即著名的"小金丹方"，方中四味药物，特别是朱砂、雄黄是后世辟瘟防疫常用的药物。虽然该方后世很少应用，但仿效《素问》服食丹剂预防疫病者代不乏人，如元代滑寿在《麻疹全书》中提出，在麻疹流行季节，可服用消毒保婴丹等预防。

《松峰说疫》卷二《瘟疫统治八法·助汗》中收录疗瘟神应丹，认为"发瘟汗最速"：

壮年人身汗泥，丸绿豆六七粒，姜一片，黄蒿心七个，水一碗煎送（一说男病用女，女病用男。一说纯用男人。存参）。

刘奎总结的"瘟疫统治八法"将"辟秽"列为八法之一，自定"除秽靖瘟丹"，而未病之时，服用芳香逐秽之药，可起到未病先防的作用。同卷《瘟疫六经治法》多用丹药治疗，如《太阳经》用元霜丹以清营热而泄卫闭，凉金补水而开皮毛，治疗瘟病卫闭而营郁所致头痛热渴；《阳明经》用素雪丹凉泄经络，以清其热，治疗阳明身热目痛，鼻干不卧，胸烦口渴；《少阳经》用红雨丹以清凉和解之法，散其炎烈，治少阳胸胁疼，耳聋，口苦咽干；《三阳传胃》用白英丹治阳明腑病，谵语腹满，潮热作渴，以滋其脏阴，泄其腑热，勿令阳亢而阴亡也；《太阴经》用黄酥丹治太阴腹满嗌干，发热作渴，以清散皮毛，泄阳明之燥，而滋太阴之湿也。又用紫玉丹治少阴口燥舌干，发热作渴，以清散皮毛，泄君火之亢而益肾水之枯也；《厥阴经》用苍霖丹治厥阴烦满囊缩，发热作渴，以清散皮毛，泄相火之炎，而滋风木之燥也，又以之解表凉血，使其营热发达，用治厥阴发斑。同卷《瘟疫杂症简方》也介绍了许多丹剂，如逐疫七宝丹，治时疫热毒，口鼻出血等症，神效，毋以其易而忽之，兼治诸热毒并蛊毒；元砂丹，治发狂等。卷三《杂疫》中也用到了不少丹剂，如用"京中灵宝如意丹十余粒吹鼻"抢救疫厥，"可活"；用"治痧气郁闷之剂"的救苦丹，清茶稍冷下，治疗扑鹅痧。而卷五《诸方》中记载的丹剂尤为丰富，如《避瘟方》中用避瘟丹、神圣避瘟丹、太苍公避瘟丹，烧之，能避一切秽恶邪气，杀鬼丹带之，可避瘟疫。《除瘟方》中松峰审定五瘟丹专治时症瘟疫，发热头身腹痛，谵语无汗，日久不愈。或发黄斑疹与痧，或二便五六日不行等症，并暑月一切热证。又解痘疹毒。灵宝避瘟丹用药二十四味，按二十四气为末，米糊为丸，如弹子大，焚一丸。另有吕祖塞鼻丹、太乙紫金锭（一名紫金丹，一名玉枢丹）等。

（三）外用药物预防法

药物外用是刘奎预防疫病使用的最广泛、最重要的方法之一，其内容十分丰富，药物外用方式多样，主要有佩戴、烧熏、涂抹、塞鼻、取嚏、点眼、粉身或洗浴等；剂型也具有多样性，主要包括散剂、汤剂、丸剂、酊剂等；药物使用灵活，既有单味药物，也有复方。刘奎尝言秽气是导致瘟疫的重要原因，"纵服药亦不灵，即灵矣，幸愈此一二人，而秽气之弥沦布濩者，且方兴而未有艾也，可不大畏乎……兹定数方，开列于下，倘瘟疫之乡，果能焚烧、佩戴，则不觉秽气之潜消，而沉疴之顿起矣"。可见焚烧、佩戴等法将口服法等单纯改变个体体内环境的防疫法，推广为可以改变群体外环境的防疫法，扩大了受众群体，为更多人群带来福音，故受到刘奎的特别重视。

1. 悬挂、佩戴

药物悬挂、佩戴是指以绛囊、绢帛或红布包裹芳香除秽类药物，悬挂于门户、帐前、枕边等处所，或佩戴于头顶、胸前、腰间、颈部、手臂等部位，以预防疫病的药物外用方法。这种朴实的外用方法具有简便易行、美观修饰的特点，低头就可闻药物香气，举首可见满目色彩，可清静烦躁的心绪，起到了祛邪的作用，是预防瘟疫最简便易行、运用最广泛的药物外用方式，深得刘奎的推崇，其云："兹定数方，开列于下，倘瘟疫之乡，果能焚烧、佩戴，则不觉秽气之潜消，而沉疴之顿起矣。"早在《山海经·西山经》中就有"浮山……有草焉，麻叶而方茎，赤华而黑实，臭如蘼芜，名曰薰草，佩之可以已疠"的记载，《素问·奇病论》有"治之以兰，除陈气也"的认识。古代悬挂、佩戴选用的单味药物主要有桑根、女青、马蹄屑和降香，复方主要包括老君神明散、太乙流金散、赤散、虎头杀鬼方、除秽靖瘟丹等。

（1）单方

晋唐用于佩戴辟疫的单味药物主要有女青、桑根和马蹄屑，明清承袭女青、马蹄屑的运用外，由于南北交通建立，两广、云贵及南海诸岛屿等地多种香料也被用于疫病的预防，如真降香等。常用的单味药物有雄黄、虎头骨、朱砂、附子祛邪类药物，也有细辛、麝香、甘松、石菖蒲等芳香辟秽药。

女青　《松峰说疫》卷五《避瘟方》载：

正月上寅日，取女菁草末三合，绛袋盛，挂帐中，能避瘟。

女菁，又名女青，在《神农本草经》中就有记载，在历代瘟疫的预防中一直被历代医家广泛采用。《神农本草经》记载女青"味辛平。主蛊毒，逐邪恶气，杀鬼，温疟，辟不祥"。《肘后备急方》卷二《治瘴气疫疠温毒诸方第十五》明确将其用于瘟疫的预防，曰"正月上寅日，捣女青屑。三角绛囊贮，系户上帐前，大吉"。而《新修本草》对其"逐邪恶气，杀鬼，温疟，辟不祥"功用的认识延续了《神农本草经》的观点。明清时期女青防疫的运用也很多，如《古单方》等方书中就辑有《肘后备急方》所用女青方。

马蹄屑　《松峰说疫》卷五《避瘟方》载"避瘟方"：

以绛囊盛马蹄屑佩之，男左女右。

古代佩戴马蹄辟疫也很广泛。《肘后备急方》卷二《治瘴气疫疠温毒诸方第十五》中就有记载，曰："马蹄木捣屑二两，绛囊带之，男左，女右。"《本草纲目》对其功用进行了阐述，其言马蹄"甘，平，无毒……辟恶气鬼毒，蛊疰不祥……赤马者辟温虐"，附方引《肘后备急方》马蹄屑方，记载其"辟瘟疫气，以绛囊盛马骨佩之，男左女右"。其后明清各医家对其持肯定态度，《古单方》等皆有用马蹄屑辟疫的记载，而郑肖岩的《鼠疫约编》则用马骨，以"马骨一块，装红布小袋内，佩戴身上，男左女右"以防鼠疫传染。

降香　《松峰说疫》卷一《述古》中云：

松峰云：余家曾有患瘟症者十余人，互相传染。余日与病患伍，饮食少进，旦夕忧患，所不待言，而竟免传染。偶一日，一入疫家，实时而病。求其故不得，因忆伊时举家患病，余忙乱终日，夜来独居一室，闭门焚降真香一块，想以此得力耶。

降香，《本草纲目》载其又名"紫藤香、鸡骨香……慎微曰降真香出黔南……辛，温，无毒"，自明代开始用于瘟疫的预防。《本草纲目》论其辟疫的功效十分明确："烧之，辟天行时气，宅舍怪异。小儿带之，辟邪恶气。"同时期的张景岳亦对此有相同的见解，他认为"治天行时气，宅舍怪异，用真降香烧焚，大解邪秽；小儿带之，能解诸邪，最验"。

刘奎也认为降香是辟瘟疫秽浊的首选药物，只是他更趋向于烧熏的使用方式。《松峰说疫》卷二《除秽》载自定两方——除秽靖瘟丹和苍降反魂香，皆有降香；《瘟疫应用药》中"逐邪"中列有降香；《宜忌》云："房中不可烧诸香，只宜焚降真诸香燥烈，降香除邪。"卷三《杂疫·地葡瘟痧》载治痧仙剂"宝花散"；卷五《避瘟方》避瘟名方"灵宝避瘟丹""避瘟丹"、《除瘟方》"治鬼魅魇人法"中皆有降香，可见刘奎用降香之广。

（2）复方

佩戴复方药物在中国古代运用较多，使用较多的方剂有老君神明散、太乙流金散、赤散、虎头杀鬼方等祛邪辟秽方剂。明清在继承晋唐方剂的基础上，出现了除秽靖瘟丹等一系列的芳香辟秽的预防用方。悬香以雄黄、鬼箭羽、白矾等芳香杀虫类或艾叶、麝香、桃枝等芳香辟秽类为主；配香多使用苍术、白芷等理气类药物。

老君神明散　《松峰说疫》卷五《避瘟方》云"老君神明散"避瘟疫：

苍术（一钱）　桔梗（二钱五分）　细辛　附子（炮，去黑皮，各一两）　乌头（四两，去皮、尖）

共为细末，带于身边，可免瘟疫。不可服。

据刘奎自述，该方来自宋代朱肱《伤寒类证活人书》，然《肘后备急方》所载老君神明散云"术一两，附子三两，乌头四两，桔梗二两半，细辛一两，捣，筛，正旦服一钱匕，一家合药，则一里无病，此带行，所遇病气皆消"。《备急千金要方》引载此方，后复为《外台秘要》引用，只是剂量有所变化。明代王肯堂在《证治准绳》中将附子去掉，名为"崔文行军散"，其云："桔梗、细辛各四两，白术八两，乌头一劏。辟恶欲省病，一服了去。此时行寒疫通用之。无病，预服以辟寒为佳。皆酒调下。"《普济方》云："崔文行解散出《千金方》……若时气不和。旦服五钱。以辟恶气。欲省病服一服。皆酒服之。"组方同前。

关于组方药物，《本草纲目》曰附子"其母名乌头……附乌头而生者为附子……辛，温，有大毒"，除湿痹，破诸积聚。《本草求真》认为桔梗"味苦气平，质浮色白，系开提肺气之圣药，可为诸药舟楫，载之上浮，能引苦泄峻下之剂至于至高之分成功，俾清气既得上升，则浊气自克下降。"清气上升则气机通畅，秽浊之气不得加于身。细辛辛温而烈，除风寒邪气，亦可辟寒邪。全方用药辛温芳香，辟疫气不得近。

刘奎所用老君神明散，以苍术易《肘后备急方》之白术，明确指出"不可内服"，对附子、乌头的毒性有了更加深入的认识。不仅如此，刘奎在卷四《辨疑》中专列《辨用老君神明散东坡圣散子》一篇，辨别古人所谓该方可通治瘟疫的问题，认为：

《活人》以老君神明散、东坡圣散子为治疫疠之的方，不拘日数之浅深，病症之吐下，亦不问阴阳表里，便率尔妄投，其不杀人如麻者鲜矣！盖二方中用乌、附、吴萸毒热之品，阴寒直中者，服之庶或无过。若伤寒传经热症，以及瘟疫、瘟毒正宜用芩、连、大黄之时，若投此汤，入口必毙。神明散用绢袋盛带，以此外治，不服食尚不能为害，至于圣散子则煎服之药，是断断乎不可用者。

可见，刘奎对该方认识之深，辨析之准，诚为后世研究古人古方之楷模。

太乙流金散　《松峰说疫·避瘟方》云太乙流金散"大避瘟疫"：

雄黄两半　羚羊角一两　雌黄　白矾　鬼箭羽各七钱半

共粗末，三角绛囊盛一两，带心前，并挂户上，又青布包少许，中庭烧之。

太乙流金散祛邪辟秽、辟虫毒恶鬼不祥，也是辟疫常用方剂。晋唐时期，太乙流金散命名、组方较统一，《肘后备急方》首载太乙流金方"雄黄三两，雌黄二两，矾石、鬼箭各一两半。羚羊角二两,捣为散,三角绛囊贮一两,带心前并门户上"。《备急千金要方》云"辟温气,太一流金散方"组方同《肘后备急方》所载太乙流金方,而《外台秘要》中太乙流金散将雌黄剂量变为三倍。明清时期所载太乙流金散方命名、组方出现一定差异,并出现在本方基础上加减而成的预防用方剂,《普济方》所载流金散又名雄黄散,即《肘后备急方》太乙流金散。刘奎将《肘后备急方》中各药剂量削减了一半,言其大避瘟疫。沈金鳌则在《杂病源流犀烛》卷二十《瘟疫源流》太乙流金散中直接将雌黄去掉。

关于组方药物,《神农本草经》曰雄黄"杀精物,恶鬼,邪气",雌黄"味辛平……杀毒虫虱,身痒,邪气诸毒",羚羊角"味咸寒……去恶血注下,辟蛊毒恶鬼不祥",鬼箭羽又名卫矛,"味苦寒……除邪,杀鬼毒蛊注",《本草纲目》记载矾石"辛,大热,有毒……主治……腹中坚癖邪气"。组方药物均为祛邪之品,其中羚羊角、鬼箭羽性寒,雄黄、雌黄、矾石味辛具有芳香之性。全方祛邪辟秽以御时疫。

务成子萤火丸 《松峰说疫》卷五《避瘟方》载务成子萤火丸"主避瘟疾恶气,百鬼虎野狼,蛇虺蜂虿诸毒。五兵白刃,盗贼凶害,皆避之"。

萤火虫 鬼箭羽(去皮) 蒺藜 矾石(各一两,煅枯) 雄黄 雌黄(各二两) 羚羊角 煅灶灰 锤柄(入斧头末,烧焦,各两半)

共为粗末,以鸡子黄、雄鸡冠一具,和之如杏仁大。红绸缝三角囊盛五丸,带左臂上;仍可挂于门户。

务成子萤火丸,出自《千金翼方》卷十,同卷又称冠军丸、武威丸。《医方纪元》名萤火丸。以《肘后备急方》太乙流金散为基本组方,加入雄鸡冠、藜芦等。《类证活人书》云:"务成子萤火丸,主辟疾疫恶气百鬼虎狼蛇虺蜂虿诸毒……萤火、鬼箭(削去皮羽)、蒺藜各一两,雄黄、雌黄、矾石各二两,炒汁尽,羚羊角、煅灶灰、铁锤柄(入铁处烧焦),各一两半。上捣筛为散,以鸡子黄并丹雄鸡冠一具和之,如杏仁大,作三角缝囊盛五丸,带左臂,仍更挂户上。"《杂病源流犀烛》中"太乙神精丹"亦由此化裁而来,以"丹砂、曾青、雄黄、雌黄、磁石各四两,金牙二两半……以绛囊盛九刀圭,系臂上,以辟瘴疫时邪,最妙"。

赤散 《松峰说疫》卷五《避瘟方》云:

藜芦散 一名赤散,避瘟疫。

藜芦 踯躅 干姜(各一两) 丹皮 皂角(各一两六钱) 细辛(十八铢) 桂枝(一作桂心) 附子 朱砂(一作真珠,另研,各六两)

共为粗末,绛囊系臂上,男左女右,觉病作,取药末少许,纳鼻中。嫌分量多,和时四分之一亦可,后皆仿此。

赤散出自《肘后备急方》卷二《治瘴气疫疠温毒诸方第十五》赤散方,此后在晋唐和明清防疫中应用较广,但组方、用法等方面变化也较大。晋唐和明代的赤散以《肘后备急方》中方为准,组方统一。《肘后备急方》赤散方,用以纳鼻取吐及内服,未提及佩戴以辟疫的用法。《备急千金要方》"赤散,辟温疫气,伤寒热病方"组方出自《肘后备急方》,用法改变为"置绛囊中戴之,男左女右,著臂自随"。《普济方》中赤散方出自《备急千金要方》。清朝的赤散方在《肘后备急方》的基础上药物组成及剂量有一定变化。如刘奎《松峰说疫》所载赤散方，组方药物略有差异，使用剂量减少，提出"觉病作，取药末少许，纳鼻中。嫌分量多，和时四分之一亦可，后皆仿此"。而《杂病源流犀烛》所载赤散方无藜芦。

关于组方药物，《神农本草经》曰附子"味辛温，主风寒咳逆邪气"。《本草求真》认为藜芦"辛少苦多，故能入口即吐。是以风痰膈结，而见咳逆上气者，当用是药以投，使其膈部之邪，悉从上出也"。《本草纲目》曰丹砂"作末名真朱……即今朱砂也……主治身体五脏百病……杀精魅邪恶鬼"。全方祛邪鬼兼辛温辟秽以辟邪气，使人不染疫病。

七物虎头丸

该方源自葛洪《肘后备急方》卷二《治瘴气疫疠温毒诸方第十五》虎头杀鬼方，其后以此为基础，形成一系列方剂，在各个时期加减不同药物以成方，也是药物外用佩戴中运用较多的处方之一。刘奎用以避瘟，可以口服。

杀鬼丹 《松峰说疫》卷五《避瘟方》又载"杀鬼丹"：

虎头骨（真者，酥炙） 桃枭（系桃之干在树上者） 斧头木（系斧柄入斧头中之木） 雄黄（明亮者，另研） 桃仁（去皮、尖，麸炒黄） 朱砂（光明者，另研。各一钱五分） 犀角屑　木香　白术　鬼箭羽（各一钱） 麝香（七分五厘）

共为粗末，带之，可避瘟疫。

该方是在虎头骨、雄黄和朱砂的基础上，增加了桃枭、斧头木、桃仁、犀角屑、木香、白术、鬼箭羽、麝香等多种本草记载的芳香辟瘟的药物。

纵观晋唐和明清杀鬼丸的组成，均以虎骨、雄黄、朱砂为必备药物，清代医家在此基础上加入了芳香辟瘟药物。关于虎骨，《本草经集注》言"虎骨主除邪恶气，杀鬼疰毒……头骨尤良"，阐述了虎头骨在辟疫方面的特性，可能也是虎头杀鬼方的精髓所在。

除秽靖瘟丹 《松峰说疫》卷二《瘟疫统治八法·除秽》中第一首方剂，即为刘奎自拟"除秽靖瘟丹"。

除秽靖瘟丹（自定新方。将药末装入绛囊，约二三钱，毋太少，阖家分带，时时闻臭，已病易愈，未病不染。）

苍术　降真香　川芎　大黄（各二钱） 虎头骨　细辛　斧头木（系斧柄入斧头之木）鬼箭羽　桃枭（小桃干在树者） 白檀香　羊踯躅　羌活　甘草　草乌　藁本　白芷　荆芥　干葛　猬皮　山甲　羚羊角　红枣　干姜　桂枝　附子　锻灶灰　川椒　山奈甘松　排草　桂皮（各一钱，共为粗末） 明雄（二钱） 朱砂（二钱） 乳香（一钱） 没药（一钱，四味另研，共和）

方中用苍术、降真香、鬼箭羽等中药研磨成末，按照二三钱的剂量装入绛囊之中，全家佩戴，随时嗅闻香气，以达到"已病易愈，未病不染"的效果。该方在虎头骨、雄黄和朱砂的基础上，集中使用了大量芳香正气药物。

通过刘奎所用避瘟方可以看出，悬挂、佩戴防疫方剂在明清时期出现了一些新的特点，在应用各种祛邪辟秽药物的基础上，增加了大量芳香药物的使用，药物佩戴防疫的内容更丰富。其中偏重于使用雄黄、雌黄、虎头骨、朱砂等祛邪辟秽药物的方剂有明代王肯堂《证治准绳》"务成子萤火丸"，清代沈金鳌《杂病源流犀烛》"回春辟邪丹"。在祛邪辟秽基础上增加芳香辟秽药物的方剂有《验方新编》"辟瘟防护保身良法"、《杂病源流犀烛》辟邪丹、《松峰说疫》"除秽靖瘟丹"。《验方新编》"辟瘟防护保身良法"所用方在雄黄、朱砂的基础上加入苍术、北细辛、牙皂、紫红降香、檀香、甘松、广木香、公丁香、丹参、排草、山奈、麝香、冰片，为芳香类药物配方使用的代表。《杂病源流犀烛》辟邪丹在虎头骨、朱砂、雄黄、雌黄的基础上加入赤茯神、人参、鬼箭羽、石菖蒲、远志肉、白术、苍术、麝香，以酒糊丸，金箔为衣。刘奎自定新方"除秽靖瘟丹"在祛邪辟疫基础上集中使用大量芳香正气药物，他认为"凡凶年饥岁，僵尸遍野，臭气腾空，人受其熏触，已莫能堪，又兼之扶持病疾，敛埋道殣，则其气之秽，又泞泞而莫可御矣……倘瘟疫之乡，果能焚烧佩戴，则不觉秽气之潜消，而沉疴之顿起矣"。而单纯以芳香辟秽药物组成的防疫方剂有《杂病源流犀烛》苏合香元、《鼠疫约编》避疫香粉，《杂病源流犀烛》苏合香元以"木香、沉香、麝香、丁香、檀香、安息香熬膏、白术、犀角、香附、荜茇、朱砂半为衣各二两，乳香、冰片、苏合油入安息膏内各一两。安息膏丸，每两分作四十丸。每取二三丸，水、酒任下"。《鼠疫约编》避疫香粉"生大黄钱半，甘草五分，皂角一钱，丁香二钱，苍术一钱，檀香二钱，山奈一钱，甘松二钱，细辛一钱，雄黄一钱。共研末，用绸小袋，佩戴身上"。《理瀹骈文·六淫》载"今苏州同仁堂刊送辟瘟散佩方，皆岐伯咽金丹解疫法也，盖改咽而为佩矣"，即将服用的药物随身佩戴，更为简捷。从以上明清各医家防疫用悬挂、佩戴药物的使用情况，可以看出明清时期辟疫趋向于芳香类药物的使用。现代研究发现，通过佩戴含有芳香类中药的香囊能够降低流感症状发生率，改善局部咽痛、乏力、咳嗽等症状，能够预防季节性流行性感冒。

2. 烧熏

烧熏即将芳香植物的茎叶进行处理，通过燃烧药物使其烟气上熏来祛邪避秽以预防瘟疫的一种外用方法。这种方法制作简单，使用方便，见效快，作用范围广，是刘奎最常用的外用方法之一。刘奎尝言，秽气是导致瘟疫的重要原因，"兹定数方，开列于下，倘瘟疫之乡，果能焚烧、佩戴，则不觉秽气之潜消，而沉疴之顿起矣"，可见其对烧熏法的推崇。刘奎使用烧熏防疫的单味药物主要有艾叶、降香、苍术、红枣、茵陈和大黄等，复方以太乙流金方、杀鬼丸和辟瘟丹以及自创之苍降反魂香为代表。

（1）单方

单味药物烧熏防疫因其药物简便易得，且操作简便，在晋唐时期就有较多记载，到明清时期又有了很大发展。李时珍谓："张仲景辟一切恶气，用苍术同猪蹄甲烧烟。陶隐居亦言术能除恶气，弭灾沴。故今病疫及岁旦，人家往往烧苍术以辟邪气。"常用药物有艾、苍术、雄黄、降真香、川芎、细辛、虎头骨、乳香、大黄、木香和丁香等，利用药物出烟，净化空气，杀菌抑菌，因燃烧不同的药物，功效也不尽相同，熏烧后多散发芳香之气，有辟秽之功。

艾叶 《松峰说疫》卷五《避瘟方》载"断瘟法"云：

密以艾灸病患床四角，各一壮，勿令人知，不染。

该方出自《肘后备急方》卷二《治瘴气疫疠温毒诸方第十五》，"密以艾灸病患床四角，各一壮，不得令知之，佳也"。艾叶气味芳香，性辛苦温，擅长温经散寒暖气血，熏烧叶片又可以驱虫防病，故艾叶烧熏在疫病预防中的运用最具代表性。《新修本草》言"艾叶，味苦，微温，无毒。主灸百病……一名冰台，一名医草。"《本草纲目》言其又名"黄草，艾蒿"，"捣汁饮，治心腹一切冷气鬼气……止霍乱转筋，痢后寒热……伤寒时气"。

苍术 《松峰说疫》卷五《避瘟方》云：

焚苍术，可避瘟疫。

同章载"避瘟丹"云："苍术、红枣，和丸烧之。""元日，饮苍术汤并用汤沐浴及焚烧，可避终岁疫"。《良朋汇集经验神方》中记载："凡遇天年大行瘟疫，四时不正，一切疠气者，多以苍术烧之，能辟瘟邪，至奇。"《本草求真》言苍术"甘苦辛烈，气温无毒……辟恶，时珍曰：陶隐居言术能除恶气，弥灾沴，故今病疫及岁旦，人家往往烧苍术以辟邪气"。现代研究也证实，苍术的有效成分苍术酮可以显著缓解甲型流感病毒诱导的损伤，从而起到防治流感的作用。同时有人使用苍术、艾叶熏蒸进行空气消毒，结果证明，该法能有效杀灭空气中的细菌，并对人体无不良作用。

红枣 红枣烧熏也被用以避疫，《松峰说疫》卷五《避瘟方》载"避瘟丹"云："苍术、红枣，和丸烧之。"《验方新编》认为临用前应将其捣烂，"苍术末、红枣，共捣为丸如弹子大，时时烧之，可免时疫不染"。《奇效简便良方》云："红枣、茵陈、大黄三味，每早常烧室内。或苍术、红枣各一斤，杵膏为丸、如弹子大，每日烧一二丸。"《鼠疫约编》《串雅内外篇》等皆载焚烧大枣以避瘟气。

除此之外，刘奎还用雄狐屎、腊月鼠烧之避瘟气；兜木香烧之去恶气，除病瘟；烧青木香、薰陆、安息胶香，可避瘟疫等。

综上，艾叶在中医防疫的应用历史悠久，并一直为历代医家所青睐；降香则是自明代以来公认的具有良好辟秽作用的药物之一。同时自明代开始苍术、青木香、安息香、红枣等芳香药物在外用烧熏防疫方面也为医家所用。芳香药物在烧熏防疫方面应用广泛，为祛邪防疫作出了重要贡献。

（2）复方

烧熏防疫的复方以太乙流金方、杀鬼丸和辟瘟丹以及自创方苍降反魂香为代表。

太乙流金散 太乙流金方在自晋到清的使用过程中，除了悬挂和佩戴外，主要用烧熏的方法以避免瘟疫的感染。《肘后备急方》在初创该方时，主要用烧熏方法，包括烧熏房屋和烧熏患者周身两种用法："中庭烧温，病人亦烧熏之，即瘥。"《备急千金要方》所载太乙流金散与《肘后备急方》同，而《外台秘要》将雌黄剂量变为三倍。如同"带心前，并挂户上"一样，即使"中庭烧之"，刘奎照常将其剂量进行了很大的压缩。

杀鬼方 《松峰说疫》载有七物虎头丸（虎头杀鬼丸）、杀鬼丹、李子建杀鬼丸等系列"杀鬼"剂，还自创"避瘟杀鬼丸"。

避瘟杀鬼丸（如要少做，或四分之一，或改两作钱皆可。一方有空心青，鳖甲作龟甲）

雄黄　雌黄（各三两）　山甲　龙骨　鳖甲　猬皮（各二两）川芎（二两）　禹余粮（二两）　真珠（酌加）　羚羊角（七两）　虎头骨（七两）　樗鸡（十五枚，如无，以芫青十五改代）　东门上雄鸡头（一枚）

共为末，蜡溶为丸，弹子大。每正旦，病家门口烧一两丸，并每人带一丸，男左女右。避疫杀鬼。并吊丧问疾，皆吉。

诸"杀鬼"方以雄黄、雌黄、虎头三味为基础药物，加上述具有辟瘟祛邪的佩戴或烧熏的药物而成。其中，《肘后备急方》中虎头杀鬼丸是基本组方，《备急千金要方》中的虎头杀鬼丸、杀鬼烧药方，《外台秘要》中的千金辟温虎头杀鬼丸方、杀鬼丸去恶毒方在原方基础上加入马蹄屑、苍术、阿魏、甲香、羚羊角、桃白皮、石菖蒲等。《松峰说疫》不仅载有七物虎头丸（虎头杀鬼丸），还自创避瘟杀鬼丸，配合使用了猬皮、真珠（朱砂）、樗鸡（如无，以芫青代）、东门上雄鸡头。与其自创的除秽靖瘟丹类芳香辟邪处方相比较而言，在杀鬼丸的组方上刘奎更趋向于运用一系列本草明确记载具有辟瘟祛邪的药物。

辟瘟丹

"辟瘟丹"类方药是自明代开始出现、盛行于明清时期的，趋向于以芳香类药物组成预防瘟疫传染的一系列芳香辟秽方剂。自明代开始，芳香类药物在人们生活和医疗中的运用有很大的增加，《本草纲目》卷十四《芳草五十六种》集中记载了川芎、藁本、羌活、独活、白芷、木香、白豆蔻等药物，卷十五至十六载有艾、青蒿等，卷三十四《香木三十五种》汇集了柏、松、杉、丁香、降真香、檀香等芳香木本植物。各医家往往将其中几种或十几种芳香类药材组合成方用于瘟疫的预防。如明代龚信在《古今医鉴》中记载的神圣辟瘟丹，"苍术（为君、倍用）羌活、独活、白芷、香附、大黄、甘松、三奈、赤剑、雄黄（各等分）上为末，面糊为丸，如弹子大，黄丹为衣，晒干。正月初一平旦时焚一炷，辟一岁瘟疫邪气"。清代医家对芳香类药物预防瘟疫的使用有很大发展，他们广泛使用各种"辟瘟丹"。如《杂病源流犀烛》卷二十《瘟疫源流》引用喻嘉言论治瘟疫"未病前预饮芳香正气药，则邪不能入，此为上也（宜屠苏饮、太仓公辟瘟丹、七物赤散）邪即入，则以逐秽为第一义"，记载太仓公辟瘟丹"苍术八两，白术、乌药、黄连、羌活各四两，川乌、草乌、细辛、紫草、防风、独活、藁本、白芷、香附、当归、荆芥、肉桂、甘松、三奈、白芍、干姜、麻黄、皂角、甘草各二两，麝香三钱半，枣肉丸，弹子大，每取一丸，烧之"。赵学敏《串雅内外编》言《古今医鉴》神圣辟瘟丹，"晒干焚之，可辟时气"。吴世昌《奇方类编》言辟瘟丹以"乳香一两，苍术一两，细辛一两，甘松一两，川芎一两，真降香一两，为末，枣肉为丸，如芡实大。烧之，瘟疫不能传染"。鲍相璈在《验方新编》中言避瘟丹"苍术、雄黄、丹参、桔梗、白术、川芎、藜芦、菖蒲、皂角、川乌、甘草、薄荷各五钱，细辛、芫荑各三钱。以上俱用生料，晒干，研末烧熏，可避瘟疫，屡试神验"。郑肖岩在《鼠疫约编》记载"经验辟瘟良方"用"苍术五钱，雄黄五钱，丹参五钱，桔梗五钱，白术五钱，川芎五钱，白芷五钱，藜芦五钱，菖蒲五钱，皂角五钱，川乌五钱，粉草五钱，薄荷五钱，细辛三钱，芜荑三钱。上药用生料，晒干，研末烧熏，可辟疫气，屡试屡验"。

《松峰说疫》记载的五个避瘟丹中几乎集中了常用的芳香药物。①避瘟丹：将吴世昌《奇方类编》辟瘟丹中川芎改为"芸香"，"烧之能避一切秽恶邪气……每用一丸焚之，良久又焚一丸，略有香气即妙"。后《太医院秘藏膏丹丸散方剂》"避瘟丹"承之，由乳香、降香、苍术、细辛、川芎、甘草、枣组成，谓："此药烧之能令瘟疫不染，空房内烧之可避秽气。"②神圣避瘟丹：同《古今医鉴》神圣辟瘟丹。③避瘟丹："乳香、苍术、细辛、生草、川芎、降真、白檀，枣肉丸，焚烧。烧之避瘟邪气。"④太苍公避瘟丹：《杂病源流犀烛》太仓公辟瘟丹中紫草易为柴胡，加天麻，"凡官舍旅馆，久无人到，积湿积邪，容易侵人，焚之可以远此。五六月，终日焚之，可以避瘟"。⑤灵宝避瘟丹：乃刘奎在"除瘟方"中记载的预防用方剂，该方以芳香祛邪药物与祛邪辟秽药物相配合，是晋唐以来烧熏预防用药的总结。

苍术（一斤） 降香（四两） 雄黄（二两） 硫黄（一两） 硝石（一两） 柏叶（半斤） 丹参（二两） 桂皮（二两） 藿香（二两） 白芷（四两） 桃头（四两，五月五日午时收） 雄狐粪（二两，尖头者是） 菖蒲根（四两） 升麻（一两） 商陆根（二两） 大黄（二两） 羌活（二两） 独活（二两） 雌黄（一两） 唵叭香（如无，可减） 赤小豆（二两） 仙茅（二两） 朱砂（二两） 鬼箭羽（二两）

以上共二十四味，按二十四气为末，米糊为丸，如弹子大，焚一丸。

由以上可看出，古代烧熏用复方的运用，主要有祛邪辟秽和芳香辟秽两个方向，芳香辟秽后来简称为熏香法。太乙流金散以祛邪辟秽药物为主要组成，并以固定的处方形式一直流传了下来。诸"杀鬼"方以雄黄、雌黄、虎头为主药组方，加祛邪辟秽或芳香辟秽药物以成方，此二者为古代祛邪辟秽防疫方剂的代表。自明代开始"辟瘟丹"类方药则趋向于大量具有芳香类药物组方，侧重于芳香辟秽类方药的使用。芳香药物及辟秽类药物在熏烧法中应用广泛，为预防疫病作出了很大贡献。

3. 涂抹

涂抹法是以药液或药膏直接涂于皮肤及鼻口耳等部位尤其是鼻腔，以发挥防疫作用的外用法。古代瘟疫药物预防中，雄黄、苍术、麻油、米醋等涂抹鼻孔是最为常用的方法之一。其中，雄黄具有解毒杀虫、燥湿祛痰的功效；苍术具有燥湿健脾、发汗祛风的功效；各种油类具有清香开窍的功效；米醋具有解毒杀虫的功效。这些药物都可以在鼻腔黏膜上形成保护层，防止疫气通过鼻腔进入人体，而且为进一步防止疫气浓重而会吸入部分浊气，再通过探嚏法就可以把人体在瘟疫之家闻到的秽浊疫气经鼻排出体外，免受传染。涂抹的具体时间，《身经通考》言"初洗脸后及卧时点"，随即"拈纸于鼻内，取嚏三、五声"。

《松峰说疫》卷五《避瘟方》载"入病家不染方"云：

香油和雄黄、苍术末，涂鼻孔，既出，纸条探嚏。如无黄、术，即香油亦可。饮雄黄酒一杯，或止抹雄黄于鼻孔即妙。

此条虽短，然内涵丰富，至少含有如下四方：

雄黄涂鼻孔法：单用雄黄末涂鼻孔。雄黄涂鼻孔法是古代最常用的预防方法之一。在晋唐时，雄黄多合朱砂、石菖蒲等入药。如《备急千金要方》言"雄黄五两，朱砂（一作赤术）菖蒲、鬼臼各二两。上四味，治下筛，以涂五心、额上、鼻人中及耳门"。《外台秘要》中记载的"雄黄散辟温气方"同上。《伤寒总病论·天行温病论》之辟温疫记载"入温家令不相染，研雄黄并嚏法。水研光明雄黄，以笔浓蘸涂鼻窍中，则疫气不能入，与病人同床，亦不相染。五更初洗面后及临时点之。凡温疫之家，自生臭秽之气，人闻其气，即时以纸筋探鼻中，嚏之为佳"。《三因极一病证方论》《世医得效方》《普济方》《急救良方》《种杏仙方》《杂病源流犀烛》《验方新编》《鼠疫约编》《外治寿世方》和《疫痧家庭自疗集》等书籍均载有此方，可见此方法流传甚广。

另一个版本的雄黄末涂鼻孔法，见于《古今医统大全》之伤寒药方，"以雄黄末涂鼻孔中，行动从容，察位而入"。《寿世保元》《景岳全书》《冯氏锦囊秘录》《治疫全书》《鼠疫约编》等医著均载有此方。

另有雄黄涂鼻上法，《证治准绳》载"治时疫不相传染方：用水磨雄黄，涂于鼻上"。《三三医书》中也载有此方。《保命歌括·瘟疫》云："凡瘟疫之家，自生臭秽之气，所谓伤寒无种，气味相传者是也。当选光明雄黄，不拘多少，细研，以笔浓点鼻孔内两旁陷中，则疫气不能入，虽与病人同床，亦不相染也。五更洗面后，及临卧点之。设若鼻中闻其气，即便以纸扭入鼻中，嚏出之为准，不尔，邪气上入泥丸宫，遂百脉成斯病也。以雄黄点之，则自不闻其气，并避诸恶怪梦，神良。"

雄黄，《神农本草经》谓其"味苦平寒。主寒热，鼠瘘恶创，疽痔死肌，杀精物，恶鬼，邪气，百虫毒，胜五兵"。《医方考》之瘟疫门谓"雄黄气悍，能辟恶邪"，雄黄正是凭借其雄悍的特性在疫病预防中独占鳌头。

《本草纲目》曰雄黄"杀精物恶鬼邪气百虫毒"，并记载"用真雄黄三钱，水一碗，以东南桃枝咒洒满屋，则绝迹"，着重强调雄黄预防瘟疫的独特作用。自此，雄黄多单味入药。如明代张景岳说凡入病家"以雄黄末涂鼻孔中，行动从容"，不染时疫；王肯堂"用水磨雄黄涂于鼻上"；龚信"用雄黄末，水调鼻内。虽与病人同卧，亦不相染"。清代医家也将雄黄单独使用，并命名为雄黄散。如，《杂病源流犀烛》"雄黄散"，以"雄黄末水调，以笔浓蘸，涂鼻窍中，虽与病人同床，亦不相染。初洗面后，及临卧点之"。鲍相璈在《验方新编》中谓雄黄散"神方也"，或"涂雄黄酒于鼻孔中"，效果更佳。现代研究表明，雄黄来源于硫化物类矿物雄黄族雄黄，主要成分为 As_2S_2。雄黄的毒性随其剂量的增加而增强，因此，临床上在使用雄黄时应特别注意剂量。

总的来说，晋唐多用复方，如《备急千金要方》雄黄散辟温气方；到明代各医家对雄黄祛邪辟秽作用有了更深的认识，多以单味外用涂抹以防疫；清代医家延续明代用法，直接命名为雄黄散。历代医家在长期的医疗实践中，从组方繁琐的外用方剂中逐步提炼出来雄黄这一具有较强防疫作用的药物。

香油涂鼻孔法：用香油涂鼻孔，系油涂鼻孔法之一种。油涂鼻孔法，是指用各种油涂鼻中以预防疫病的方法。油的共同特性是清香通窍，可以防止疫气进入人体阻滞气机。此外对鼻黏膜有保护作用。油有香油、清油、如意油等。

如麻油涂鼻中法，明代熊宗立在《山居便宜方·治伤寒附伤寒论》中载"凡入疫疠之家，以麻油涂鼻孔中，然后入病家，则不相传染。既出，或以纸捻，探鼻深入，令嚏之为佳"。《古今医鉴》《万氏济世良方》《串雅》均载有此方，《松峰说疫》同章所载"又避瘟方"即为此方。

香油涂鼻中法，《证治准绳》载"治时疫不相染……以上好香油，涂鼻中亦可"，《村居救急方》中也载有此方。

清油抹鼻孔法，《急救良方》载"若亲戚乡里有患瘟疫，欲去看问，先将清油抹鼻孔。后出外，又将纸捻于鼻内，探取喷嚏三五个，则不传染"。《寿世保元》中也载有此方。

麻油，又称香油，《中国药典》指芝麻种子榨的油。脂麻即芝麻，又称胡麻，《神农本草经》谓其"味甘平，主伤中虚羸，补五内，益气力，长肌肉，填髓脑"。《神农本草经》又谓麻子"味甘平，主补中益气，肥健"。清油，多指平常用的花生油或者菜籽油等仅加热一次的油，通过加热可增强其温通之性。

另有用如意油擦鼻法，《鼠疫约编》载"凡到病家看病，先用如意油擦鼻，方可入门。或用雄黄末入鼻亦可。出病家门后，要当逆风处，引鼻取嚏，则疫气不能入矣"。如意油由众多的芳香药和芳香油组成，具有祛风除湿散寒、醒脑的功效，预防作用更强。

复合涂鼻孔法：复合用法是指用香油调雄黄和（或）苍术末涂鼻孔的方法。《验方新编》载"凡入病家，用香油调雄黄、苍术末涂鼻，既出，用纸条刺鼻孔取喷嚏，再饮雄黄酒一杯，决无传染"。《鼠疫约编》《外治寿世方》《疫痉家庭自疗集》亦载有此方。皆与《松峰说疫》卷五《入病家不染方》大同小异。

饮雄黄酒，加雄黄末涂鼻孔法：《急救良方》云："治天行瘟疫传染……用雄黄研细，水调，以笔浓蘸涂鼻窍中，与病患同床亦不相染。初洗面后及卧时点之。"《救生集》云："香油调雄黄、苍术末涂鼻孔中，既出，用纸条探喷嚏，饮雄黄酒一杯，决无传染。"《医学传心录》云："凡入瘟疫之家，以麻油涂鼻孔中，则不相传染。既出以纸拈探鼻深入，令嚏之为佳。又方以雄黄、苍术为细末，香油调敷鼻内。或单用雄黄末，水调涂鼻内，虽与病人同卧，亦不传染。"

涂抹法除涂抹鼻孔外，还可以涂抹其他部位。如《松峰说疫》卷一载录井底泥涂抹法，卷二《瘟疫统治八法·助汗》载一发汗方为全身涂抹法，同卷《瘟症杂症治略·妊娠瘟疫》载罩胎散涂腹、散涂脐及用灶底中对锅脐土涂脐，或用井底泥涂足心，青羊屎研烂涂脐安胎，《瘟疫杂症简方》中羊屎烧水渍，或和猪脂涂，治疗肢痛欲脱等，皆是用涂抹药物的方法代替口服药物，既可防治瘟疫，又不伤胎气，为孕妇防治瘟疫安全有效的重要方法。

同卷《小儿瘟疫》载"二香散"用涂囟门法治疗小儿天行壮热。

二香散（天行壮热）

木香（末，三分）檀香（末，三分）

清水和服（仍用温水调涂囟门）。

小儿为稚阴稚阳之体，易寒易热，病情变化迅速，若不慎罹患瘟疫，如不能快速截断病源，早期治疗，很有可能造成疾病的深入。另一方面，若用药过重，稍有不当，极易损伤脏腑功能，并可促使病情剧变。故儿科用药应较成人更为精简轻灵，毋使过剂，免伐其方萌之气，而不应企图以重剂、峻猛之药以见效。最安全有效的方法莫如外治，故《松峰说疫》"小儿瘟疫"篇所出二方，皆可外用，其一为桃叶浴法，其二即二香散中"用温水调涂囟门"。当然，若辨证清楚，诊断明确，亦可用药物口服，如桃叶浴法在用"桃叶三四两，熬水，日五六遍浇淋之"的同时，"再用雄鼠屎微烧，取二枚，研，水和服"。而二香散本即用该散"清水和服"以治疗"天行壮热"，同时"用温水调涂囟门"。内外合治，方小力专，救小儿于瘟疫之中。

涂抹所用复方较少，《普济方》中鬼箭羽丸载有此用法："治时气瘴疫，阴辟毒气。鬼箭羽（一两），鬼臼（去毛一两），赤小豆（半合，炒熟），朱砂（细研，水飞过，半两），甘草（炙，微赤锉。半两），雄黄（细研，水飞过。半两）。上为末，炼蜜和丸，如豇豆大。若已患者，手掌中水调一丸，涂于口鼻上，又于空腹温水下一丸。如未染疾者，但涂口鼻，兼以皂囊盛一丸（系《肘后备急方》）；亦宜服烧一丸。忌羊血。"

总的来说，外用涂抹防疫，晋唐时期多用复方雄黄散辟温气方，明清时期多单用雄黄和香油，而外用涂抹防疫的作用部位主要为鼻及鼻腔，取以气胜气，俾邪气不得从肺而入，以免于感染时疫。刘奎则扩大了其涂抹部位，如涂抹全身、脐、腹等法，可见刘奎涂抹法之丰富。涂抹法单方多用雄黄涂抹，复方多用雄黄、香油或芳香药物的汁液制剂涂抹，作用部位主要在鼻及鼻腔、人中、手脚心、膻中、太阳穴等部位，使邪气不可从肺进入以预防疫病。

4. 塞鼻

塞鼻是将药物研制成适宜剂型（如丸、散、膏等），塞入鼻内，通过鼻腔黏膜的吸收而发挥药物作用，以预防疫病的外用方法。鼻气通天，疫邪易从鼻而入，药物塞鼻一方面阻隔内外之气的交通，格疫于外，另一方面发挥药物作用，防止邪气从鼻而入，是预防疫病传染的重要方法之一。常用单味药有雄黄、大蒜、阿魏和兰叶、苏叶等；复方以赤散最为多用。

明代雄黄开始被单独用于涂抹防疫的同时，也被用于塞鼻以防疫。《医方考》云："凡觉天行时气恐其相染，须日饮雄黄酒一卮，仍以雄黄豆许用绵裹之，塞鼻一窍，男左女右用之。或用大蒜塞鼻，或用阿魏塞鼻，皆良。"虽然他提到了大蒜和阿魏，但他称"雄黄气悍，能辟恶邪。大蒜、阿魏，气之至臭者，臭胜则诸秽皆不足以加之矣。但蒜大热，阿魏透脑，虚人难用，不若雄黄便于事尔"[244]。他认为雄黄是最为适合塞鼻防疫的药物。《治疫全书》同此。

蒜，《名医别录》谓其"味辛，温，无毒，归脾肾。主治霍乱，腹中不安，消谷，理胃，温中，除邪痹毒气"。阿魏，《新修本草》谓其"味辛平，无毒，主杀诸小虫，

[244] [明] 吴崑，著. 医方考：卷一·瘟疫门第六·避瘟法 [M]. 北京：人民卫生出版社，2008：58.

去臭气，破症积，下恶气，除邪鬼蛊毒"。二物之用，文中解释为气之至臭者，臭胜则诸秽皆不足以加之。

《松峰说疫》中有四处记载瘟疫所用塞鼻法，分别是卷二《瘟疫统治八法·助汗》法中的方剂塞鼻手握出汗方、卷三《杂症》中的治疗虏脖子猴和缠喉风的方剂及卷五《避瘟方》的"姜酒避瘟法"。前三处为治疗瘟疫证候的方法，兹不赘述。卷五《避瘟方·姜酒避瘟法》云：

凡遇瘟疫行时……不能饮者，出入可食姜、蒜，或以塞鼻。

大蒜，以秽逐秽；生姜，以香避秽，真可谓用心巧妙。

《松峰说疫》卷五《避瘟方》载藜芦散，"一名赤散，避瘟疫"。该方已如前述，源自《肘后备急方》之赤散方，其用法有二，即塞鼻和粉身，"初觉头强邑邑，便以少许纳鼻中，吸之取吐，温酒服方寸匕，覆眠得汗，即瘥。晨夜行，及视病，亦宜少许以纳粉，粉身佳"。后来《备急千金要方·辟温疫气》引录作："觉有病之时，便以粟米大内著鼻中。"该方是用于塞鼻防疫的复方方药。

5. 取嚏

以上涂抹鼻孔、塞鼻诸法大部分均载有第二步，即出瘟疫之家后，以纸捻探鼻，深入令嚏。虽进入瘟疫患者家门之前已用药物或油涂鼻以拒疫气，但仍恐疫气浓重而会吸入部分浊气，故通过取嚏法把在瘟疫之家中不慎闻到的秽浊疫气经鼻再排出体外，免受传染。

取嚏法是通过刺激鼻腔，使人连续不断地打喷嚏，从而达到祛除病邪以防治疫病的方法。刺激鼻腔的方式多种多样，有单纯的物理刺激，如用纸条探嚏；有药物刺激法，如将调配过的芳香服气类药物，共研细末，将药末用酒等调成糊状用布包后塞入鼻内探嚏。临床可通过吹鼻、滴鼻、探鼻等方法实现，药物进入鼻腔，作用于上呼吸道，宣肺降逆以固肺卫而祛邪，利用中药挥发性或刺激性作用引起应激反应，嚏出浊气，吸纳清气，畅通肺气，交通内外。明清医家防疫用取嚏法，常配合麻油和雄黄涂鼻或透顶清凉散、通气散、搐鼻散等嗅鼻。

入病家不染方　《松峰说疫》卷五《避瘟方》载"入病家不染方"云："香油和雄黄、苍术末，涂鼻孔。既出，纸条探嚏。"同篇又载"避瘟方"，其云："入瘟家，以麻油涂鼻孔，出再取嚏，则不染。"

取嚏法常与麻油和雄黄涂鼻配合使用。明代《急救良方》云："治天行瘟疫传染……若亲戚乡里有患瘟疫，欲去看问，先将清油抹鼻孔。后出外，又将纸捻于鼻内，探取喷嚏三五个，则不传染。"《万氏济世良方》中"瘟疫不相传染方"指出："凡入疫疠之家，以麻油涂鼻孔中，然后入病家，则不相传染。既出，或以纸捻探鼻，深入令嚏之为佳。"清代丁尧臣在此基础上加用了苍术和雄黄，其言"雄黄、苍术共末，香油调涂鼻孔。既出病家，用纸条探鼻取嚏，并饮雄黄酒一杯（烧酒尤妙）"，入病家不染疫。《鲟溪单方选》云："人入疫家，以雄黄末调烧酒饮一二盏，既出，以纸捻探鼻令喷嚏，不染。"《松峰说疫》将以上两种方法作了总结，将二者纳入"入病家不染方"，以备后世之用。

透顶清凉散 《松峰说疫》卷五《避瘟方》"透顶清凉散"云：

凡遇时令不正，瘟疫流行，人各带之，或嗅鼻，可免侵染。

白芷 细辛 当归 明雄 牙皂（等分）

共为细末，磁瓶贮，勿泄气。用时令病者噙水口内，将药嗅鼻，吐水取嚏，不嚏再吹，嚏方止。已患未患者皆宜用。

透顶清凉散源自元代杜清碧《敖氏伤寒金镜录》，用治"将瘟舌"，"舌见红色，热蓄于内也。不问何经，宜用透顶清神散治之"。刘奎加用雄黄一味，增强其辟秽除瘟功能。用时先噙水口中，将白芷、细辛、当归等研成细末嗅鼻，吐水取嚏，已患未患者皆宜用。

观音救苦散 《松峰说疫·除瘟方》载观音救苦散云：

专治伤风伤寒，并疫气所侵，稍觉头昏脑闷，项背拘急，吹鼻取嚏，毒气随散，永不染着，仙方也。

川芎 藿香 黎芦（各三钱） 丹皮（去心） 延胡索 朱砂（各二钱） 雄黄 白芷 牙皂（各四钱）

七味草药共为细末，朱雄另研，调入收贮。用时先噙水在口内，次以药吸入两鼻孔，吐水取嚏。未病者，吹之不染；牛马等受瘟者，吹之亦效。

刘奎自创透顶清凉散、观音救苦散乃取嚏用复方。

《松峰说疫》引录《素问·刺法论》"避其毒气，天牝从来，复得其往"时，刘奎注云："天牝，鼻也。老子谓玄牝之门。毒气从鼻来，可嚏之从鼻而出。"开门见山地说明了取嚏法应用原理，并详尽阐释云："却邪之法，如《经》所云：天牝从来，复得其往，气出于脑，即不干邪是也。盖天牝者，鼻也。鼻受天之气，故曰天牝。瘟邪之气，自空虚而来，亦欲其由空虚而去，即下句'气出于脑'之谓也。盖邪气自鼻通于脑，则流布诸经，令人病瘟。气出于脑，谓嚏之，或张鼻以泄之，或受气于室，速泄于外，而大吸清气以易之，则邪从鼻出，而毒气自散，此却邪于外之法也。"《鼠疫约编》亦云："如误触其气，急取逆风吹散之，此《内经》所谓'避其毒气''天牝从来，复得其往'之法也。并宜时常用如意油拭鼻，以避邪气。"王士雄在《随息居重订霍乱论》中预防霍乱也运用取嚏法，注解其作用机制言"霍乱诸痧，皆由正气为邪气所阻，故浊气不能呼出，清气不能吸入，而气乱于中，遂成闭塞之证……然呼出肺主之，肺开窍于鼻，用皂角末或通关散，或痧药吹入鼻中，取嚏以通气道，则邪气外泄，浊气可出，病自松也"。

塞鼻、取嚏可以调动脐下丹元气息，同肺系宣降协调自身的气机升降，顺达三焦气机通道以固护人体的正气。取嚏法是对自身免疫系统的调动，芳香塞鼻取嚏可帮助祛除自身疫气。肺与大肠相表里，取嚏在宣肺的同时亦可以加强大肠的推动力，祛除病邪。常和麻油、雄黄纳鼻或透顶清凉散等嗅鼻联合运用。取嚏药大都以雄黄、麝香等芳香辟秽类，茴香、胡椒、八角、蜀椒等芳香温里类，以及木香、桔梗等芳香理气类药物为主。药物塞鼻对预防疫病的传染有较好的疗效，初期通过喷嚏，让邪气从鼻腔泄出，以防深入人体而致病。多与麻油、雄黄涂鼻腔配合应用，藜芦散、雄黄是塞鼻取嚏法运用较多的方药。其原理主要是通过喷嚏，使初受之邪气及早从鼻腔泻出，邪气不致深入人体而致病。

6. 点眼

点眼疗法是将药物制成药液直接点入眼部，以治疗各种眼病的一种外治方法，是眼科常用的外治法。其起源较早，清代以前多用点眼法应用于眼科疾病的治疗。在《松峰说疫》一书中，通过蘸取药物点眼以防治疫病，扩大了点眼疗法的应用范围。在本书中的应用有七处，分别是《瘟疫统治八法·助汗》中的发汗散、点眼取汗方和普救五瘟丹，《瘟疫杂症简方》中用以治疗发黄的黄宾江方，《杂疫》中治疗绞肠瘟的观音救苦丹，《除瘟方》中的人马平安散、人马平安行军散。防疫主要使用人马平安散。

《松峰说疫》卷五《除瘟方》载人马平安散云：

治一切时症，风寒暑湿，内伤生冷饮食，头风头痛，心痛，绞肠痧，闷气，小肠疝气，牙痛，猪羊疯症。用簪脚点两眼角，或吹鼻孔，男左女右。

焰硝二钱 朱砂 明雄各一钱 冰片五分 麝香一钱

共为细末，端阳午时修合，瓷瓶收贮，勿出气。

人马平安散出自《张氏医通》，系由诸葛行军散化裁而来。"点眼砂（一名人马平安散），治时疫毒气臭毒，痧胀腹痛。冰片，麝香，雄黄（水飞）、朱砂（水飞）各半钱，焰硝一钱，共为极细末，瓷瓶收贮，男左女右，以少许点目大眦立效。用此入时疫病家，则不沾染"。其后在众多医书中都有记载，组方多有差异，多用于暑气痧气，或远出山行，及闻秽气，一时昏倒，或如刘奎所云"治一切时症，风寒暑湿，内伤生冷饮食，头风头痛"。方以雄黄辟秽解毒为主，用量独重；朱砂清热解毒，重镇安神；火硝泻热破结；麝香、冰片芳香走窜，开窍辟秽。诸药合用，具有辟秽解毒开窍之功。

7. 吹药

吹药法是将药物研成极细粉末，用细竹管、鹅翎管或特殊吹药器具，将药物吹入鼻、口或喉中，使药物直达病处而发挥作用的一种技术。

外治方药往往用法多样，如前所述透顶清凉散，可佩戴，可嗅鼻，可吹鼻，"用时令病者噙水口内，将药搐鼻，吐水取嚏，不嚏再吹，嚏方止。已患未患者皆宜用"。人马平安散，可"用簪脚点两眼角，或吹鼻孔，男左女右"。观音救苦散，"用时先噙水在口内，次以药吸入两鼻孔，吐水取嚏。未病者吹之不染，牛马等受瘟者，吹之亦效"。吹鼻取嚏，毒气随散，永不染着，仙方也。

刘奎还用该法治疗疫病。有吹药于牙龈患处者，如《杂疫》治疗"葡萄疫……有牙根腐烂者，人中白散"，云："共为细末，先用温汤漱净，吹药于疳上，日六七次，吹药涎从外流者吉，内收者凶。"有吹药于喉者，如治疗喉管伤寒，用薄荷二分，麝香一分，共为细末，吹喉。待气通，吐涎碗许，然后吃陈米汤半碗，即愈；治疗扑鹅痧咽喉肿痛，用冰硼散吹喉中。也有吹鼻法，如治疗疫厥：

凡人感瘟疫，视其症脉，尚不至殒命不救。而突然无气，身直，甚至无脉，且不可惊慌，视为告终，此痉厥也。急用腊月雄狐胆，温水研灌即活。若牙关已紧，即撬开灌之。雄狐胆必腊月预为购收为妙。

松峰曰：如得此症，不论有无狐胆，总宜先针少商穴并十指甲上薄肉（穴道针法见前），摄出恶血，并用好猪牙皂末吹鼻，或用京中灵宝如意丹十余粒吹鼻，可活。

8. 探吐

探吐即以药物吸入或内服，并配合一定手法以取吐的治疗方法。在瘟疫盛行之时，凡邪实上焦、痰食气逆不通、欲吐不吐者均可用此法来祛邪避疫。刘奎多选用辛散芳香之品，涤痰祛邪，通利气机，调畅三焦，以预防疫病。

《松峰说疫》卷五《避瘟方》云：

于春分日，用远志去心，水煎。日未出时，东面饮二盅，探吐，则疾疫不生。

较早记载以取吐法用于预防瘟疫的方剂为《肘后备急方》赤散方，若时疫"初觉头强邑邑，便以少许纳鼻中，吸之取吐"。刘奎在《松峰说疫》中提出用远志涌吐的方法，取远志"苦温无毒，主……补不足，除邪气，利九窍，益智慧"，定心气、止惊悸、散痰涎、养气血、益精杀毒的特点来调畅气机，祛邪避疫，不再使用辛、附等大毒之品。

同章还记载了"仙传吐法"，乃治疫常用法：

治一切瘟疫、伤寒、伤风，伤酒、伤食病初得，用之更宜。饮百沸汤半碗，以手揉肚，再饮，再揉，直至腹无所容。用鸡翎探吐，吐后煎葱醋汤饮之，覆衣取汗，甚捷。

用法不用药，祛邪不伤正，治疗更安全，仙传足可宗。

9. 粉身

粉身法是将药碾碎，筛细末，或与米粉调和，撒扑肌肤的外用法。粉身能够直接作用于皮毛，防止秽浊之气作用于人体以防疫病发生。所用药物，晋唐医家多采用葛洪赤散方、"姚大夫粉身方"。

《肘后备急方》以赤散方"晨夜行，及视病，亦宜少许以纳粉，粉身佳"。该方由各种祛邪辟秽药物组成，外粉周身以御时行邪气。同时，《肘后备急方》记载了"姚大夫辟瘟病粉身方"，"芎䓖、白芷、藁本，三物等分，下筛，纳粉中，以涂粉于身，大良"。《备急千金要方》粉身散、《外台秘要》治温病粉身散方与此方同。方中川芎行血中之气，散瘀滞；白芷"色白味辛，气温力厚，通窍行表，为足阳明经祛风散湿主药……使腠理之风悉去……诚祛风上达散湿之要药也"；藁本辛温气雄，散太阳寒邪。全方芳香辟秽，外作用于皮毛，内合于肺脏，肺气充实，腠理固密而能抵御疫邪。

《松峰说疫》卷五《避瘟方》云：

于谷雨以后，用川芎、苍术、白芷、藁本、零陵香各等分，煎水沐浴三次，以泄其汗，汗出臭者无病。

系将千金粉身散加川芎、零陵香（熏香），改为煎汤洗浴以御时邪，使效果更加显著。

同时记录粉身法，如卷二《瘟疫统治八法·助汗》载"止汗法"云：

瘟病如大汗不止，将发入水盆中，足露于外，宜少盖。用炒麸、糯米粉，龙骨、牡蛎（煅），共为细末。和匀，周身扑之，汗自止，免致亡阳之患。

10. 药浴

药浴是将单味或多种药物混合在一起煎煮，随后用药液洗浴全身或者浸渍局部以预防疫病的方法。药物可直接作用于全身肌表，并通过皮肤、黏膜的吸收进入机体，循行经络血脉，内达脏腑，由表及里，由浅入深，使秽浊之气不能停留于身体表面而导致疾病，是防疫的常用方法之一。药浴疗法源远流长，早在《五十二病方》中即有记载。《三皇经》用五香汤沐浴辟恶。《素问遗篇·刺法论》将之作为"防疫五法"之一，提出："又一法，于雨水日后，三浴以药泄汗。"

（1）单方

刘奎常用桃枝浴法，偶用苍术和苋菜种浴法。

桃枝浴法：《松峰说疫》卷二《瘟疫统治八法·助汗》记有"桃枝浴法"。

治瘟疫初感，发热恶寒、无汗者。取东南桃枝煎汤，趁热浴之。

桃枝煎汤沐浴甚至被刘奎作为"通治疫疠方"，他认为桃枝煎汤沐浴"未病、已病皆治"。卷五《避瘟方》载"通治疫疠方"云：

常以东行桃枝煎汤浴之（未病已病皆治）。

桃树枝沐浴防疫，历代医家运用广泛。《备急千金要方》云："凡时行疫疠，常以月望日细锉东引桃枝，煮汤浴之。"《太平圣惠方》《圣济总录》《普济方》等皆有应用。《本草纲目》曰："《典术》云：桃乃西方之木，五木之精。仙木也。味辛气恶，故能厌伏邪气，制百鬼……《礼记》云：王吊则巫祝以桃茢前引，以辟不祥。茢者，桃枝作帚也。《博物志》云：桃根为印，可以召鬼。《甄异录》云：鬼但畏东南枝尔。观诸说，则桃之辟鬼祟痓忤，其来有由矣。"桃树在疫病预防中多有运用，其中桃枝煎汤洗浴一直为历代所习用。《验方新编》言"东向桃枝煎汤，日浴二次，自然不染"。《奇效简便良方》亦曰"常将向东桃枝熬汤洗浴，不染瘟疫"。

因小儿的体质特殊，故小儿患疫病后刘奎首选"桃叶浴法"，即用"桃叶三四两，熬水，日五六遍浇淋之。再用雄鼠屎微烧，取二枚，研，水和服"。而一旦出现天行壮热，在应用二香散清水和服的同时，"仍用温水调涂囟门"。

苍术浴法：《松峰说疫·避瘟方》云："元日，饮苍术汤并用汤沐浴及焚烧，可避终岁疫。"指出也可用苍术沐浴方法避疫。

刘奎还常用药浴疗法治疗瘟疫，如卷三《杂疫》认为治疗野雀挣"用苋菜种煮水洗浴甚良"。卷五《除瘟方》治疗"时气头痛烦热"，用"皂角烧研，入姜汁、蜜各少许，水和二钱服之。先以热水淋浴，后服药，取汗即愈"。卷二《瘟疫统治八法·助汗》用热水沐浴发汗，治疗患疫后的头痛、烦热，"皂角烧、研，新汲水一盏，姜汁、蜜各少许，共和皂角末二钱服。先以热水浴淋，次服药取汗"。则与上方大同小异。

卷一《述古》中还记录了一个单纯以凉水饮、浴而愈的瘟疫患儿病案：

余曾见一小儿患瘟热邪深重，弃衣而走，昼夜靡宁，手足不闲，翻动器皿，掏拨什物，寻得凉水一瓮，且浴且饮，一日后，随热退身凉而愈。松峰记。

（2）复方

运用具有芳香气味的中药沐浴更能够发挥祛秽清洁的作用，如李时珍在《本草纲目》中曰："白茅香、茅香、兰草，并煎汤浴，辟疫气。"药浴疗法也是道家修炼养生之法，被称为"沐香""香汤沐浴"。《松峰说疫》卷五《避瘟方》云：

于谷雨以后，用川芎、苍术、白芷、藁本、零陵香各等分，煎水沐浴三次，以泄其汗，汗出臭者无病。

这里洗浴用的是复方，源自千金粉身散，出自《伤寒总病论》，原为粉身之用，"辟温粉：芎、术、白芷、藁本、零陵香等份，为末，每一两半入英粉四两，和匀，常扑身上。无英粉，蚌粉亦可。凡出汗大多，欲止汗，宜此法"。《普济方》中记载了治时气瘴疫浴汤方，"桃枝叶十两，白芷三两，柏叶五两。上为散。每服三两，煎汤浴之。极良"。

在沐浴的过程中，药效借助药液水的热力，可以更好地通利气血，疏通经络，协调脏腑，强身健体，以护卫正气。通过调节内脏功能来扶正，通过活血发汗来调节体温、排泄废物达到预防疫病的目的。还有防治专用沐浴方，"通治疫戾方"，以东行桃枝煎汤沐浴，可以用于对疫病的预防和治疗。

二、非药物预防

（一）针灸预防

针灸主要是指针法和灸法。广义针灸包含了针刺、艾灸、刮痧、拔罐、穴位贴敷、穴位注射、放血疗法、熨帖、洗浴和熏蒸等。

《灵枢·逆顺》曰："上工刺其未生者也，其次刺其未盛者也，其次刺其已衰者也。"《素问·刺法论》中专门讨论了疫病，既要"避其毒气"，更要扶助正气，"正气存内，邪不可干"，而扶助正气的主要方法之一就是根据五运六气的异常变化特点，制定针对五种可能出现的疫病的"刺疫五法"。针刺"可以折郁扶运，补弱全真，泻盛蠲余，令除斯苦……天地气逆，化成民病，以法刺之，预可平疴"，提出以针刺为主，针刺相应经脉有关腧穴的防治疫病手段。《素问·刺法论》并指出五运太过不及针刺五脏腧穴预防疫病的原则与方法，即"太过取之，次抑其郁，取其运之化源，令折郁气。不及扶资，以扶运气，以避虚邪也"，还提出"迁正不前，以通其要"，不退位者当刺相应经脉之所入即合穴。对于"刚柔失守""三年化疫"，当应用针刺补五脏之腧，泻所胜之经进行预防。此外，《素问·刺法论》还特别强调用针之后的调养措施，包括调摄精神、饮食劳倦等，即"其刺以毕，又不须夜行及远行，令七日洁，清净斋戒"，同时要配合气功导引之法。这不但丰富了防治疫病理论，对中医临床护理学也有重要价值。

张仲景秉承《黄帝内经》之旨，在《金匮要略》中阐述了"见肝之病，知肝传脾，当先实脾"的"治未病"思想，并贯穿到外感热病的治疗上。《伤寒论》云："太阳病，头痛至七日以上自愈者，以行其经尽故也。若欲作再经者，针足阳明，使经不传则愈。"就是采用针刺预防病邪循经传变的实例。

《肘后备急方》着重于各种急症的防治，预防瘴气疫疠瘟毒传染主张"断温病令不相染……密以艾灸病患床四角，各一壮，不得令知之，佳也"，是灸法防疫病传染的实例。后世历代医家都继承了这一观点，《太平圣惠方》《普济方》都有用艾熏病室防传染的记载。

隋唐时期灸法预防疫病逐渐兴盛。隋代《诸病源候论》曰："河洛间土地多寒，儿喜病痉。其俗生儿三日，喜逆灸以防之，又灸颊以防噤。"所谓"逆灸"，即无病而先施灸，乃预防疫病的灸法。唐代孙思邈在《备急千金要方》中首次明确提出用灸法预防疟疾等传染病，"凡入吴蜀地游官，体上常需三二处灸之，勿令疮差，则瘴疠温疟毒气不能著人也，故吴蜀多行灸法"，这一方法后世医家一直沿用。所谓"若要身体安，三里常不干"脍炙人口的保健灸法，就是在此基础上发展而来的。

宋明两代，针灸学发展到鼎盛时期。如宋代王执中在《针灸资生经》中记载了治疗肺结核的"灸痨法"、治疗痢疾的"灸肠风法"等内容。灸法不仅能够预防疟疾等传染疾病，还有保健和延年益寿的作用，诚如窦材所云："人于无病时，常灸关元、气海、命门、中脘……虽未得长生，亦可保百余年寿矣。"高武的《针灸聚英》、徐凤的《针灸大全》、杨继洲的《针灸大成》、李学川的《针灸逢源》等，系统地总结整理了历代医家针灸防治疫病的经验。但并未见有针灸防治疫病的专著，有关针灸防治疫病的记载只是零散地存在于疫病文献的章节内容中。明清时期涉及针灸防治疫病的文献有很多，如有学者全面考察《全国中医图书联合目录》所载 510 部明清疫病著作，其中有 16 部涉及针灸防治内容较多，其中《松峰说疫》赫然在目。

但因针灸有专门，故刘奎遵葛洪"使人用针，自非究习医方、素识《明堂》《流注》者，则身中荣卫尚不知其所在，安能用针以治之哉！是使鬼雁挚击，牛羊搏噬，无以异也，虽有其方，犹不免残害之疾"之诫，对"刺法不赘"，因此较少介绍针刺方法。因"针术须师乃行，其灸则凡人便施"（《医心方》卷二），因此，该书特别重视灸法。

"《松峰说疫》记载有疫病病种 160 余种，百余种皆可用针灸法治疗"[245]。明清医家大胆地探索疫病的防治方法，为消除疫情做了不懈努力。明清疫病文献中涉及针灸防治的方法有很多，如放血法、毫针刺法、刮法、灸法、贴敷法、熨法、点焠法等。其中，放血法、刮痧法、灸法运用最多，治疗病种最为广泛。《痧胀玉衡》载："痧瘴诸症等疫疠怪疾，各有简便良方，针灸奇术，皆能回春于瞬息，奏效于目前，真可以参变阴阳，起回生死。"李守中对于针灸法治疗鼠疫极有信心，"善用外治，则法捷而效速，且鲜误治之弊，再服内症之药，则病易除"，他认为内服不拘定方，"盖有外治之法，则病已减去大半矣"。

---

[245] 戴俊荣. 明清疫病文献针灸防治资料整理与研究［D］. 福建中医药大学，2015：26.

灸法既可以治疗瘟疫，又可以预防瘟疫，如《松峰说疫》卷五《避瘟方》载"断瘟法"云：

密以艾灸病人床四隅，各一壮，勿令人知，不染。

该方出自晋代葛洪《肘后备急方》卷二《治瘴气疫疠温毒诸方第十五》。艾叶烧熏在瘟疫预防中的运用最具代表性。西医学研究证实，很多病原微生物不耐高温、紫外线，温度56℃、持续30min可灭活很多病毒、细菌，艾叶中的挥发油对多种致病细菌及病毒均有抑制和杀灭作用。艾叶燃烧后，不仅能抑制和杀灭房屋周围环境中的细菌和病毒，还可在口鼻中形成一道微膜屏障，从而阻止细菌、病毒的侵害。

（二）气功预防法

1. 存想正气法

《松峰说疫》首卷首条就载录《素问遗篇·刺法论》提出的意念吐纳法："气出于脑，即室先想心如日，欲将入于疫室，先想青气自肝而出，左行于东，化作林木；次想白气自肺而出，右行于西，化作戈甲；次想赤气自心而出，南行于上，化作焰明；次想黑气自肾而出，北行于下，化作水；次想黄气自脾而出，存于中央，化作土。五气护身之毕，以想头上如北斗之煌煌，然后可入于疫室。"具体描述了预防疫病的气功方法，这种五气护体法具有自我暗示作用，自喻正气护身，邪气难侵，突出强调了人的精神作用对人体健康的正面影响。其后历代医家凡论瘟疫预防者，无不以此为基础。

2. 意念吐纳法

《素问遗篇·刺法论》云："又一法，于春分之日，日未出而吐之。"以上就是五法防疫的具体阐述。通过意念吐纳法，排除体内浊气，吸收天地清气，吐故纳新，扶助正气。

3. 闭气预防法

由于口鼻相通，口也可以成为疫气进入的通道，在做好鼻通道的防御后，古代医家也考虑到了配合口通道的防御。如舌抵上颚法，《松峰说疫》卷五《避瘟方》载"入病家不染"云：

用舌顶上颚，努力闭气一口，使气充满毛窍，则不染。

4. 视病不正对

《松峰说疫》卷一《述古》云：

凡探病诊疾，知此诸法，虽入秽地，可保无虞。男病邪气出于口，女病邪气出于前阴，其相对坐立之间，必须知其向背，行动从容，察位而入方妙。

《古今医统大全·伤寒门》云："以雄黄末涂鼻孔中，行动从容，察位而入。男子病邪气出于口，女人病邪气出于阴门，其相对坐立之间，必须识其向背。"《景岳全书》云："《医统》曰：男子病邪气出于口，女人病邪气出于前阴，其相对坐之间，必须识其向背，或以雄黄末涂鼻孔中，行动从容，察位而入。凡入病家，此亦医人之不可不知也。"《万病回春·瘟疫》云："凡入病家，须避其邪气，不受染着，亦医者之惠，不可不知。以雄黄末涂鼻孔中，或香油涂鼻孔亦妙，然后入病家行动从容，在位而入，男子病秽气出于口，女子秽气出于阴户，其相对坐立之间，必须识其向背。既出，自以纸条探鼻深入，喷嚏为佳。"医者视患者时，避开患者的正面，可有效杜绝或减少感染患者口鼻之病气。

综上所述，《松峰说疫》总结了历代医家的疫病预防思想，并广收民间及医书记载的有效防疫验方，结合其临证经验，提出了诸多详尽的疫病预防方法。而囿于当时人们思想认识的某些局限，亦包括一些迷信色彩的认识。但绝大部分的预防思想和具体措施是比较客观公正的，并在防御瘟疫中发挥了重要作用，对后世医家在预防、治疗疫病方面提供了比较完善的理论基础。通过研读这一著作，探求其中所蕴含的瘟疫预防思想，旨在为现代医疗事业的疫病预防提供思路。

第五章

刘奎的影响和地位

————

人类社会发展的历史，在一定程度上讲，也是一部人类与各种疾病特别是重大疫病作斗争的历史。在中国漫长的社会历史文化长河里，曾流行过无数次各种各样的重大疫灾。众多医家在防治疫病、扑灭疫情的实践过程中，积累了丰富的经验，为保护人民健康作出了重要贡献。大乱之后有大疫，大疫之中有大医。虽然古代的医疗技术有限，但在与疫病的斗争中，历代名医总是勇敢地战斗在抗疫第一线。历史上大疫流行时期，也是名医辈出的年代。汉代的张仲景，三国的华佗，唐代的孙思邈，明代的李时珍、吴有性，清代的叶天士、刘奎等医者，目睹疫病流行造成的伤害，不忍民苦，"发广愿"以救天下，专研医术，勇于实践，学研融通，理论与临证相结合，针对自己所在时代流行的瘟疫著书立说，广被百姓，都在防控瘟疫的历史进程中作出了重大贡献。

任何事物都有前后相继的历史，自然科学研究"过去"，目的是预测"未来"。往古者，所以知今也；明镜者，所以察形也。温病学术史研究重点在明清之五百年，刘奎恰逢其际，追本穷源，克绍箕裘，传承精华，守正创新，他建立起了自己独特的疫病学理论体系，卓然自成一家，是中国疫病学理论框架的构建者和疫病防治方术的集大成者，是载于正史《清史稿》中的清代温疫四大家之一。刘奎的疫病学思想是中国温病学特别是疫病学史上重要的一环，是疫病学发展史上的重要节点，有着重要的学术地位，影响深远。

根据马克思主义理论，我们评价一个历史人物，就是要根据他对当时的历史发展起到了什么样的作用。同时，马克思主义理论也认为任何一个历史人物都无法脱离他所处的时代落下的烙印。刘奎虽然以医学家为主立身当时，但作为一个封建官僚知识分子，身上也肯定体现着鲜明的阶级性和时代的局限性，如认为"阴德无量，诚祛疫之良方，世人所当着眼"等。

第一节　刘奎对疫病学的影响

刘奎疫病学著作《温疫论类编》《松峰说疫》刊行后，在中医疫病、温病学史上有极大影响，《清史稿》为之立传。其著作在国内刊行不久，就传播到日本，对日本汉方医学温疫学研究产生巨大作用。中华人民共和国成立后，《温疫论类编》《松峰说疫》虽然刊刻不多，但也引起了中国传染病学界和中医学界的广泛关注。其中的疫病学思想已被疫病学、温病学和瘟疫学如《中医温病学》《中医疫病学》《中医瘟疫学》等教材和著作相继引用，有学者在研究当中也采用《温疫论类编》《松峰说疫》的许多论断作为考证的证据等，足以证明学术界对于刘奎疫病学的高度认可。

一、《清史稿》正史立传

"国可灭，史不可灭。"易代修史，是中国悠久的文化传统。辛亥革命之后，清政府逊位，南北统一，以袁世凯为首的北洋军阀政府着手编纂清史。1914 年，袁世凯延聘赵尔巽出任馆长，9 月 1 日，清史馆正式开馆。经过 14 年，前后 300 多人的努力，1928 年最后成书 536 卷，800 余万字。所记之事，上起 1616 年清太祖努尔哈赤建国称汗，下至 1911 年清朝灭亡，共 296 年的历史。因其未经总阅修订即匆忙付梓刊行，故称曰"史稿"。《清史稿》虽然存在诸多问题，但其在史坛的地位无法替代，为研究清一代历史之渊薮。

（一）编纂经过

赵尔巽被聘任清史馆馆长后，近取翰苑名流，远征文章名宿，"聘总纂、纂修、协修，先后百数十人，而名誉总纂、纂修、顾问不计焉"[246]。1914 年，清史馆初开，一切皆属草创，因全无条例，人自为战，故成稿虽多，但体例不符者甚多，能用之稿甚少。后乃议整理，画一条例，采用分工协作的方式，将史稿的纪、表、传、志分为不同部分，指派专人负责纂修。具体情形夏孙桐在《与张孟劬书》中曾有详细描述：

窃惟修史经过，约分三期。第一期全无条例，人自为战，如一盘散沙。后乃议整理，先从列传着手，是为第二期。选人任之，始分朝拟定传目，归卷柯凤孙。金筱孙、爽召南任国初；缪艺风、吴縚斋任顺康，縚斋未到，艺风未毕事而作古，执事后至，即加入此段之内；金筱孙独任雍乾；弟任嘉道，而王伯荃、朱少滨助之；王晋卿任咸同；马通伯任光宣，而邓效先、雪生助之。当时议定凡例，而有遵有不遵，两年毕事。其中咸同光宣四朝皆不合用，同人公推凤孙与弟再加整理，凤老旋又推诿，改归筱孙。时局纷纭，馆中议论亦不定，弟与荃、筱孙皆未动手。既而时局益乱，经费不给，遂全局停顿。久之，馆长别向军阀筹款，稍有端倪，于是议重加整顿以求结束，是为第三期。时馆中同事已多他去，留者重行分配，本纪柯凤孙、爽召南、李惺樵；志王晋卿、吴莲溪、俞阶青、金雪生、戴海珊、朱少滨；表吴向之；列传弟与金筱孙分任之，筱孙任乾隆以前，弟任嘉庆以后；汇传则弟任循吏、艺术，章式之任忠义，柯凤孙任儒林、文苑、畴人，余皆归筱孙。预定三年告成，甫逾半年，馆长忽欲全稿付印。弟

[246] 朱师辙.清史述闻:卷十四·张尔田《清史稿》纂修之经过 [M].北京:三联书店,1957:282.

力争为不可，同人附和馆长者多，相持久之，而馆长病矣，病中尤急不可待，袁洁珊力任印稿之事，召金息侯为总校，而事遂决。弟所任各朝中咸同事最繁重，王君之稿，核之《实录》，抵牾太多，且立传太滥，卷帙太繁，直是重作，期限既促，光宣两朝断不能兼，推归他手，亦无人肯接，遂由金息侯一手为之[247]。

清史馆初创时期经费充足，后北洋政府财政困难，经费时有拖欠扣减，不能按时按额发放，只得向当时的军阀们募捐，左支右绌，勉强维持。至 1928 年，北伐军将要打到北京，北洋军阀政府朝不保夕。《清史稿》全书虽基本竣工，但未经总阅修订，故名《清史稿》，共 536 卷。著名清史学家戴逸评价云："可见《清史稿》既是不满人意、应该纠正重作的有重大缺陷的著作，又是采摭甚富、史实赅备、为治清代掌故者所甚重的史书。"

（二）作者简介

《清史稿》成书仓促，质量欠佳，迭招非议。其中，傅振伦的《〈清史稿〉评论》为批评《清史稿》的代表性著作。他将《清史稿》之失概括为"书之内容与序例抵牾者"等 21 款，每项条目下列举出《清史稿》正文中具体谬误之处，作为例证，十分详尽。这些例证散布于《清史稿》本纪、表、传、志各个部分，惟夏孙桐编纂的《循吏传》和《艺术传》得以幸免。这从一个侧面反映出夏孙桐编纂的《循吏传》和《艺术传》，在整体质量欠佳的《清史稿》中，质量尚属上乘。傅振伦评《循吏传》道："此传所载，取法《明史》，以官至监司为限……颇为得体。"[248]这固然不能完全排除其后两人在编纂《续修四库全书总目提要》时同事相关，但更多的是"此就史论史，不参一毫私见于其间者也"[249]。

夏孙桐（1857—1941），字闰枝，一字悔生，晚号闰庵。家世以文学显，光绪十八年（1892 年）中进士，选庶吉士，授编修，历官湖州、宁波、杭州知府。民国初入清史馆，嘉、道、咸、同四朝臣工列传及《循吏》《艺术》两汇传，凡一百卷，并出其手。又佐徐世昌辑《晚晴簃诗汇》及《清儒学案》，参编《续修四库全书总目提要》。工词，亦能诗文，著有《观所尚斋文存》及《悔龛词》。

《清史稿》编纂历时十四年，夏孙桐为出力最多之人，在清史馆深受敬重，如协修朱师辙即称馆中"独夏丈[250]最热心，用力甚勤。列传手编百卷，得三分之一"；傅岳棻代傅增湘所撰《江阴夏闰庵先生墓志铭》也说夏孙桐"在馆负重望，隐然如万季野[251]之主修《明史》"。夏孙桐"学问淹洽，文词雅赡，朝章国故，尤所研习"，且久任

[247] 夏孙桐 . 观所尚斋文存：卷六 · 与张孟劬书 [O] . 1939 年蒲城忏塘本 .

[248] 朱师辙 . 清史述闻：卷十六 · 傅振伦《〈清史稿〉评论》下 [M] . 北京：三联书店，1957：367.

[249] 金梁 .《清史稿》回忆录 [J] . 逸经，1936，（10）：7.

[250] 夏孙桐，字闰枝，他将三女纬磷嫁与朱师辙之堂兄朱方饴为妻，故朱师辙称夏孙桐为夏闰丈。详情见刘海峰 .《清史稿》撰述人及其关系考 . 史学月刊，2003（2）：125.

[251] 万斯同（1638-1702），字季野，号石园，门生私谥贞文先生，浙江鄞县（今宁波市鄞州区）人，清初著名史学家。从小拜著名学者黄宗羲为师，精通经学，尤长于史，以修《明史》自任。在明史馆纂修工作中，无总裁之名而行总裁之实。

史职，具有丰富的修书经验。清史馆开馆后，其先后担任协修、纂修、总纂之职。他勤勤恳恳，将自己的全部学问和热情都倾注在《清史稿》修纂事业上，"晚岁精力，半耗于分纂清史"[252]。其中"循吏""艺术"两类传，为夏孙桐独自纂成，《循吏传》载有《刘棨传》并附《刘果传》，《艺术传》载录《刘奎传》，嘉道咸同四朝列传，由他人协助完成，有《刘墉传》，刘镮之附传。尝"手订画一书法凡列九则，又拟具《循吏传》编辑大意，《忠义传》编辑办法，《艺文志》讨论办法"等，由此可见夏孙桐在清史馆中的作用之大与地位之崇。夏孙桐系江苏江阴人，江苏学政衙署自万历四十二年（1614年）始，一直驻节江阴。刘果、刘墉、刘镮之祖孙三人尝任职于此，尤其是刘墉、刘镮之叔侄二人分别两度出任江苏学政，而刘奎又尝随刘墉佐政学署。作为江阴士子，自然会对这段特殊历史十分熟悉，探求学政家族情况的愿望种子大概在少年秋闱时就已种下。故参修《清史稿》时，夏孙桐特意将这种关系梳理清晰。

夏孙桐自23岁始，以侍父母疾而治医，研究医理，涉猎方书。后持之不息，医术精湛，如其二妹和二妹夫缪荃孙等有恙皆邀其诊治。《藏书诗》赞其"精于医"，《江阴夏闰庵先生墓志铭》评其"夙精于医"，《江阴夏闰庵夫子八鹣双寿序》称："先生探秘上池，尝遍百药，经诣和性，论熟养生。"再加上与当时名医交往甚密，广泛请益，如其在1920年为杜钟骏的《药园医案》一书作序中自陈："余因佐史馆，搜辑近代医家，君为疏列短长，研求正变，略窥渊识，实启愚曚。"故而"对清代的医学有系统的理解和把握"[253]。尤注重搜罗历史医著，对医书寓目良多，"在史馆时，搜茸近世专著颇多，嗣修《续四库提要》，汇成《医家书录》若干卷，亦为绝著"。夏孙桐通医术，交名医，知医史，所选传主及评点多能契合医家的事略及历史定位。

夏孙桐对历代医学文献颇为熟稔，主编《续修四库全书总目提要·医家类》，《四库全书总目提要·医家类及续编》云："《续修》共收书417种，是由夏孙桐主编完成的。夏氏精于文史校雠之学，又精通中医，故其收罗更为丰富，考证也较精细。"如其对《伤寒瘟疫条辨》与《伤寒辨证》关系的揭示就远比医学界更为透彻，《续修四库全书提要》共收载453条543种医著，其中夏孙桐一人所撰342条。

（三）载录内容

《清史稿·艺术传》汇集了医者、方术、书法、绘画、工艺等传。医者集中列为首类，共立传32人，主传10人，附传22人[254]。并以主传者的学术主旨归类，以其生活所处年代为序，兼顾历时性与属类性，分类叙述。将吴有性列在首位，称"古无瘟疫专书，自有性书出，始有发明"，认为其开启后世研究瘟疫理论的先河，具有开创性意

[252] 夏武康，夏志兰.悔龛词笺注·附录：悔龛词附文存补遗·跋［M］.呼和浩特：内蒙古大学出版社，2001：270.

[253] 冯玉荣."授受源流"：《清史稿》医者传的编纂与医史的承启书写［J］.近代史研究，2022，（3）：22-35，160.

[254] 赵尔巽.清史稿：卷502·艺术一［M］.北京：中华书局，1976：13865-13883.《清史稿》所列人数，以传记目录为统计标准。另外一些医家虽被提及，但目录未列，均未统计在内。

义。附传者有戴天章、余霖、刘奎，皆以治瘟疫闻名。夏孙桐对医者传的撰写，在对清代医学有全面理解和系统把握的基础上，对清代医家谱系进行评估与整理，"确定入列传主及其地位"。

《清史稿》列传289艺术传《刘奎传》列医者传第四位，云：

奎，字文甫，山东诸城人。乾隆末，著《温疫论类编》及《松峰说疫》二书。松峰者，奎以自号也。多为穷乡僻壤艰觅医药者说法。有性论瘟疫，已有大头瘟、疙瘩瘟疫、绞肠瘟、软脚瘟之称，奎复举北方俗谚所谓诸疫证名状，一一剖析之。又以贫寒病家无力购药，取乡僻巨有之物可疗病者，发明其功用，补本草所未备，多有心得。同时昌邑黄元御治疫，以浮萍代麻黄，即本奎说。所著书流传日本，医家著述，亦有取焉。

《清史稿》艺术传立传的标准及目的是"采其可传者落于篇，各以类为分后。卓然成家者，具述授受源流；兼有政绩、文学列入他传者，附存梗概；凡涉荒诞俳谐之说，屏勿载。后之览者，庶为论世之资云"。从中国医学发展渊源来看，早在两千多年前，中医学已奠定了关于疾病陕治思想的基础，一些古代医学家在这方面作出了突出贡献，据《清史稿·艺文志三·医家类》统计，清代有名可稽并且著有专门医书的医家就有近200人，而立传者仅32名。由此可知，不是在本领域内"卓然成家"，占有一流学术地位的医家，《清史稿·艺术传》是不会为其立传的。其中瘟疫学家有四人，分别为吴有性、戴天章、余霖、刘奎。在这四个人的传记中，除吴有性传略长、超过230字以外，戴天章、余霖、刘奎三人传记篇幅都不长，戴氏130字，余氏152字，刘奎187字。客观地说，刘奎传记字数，在《清史稿》整个立传医家当中，篇幅还是较长的。虽然篇幅不是衡量入传者重要与否的唯一标准，但重要人物所占篇幅要长一些，这也是正史立传的惯例。由此可知，在《清史稿》撰写医家传记的作者——夏孙桐的心目中，刘奎在清代顶尖的瘟疫学家中，位置也是靠前的。

而且，这是作者针对刘奎的疫病学成就在中医疫病学乃至整个中医学发展史上的重要地位等实际情况而得出的结论，并未羼杂任何的个人感情。如前所述，夏孙桐独自完成了《清史稿》的《循吏传》和《艺术传》两部分内容，《循吏传》中有刘奎祖父刘棨的长篇传记，其后有其兄刘果及其子孙的附传：

兄果，官山西太原府推官，有声。改河间知县，康熙八年，驾幸河间，问民疾苦，父老陈果治状，召见褒之。卒，祀名宦。

棨子统勋、孙墉、曾孙镮之，并为时名臣，自有传。

在此，夏孙桐虽然对刘棨的亲民事迹十分景仰，但并未将刘奎与刘棨之间的关系披露出来。作者对两者的祖孙关系应该十分清楚，如前所述《刘棨传》已言"棨子统勋"，又在《续修四库全书总目提要》中说刘奎乃"大学士统勋兄子"，但并没有将刘奎的瘟疫学成就与刘棨、刘统勋、刘墉之间的亲密关系及其高官大宦地位联系起来，而纯粹从学术观点实事求是地将刘奎的疫病学成就安置在最为合适的地位。写作至此，一则对刘奎的疫病学成就感到景仰，也为其传记作者夏孙桐的学术之精湛和史学之修养而倍感钦佩。

《艺术传》虽然明确记载刘奎著有《温疫论类编》和《松峰说疫》两部疫病学著作，但主要择绎其《松峰说疫》一书，而甚少涉及《温疫论类编》，说明作者修史之"采其可传者落于篇，各以类为分后"的原则得到了充分的贯彻。夏孙桐独掌《循吏传》和《艺术传》，且对《艺文志》关注有加。中国历代纪传体史书、政书及方志等，将历代或当代有关的图籍汇编成目录，称"艺文志"。《清史稿·艺文志》总录清人著述，为清代著述总目性著作。该志先"经吴綱斋（按：吴士鉴）先生撰长编，章式之（章钰）先生分类修正，纂辑十余年"，成《艺文志》初稿。但是，若欲以一两个人的微薄之力，短期内纂成反映有清一代著述详情之《艺文志》，殊非易事。夏孙桐即云："惟兹事体大，非一二人于短期中所能考求完备者。盖四库著录，仅至乾隆中叶，又藏书家目录偏重古籍，于当代著述忽略者多，成书者不能尽有刊本，已刊者不必尽能通行，近三十年来刊布较多，藏稿亦时时发见，未必人皆腐目。"故章钰所成之《清史稿·艺文志》初稿，质量差强人意，亟须修正。馆内同仁专门讨论，集思广益，群策群力，最后由夏孙桐撰成《拟〈清史·艺文志〉讨论办法说帖》，为《艺文志》的纂修提供了详尽具体且切实可行的编纂凡例，以统一标准，便于遵行，并公推朱师辙接手续纂《艺文志》，后因史稿付印仓促，时间所限，《艺文志》没能按照夏氏预先的设想纂成，朱氏只是将章钰的稿本稍加补正即行付印。这也造成了《清史稿》付刊后，《艺文志》质量较差，迭招非议的命运。《艺文志》共著录瘟疫学著作 18 种，61 卷，其中有《松峰说疫》六卷。仅著录《松峰说疫》而遗漏《温疫论类编》，这不能不说是《艺文志》的一大缺失。列传中已列出的书籍，《志》中却未著录，这也难怪后世不断有学者予以增补修正，如武作成《清史稿艺文志拾遗》增补 10438 种、93772 卷，山东大学王绍曾教授《清史稿艺文志拾遗》再增 54888 部等。

作为正史体系的延续，《清史稿》医家传广受史家、医家所重，其述其论被广为引用，代表了对清代医学学术体系的官方评价，强化了医学知识谱系和医派构建的承启连接，在发现中医现代价值、延续中医传统方面发挥了重要作用。如陈邦贤先生早在 20 世纪 20 年代、30 年代就分别出版了两版《中国医学史》，但在《清史稿》刊印之后，又于 1941 年撰成《清代三百年医学学术之鸟瞰》，基本上就是对《清史稿》医者传的整理，并将其学术主张进行归纳，追溯源流，分类别派，"综观有清一代之医学……有发明温病之治疗者，如叶天士、薛生白、章虚谷、吴鞠通、王孟英等。有发明瘟疫之治疗者，如吴有性、戴天章、余霖、刘奎等，此三百年各名家对于医学学术之贡献不尠"。这一学术归纳与《清史稿》医者传的宗旨基本一致，连所举医家顺序都甚少差异，表明以陈邦贤先生为代表的医史学家对《清史稿》医者传的认同和重视。

二、医著流布广泛

刘奎两书付梓后，后世刊刻不已。或单独刊行，或两著合刊，或其中一书与其他同类书籍合刊，或两书同其他同类书籍合刻，或对其中一书进行评释，或对两者进行重新编次，版本甚多，至今尚未完全厘清。

如果读者留心就会发现，上述引用中华人民共和国成立后的《松峰说疫》研究论文，皆出于 1987 年张灿玾整理本之后。而《温疫论类编》直至 2017 年出版，因系影印繁体竖排，使今日之学者颇不易读，故除余参加学术会议的一篇论文外，至今尚未见相应的研究文章。而如清代翁藻于道光十年（1830 年）编著的综合性医学类书《医钞类编》二十四卷中，虽依据《温疫论类编》《松峰说疫》，对《温疫论》标题有不明显、不具体之处，略换数字，对于原文有不能畅达者，也稍为增减词语以顺文义，然未言明出于刘奎《温疫论类编》，如卷十五《瘟疫》所录"人参养荣汤"治瘟疫下后虚危之证，其方后按语皆录自《温疫论类编》卷一《诸论·补泻兼施与先泻后补合论》"人参养营汤"的按语："此方应以参地为君，而白芍分量独多，甚不可解。五味亦用至一钱，岂二味皆取其收敛之功耶？其余别药皆以分计，不过不用重剂之意。至于熟地，止用五分，亦未免太少矣。"皆影响了刘奎瘟疫学思想的传播和研究。

三、书目著录评析

刘奎著作在《清史稿·艺文志》《故宫所藏观海堂书目》《全国中医图书联合目录》《中国中医古籍总目》等史志书目著作中均有著录。如《八千卷楼书目》著录云："《温疫论类编》五卷。明吴有性撰，国朝刘奎详编。日本刊本。"《贩书偶记》云："《温疫论类编》五卷，附《松峰说疫备用良方》一卷。诸城刘奎撰。其子刘秉锦补释。嘉庆四年本衙刊。咸丰乙卯敦厚堂刊。"如此种种，不再详列。《中国医籍考》《中国医籍通考》等辑录体提要目录亦多有著录。

令人欣喜的是，《四库全书》之后重要的叙录体提要目录著作中，亦皆著录刘奎著作，为深入揭示其瘟疫学内容，在此不妨详录。

（一）《万卷精华楼藏书记》

晚清耿文光所著《万卷精华楼藏书记》是继《四库全书总目提要》之后，又一提要性书目。其卷八十《子部五·医家类三》著录《〈瘟疫论类编〉附〈松峰说疫〉六卷》：

《温疫论类编》，附《松峰说疫》六卷，国朝刘奎撰。原本。此即吴氏之书，而重为订正者也。凡分五类，曰考论，曰统治，曰杂症，曰撮要，曰正误。前后有所移易，加以评释，为读吴书之助。《松峰说疫》成书于乾隆五十一年，前有自序并凡例。凡六门，分为六卷，曰述古，曰论治，曰杂疫，曰辨疑，曰诸方，曰运气。松峰所著医书多未脱稿，今所传者，惟此二种。医家文词多不工，又可书字句亦拙，李士材、汪韧庵、刘松峰等笔墨稍觉可观。因著之疫方多可备用，葱熨法最效，人多忽之，亦见于他书。此《说》就其经历者言之，故于吴氏方论，一概不录。自纾所见，多中病情，余于是书盖有取焉。其他如瘟疫明辨表里，最清简而有法，且多笃论。《温病条辨》文法仲景，专尚简要，历取诸贤精妙，参以心得，其方法多本之叶天士，而味则加重。《寒瘟条辨》说呃逆最详。大抵瘟疫一门，用河间法十不失一，用景岳法为害最巨。多观疫书，庶少错误。

仅读伤寒书不足以治瘟疫，不读伤寒书亦不足以治瘟疫。瘟疫变现杂症之多，几与伤寒等。吴论中仅有数条，《伤寒》中之方论，瘟疫中可以裁取而用之者，正复不少，然必斟酌尽善而后可，是总在人之学力见解，不独医家为然也。

文光案：松峰此说甚当。无论何学，皆宜聚诸家说，思之辨之，自有见解，而学力即从此出。不独医家为然，而医家尤宜斟酌[255]。

有理有法，有学有术，故其所论，颇为得当，反映出刘奎医著文辞之优美，实为医书之翘楚；医论之精当，乃同辈之楷模。而有关瘟疫学防治，"最清简而有法，且多笃论"，其论"多中病情"，使知医的耿氏亦"于是书盖有取焉"。

（二）《续修四库全书总目提要》

《续修四库全书总目提要》（以下简称《续修》）是《四库全书总目提要》之后规模最大的书目提要工具书。就子部当中的医家类而言，《续修》共录 453 条 543 种，收录了《四库全书总目提要》所遗漏及新发现古籍、乾隆以后的著作和辑佚书，基本上反映了清代乾隆以后至 20 世纪 30 年代存世医学典籍的概况，不仅大大丰富了医籍的数量，一定程度上也反映了学术思想史的变化历程，极具探讨的价值。

夏孙桐在清史馆时就注意"搜辑近代医家"对医书寓目良多，《清史稿》修成之后，应邀参与《续修》的编纂。"在史馆时，搜茸近世专著颇多，嗣修《续四库提要》，汇成《医家书录》若干卷，亦为绝著"。据统计，《续修》收录医书共计 453 条 543 种，其中夏孙桐撰写多达 342 则，为医家类提要的主要撰写者。

对于瘟疫之书，《四库总目》因成书较早，仅载吴有性《温疫论》。《清史稿》中增加了戴天章、余霖、刘奎的传记，但作为附传，记载较为简略。《续修》则专门对其著作进行介绍，如戴天章在《广瘟疫论》提要专门摘取其自序，采纳纪昀《阅微草堂笔记》详细介绍余霖及著作《疫疹一得》，称刘奎于治瘟疫致力尤深，反映了夏孙桐对温疫学说及其学派的整体性认识。

《续修》载夏孙桐《〈松峰说疫〉六卷〈瘟疫论类编〉五卷》云：

《松峰说疫》六卷、《温疫论类编》五卷（道光重刻本）。清·刘奎撰。奎，字松峰，诸城人，大学士统勋兄子。刘氏家门鼎盛，奎独淡于荣利，家居不出，以医术济人，不邀财贿。其父字引岚，素精医，学有所受。子秉锦，亦世其学，助为编辑。于治瘟疫致力尤深。是书分为六门，曰述古、曰论治、曰杂疫、曰辨疑、曰诸方、曰运气。其述古，兼载论说与医案；其论治，有统治八法，又有仿伤寒六经治法；其杂疫，备列俗称各种瘟名、翻名、挣名，多属齐、鲁间土语，而北方燕、豫、秦、晋，亦间有同称；其治法则云得之泰山石壁中，试之而效，故广流传；其辨疑，杂辨前人治瘟疫偏误之失，及伤寒与瘟疫之不同，并论证之独见与旧说异者；其诸方之随证应用者，多分见于论治之下，此特普通之辟瘟、除秽等丸散方；其运气，详论五运六气司天在

[255]［清］耿文光.万卷精华楼藏书记：卷八十·子部五·医家类三［M］.太原：山西省文献委员会，2006：17.

泉，于瘟疫所系最重，病情之变幻不测，医家之随宜因应，关键全在乎此。奎专家之学，兼通古今。其施治尤注意于乡僻贫寒，其取方、用药，往往就随地可得之植物发明应用，不尚珍奇，盖为穷乡僻壤而设。如当时昌邑黄元御之以浮萍代麻黄，实自奎创之。奎于前人治瘟疫之书，得力于吴有性《温疫论》，重加订正编次，名曰《类编》，分诸论、统治、杂证、撮要、正误为五卷，颇有发明，当时称之。流行日本，为重刊通行焉。据刘嗣宗序云，奎所著书行世者，尚有《濯西救急简方》一种，又所著复有《景岳全书节本》《四大家医粹》《松峰医话》等，并未见传本云[256]。

（三）《传世藏书》

《传世藏书·子库·医部》[257]共有六册，"温病类"收入第一册，共收录《温疫论》等著作 7 部，《松峰说疫》与叶天士《温热论》等 8 种收入"存目提要"，其提要云：

《松峰说疫》系清刘松峰所撰。刊于 1785 年。全书 6 卷。卷一述古，以阐明立论的学术渊源；卷二论治，首列总论 12 条，次列温疫总治八法、温疫六经治法、温疫杂症治略、温疫杂症简方及温疫应用药物 10 类；卷三论杂疫，集诸疫 70 余症，并列治疫诸法及用药宜忌；卷四辨疑，将前人有关温疫之论分列 14 条予以辨析；卷五载诸方，分避温、除温二门，载方 100 余首；卷六为运气。本书所论，上源于《内经》五运六气之说，下宗吴又可《温疫论》等诸家所论，博采前贤，广搜民间治疫验方，参以己见，强调温疫名义，总分湿疫、寒疫、杂疫三类，提倡六经分治，首倡治疫八法，是研究和治疗温疫的重要理论和参考书籍。现有清乾隆五十一年丙午（1786 年）解经书屋刻本、清聚锦堂刻本、瘟疫论类编合刻本和 1987 年人民卫生出版社铅印本等。

四、研究代不乏人

自《松峰说疫》《温疫论类编》刊刻以后，清末、民国和当代研究者不乏其人。这里重点择录其对刘奎疫病学及其著作的评价，至于具体研究内容比比皆是，不再赘述。

（一）序跋者的评价

序跋者因与作者相熟悉，了解作者及其作品的具体情况，因而最能反映作者的基本情况和作品内容。

1. 王树孝

乾嘉诸城名士王树孝序《松峰说疫》云：

乙巳夏，山人出所著《说疫》一书，属余弁言。余非知医者，固不敢强作解事。第观其全部文章，理法俱从《左》《国》《史》《汉》得来，神而明之，又自成一子，真乃才人之笔，而讵可仅以医书目之乎？能文之士，取而读之，始信吾言之不谬也。是

[256] 中国科学院图书馆. 续修四库全书总目提要（稿本）：第 10 册 [M]. 济南：齐鲁书社，1996：449.

[257] 何清湖，主编. 传世藏书·子库·医部（1～6）[M]. 海口：海南国际新闻出版中心，1995.

医也，而进于儒矣。

王树孝虽然在此谦称"余非知医者"，但从其"极欲留心医学""又念人有七尺之躯，而不解岐黄术，终属憾事。遂将《灵枢》《素》《难》，以及历代各家医书，罗列案头，日日展玩"的自述来看，其于医学虽"卒未能深造其室"，但亦当非泛泛涉猎者，确有一定造诣。故其评价，当是肺腑之言，而"自成一子""是医也，而进于儒矣"之语，诚古代对儒医至高无上之褒扬。

2. 刘臻

刘臻为刘奎的堂兄，关系一直十分密切，刘奎所有著作如《松峰诗略》《松峰说疫》等，刘臻皆为之作序，而且其也知医，《松峰说疫》就记载了其尝亲手制作赔赈散。其序《松峰说疫》云：

> 吾弟少习儒书，中年婴疾累，遂本儒理覃之医学，自《素》《难》《灵枢》以下，诸书无不研究精劖，志在利人，不邀名誉。又于博参之暇，与子秉锦辑有《说疫》一编，其言曰：诸症治法，率按理路，前贤著述，脉络井然。唯疫疠一证，时地互更，变幻莫测，而诊理之道，亦须钩剔其元，神明其意，不囿于古论，不泥于成方。其发症也，如俊鹘之瞬扶秋毫；其投剂也，如偏师之直捣中垒。布之正正，运之奇奇，通之冥冥，率之坦坦。而四时八表五行，百出之剧，其终贼焉者寡矣。间参内典涅盘之论五根，旨似合于先天论八卦，义似通于后天，具谓五尘各损一脏，又全会于六阴六阳之奥，而所拈客尘偏谛，则疫症有相与微通者。是书之作，疫析多端，书分六卷，排列精析，疏栉详明。语似创辟，实多根据。其殆融彻于因缘克伏之奥，而神参其变也欤！其将率忉利天众生寿者等相同归大光明域。种诸善根，如是如是。

3. 刘嗣宗

清代名医刘嗣宗在对《温疫论类编》《松峰说疫》系统通读和研究的基础上，参与到后期的修润，如两书皆署有"福山后学刘嗣宗南瑛参阅"，可以说其对两书知之甚深。为《温疫论类编》作序云：

> 《温疫论》一书，释千古之疑，泄乾坤之秘，洵堪方驾长沙矣……吾友松峰山人起而表章之，分为五门，加之评释，取名《温疫论类编》，真足以豁习者之目，而传作者之心。其有功于又可，有功于天下后世，为何如哉！

序《松峰说疫》云：

> 其尤妙者，析瘟疫之名义，分疫症为各种，皆发前人所未发。如所载瓜瓤软脚，赤膈黄耳，痧瘴诸挣等疫疠怪疾，各有简便良方，针灸奇术，皆能回春于瞬息，奏效于目前，真可以参变阴阳，起回生死。则是有《伤寒论》于前，不可无《说疫》书于后，直与《金匮》名编表里相成，参互尽变，将胥天下后世而仁寿之。即云与良相之业并垂千古，亦奚不可之有？

（二）刊刻者的评价

刘奎的著作曾有过多次刊刻，在刊刻之时，刊刻者或其亲朋好友往往会对刊刻的动机、过程及所刊书的内容和价值做一介绍和评判，以序跋的形式存于刻本，相当于现代图书的"编写说明"和"内容提要"，这就形成了最为直接、最为典型的评价性论述。

1. 陈象谦《疫痧二症合编》序

道光二十六年（1846年），古宝城抱和（今四川省广安市）陈象谦为《疫痧二症合编》作序云：

言医者岐黄尚矣，至仲景而集其大成。《伤寒》《金匮》，吾儒之四子书也；《灵》《素》《甲乙》，吾儒之六经也；各名家著书立说，吾儒之诸子百家也。无岐黄而根柢不植，无仲景而法方不应，无诸名家而千病万端药证不备，是医岂易易哉！盖非深于理学者不能神明于法度之中，变通于法度之外也……《疫痧合编》一书，余……以为此近时活人之书，实医圣之功臣也。松峰论疫，其大致不能出仲景范围，其杂疫如诸瘟、诸挣、诸翻、诸痧瘴等，与郭右陶先生《痧胀玉衡》互相发明，名似不经，而庚子、辛丑两岁，怪病百出，遵其刮放攻治，无不应手而差……余因弁数言，一以彰德堂乐善之心，而并告是书之效验不可思议，虽各成一家之言，而法方不越乎仲景，根柢实由乎《灵》《素》，有自来矣。读是书者，其不以余言为谬否[258]？

陈象谦一方面盛赞刘奎之论"成一家之言"，其"效验不可思议"，另一方面又明确指出其"法方不越乎仲景，根柢实由乎《灵》《素》，有自来矣"，以为"此近时活人之书，实医圣之功臣也"，堪称知刘奎者。

2. 杨成章《重刊〈瘟疫汇编〉序》序

咸丰八年（1858年）杨成章重刻时所撰《重刊〈瘟疫汇编〉序》云瘟疫一病：

求其卓立千古，独出手眼，证治井然，发前人所未发，补前人所未备者，其惟明季吴又可先生乎！又可先生自著《温疫论》一编，及后戴、刘、杨诸家疏通其义，又于本症之外更及于兼夹类似诸症，议论精详，治法大备[259]。

（三）整理者的评价

后世有不少对《温疫论类编》《松峰说疫》进行整理者，其中有对两书的评论。如道光八年（1828年），湖北枝江汪期莲将《温疫论》《广瘟疫论》《松峰说疫》《寒温条辨》等有关瘟疫著作汇集而成《瘟疫汇编》十六卷，旁通互证，论旁皆注明采集何人所论。其自序云：

明季吴又可先生著《温疫论》一书，抉摘病情，创立治法，卓然与仲景《伤寒论》并垂不朽。嗣后上元戴氏《广瘟疫论》，诸城刘氏《松峰说疫》，夏邑杨氏《寒温条辨》，学先生之学而各有心得。正其所偏，补其未备，俱可为吴氏功臣。后之从事瘟疫者，舍诸书其未由已……爰本吴氏书为纲，取戴、刘、杨之说分疏于后，其重复屡见及游衍无所发明者，则削去之[260]。

[258]［清］刘奎.疫痧二症合编·陈象谦序［O］.道光二十六年（1846）广安九皇宫刻本.
[259]［清］刘奎.温疫论类编·重刊《瘟疫汇编》序［M］.长沙：湖南科学技术出版社，2014：20.
[260]［清］汪期莲.瘟疫汇编·凡例［O］.清道光八年（1828）汪培芝堂刻本.

但《温疫论》并不用原著，而皆采刘奎《温疫论类编》。这在该书的《凡例》中有明确说明：

——瘟疫古无成书，自又可先生创为此论而后，病情治法，并著于世。兹编以吴氏为主，溯所自也。

——《温疫论》经松峰刘氏订正，辞义较为明晰。其增改处，或书于字旁，或注于句下，仍存原文于中，昭慎重也。兹编径从改本，仅其便于通习，祁读者谅之。

录用《温疫论》却"径从改本"《温疫论类编》，他认为《温疫论类编》较原著更为"明晰"通畅，"便于通习"，可见汪氏对《温疫论类编》评释的认同。

（四）研究者的评价

研究者往往会对被研究者及其著作的特点和影响作一简要评述，以此来说明自己之所以对此进行研究的理由，短者如"出版说明"，长者若"导读"。如刘奎《温疫论类编》卷首有《读论要言》，就论述了疫病之历史、自己对《温疫论》的崇尚之情及"类编"之理由、方法等，其中赞吴又可为"瘟疫科中之圣""《温疫论》即尊之为经，当亦无愧"，乃整个温疫学派对吴又可及其《温疫论》的最高赞誉。后来的研究者研究刘奎及其著作，亦有恰如其分之评述。

1. 周魁《温证指归》

清代周魁《温证指归》卷一《温证汇海论》云：

若柯韵伯《温暑指归》，辨明冬不藏精，及三气合病之理；叶天士《温热论》，详著通阳救阴，及辨舌验齿之法；以及《松峰说疫》《温疫论类编》，广入方言，俱有微旨。拟之支流曲涧，皆可资灌溉之功，而求其汪洋浩瀚，确乎为众派之归宿。

2. 陆以湉《冷庐医话》

清代陆以湉《冷庐医话》卷二《今书》云：

本朝医学极盛，医书亦大备……若吴鞠通之温《温病条辨》，戴麟郊《广瘟疫论》、刘松峰《松峰说疫》、余师愚《疫症一得》之疫……皆突过前贤……辨证之书，徐灵胎之《医贯砭》，孔以立之《医门普度》，刘松峰之《温疫论类编》，姚颐真之《景岳全书发挥》（坊贾假托叶天士，其实乃姚所撰也），均可觉迷振愦。

以医书之创新，赞扬《松峰说疫》"突过前贤"，以对医论之辨证，称颂《温疫论类编》"觉迷振愦"。评价不可谓不高。

然再完备的书籍，也难以面面俱到，难免会有遗漏，故又云：

《疡医大全》，搜罗浩富，而不及疒咅疮（见"今人门"陈载庵医案。疒咅疮出《肘后方》，采入《本草纲目》）。《松峰说疫》，记载详备，而不及肉行（见"古人门"钱国宾治案）。可见著书之难，而习医者，当博览群书，不得拘守一家之言，谓已尽能事也。

虽貌似贬斥《松峰说疫》蒐罗不全之意，实则是对《松峰说疫》一书乃历代疫病学著作中蒐罗疫证最多、最广、最全之褒扬。

这是对书籍整体而言，而对于其中所论的具体病证、方药等，陆氏亦有所评述。

如其探讨治瘟、避瘟之方，多是择取刘奎之方加以研究，评价甚高。其卷三《疫》开篇即云：

> 《内经》疗疫小金丹古法，今不能用。近日所传治瘟之方，刘松峰之五瘟丹，制甘草（甲己年为君）、黄芩（乙庚年为君）、黄柏（丙辛年为君）、栀子（丁壬年为君）、黄连（戊癸年为君）、香附（去净细毛）、苏叶（凤头者）、苍术（米泔浸）、陈皮（以上四味为臣）、明雄黄（另研细）、朱砂（另研细）。制甘草法：立冬日取大青竹，一头截去节，一头留节，纳生甘草于内，蜡封口，浸粪坑中，冬至取出，晒干听用。前甘草五味，当以某年为君者多臣数之半，如甘草二两，则此外八味止用一两，雄、朱二味又减半，止用五钱。于冬至日将甘草等九味为末，雄、朱另研，以一半入甘草等药末中为丸，留一半为衣，再用飞金为衣。大人服者丸如梧子，小儿服者丸如黍米，雪水、生蜜为丸。面东服五十丸，病轻日浅者一服愈，病深日久者三四服愈。忌一切厚味。此方兼治暑月一切热证，又解痘疹毒。有力之家，制丸施人，功德无量。至于避瘟之法，用乳香、苍术、细辛、生甘草、芸香、白檀香为末，枣肉丸，焚之；又以贯众浸厨房水缸用之；又雄黄二两，丹砂、鬼白、石菖蒲各一两，共为末，井水调和，涂五心及额上、鼻中、耳门，辟瘟甚验。若入瘟家，以麻油涂鼻孔，出再取嚏，则不染，皆善法也。而握要之法，则如张景岳所云：必下欲节劳，仍勿忍饥而迎其气。尤为得之。

刘奎对于药物的认识也十分精深独到，陆氏对此也大加称扬，如卷四《杂方》云：

> 刘松峰云：甘草炙则劳补。宜用生者，信然。

3. 雷丰《时病论》

雷丰（1833—1888），字少逸，祖籍福建浦城，后迁居浙江衢州。少逸秉承其父遗训，反对吴有性、吴瑭温瘟不分的模糊认识，以"《素问·阴阳应象大论》'冬伤于寒，春必病温；春伤于风，夏生飧泄；夏伤于暑，秋必痎疟；秋伤于湿，冬生咳嗽'八句经文为全部纲领，兼参先圣后贤之训，成一书"，于光绪八年（1882年）著成《时病论》八卷，次年刊行。该书专论非疫性外感病，但此书既名为"时病"，其中自然夹杂大量非温病的病种，治疗温病者应斟酌选取。雷氏融会伤寒和温病学说，对各种外感病的病名区分较为精细，对各病之理、法、方、药论述有其独自见解。

《时病论》卷二《春伤于风大意》之《备用成方》记载有苏羌饮：

苏羌饮：治寒疫有效，并治伤风伤寒，可代麻、桂、十神之用。

紫苏　羌活　防风　陈皮　淡豉　生姜　葱白

丰按：是方乃刘松峰所制，治寒疫之功颇捷，倘丰之辛温解表法未获效者，可继此方，堪为接应之兵也，慎毋忽诸。

并举一"时行寒疫"验案以例证。

卷六《秋伤于湿大意·备用成方》收载松峰达原饮：

松峰达原饮（又可达原饮有知母、黄芩，无黄柏、栀子、茯苓）：治湿热盘踞膜原。

槟榔　草果　厚朴　白芍　甘草　黄柏　栀子　茯苓

水煎服。

刘松峰曰：温而兼湿，故去知母，而换黄柏以燥湿，且救水而利膀胱；去黄芩换栀子，泻三焦之火，而下行利水；加茯苓利小便而益脾胃。三者备，而湿热除矣。

雷丰认为刘奎松峰达原饮治湿热盘踞膜原效佳，并在此基础上，去黄柏、栀子、茯苓，加藿香、半夏、生姜和达原饮原方中的黄芩，而成治疗湿疟的宣透膜原方，主治湿疟、疫疟导致的寒甚热微、脉缓钝而不弦、身痛有汗、手足沉重、呕逆胀满之症。雷氏方仍以温燥药为主，但较之松峰达原饮，保留了达原饮中的黄芩，其主治症状中的身痛有汗、手足沉重、呕逆胀满等体现了阳明湿浊重，失于传输的病机。而湿邪一旦化燥则易入阳明而成燥热证，黄芩则有制约在先之用。同理，吴又可达原饮中的黄芩、芍药、知母亦为制、护阴而设。

4. 陆九芝《世补斋医书》

疫证病名繁杂，清末医家陆九芝信服刘奎之论杂疫，《世补斋医书·瘟疫病说一》云：

近如喻嘉言所谓鸡瘟死鸡，猪瘟死猪，牛马瘟死牛马；吴又可所谓大头瘟、瓜瓢瘟、蛤蟆瘟、疙瘩瘟、绞肠瘟、软脚瘟；刘松峰所谓葡萄瘟、鹚鹈瘟、龙须瘟、蛤子瘟、芋芳瘟；又有所谓椅子翻、扁担翻、王瓜翻；所谓鹁鸽挣、乌鸦挣、兔儿挣、狐狸挣、猿猴挣者。瘟也，翻也，挣也，皆疫也，即所谓皆病之疫也。

5. 余伯陶《疫证集说》

清末民初余伯陶在《疫证集说》中曾多次谈到刘奎，对之推崇备至。如卷四《古今论疫诸家考》云：

刘松峰《温疫论类编》暨《松峰说疫》，杂疫诸名，搜罗独富。

这是肯定刘奎对杂疫搜集的齐备。

同卷《古今治疫异同论》云：

迨明之吴又可，始著专书，又发明募原之理。国朝喻嘉言论三焦，王养吾论痧证，刘松峰论杂气，余师愚之主热，王清任之主瘀，各抒卓见，以成一家。从此，治疫之方，厘然大备。

这是对刘奎弘扬杂气说的推崇。

卷四总结了瘟疫学的重要著作发展和治疗瘟疫重要方剂的概况，共集书38部，选方17首，其中有刘奎《松峰说疫》一书，金豆解毒煎等7方，是选方较多的专著。并用该章最长的篇幅，详细的介绍其内容，囊括其学术特点和疫病防治要点。

6. 王德宣《温病正宗》

清末民初医家王德宣所著《温病正宗》一书中的《瘟疫专书之概论》，对历代中医疫病学百花齐放的繁荣景象有所评论：

羽翼又可者……刘松峰之《松峰说疫》与《温疫论类编》、蔡乃庵之《伤寒温疫抉要》、杨尧章之《温疫论辨义》、韩凌霄之《瘟痧要编》、洪教燧之《温疫条辨》，虽皆瘟温不分，而间有增补，尚不无发挥者也。

7. 谢观《中国医学大辞典》

《中国医学大辞典》著录云："《温疫论类编》，清刘奎撰。此书意为辨证而作，甚精当。"

8. 夏孙桐《续修四库全书总目提要》

夏孙桐除在《清史稿·艺术传》医者传和《续修四库全书总目提要》为《温疫论类编》《松峰说疫》等作提要外，在《续修四库全书总目提要》的其他著作中也涉及对刘奎及其著作的评价，如"《温疫析疑》四卷"条云：

近代医家如吴有性之《温疫论》、戴天章之《广瘟疫论》、刘奎之《说疫》、吴瑭之《温病条辨》、王士雄之《温热经纬》，皆为名著，各有所长。

五、国际影响显著

《清史稿·刘奎传》云刘奎：

所著书流传日本，医家著述，亦有取焉。

此句仅仅十几个字，文字虽短，但内涵丰富，意义非凡。在正史中，就余之所见，这是关于中国医家具有国际影响的明确记载。空前绝后，绝无仅有。

（一）刘奎著作在日本的传播

刘奎的《瘟疫论类编》《松峰说疫》成书后，不久就传播到日本，在日本不断被翻刻、研究，很快得到普及，甚至被仿写。实为异乎寻常的幸运，是中国医书史上绝无仅有的特例。

1. 传日时间

《温疫论类编》成书并刊刻于乾隆五十五年（1790 年）后，不过十几年的时间，即于日本享和三年（1803 年）由商船经长崎口岸传到日本"一部一套"，其后，1841 年四部一套，1855 年四部一套和二十一部各一套又到达日本[261]。

《松峰说疫》成书并刊刻于乾隆五十一年（1786 年），最早传播到日本的具体时间不详，但日本汉方考据派领袖丹波元简在日本享和元年（1801 年）撰成并刊刻的《救急选方》一书中，就明确记载引用了《松峰说疫》一书的内容，说明《松峰说疫》至少在 1801 年以前就已经传播到日本了。

由此可见，刘奎两部瘟疫学著作，在成书后不到十五年的时间内，就得地利之便，迅速地传播到日本。有研究表明，大多数传入日本的中国医籍，是在中国刊行 50 年左右后传入日本的。而《温疫论》一书，则是在国内刊行 90 余年后，才于日本元文二年（1737 年）有一部一套经日中贸易商船带到了日本。

---

[261] [日] 大庭修. 江戸时代における唐船持渡书の研究. 京都：大宝印刷株式会社, 1967.

2. 付梓刊刻

《温疫论类编》传到日本的当年，即日本享和三年（1803年）先后由书林小仓氏和江户文征堂两次刊刻，现在流传最广的当属日本享和三年（1803年）江户文征堂、尚书堂翻刻本。

《松峰说疫》在日本亦有刊刻，但刊刻人、刊行时间等具体情况不详。中国医学院曾于1936年举办了第一次汉方医学展览会——日本汉医勃兴展览会。会议议程之一为"日本精刊中国医籍珍本"展览，共展出《备急千金要方》等和刻中医书籍37种，其中刘奎两部著作均赫然在列，说明《松峰说疫》在日本亦曾翻刻。惟识见浅薄，藏书不丰，虽多方搜寻，未能得睹。

据真柳诚考证，江户时期中国医书传入日本的记录有1917次，计804种，其中314种共680次刊刻，多在传入后50年左右方才完成。如《温疫论》1737年传入日本后，日本医家荻野元凯根据康熙四十八年刘敞的校订本，经过翻译、整理、校订、评注，于明和七年（1770年）才首次在日本刊行。而《温疫论类编》在传入的当年就得到了翻刻，这在整个中国医书史和翻刻史上都是十分突出的，是江户时期仅有的当年传入、当年刊刻的三部中国医书之一[262]，因而真柳诚专门制作"传入初记录年与初和刻年之差为10年之内的中国医书"表格予以挑出说明，实乃幸运之中的幸运。尤其是《温疫论类编》在当年即有两次刊刻，更是异乎寻常的幸运，是中国医书和刻史上绝无仅有的特例。

3. 书目著录

刘奎著作传入日本以后，不仅在最短的时间内得到刊刻和普及，而且有不少书目著作予以著录。兹举丹波家族所撰两部目录学著作为例。

（1）《聿修堂藏书目录》

聿修堂为丹波元简书斋名，该书斋实际上也是日本国立汉医学校跻寿馆的图书馆。丹波元简长子丹波元胤编录家藏医书而成该目，著录刘奎著作云："《温疫论类编》五卷。二册，嘉庆四年新镌本。清刘奎著。《松峰说疫》六卷。六册。前书合刻。"此处所言的《松峰说疫》本显然不是丹波元简《救急选方》所引用的《松峰说疫》本，因《温疫论类编》是1803年最早传入日本的，若是该合刻本，1801年成书的《救急选方》就不可能引用，这提示聿修堂至少有两个《松峰说疫》版本，可谓弥足珍贵。

（2）《医籍考》

《医籍考》为丹波元胤1819年编录而成的中医目录学著作，1956年人民卫生出版社易名为《中国医籍考》出版发行。其卷36《方论（十四）》为温病学著作专辑，共收录《温疫论》2卷、《温疫论类编》5卷、《摘录瘟疫论》1卷、《松峰说疫》6卷和《温

---

[262] 另两部是《医方考》和《铜人腧穴针灸图经》，但它们都是在中国医书和刻最为集中的江户前期传入日本的，两者分别于1604年、1654年传入日本并于当年刊刻。江户前期日本急于建立自己的医学体系，对中国医书的需要量特别大，中国医书从传入到和刻的年差普遍比较短，普及速度快。但从江户中期开始，随着医学的日本化和日本医书的出版增加，中国医书的和刻版急剧减少。

热暑疫全书》4 卷等著作 5 部 28 卷，其中 2 部 11 卷即为刘奎所作 [263]。

（二）刘奎著作传播迅速的原因

刘奎著作之所以会出现这种迅速而又巨大的影响，离不开日本丹波医学家族的推动和传播。丹波氏（多纪氏）为日本古代最为盛名的医学世家，是中国汉代刘邦的后裔。丹波家族始祖为汉灵帝刘协五代孙高贵王（亦作阿留王或阿智王），约在公元220～310 年，因避中国内乱举家经朝鲜迁往日本，并加入日本国籍，以医为业，是为丹波氏居日第一代。自高贵王大和使主起，迄于十九世纪末，丹波家族始终以岐黄之术为家传，一脉相承，垄断日本医界千余年，如丹波康赖、雅忠、元孝、元悳、元简、元坚、元胤等，巨匠大师，层出不穷。元孝时改姓多纪，其后丹波、多纪并行。

丹波氏（多纪氏）是中日友好史上的佳话，也是中日文化交流中的一丛名花。历史上涌现出了许多著名医家，有的被推崇为医中圣贤，如丹波康赖和丹波雅忠；有的为汉医教育和推广起了巨大作用，如创办私立汉医学校——跻寿馆的丹波元孝和将之由私立改为国办的多纪元悳等；有的对中医经典的训诂，多方引据考证，对中国古医籍的整理，作了不少贡献，至今我们研究中医经典著作时，还要参考他们的著作，如多纪元简父子。同时，从多纪元悳开始，便形成了日本汉医的第三大学派——折衷派（考证学派）。

丹波元简（1755—1810），字廉夫，幼名金松，通称安清，后改称安长，号桂山、栎窗，法号本觉文懿孝宪居士。日本杰出汉医学家，在中日皆有盛名。对中医经典著作熟读心传，著有《素问识》等著作 30 余部，对中医典籍的传承起到了十分重要的作用，颇有学术价值。其子丹波元胤和丹波元坚亦得其心传，以医术名于世，出版了多种医书。为表示不忘故国之情，丹波家族常自称刘氏，如丹波元悳中名刘蓝溪，丹波元简中名刘桂山，丹波元坚中名刘莀庭等。

当丹波家族得到从中土传来的《温疫论类编》《松峰说疫》，获悉其作者乃是故国的刘奎时，自然惊喜万分，尤其是刘奎"文正公兄子"的身份可能对丹波家族也是一种难以名状的荣耀，而且刘奎的学术思想与折衷派又十分契合，同族同姓，"汉室苗裔"，年龄相仿，中日学术，两相辉映，种种际遇，相互交融，故令丹波家族竭尽全力加以推介。如丹波元简不仅为享和三年江户文征堂、尚书堂翻刻《温疫论类编》本撰写了长篇热情洋溢的序言，盛赞"吴氏（吴又可）为仲景之功臣，则今谓松峰为吴氏之功臣，亦似不为不可矣"，而且在《救急选方》等著作中广泛吸收刘奎医著的内容。《救急选方》是丹波元简搜集选择摘录仓皇救急诸方，于 1801 年整理而成的一本急救医书，是一本简单方便、适合随时翻看的实用救急口袋书，各科急症齐备，几乎满足了当时日常所见的急救需求。全书引用了大量包括中国、日本、朝鲜在内的中医古籍，共约 184 部，其中温病类著作仅引用一部，即《松峰说疫》。丹波元坚也在为弟子秋吉质（文卿）《温疫论私评》作序时，称誉"刘松峰著《温疫论类编》，于其叙次分错、

[263]［日］丹波元胤.中国医籍考［M］.北京：人民卫生出版社，1956：593-606.

字句谬戾者，细加是正"，且在多部著作中引述刘奎观点。

正是由于丹波家族的推动，吴又可和刘奎的著作在日本得以迅速传播，由幕府末期开始涌现出许多注释、研究《温疫论》和《温疫论类编》的医家，其中史料记载的著作将近 40 部，对汉方医学温病学的研究作出了特殊贡献。为应当时医家阅读之需，虽然《温疫论类编》在日本已有翻刻，但仍然有不少汉刻版本源源不断地传入日本。如 1855 年有商船在携带此书"四部各一套"到日后，同年又有商船一次就带去"二十一部各一套"，足见刘奎著作在日本的普及与影响。

（三）刘奎瘟疫学对日本温病学的影响

日本的汉方温病学主要是温疫学说，直到 21 世纪初，日本医界仍普遍认为："温病的概念一部分确立于吴又可的《温疫论》，叶天士将其完成，吴鞠通整理。在日本基本不知道后两者的存在，只有吴又可的《温疫论》得到普及并出版了许多研究他的书籍。在这一研究领域著名的人物有荻野元凯、秋吉质、小畑良卓等。"[264] 而《温疫论》的普及又有赖于《温疫论类编》的评释和《松峰说疫》的补充。而且，比国内医家幸运的是，吴又可、刘奎的著作在国内的刊刻时间相距 130 余年，而在日本则仅相差 13 年，这样就避免了如前所揭的《温疫论》长期传播不畅的尴尬局面，日本汉方医家可以迅速地得到其更为条理的"类编"本加以研究，从而加速了其传播和普及。

1. 汉方温病著作的引用

（1）荻野元凯《温病之研究》

在研究吴又可《温疫论》的医家当中，具有代表性的首推荻野元凯。荻野元凯（1737—1806），又名源元凯、荻元凯，字子元，号台州，加贺（今石川县）金泽人，为日本江户时代后期名医，师从名医奥村良筑，后游历于京都，得到吴又可《温疫论》，大受启发，于 1790 年最先编译刊行日译本《温疫论》后，又于宽正九年（1797年）奉德川幕府之召抵江户，在跻寿馆专门讲授《温疫论》，与丹波元孝、丹波元简共事，后著《温疫余论》[265]。江户时期，张仲景的《伤寒论》在日本医学界有着举足轻重的地位，特别以当时的古方派为首，日本医家处方用药大多依仲景方。天明二年（1782 年）日本爆发烈性传染病，医家沿用《伤寒论》的方剂治疗，多不获效。荻野元凯独具慧眼，运用吴又可《温疫论》的理法，后又借鉴《岭南卫生方》治瘴疟方药，疗疫数百人，多能起死回生[266]。事后根据自身诊疗经验编著成《温病之研究》，后由其子于 1821 年付梓问世[267]。其中广泛引用刘奎著作，如卷上据《松峰说疫》增设了《喑哑》《解热》等篇，卷下有"斑黄并发"篇：

松峰《说疫》，举"斑黄并发"证治。其证先发黄，旋即发斑。以其人素虚，用托

[264] [日] 安井广迪. 中医各学派对日本医学的影响 [J]. 天津中医，2002，19（3）：63-65.

[265] [日] 日置谦. 石川县史 [M]. 东京：日本东京大学出版社，1974：1056.

[266] [日] 源元凯. 温病之研究 // 皇汉医学丛书 [M]. 北京：人民卫生出版社，1955：49.

[267] [日] 源元凯. 温病之研究 // 皇汉医学丛书 [M]. 北京：人民卫生出版社，1955：25.

里举斑汤、茵陈五苓散，于二方中采择与之。已服一剂。次早发战汗，而后斑黄并退，豁然而愈。随名其方曰斑黄双解散：茵陈、猪苓、茯苓、泽泻、栀子、生地黄、甘草、芍药、当归，以上九味。余未视此证，或可有之证，故采录以备参酌。

（2）秋吉质《温疫论私评》二卷

《温疫论私评》署名明代吴有性（字又可）原撰，日本秋吉质评注。成书于日本弘化四年（1847年）。系秋吉氏根据自己的临床经验，对吴氏原著全书加以评论，弃瑕显瑜，彰益其义，并对张仲景方及吴又可方加以对比，阐述两者之异同。其中引用大量刘奎瘟疫学内容，但与《温病之研究》的明引不同，该书多为暗引或意引，有时尽管引用了刘奎著作原文，也不再指出。如根据《温疫论类编》对《温疫论》的改编，卷上将《补泻兼施》篇改为《补泻兼施与先泻后补合论》，卷下将《主客交》改为《客邪胶固于血脉结为痼疾论》。同时广泛吸收《温疫论类编》《松峰说疫》内容，如卷上《脉证不应》篇张昆源正之案例，原作谓"延予诊视，其脉参伍不调，或二动一止，或三动一止，而复来，此涩脉也"，《温疫论类编》于此句后加按语云："涩脉不过不流利，非有止歇，此说欠妥。"然又恐所说不明，故又加眉批云："如此说来，是结脉近于代脉之象，岂可以涩脉当之。涩脉原无止歇，与滑脉相对。"进一步指出吴又可之误。《温疫论私评》吸收其观点，云："质按：此脉近于结若代，岂可以涩脉名耶？涩反于滑，往来涩滞也。"[268] 现存为日本嘉永二年（1849年）书林出云寺文治郎刻本。

刘奎著作的明引到暗引的引用方式变化的原因，一方面是因为作者写作方式的不同，另一方面也反映出刘奎瘟疫学普及程度的高低。可以看出，明引是在刘奎瘟疫学流传不广的情况下，为了显示作者的观点渊源，故明引以避免争论；而在刘奎瘟疫学已经普及的情况下，即使不再指出其观点的来源，读者也会了解其出处并理解其内容。

此后，日本汉方温病医籍大多皆有刘奎著作的影子，且往往以暗引为主，随处可见"松峰曰""《类编》云""刘秉锦"等字样，说明汉方医籍中引用刘奎著作之多。如《泻疫新论·大疫之岁宜清热逐秽》云："吴氏之说疫，专论三阳，不及三阴；治法专举清热逐秽，遗温热、补气。是以后世刘松峰以下数家，佥议其偏于一而不备也。"[269]

2. 汉方医籍对刘奎著作的续写

如同国内温疫学术界一样，当刘奎著作在日本普及以后，日本汉方界不仅有研究，有评释，有商榷，有发挥，而且也不乏仿写、续写者。

（1）小畑良卓《温疫论发挥》二卷

《温疫论发挥》二卷，题署明代吴有性（字又可）撰，日本小畑良卓校注。成书于日本天保七年，刊行于天保八年。小畑良卓认为原著有些地方文脉不详，语路不通，所以仿《温疫论类编》意，纠正其误，修订其错，删削而成。书中对原本标题不明显、不概括者，改换填补；行文处瑕疵谬误或短促拖沓、意味难晓则删补之；各条各节中

---

[268]［日］秋吉质.温疫论私评∥皇汉医学全书［M］.北京：人民卫生出版社，1955：49.

[269]［日］高岛久贯.泻疫新论∥皇汉医学全书［M］.北京：人民卫生出版社，1955：3.

有病因病证倒置者予以改定；篇中语句凡初学者难懂处，则加注脚，把自己对《温疫论》的理解注入其中，以尽其善。其实质是在《温疫论类编》基础上的再"类编"。现存为日本天保八年诗山堂刻本。

（2）山田业广《温疫论札记》二册

山田业广（1808—1881），字子勤，通称昌荣，号椿庭，是江户末期最为著名的汉方医学家之一。治学严谨，著作等身，现存著作约有83种、91部、267册。《温疫论札记》二册系其早年读书笔记，以《温疫论类编》为底本，纂集了流传甚广的多位《温疫论》注家的评释，并进行了相互印证，诸家说法不一的地方提出了自己的观点，为学习《温疫论》提供了很大方便。每题目下均载有《温疫论类编》改易情况，如原著卷上《原病》下注"《类编》作'瘟疫病情总论'"，《瘟疫初起》下注"《类编》作'瘟疫初起治法'"，具体内容则将《温疫论类编》《松峰说疫》中刘奎瘟疫学的主要内容搜集殆尽。现存抄本，藏日本武田振兴财团杏雨书屋。

（四）汉方医籍对中医温病学的反向影响

中国与日本是一衣带水的邻邦，两国人民的友好往来和文化交流可以追溯到两千多年以前。自中国南北朝时期，中国医学就通过古籍医书直接流传到日本，被日本不断消化吸收，全面仿效，并根据本国实际有所发展，逐渐形成了日本的汉医，称为汉方医学或东洋医学。日本江户时代社会相对稳定，经济繁荣，汉方医学的发展也趋向成熟，形成了汉方医学的古方派、后世派和折衷派等多家学派，并出现了日本医家撰写的一系列医学著作，称为汉方医籍。该时期多直接用汉文撰写，明治维新后则中、日语并行。日本的印刷术也是由中国传入的，自16世纪起，日本开始刊刻中国书籍，称为和刻，江户时代开始刊刻汉方医籍。

民国时期是中医史上的特殊时期，西方医学的传入使得中医学逐步走上了中学西渐、寻求自我革新的道路，而1912年的"漏列中医案"、1929年"废止中医案"使国内中医界经历了有史以来最为严峻的生死考验。无独有偶，汉方医学也曾经历过与中医学相似的命运。明治维新以来，受政府"灭汉兴洋"政策的打压，汉方医学经历了漫长的黑暗时期。在此期间，汉医界的有志之士曾多次开展复兴救亡斗争，最终仍难挽颓势，在政令和法律的多重打压下，汉医沦落到几近灭亡的境地。直到1926年，汉医森道伯在"一贯堂"举行了震动医界的复兴讲演，才重新点燃了汉医复兴的火种，这为当时遭受重创的国内中医界带来了很大的鼓舞和慰藉，故亟欲以刊印汉方医籍这一方式向邻邦寻求启发和指引，一则欲以近代汉方医学作为中医学革新的范式加以研究，寻求中医科学化革新路径，二则欲以邻邦汉医复兴案例为典范，引进出版汉方代表作品以重振国内同仁士气，以求中医学术的复兴与进步。再加上这一时期乾嘉学风犹存，尊经崇古的思潮日益高涨，中医经典古籍中的临证用药经验和比西医还高的临床疗效成为一大利器，推动了"尊经崇古"风潮在民国中医界的兴盛，也间接推动了古典汉方医家撰写的医籍在中国的传播。于是，我国医家学者、留学人员、驻日使节、目录家、藏书家、出版家等，纷纷到日本搜寻并刊印了许多日本优秀的汉方医学著作。

　　真柳诚的《在中国日的日本汉方关系书籍的年代别目录》记载，首先传入我国的汉方医书是丹波元简辑《观聚方要补》。在和刻医籍传入中国过程中起了重要作用的是杨守敬。1884 年杨守敬刊《聿修堂医学丛书》，首次系统地将日本研究中国医籍成果介绍到国内，开我国丛书收日本汉方医籍的先河，使国内中医界震惊。但影响力最大的是 1936 年由陈存仁等编撰刊行的《皇汉医学丛书》，此书是一套日本中医药学者的著作丛书，共 72 种。其中，丹波父子著作有 16 本之多。据统计，截至中华人民共和国成立，输入的日本医书中日本刻、抄本共计 751 种 [270]。

　　据统计，国内现存民国出版汉方医籍 [271] 共 165 种，322 个版本。按成书年代，可分为古典著作和近代著作 [272]，按不同学科，分为普通、针灸和养生三类。除针灸和养生两类特殊专业的汉方医籍外，普通医籍原著者所属流派以折衷派为主，以丹波家族所撰医籍出版种类最多。1936 年陈存仁辑校《皇汉医学丛书》集汉方医籍之大成，其中丹波父子的著作所占比重最大，故于序中言"日本多纪氏严谨之逻辑，丹波氏明晰之诠释……可为则例，其所撰著必有足以启导吾人研究方法与趣味者"。陆渊雷在《陆氏论医集》中云："丹波父子，渊雅不让灵胎，而精当熨贴过之。"恽铁樵服膺丹波氏父子的著作，特将丹波元简《伤寒论辑义》加按语而成《伤寒论辑义按》，在丹波氏影响下提出了"六经为病后之界说"。何廉臣在《何氏医学丛书》中收有《伤寒论述义》《新增伤寒广要》等丹波氏著作。"民国时期出版的汉方医经类著作中，丹波氏（丹波元简、丹波元坚、丹波元胤等）所撰医书尤为畅销，不仅被多部中医丛书收录，还引起了众多民国医家的关注和重视，对当时的中国国内的中医经典研究起到广泛影响" [273]。

　　但所引进的温病学著作很少，其原因正如陆渊雷所称"东邦复兴汉医，乃张仲景之学，非叶天士、吴鞠通之学。所谓汉方，乃麻桂姜附，芩连膏黄，非豆卷豆豉，菊花桑叶" [274]。仅有《温病之研究》《温疫论私评》和《泻疫新论》三种，且皆为古典汉方著作，无近代汉方著作。这是因为，虽然温病学说传入日本后，在丹波家族的推动下，由幕府末期开始涌现出不少注释、研究《温疫论》《温疫论类编》等的医家，然正待形成汉方医学的温病学之时，明治维新随之接踵而至，使温病专著的出版陷入停止状态，直至昭和五十二年（1977 年），杨日超编著、根本幸夫详注的《温病の研究》才出版。

　　如上所述，所引进的三部温病著作，皆为《皇汉医学丛书》本，其中有着深刻的刘奎瘟疫学的烙印。此外，如《救急选方》等其他著作中也有不少刘奎瘟疫学的内容，因此，刘奎瘟疫学不仅对日本汉方医学温疫研究产生了重大影响，而且对民国时期中

　　[270]［日］真柳诚.中国所存汉方关系图书著作者、出版の国别分类目录[J].汉方の临床，1984，31（2）：64-75.

　　[271] 以初刻年代为准。抄本除外。

　　[272] 1868年明治维新以前成书的汉方著作称为古典著作，其后至1945年抗日战争结束前成书的著作为近代著作。此时间节点选取标准参照吴廷璆《日本史》。吴廷璆.日本史[M].天津：南开大学出版社，1994.

　　[273] 马鸣峥.民国时期中国境内汉方医籍流传研究[D].北京中医药大学，2021：21.

　　[274]［日］汤本求真.皇汉医学[M].刘泗桥译.上海：东洞学社，1929.

医学的保存和复兴也具有重大意义。这也难怪当 20 世纪末日本医学界重新关注温病学说之时，1990 年 4 月日本东方出版社出版了包括《温疫论类编》《温疫余论》《温疫论私评》《温疫论发挥》等在内的"温疫论研究丛书"，使刘奎瘟疫学再次得到日本医学界的关注。

正是由于对汉方医学的引进，国内中医学才得以留存并复兴。"这些著作不仅为国内中医学术的革新和进步提供了启发和指导，更在中医界志士与废止中医派的抗争中，作为支撑中医医家们学术观点的思想利器，推动了民国中医学的复兴和发展进程"。至今这种影响犹存，如 2018 年姜德友等发表在《中国中医急症》上的《厥证源流考》中引用了《救急选方》关于厥证的内容，而这些内容就来自《松峰说疫》，"疫厥……并用好猪牙皂末吹鼻，可活（《松峰说疫》）""疫厥……总宜先针少商穴，并十指甲上薄肉，摄出恶血（《松峰说疫》）"。

正因为夏孙桐处在这一特殊时期，对中医学这次危机及奋争情况十分熟悉，故不仅在《清史稿》医者传中记载了刘奎疫病学对日本汉方医学温病研究的影响，而且在《续修》时进一步指出刘奎医著"流行日本，为重刊通行焉"。

六、现代研究应用

中华人民共和国成立后，党和国家非常重视并大力发展中医药事业，使中华民族的优秀文化遗产得以发扬光大。包括疫病学在内的温病学这一中医学中的重要学科也得以发扬，主要体现在以下三个方面：一是古代温病学文献的整理出版与人才培养；二是对温病学理论的深入研究；三是临床诊疗上的应用与研究。在这种有利条件下，刘奎在医学界的影响也日益扩大，具体体现在以下八个方面。

（一）医籍整理，必被提及

当代国内医学界几次较大的古医籍整理，刘奎均列于其中。

第一次是 20 世纪 50 年代，全国中医药院校普遍建立，亟于编写各种中医药学各级教材，刘奎被列入《中国医学史》《中医温病学》等各种统编教材中。如 1964 年由上海科学技术出版社出版的《中国医学史讲义》。此讲义乃全国中医学院试用教材重订本，由北京中医学院（现北京中医药大学）主编，全国中医教材会议审定。在当时计划经济的一元化时期，可谓最为权威的医学史教材。此书提及刘奎，在第 95 页云："继吴氏《温疫论》之后，论疫者，至清时，有余师愚《疫疹一得》。主要用清瘟败毒饮，以治暑燥之疫，为医者所重视。刘奎著《松峰说疫》与吴氏著作相辅相成。"

第二次是 1987 年，根据中共中央和国务院关于加强古籍整理的指示精神以及卫生部 1982 年制定的《中医古籍整理出版规则》要求，人民卫生出版社组织了国内一流的人才，有计划、有系统地在最佳版本基础上对古代医学典籍加以全面整理。《松峰说疫》因此被纳入《中医古籍整理丛书》之中，由 2009 年被评为首届国医大师的张灿玾等专家点校，1987 年 4 月出版。

　　第三次是 2010 年由科学出版社组织专家编写《重读中医经典丛书》，由钟嘉熙等编写的《温病学临床应用》一书于 2010 年 5 月出版，其第二章"温病学重要原著赏析"之第二节即单为刘奎所设，其题曰"刘松峰《松峰说疫》节选"。

　　另外，由张之文等编著的成都中医药大学特色教材《瘟疫学新编》，内容涉及众多与瘟疫有关的中医名著，《松峰说疫》是其重要的参考书和重点讲析的经典名著。该书在第三章"温热疫"第二节即专门介绍《松峰说疫》。

　　李顺保所编《温病学全书》共收录 50 种温病学著作，分上下两卷，由学苑出版社于 2002 年 5 月出版发行。其中，上卷主要收集温病学著作，下卷主要收集瘟疫学著作，《松峰说疫》一书在目。另由李顺保校注的《松峰说疫》在 2003 年由学苑出版社出版（与戴天章《瘟疫明辨》合刊）。

　　中国中医科学院以嘉庆四年本衙藏板为底本，以影印上海中医药大学本衙本为主校本，以道光二十年三让堂本、咸丰五年敦厚堂本、咸丰十年近文堂本及 1932 年千顷堂本为他校本，参考中国中医科学院所藏年代不详的清刻本点校出版《松峰说疫》，收入《温病大成》一书，2007 年由福建科学技术出版社出版发行，是为最新的排印本。余本书所采用的就是张灿玾和李成卫整理的两种本子。

　　由周仲瑛、于文明主编的《中医古籍珍本集成・温病卷》中共收录历代著名温病学著作 20 余部，其中《松峰说疫》《温疫论类编》二书均在列。《松峰说疫》以清代咸丰十年（1860 年）近文堂藏版本为底本，2014 年 8 月于湖南科学技术出版社出版。《温疫论类编》以清代咸丰十年（1860 年）近文堂藏版本为底本，由熊益亮、林楠校注，2014 年 12 月于湖南科学技术出版社出版。

　　中国中医科学院中医药信息研究所建立了温病古籍数据库，包含《松峰说疫》在内共有温病古籍 45 种 [275]。

　　黄作阵主编的北京中医药大学专用教材《大学语文与医古文》，在"医书提要四则"中，收入"《温疫论类编》提要"，该提要来自《万卷精华楼藏书记》。

（二）温病教材，定要体现

　　教材，为培养人才之基。温病学教材，是培养温病学人才的基础。在历代的温病学教材中，刘奎作为瘟疫学大家，是一个不可或缺的人物；其著作，尤其是《松峰说疫》，都是教材中的重要内容。

　　早在民国时期，各地纷纷举办民办中医学校，温病学就成为重要的课程之一，并开始了温病学教材编写的尝试。而各种教材中，刘奎及其著作，都得到不同程度的记载和反映。如高轩的《温病学讲义》，陆继韩的《温病讲义》，陈任枚、刘赤选合编的《温病讲义》，天津国医函授学院尉稼谦的《温病讲义》，杨百城的《温病讲义》，钟少桃的《温病学讲义》，何伯勋的《温病学》，吴瑞甫的《四时感证讲义》，王润民的《时

---

[275] 佟琳．基于温病古籍数据挖掘的四时温病辨治规律研究［D］．中国中医科学院，2012：21.

病讲义》，杨叔澄的《瘟疫证治汇编》，王普耀的《温病学讲义》等，都有介绍刘奎及其著作的内容。如钟少桃的《温病学讲义》为广东光汉中医专科学校的教材，现存版本即 1931 年广东光汉中医专科学校铅印本；杨叔澄的《瘟疫证治汇编》，为华北国医学院的教材，现存版本即为华北国医学院的铅印本。

中华人民共和国成立后，早在 1958 年江苏省中医学校温病教研组编写的全国最早的中医教材《温病学新编》中，就收录了有关刘奎的内容，在上编"总论"第二章"温病和瘟疫"中说"吴又可以外，论疫者有喻嘉言、刘松峰、余师愚辈"，将之作为温疫学派的代表性人物加以介绍。自此以后，凡是中医药院校的各版教材，无论是普通教育还是成人教育，无论中专、大学还是研究生培养，无论是国内教育还是国际教育，无论是全国规划教材还是各院校的教改、特色教材，无论是《温病学讲义》《温病学》还是《温病学说理论与实践》的各种版本，皆将刘奎及其著作收录其中。如由谷晓红、马健编著的全国中医药行业高等教育"十三五"规划教材、全国高等中医药院校规划教材（第十版）《温病学说理论与实践》，2017 由中国中医药出版社出版，其第十二章为《温疫学家及其学术思想概要》，共分五节，分别介绍了吴有性、戴天章、杨璿、刘奎和余霖五位瘟疫学家的生平、著作和学术思想，第四节即《刘奎及其学术思想概要》。

特别是新世纪以来，为了弥补传统《温病学》课程在疫病学知识方面的不足，各中医药高等院校纷纷编著了有关中医疫病学方面的教材，如北京中医药大学的《中医疫病学》（2004 年，2023 年），成都中医药大学的《瘟疫学新编》特色教材（2006 年）以及《瘟疫学》"十三五"创新教材，湖南中医药大学的《现代中医疫病学》（2008 年）等，均将刘奎及其著作作为重要组成部分。成都中医药大学自 2006 年起率先在全国中医院校开设《瘟疫学》课程，也将刘奎及其著作作为重要内容。

（三）医学期刊，研究热点

除了医学古籍整理活动被关注，刘奎的著作还是中医学报刊上所发学术文章的研究热点。这些刊物包括众多的核心期刊，如《中医杂志》《中华中医药杂志》《中华医史杂志》和《山东中医杂志》等。

有一些医学工作者，从不同的角度，对其提出了各自不同的学术见解。如北京中医药大学宋乃光教授的《〈松峰说疫〉温疫观析》，从"辨温疫之名义""阐温疫之因，以解毒为第一法"和"治疫按脉症而变通"三个方面，探析了刘奎温疫学术观点，认为《松峰说疫》所论治疫之法，是吴又可以来最详尽者，它丰富了温疫治疗的内容，无疑是我国中医学在防治急性传染病方面所作出的伟大贡献"。赵宇等人在《中华中医药学刊》2007 年第 4 期刊发的《〈松峰说疫〉评介》一文，虽言"评介"，实际上主要从用药规律的角度对《松峰说疫》的学术价值进行了深入挖掘，并试图通过对《松峰说疫》用药规律的探讨来打通如何预防现代急性烈性传染病的一些思路。而李霞的《〈松峰说疫〉疫学思想及避瘟除疫方药特点探析》一文，则主要从《松峰说疫》对瘟疫的发病、传变、病证、治疗方法、宜忌和善后，以及避瘟除疫方药阐述的角度，研究了《松峰说疫》疫学忌想及避瘟除疫方药特点，以求获取对临床防治传染性疾病的重要启示。孙慧媛等的论文《清代瘟疫学家刘奎学术思想解析》，发表于《中国中医急症》2023 年第 7 期，他们认为其代表作《松峰说疫》等医学论著，在继承《景岳全书》和《温疫论》的学术思想基础上加以发扬和深化，严格划分瘟疫范畴，创立"三疫"学说；继承并发扬了《伤寒论》六经辨证的理念，首创"瘟疫六经治法"；综"瘟疫统治八"法，以解毒为要；同时领先于其他国家学者，较早地提出避瘟预防的有效措施。刘奎的疫病防治理念和方药方法，为传染病学奠定了坚实基础，对后世医家产生了深远影响，尤其对疫情防控有着重要的启迪意义。苏宇情等在《中华中医药杂志》2023 年第 12 期上发表的论文《刘奎〈松峰说疫〉疫病学术思想探析》认为，该书融古创新，汇聚其治疫学术思想精华，首创"三疫说"，总结了七十二种杂疫；重视寒疫，创制寒疫新方苏羌饮；尊崇《黄帝内经》运气学说，以"五运郁发"阐释疫病发生规律，组方用药以治"郁"为主；创立瘟疫六经治法，继承发展仲景学术思想；治疫善用辛凉清解、芳香除秽之品，用药推崇浮萍、降真香；系统提出防疫措施，注重调摄情志。包瑜等的《〈松峰说疫〉辨治疫病特色》一文，发表于《中医药导报》2023 年第 11 期，从时症合参，性症合参，脉症合参，病证合参，以症为则、随症治之，多法合参、多措并举 6 个方面探究了《松峰说疫》论治疫病的特色。刘奎结合症状、病发的时令气候选用方药，若症状表现的性质与四时主气不同，提出要以症状为主；结合症状和疫病性质、个人体质，审慎应用清利发表、苦寒攻下之法；结合症状与患者脉象，判断疫病性质及预后；结合症状与疫病种类，治疗症状表现多样且无规律性的瘟疫杂症和杂疫；根据疫病兼夹症随症加减，根据症状辨析疫病常证与变证；针对疫病症状的多样性和多变性，灵活应用多种方法治疗疫病。刘奎注重疫病复杂症状体现的病变本质，其善于变通、随症治之的疫病论治思想对后世医家的著述、拓宽疫病临床治疗方面具有重要参考意义。

陈丽云等对《松峰说疫》所创"瘟疫统治八法"和"瘟疫六经治法"及对疫病的诊断、治疗和预防方法的总结，进行了较为深入的研究，旨在获取对现代疫病的预防和治疗的参考价值。汤小茜等则重点探讨了"瘟疫六经治法"的用药规律，通过对医案方剂进行数据分析，其认为刘奎发汗解表药主用浮萍，浮萍可发诸经之表，清血热，性凉，发汗力强；选方用药当以清热养阴功效为主，重用大承气汤或白虎汤等阳明经方药；用药剂量强调量异效别，以量定效，依据病证斟酌用之。吴兆利等从"创'温疫、寒疫、杂疫——三疫'学说""瘟疫六经治法""'瘟疫统治八法'，寒凉解毒为要"和"避瘟方——截断病源——预防瘟疫"四个方面，概括了《松峰说疫》对瘟疫学的继承和创新，得出了"刘奎治疫学术思想对完善和发展瘟疫学说贡献卓越，并对当今疫病防治亦有参考价值"的结论。孙敏在《中国临床研究》第三期刊发的《〈松峰说疫〉治法特色》从首创疫病统治八法、创温疫六经治法和记载特色避瘟方三个方面，探讨了《松峰说疫》的治法特色。她还在《时珍国医国药》2008 年第 5 期刊发了《〈松峰说疫〉用药规律探析》，主要是针对《松峰说疫》全书中的 189 首治疫方剂，就其所用药物成分的功效、药性等方面进行了归类，统计不同功效药物使用频次、同一功效不同药物使用频次高低、寒热温凉不同药性药物使用和攻邪与补虚不同作用药物使用的具体情况，以探求其在治疗瘟疫上的用药规律，为当今临床治疗及防治现代传染病提供宝贵资料。董利利等主要介绍了《松峰说疫》中所列的针刮、砭熨、除秽、点眼、塞鼻、涂敷、取嚏、吹药、药浴等外治法，包括非药物疗法和药物外治法，因所列外治法施行容易、取效迅速，在疫病预防和治疗中应用广泛。郭嘉萌将《松峰说疫》中的物理疗法，归纳为挑刺、刮痧、汽熏、水渍、热熨、冷浴、冷敷、塞鼻、取嚏、擦牙等 14 种方法，并分别作了介绍，说明了其在临床应用中的作用，实际上也是非药物疗法和药物外治法。魏岩等从治疫原则、治疫方法（解毒、助汗）、治疫方药（立方用药特色、具体方药应用）、防疫措施和瘟疫的宜忌和善后五个方面，由理及法，由法及药，理法方药，一线贯穿，全面论述了《松峰说疫》疫病防治特色，提出在抗击新型冠状病毒感染疫情过程中，中医应始终保持传承传统中医的特色，又要根据复杂多变的传染病情况，解放思想，大胆创新，发挥中医抗疫优势，使中医药更好为人民健康服务。

邱立新认为《松峰说疫》论治疫病发狂，善于钻研医理，汲百家之长而创新，临证主张发狂分三种，治辨三阳经，尤重阳明；详察脉症判断预后；辨别病位，灵活加味；善遣单方、成药；巧用外治，内外结合；识五运六气论治；制方遣药，独创新意。

张弛等则对《松峰说疫》中与小儿瘟疫的相关内容加以专门研讨，发现了其中除了有直接论述小儿瘟疫的诊断、小儿两种常见的疫病及两首小儿瘟疫专方外，其非常具有特色的"瘟疫统治八法"及避瘟方中虽然没有专门提及在儿科的应用，但是由于非常符合儿童的生理、心理特点，因此绝大多数仍适用于小儿瘟疫的治疗、预防及护理。无疑也是一个很有价值的发现。

刘毅等认为《松峰说疫》提出的"预防思想和具体措施是比较客观公正的，并在防御瘟疫中发挥了重要作用，对后世医家在预防、治疗疫病方面提供了比较完善的理论基础"。高杰东等人刊发在《中国民族医药》2003 年 12 月增刊上的《〈松峰说疫〉避瘟方分析》一文，意在通过对《松峰说疫》避瘟方法所做的分析，为发挥中医学在预防非典等急性烈性传染病中的作用，提供一些思路。该文认为刘奎不仅首创疫证有三：温疫、寒疫、杂疫，而且还总结了历代中医以及民族医学中的瘟疫预防方法，辑为"避瘟方"一章，也是瘟疫类著作中独一无二的。因而研究刘奎避瘟方，对丰富和发展中医学疫病预防方法，有一定的参考价值。

还有学者对《松峰说疫》的衍生著作进行研究。如韩葆贤在《上海中医药杂志》1987 年第 8 期发表的《松峰治瘟蠡测》一文，以《松峰说疫》的衍生著作《松峰治瘟速效》为据，认为刘奎治疫有诊不厌细、方不厌杂、药不厌偏的特点，然细考其所引内容，多非出自《松峰说疫》，而更多是来自《伤寒瘟疫条辨》，而书名则冠以"刘奎"，署名亦为"刘奎"，可见当时刘奎名气之隆，或有以之为名而有伪作。

（四）学术会议，研讨新义

也有以刘奎及其瘟疫学思想拟选题目参加全国性中医学研讨会的。如 2007 年郑秀丽以《浅谈〈松峰说疫〉学术思想》为题参加了"第八次全国中医药防治感染病学术交流会"，她认为刘奎的疫病学说基于《温疫论》，但有所发挥，提出疫病分三种：温疫、寒疫、杂疫。刘奎称瘟疫即为温疫，温热性质突出，与吴又可所论之湿热疫性质完全不同。杂疫有七十种之多，并专设避瘟方与除瘟方为一卷，分别载列瘟疫预防类方和治疗类方剂。2009 年李霞、苏颖以《〈松峰说疫〉疫学思想及避瘟除疫方药特点》为题参加了中华中医药学会中医运气学学术研讨会，她们认为刘奎创立了三疫说，提出瘟疫是疠气自口鼻而入的发病学观点及瘟疫表里分传的传变规律等。对于瘟疫的防治刘奎提出应重视五运六气、慎用古方大寒之剂，以及瘟疫统治八法、瘟疫六经治法等治疗大法。并提出除瘟、避瘟方药及瘟疫宜忌和善后等。总结了其防治并重、注重截断病源的疫学思想，对于现今临床防治传染性疾病具有重要指导意义。2010 年，吴兆利以《刘奎〈松峰说疫〉治瘟疫学术思想探讨》为题参加了全国医史文献学科建设发展创新研讨会，其首先探讨了《松峰说疫》治瘟疫思想的根源，紧接着论述了刘奎的瘟疫发病学思想，重点从"别瘟之名，创'三疫'学说""承六经辨证，阐'瘟疫六经治法'"和"综'瘟疫统治八法'，以解毒为要"三个方面探讨了刘奎辨治瘟疫的思想，然后介绍了刘奎瘟疫的预防思想，最后论述了刘奎学术思想对当今临床的启示。2022 年，郭永胜等以《〈松峰说疫〉温疫六经辨证体系探析》一文参加了中华中医药学会感染病分会学术年会，该文从"瘟疫"之名探究、"六经"之意辨析、温疫六经辨治体系之病机方药解析和温疫六经辨治体系之理法思路阐释四个方面系统探讨了《松峰说疫》创建的温疫六经辨证体系，认为其所论"瘟疫"实为当前温疫之义，刘奎提出"瘟疫六经治法"，是以《黄帝内经》的运气学思想与热病六经分证，作为温疫六经病理的基础，借鉴《伤寒论》六经辨证论治体系，从而创立颇具特色的温疫六经辨治体系。其六经辨治，实质是在其主要病机矛盾的基础上，论述温疫邪热所犯之经证为主。其所论温疫的病机为卫闭营郁，即伤在卫气而病在营血，指出主治应泄卫凉营养阴，拟用浮萍泄卫以发温疫之汗，推崇牡丹皮、芍药泄热而凉营，并注重养阴贯穿六经辨治始终，创制元霜丹、素雪丹、红雨丹、白英丹、黄酥丹、紫玉丹、苍霖丹等主要方剂，以辨治温疫之在三阴三阳六经病证。

2020 年 9 月 19 日，第四届中医药文化大会在山东省日照市举行，余以《清代瘟疫大家刘奎生平及其学术思想考述》为题，在"中医药健康旅游暨地方传统文化论坛"上举办讲座，与国医大师张伯礼等同台演讲，吹响了刘奎瘟疫学研究的号角。

2023 年 8 月，中华中医药学会感染病分会举行 2023 年学术年会暨感染病分会换届选举会议，拙作《清代名医刘奎瘟疫学成就及其家族文化背景刍探》《瘟疫表里传变究竟是"九传"还是"十传"》两文参加会议，并收入《论文集》。2023 年 10 月 16 日山东中医药学会发布通知，"刘奎瘟疫学派文化溯源及其民本思想对当代医疗卫生工作影响的研究"和"清代名医刘奎瘟疫学思想及其家族文化研究"两个项目双双获奖。

大多数论文参会以后，会广泛吸收与会代表和专家、学者的意见和建议，进一步修改，又正式在期刊公开发表，如吴兆利的《刘奎〈松峰说疫〉治瘟疫学术思想探讨》参加了 2010 年全国医史文献学科建设发展创新研讨会后，于 2014 年以《刘奎〈松峰说疫〉治瘟疫学术思想》发表于《实用中医内科杂志》第 2 期。这样就增加了阅读量，扩大了传播度，更有利于刘奎疫病学思想的传承、发展和应用。

（五）学位教育，成就不断

首先，有些高等中医药院校的研究生入学考试以《松峰说疫》为参考书目。这对温病学专业的研究生固然是理所当然的，但有些理论研究和临床专业的研究生也有如此要求，则显示出《松峰说疫》不仅在中医疫病学史上的重要地位，同时对中医学理论和临床都有较高的参考价值。

其次，有专门以刘奎及其著作为研究对象的研究生。就目前所知，已有以此获得研究生学位者多人。如廖慧敏以《〈松峰说疫〉疫病证治探析》一文获上海中医药大学 2008 年硕士学位、刘毅以《〈松峰说疫〉疫病预防思想研究》获山东中医药大学 2018 年的硕士学位等。

再次，许多研究生论文以刘奎及其著作为重要研究内容。如孙敏的博士论文《温疫学派治法研究》，从方药角度出发，分析研究了该学派的用药特点。收集了《温疫论》《广瘟疫论》《伤寒瘟疫条辨》《松峰说疫》《疫疹一得》《霍乱审证举要》《疟疾论》《痧胀玉衡》《鼠疫抉微》《随息居霍乱论》《瘟疫霍乱答问》《羊毛瘟论》12 部温疫学派主要著作中所载方剂，共得方剂 689 首，药物 415 味，共计 4766 味次。本文以温疫学派的主要治法在整个外感病治疗体系中的发展为线索，力求全面、客观地展现这些治法的发展轨迹，着重体现出温疫学派治法的特点。其目的是在全面继承温疫学派治法优势的基础上，为更好地发挥中医治疗的优势及指导临床实践提供理论依据。

在这里，应特别指出，上述论文均出现在 1987 年张灿玾等整理出版《松峰说疫》以后，可见原著原作的刊行对学术研究的影响。如果没有原著的整理，尤其是横排简体版本的印行，就很难有相应的学术研究的开展。如余参加《山东中医药志》纂修而操觚《刘奎传》时，因当时《松峰说疫》尚未有中华人民共和国成立后的版本，而古籍又难以搜寻，且当时网络也不发达，故对其学术思想的介绍就十分薄弱，未能深入探讨。而《温疫论类编》虽然早在 2017 就已经出版发行，因为是影印竖排繁体，除余参加学术会议的论文外，尚未见到有关的研究。

（六）文史著作，立章成节

关于刘奎及其瘟疫学思想的研究，已经在有些书籍中专门立章成节，详加研究。除了温病学、疫病学的专业书籍，其他文史类著作中也有体现。如南京航空航天大学张其凤教授是著名的刘墉和刘氏家族研究专家，所著《清代诸城刘氏家族文化研究》一书，收入《山东文化世家研究书系》丛书，2013 年 12 月由中华书局组织出版发行。在第四章《诸城刘氏家学》的第二节《瘟疫学大家刘奎与刘氏九世业医者》中，就以刘奎为主介绍了刘氏家族的医学成就。丛书出版后，人民出版社主动邀请其中部分作者编写"中国名门家风丛书"，计有十一家，其中《诸城刘氏家风》为其一家，内有《瘟疫学大家堂弟刘奎》《"不为名相便为良医"的刘奎》等节，2015 年 11 月出版。

2013 年 1 月由山东人民出版社出版的《刘墉家族与日照》一书中，将《以民为本——活人无算的瘟疫学大家刘奎》列为第五章，与第三章《持证多能——一代名相刘统勋》、第四章《清官令誉——千年书家刘墉》一起，作为东武刘氏家族的三个代表性人物，来说明刘氏家族与日照尤其是五莲之间的密切关系。

余 20 世纪 80 年代撰写的《刘奎传》，收入张奇文主编的《山东中医药志》127～128 页。

另外，刘奎疫病学研究还列入科研课题。如"清代瘟疫学家刘奎学术思想解析"列为国家自然科学基金项目（82174203）、第七批全国老中医药专家学术经验继承工作项目［国中医药人教函（2022）76 号］。

由上述可知，刘奎在医学界尤其是温病、疫病学界的影响，既深远又广泛。在非典、禽流感、新型冠状病毒感染等大疫来临之际，其学术成果，被当今医学界赞为必不可少的医学真经，这是对刘奎医学成就与影响的一种最为充分的肯定。因此，很有必要出版一部刘奎研究的专著，对其生平事迹、学术思想来源、理论体系、临床实践、疫病预防及其对现代疫病学的启示等进行全面系统的研究。

第二节　刘奎在中国疫病学史上的地位

温疫学说肇始于《黄帝内经》，形成于明末清初，以吴有性的《温疫论》问世为标志。嗣后，戴天章的《广瘟疫论》、杨璿的《伤寒瘟疫条辨》、刘奎的《松峰说疫》、余霖的《疫疹一得》等疫病学著作相继问世，使疫病学理论和辨证方法不断丰富，形成了比较完整而独立于伤寒以外，具有理法方药的理论体系的一门学说，促进了伤寒、温病的分立。温疫学派是以温疫立论来研究温病防治规律的一大学派，其理论与经验，对于温病传染和流行的防治，具有重要的学术价值，且对温病学说和温病学派的形成和发展起到了重要的促进作用。刘奎为温疫学派的集大成者，可谓"温疫四大家"之一。

一、温疫学派的集大成者

疫病病因复杂，证候多样，且医者毕生所遇往往仅一种或数种疫病，如张仲景所遇以寒疫为主，吴有性所遇以温疫为多，因而采取不同的治疗方法，如张仲景早期主以辛温发汗，而吴又可强调攻下逐邪，杨璿主张清热解毒与攻下并用，余霖重清热解毒等，故伤寒与温病纷争，温病内部也疠气与六淫相左，难以形成统一的理论体系。刘奎不惧风险，迎难而上，根据前贤所论，验以临床所见，并参民间所闻，倾听患者所言，集中医疫病学之大成，正如《松峰说疫·论治小序》所云："第瘟疫之变，现世而穷一人之知识有限，兹特愫所见所经者一为笔记。"终于构建起中医疫病学的理论和临床框架体系。

（一）刘奎构建起瘟疫学派的理论框架

自《黄帝内经》提出疫病概念以后，其后历代医家对其进行了不懈的探索，宋代以前，以伤寒为主；直到明末清初，温病学开山著作《温病论》专论温疫以后，温疫学说才脱离伤寒学说而独立出来，逐渐发展成为一门独立的学科。

《黄帝内经》把疫病定名为疫、疬，《素问·六元正纪大论》云"疬大至，民善暴死""温疬大行，远近咸若"，《素问·热论》指出"今夫热病者，皆伤寒之类也"。受此影响，后世诸多医家将具有温热性质的疫病称为"伤寒"。汉代张仲景《伤寒论》以传染性强弱对主要是伤寒、温病的疫病进行再定义。观其所列方证，以温热药物居多，说明医圣仲景已认识到疫病既有温热性质的一类，也存在寒性的一类，但主要以寒性为主。其后，直到《温疫论》产生以前，疫病皆笼罩在伤寒学治疗之下，屡有将温疫混同于伤寒者，正如刘奎自序《温疫论类编》所云："张长沙《伤寒论》一书，原非为治瘟疫而设，第人以瘟疫证候有类伤寒，故往往以治伤寒之法治之。即有心知其未稳者，亦不过于麻、桂、青龙等汤中，加以凉药而止，然究之不离乎温散者，近是而终亦未得治瘟疫之肯綮焉。千百年来，贻害非浅。"

《温疫论》自问世以后，尤其是吴又可对伤寒、温疫的辨析，使温性疫病从伤寒学说中独立出来，逐渐形成与伤寒分立的一门学说，正如刘奎自序《温疫论类编》所云："自吴又可先生出，始分伤寒、瘟疫为两途，谓瘟邪自口鼻而入，伏于膜原，不宜汗散。初起用达原饮为主方，而随经加减，析理精详。又佐以十传治法，神明而变通之，更著为伟论，厘定新方，独辟蚕丛，力排误说。则是有《伤寒论》于前，不可无《温疫论》于后。洵堪方驾长沙，而鼎足卢扁，功垂万世，当为又可先生首屈一指矣。"但由于吴又可对寒热对立的过度强调，使后世医家皆将伤寒、温疫严格区分，而使疫病局限在温疫范围内，甚少涉及寒疫，虽然亦有不少医家对此有所质疑，但都没有再突破。刘奎是第一个将寒疫与温疫并列为疫病者。

刘奎最先打破了这种思想的局限，首创疫病的三疫说，提出"瘟疫者，不过疫中之一症耳，始终感温热之病气而发，故以瘟疫别之"，瘟疫与非疫类疾病的区别，在于瘟疫具有众人皆病和始终为热的特点。刘奎所谓的"瘟疫"，与我们目前所理解的"瘟疫"有所不同，实际上就是温疫。

寒疫概念虽产生于晋代，但直到清代以前，寒疫只是在温病尚未脱离伤寒阶段，人们对伤寒疾病的一种称谓，感非时之寒的"寒疫"就是伤寒疾病，与感疬气具有传染性的"瘟疫"有所不同，故此时的"寒疫"不是疫病。及至《松峰说疫》，始将寒疫自分一类。刘奎论寒疫突破了前人的发于温热季节而感受寒邪所致寒疫的时间观念，一年四季若感受寒邪性质的疬气所致疫病，均可称为寒疫。可见，刘奎强调寒疫是由疬气引起的，疫病有寒、热之别，从而将温疫、寒疫并列，纳入疫病学体系当中。随后，寒疫的概念为温疫学派所接受，如邹汉璜《寒疫论》、朱兰台《疫证治例》等，同时为温病学家所吸收，如《温病条辨·寒疫论》云："世多言寒疫者，究其病状，则憎寒壮热，头痛骨节烦疼，虽发热而不甚渴，时行则里巷之中，病俱相类，若役使者然，非若温病之不甚头痛、骨痛而渴甚，故名曰寒疫耳。盖六气寒水司天在泉，或五运寒水太过之岁，或六气中加临之客气为寒水，不论四时，或有是证。其未化热而恶寒之时，则用辛温解肌；既化热之后，如风温证者，则用辛凉清热，无二理也。"

尤其是杂疫一说的提出，是疫病学史上的重大原始创造，最能体现刘奎的创新精神和科学研究方法。《松峰说疫·发凡》云："谈医者动曰'瘟疫'，岂知'疫'字所该甚广，瘟乃疫中之一症耳。第其传变类于伤寒，为病最重，故瘟病之名为世所习称。兹则增入杂疫一门，其症多端，治法不一……疫症多端，瘟特其一，此外又得诸博采经验者，汇为'杂疫'一门，以尽其变。"病寒热皆有，症千奇百怪，众人所患皆同，有疠气以行乎其间所致，以平素治法治之不应者为杂疫。刘奎广收清代民间俗谚之各种疫证，所举之杂疫达 72 种之多，"其命名也，皆出自经史子集，名山石室，并良医口授，试之而历有奇效，方敢笔之于书"，而在《温疫论类编·读论要言》中又进一步指出"杂疫，有名色者共七十二症，病来甚速，而杀人者亦最捷。此外，如疟痢泻呕，胀𧯄喘嗽，诸痛疮疡，种种杂症，凡众人所患相同者，皆有疫气以行乎其间"，除诸瘟、诸挣、诸痧瘴（如大头瘟、搅肠瘟、锁喉黄）等暴怪之病外，还包括疟、痢、霍乱等众人所患皆同之病。由于杂疫之证病情繁杂，"种种变态"，难于揣摩，故在治疗上不像瘟疫尚有一定之法，而无一定之方。由此可见，刘奎对疫病的认识较吴又可更为全面、深刻。

《读论要言》云："疫症一门，鲜有能分析之者。"刘奎将瘟疫分为瘟疫（温疫）、寒疫、杂疫三个大类，"世有瘟疫之名，而未解其义；亦知寒疫之说，而未得其情；至于杂疫，往往皆视为本病，而不知为疫者多矣。故特表而出之"。开阔了温疫学派的视野。其杂疫的提出，为疫病的治疗提供了多种途径。疫病与非疫类疾病的区别，在于温疫具有众人皆病和始终为热的特点。"如此分类并理清含义后，通过病名就可把握疫病病性寒热，传染性强弱，流行面大小，以初步展现疫病特征，给疫病防治方案提供初步信息"。

总之，《松峰说疫》在吴又可对温疫病因与发病认识的基础上，又明确将疫病分为三类，"曰瘟疫，曰寒疫，曰杂疫，三者具而疫症全矣"，就如同一条金线，将原本散乱如珠的病证串联起来，使其更有条理、更具系统性，而病证之间的区别也变得较为明晰，由此而构建起中医疫病学的框架[276]。

（二）刘奎是温疫学说之集大成者

温疫学派的形成始于明末清初，以吴有性的《温疫论》问世为标志。嗣后，清代的戴天章、杨璿、刘奎、余霖等的疫病学著作相继问世，使疫病学的理论与辨治方法不断丰富，形成了温疫学派。在《温疫论》诞生近 150 年之际，特别是经过叶天士、薛雪等医家的改造，温疫学逐渐与温病学相合，伤寒学与温病学交融，温疫学和温病学均进入一个特殊发展阶段，亟须对其进行总结和集成。刘奎历史性地承担了这一重

[276] 魏岩，马金玲，张文风.《松峰说疫》疫病防治特色［J］.长春中医药大学学报，2021，37〔2〕：242-245.

任，是温疫学说的集大成者。

刘奎对《温疫论》进行了深入的研究，将其进行分类编纂和评释，使之条理更加清楚，理法更加明晰。并在《松峰说疫》中，对温疫病发生、发展以及辨证论治多有发挥，尤其在方药方面有所创新。"是继明代吴又可《温疫论》之后，中医疫病学派重要学术著作"[277]。

刘奎还分别探讨了温疫、寒疫、杂疫三种疫病的病邪性质、传变规律、治疗方法和应用方药。如以病邪性质区分，瘟疫为热性，寒疫为寒性，杂疫寒热皆有。从传变规律来看，瘟疫多按表里、三焦和卫气营血传变，寒疫按六经传变，杂疫则"有寒者，有热者，有上寒而下热者，有上热而下寒者，有表寒而里热者，有表热而里寒者，种种变态，不可枚举"。从辨证方法而论，瘟疫多遵循表里、三焦和卫气营血辨证，寒疫主以六经辨证，而杂疫则是"随运气以消息变通焉"。从治疗方药而言，对于疫病初期，瘟疫首选金豆解毒煎，寒疫用苏羌饮，而杂疫则用针刮。至于其后的"变现诸症"，每证给出一方，三因制宜。在书中，刘氏把瘟疫的治法分为解毒、针刮、涌吐、熏熨、助汗、除秽、宜忌、符咒八法，称为"瘟疫统治八法"；寒疫则有"六经治法"；杂疫"其症多端，治法不一"，"非随运气以消息变通焉不可也"。综观其治法，以多种治疗及调护方法并用，颇具己见。经过对前贤所论综合的集成，系统的总结，全面的梳理，从而建立起中医疫病学的理论体系。故刘奎在《松峰说疫·发凡》中开宗明义地指出：

谈医者动曰"瘟疫"，岂知"疫"字所涉甚广，瘟乃疫中之一症耳。第其传变类于伤寒，为病最重，故瘟病之名为世所习称。兹则增入杂疫一门，其症多端，治法不一。而寒疫亦附于其后，皆得以疫名之。故是书名为"说疫"，而不专以瘟疫名书也。

可以说，"《松峰说疫》一书，是继《温疫论》之后，又一部较为全面的疫病学专著"[278]。

刘奎疫病学承前启后，对前代温疫学作了全面系统的整理和提高，基本反映了清末以前温疫学说发展的水平，是后人了解温疫学演变概况及深入探讨疫病理法方药的重要学说，故后人谓之为"疫病学之集大成者"，并以之为疫病学习的入门之作。

明末清代，江浙地区的文化发达，而疫病流行又比较严重，因此，该地区成为温疫学科独立发展的中心，创建温疫学说的吴有性就是江苏吴县人。至清代，同是吴县人的叶桂创立温病学说，不久，温病学说就脱离温疫学说而成为显学。由于救疫之需，温病学说迅速流传至大江南北，但学术发展的中心仍在江浙两省，著名的"温病四大家"——叶桂、薛雪、吴瑭、王士雄均是江浙人士。但有一个特殊的现象值得注意，即无论温疫学说还是温病学说，其创始者皆为江南人，而集大成者则皆为江北人。刘奎，集成温疫学说；吴瑭，集成温病学说。所不同的是，刘奎将温疫作为疫病的一部分，而集成疫病；吴瑭将温疫作为温病的一部分，而全论温病。而且，两大医家的居住地相距不远，皆处于紧靠江南的江北滨海地区。这是否就是人们常说的江南人轻灵、创新性强，江北人厚重、集成性强的一个例证呢？有待于有识者的进一步探索。

[277] 张弛，宋乃光，彭苏元.《松峰说疫》在小儿瘟疫防治中的成就 [J].吉林中医药，2010，30（11）：1003-1005.

[278] 刘景源.明清时期中医疫病学与温病学的形成与发展（上）[J].中国中医药现代远程教育，2004，2（1）：31-34.

二、温疫学派四大家之一

《清史稿》作为正史体系的延续，其医者传的书写对厘定清代医学的正统脉络及医史的承启开新具有重要意义。通观中国医学史，正史医者传记是古代医史书写主要的史源，也是后来医界和学界对历代医家研究和评论的标杆，如金元四大家和温病四大家的建构就与正史的形塑密切有关。《清史稿·艺术传》医者传对选择及叙述标准的解释是"其可传者著于篇，各以类为先后。卓然成家者，具述授受源流"。医者的身份以有功名身份的士人、通儒之医居多，世医其次。其中进士1名、举人2名、生员6名，但未将监生列入其中；身为世医者如叶桂、王士雄，张璐在其身后由两个儿子继承医业。《清史稿》医者传中标明宫廷医者身份的仅有吴谦一人。这也印证了清代名医张璐所说的"比户皆医"的状况。

1. 清代齐鲁医林双璧

《清史稿·艺术传》医者传主在地域上相对集中，按籍贯及主要行医区域而分，32位入传医者中，江苏13人，浙江9人，安徽3人，山东2人，内蒙古2人，江西1人，福建1人，湖南1人。齐鲁大地入传者两人，即刘奎和黄元御，故有人称其为"清代齐鲁医林双璧"。黄元御籍贯昌邑，刘奎籍贯五莲，两地相距不远，中华人民共和国成立后有一个阶段均同属于潍坊市，故至今仍有许多文章中称刘奎为潍坊医家、诸城医家。1992年五莲县划归日照市，这种说法当然已经不再切合实际，应当加以改正。

《清史稿·艺术传》共将清代医者人物传记归为了十类，刘奎归入第一类，主传者吴有性，皆瘟疫学家；黄元御归入第四类，主传者张志聪，以尊经为要旨。《清史稿》医者传人物的择选主要围绕两大核心学说展开。其一是温病学说，其二是伤寒学说。属于温病学阵营者，是第一、第六类，即后世所归纳瘟疫学派与温热学派的代表人物。属于伤寒学阵营者，是第二、第三、第四、第五、第七、第八、第十类医者。除以伤科闻名的医者外，医者基本有自己的撰述，大多是围绕《黄帝内经》《神农本草经》《伤寒论》这些经典著作展开；而瘟疫学家、温病学家则大多以创立新说而论述。《清史稿》重视医学典籍的整理、校勘、注疏、辑佚等，继承了乾嘉以来的朴学传统，同时对"西学东渐"所影响的中西汇通之学也有关注。虽然作者将刘奎、黄元御划分为不同类别，但两者都对温疫学、伤寒学有极深的造诣，而且曾相互切磋，共同研究，将"瘟疫六经治法"和"浮萍代麻黄"说推广应用。

2. 清代温疫四大家

《清史稿》医者传的叙述特点是"以类为先后"，"具述授受源流"，在人物传记的主脉之下，隐含着两大书写重点：一是疾病医学知识的叙述，如温病学、伤寒学；二是注重突出地域医学，如吴中医学、钱塘医学。《清史稿》作为正史书写强化了温病之学、伤寒之学的主流地位，承继了明清以来对江南地方医学传统的认可。《清史稿》将清代医者人物传记归为了十类：

第一类，主传者吴有性，附传者戴天章、余霖、刘奎，皆以治瘟疫闻名。《清史稿》医者传将吴有性列为全传的首位，称"古无瘟疫专书，自有性书出，始有发明"，认为其开启后世研究温疫理论的先河，具有开创意义。如前所述，我们现在谈论明清时期温疫学派，多是按时代顺序，将吴有性、戴天章、杨璿、刘奎和余霖称为代表性医家，但《清史稿·艺术传》中未将杨璿列入，大概是夏孙桐认为杨璿尚未达到"可传者"标准，而将之排除在外。其后，在《续修四库全书总目提要·伤寒瘟疫条辨提要》中，夏孙桐详细解释了将杨璿"屏勿载"的根本原因，"其书全袭三原陈尧道《伤寒辨证》，稍为移易次第，改换篇题，增删字句。前五卷出于补义者十仅一二，第六卷辨论本草，陈书所无，乃璿所自纂"[279]。如果我们详细阅读《伤寒瘟疫条辨》，就会对夏孙桐作出的结论佩服得五体投地。

第六类，主传者叶桂，附传者薛雪、吴瑭、章楠、王士雄，此类医者即为后世所归纳的温病学派的代表人物。正是在《清史稿》医者传的形象塑造的基础上，中医学界通过认真研读著作，抽绎学术贡献，总结学派影响，厘清学派源流，并排除了章楠，才最终形成了"清代温病四大家"的观念。

但对于温疫学派却一直没有"温疫四大家"的说法，这不能不说是一种遗憾。但已经有此论之萌芽，如各种温病学、疫病学专著与文章以及课题中皆将吴又可、戴天章、杨璿、刘奎和余霖五家作为"温疫学派代表医家"。早者如陈邦贤1941年的《清代三百年医学学术之鸟瞰》，对有清一代的医学进行分类，"有发明温病之治疗者，如叶天士、薛生白、章虚谷、吴鞠通、王孟英等。有发明瘟疫之治疗者，如吴有性、戴天章、余霖、刘奎等"。近者如张志斌等《温病理论发展源流研究》总结温病学发展历程后认为：

瘟疫学派与温热学派都是温病理论研究的组成部分。一种是立足于吴有性《温疫论》，发挥其"戾气"学说及辨证体系的瘟疫学派，如戴天章、杨璿、刘松峰、余霖等；另一种是宗叶桂，以卫气营血、三焦辨证为主要辨证方法的温热学派，如叶桂、吴瑭、薛雪、王士雄等。这两大派别都促进了温病学说的发展[280]。

这里，温病四大家已经形成共识，而温疫四大家也呼之欲出。故此，余提出戴天章、杨璿、刘奎、余霖为"清代温疫四大家"的论断，当不会有什么不妥，恳请读者批评指正。当然，依《清史稿》所述以及我们对温疫学派的梳理，我们也可以将吴有性、戴天章、余霖、刘奎称为"明清温疫四大家"，将戴天章、余霖、刘奎誉为"清代温疫三大家"。

三、齐鲁疫病学派创始人

在中医学大家的基础上，出现了中医学学术流派。目前一般认为"在中医学理论

[279] 中国科学院图书馆.续修四库全书总目提要（稿本）：第10册·伤寒瘟疫条辨提要［M］.济南：齐鲁书社，1996：578.

[280] 张志斌，郑金生，吴文清，等.温病理论发展源流研究［C］//曹洪欣，等.温病大成·第六部［M］.福州：福建科学技术出版社，2008：996-997.

体系中，由于学术主旨不同，学说、观点之异，其学术队伍中一批有较大影响的医学家发展传承的群体称为学派"[281]，"中医流派是指中医学在发展过程中因不同的师承而形成的以独特的研究旨趣、技艺、方法为基础的不同学术派别"[282]。

刘奎幼承庭训，启蒙于其父刘绶烺；少年时期学医于郭志邃，学习其针刮治疗痧证的经验；青壮年时期"晋接名贤"，大量吸收张仲景、孙思邈、刘完素、张景岳、喻昌、叶天士和薛雪等医家论述，尤其是全盘接受吴又可《温疫论》思想，同时与当地医家黄元御、臧应詹、岳廷臣、刘嗣宗等广泛研讨，最终形成了独特的疫病学理论和临床辨治体系，并在《温疫论类编》和《松峰说疫》等专著中公之于世。其后，刘奎将其疫病学思想传授给其子、其孙，从而形成了一个与一般温病学、温疫学有所不同的齐鲁疫病学派。

齐鲁疫病学派与温病学派的区别，实际上就是温病学与温疫学的差异。温病学研究温邪致病的规律和辨证体系，而疫病学研究杂气致疫的规律和辨治体系。在温疫学内部，齐鲁疫病学派与以吴又可《温疫论》为代表的温疫学也有明显不同。主要体现在《温疫论》所论为温疫，具体而言为湿热疫；而刘奎《松峰说疫》所论除温疫外，包括寒疫，更重要的是增加了杂疫。其疫病性质、所处部位、传变规律和辨证论治等自然有异。

导致刘奎疫病学与吴又可温疫论不同的原因，如前所述，首先是因为大司天气候变化规律有别，其次是地理差异明显，再次是南北方人体质的差异。

其传承顺序为：刘绶烺→刘奎→刘秉锦→刘河……

刘奎构建起中医疫病学的理论框架，卓然自成一家，反映了齐鲁医派对疫病学的独特认识，成为齐鲁疫病学派的创始人。其疫病学思想不仅具有全国广泛影响，而且影响到日本等国。

文正公、文清公以功业著，为一代名臣；文甫公以医学鸣，为一代医宗。后先辉映，世济其美，足以光邑乘、耀家谱矣。

[281] 孟庆云.论中医学派[J].医学与哲学，1998，（8）：432.
[282] 中医学术流派研究课题组：争鸣与创新——中医学术流派研究[M].北京：华夏出版社，2011：1.

后记

————

真巧！2024 年 3 月 30 日凌晨 1:00，我敲完本书四修稿的最后一篇文章。查看日记，1987 年 3 月 30 日是我第一次到户部乡杨家峪村（清时称东刘家槎河）田野调查刘奎事迹及书稿下落，时间相距正好 37 周年；而离自己动手撰写这部书稿，也有三年多了。

我生在五莲，长在五莲，外出求学三年后，又一直工作在五莲，自然对家乡有着难以名状的深厚情怀。说起来，我的籍贯也是诸城，我的老家在潮河镇刘家坪村，面对会稽山，背倚寨山，再往北就是五莲山。会稽山东麓，至今有清代用以标识诸城、日照分界的界碑。因而，自少儿时起，刘奎家族的传说就耳熟能详，而印象最深的则有两件事。一是父老们饭后茶余，拉呱闲谈，说刘墉垂涕盈尺，端坐而逝，为半仙之体，蔚然成佛。后来搜查资料，与《啸亭杂录》所载略同。二是我十岁左右，那时还是大集体，长兄在部队服役，二兄结婚后刚刚析家单过，三个哥哥都还在上学，家中的劳动力只有父母和姐姐。这年春天，正是农忙时节，姐姐天尚未全亮就到农田施肥，因视线模糊，不慎被棠梨树刺扎伤脚掌，在家养伤。父亲是生产队的驶牛能手，正在犁田时，突然耕牛受到远处炮声的惊吓，横冲直撞，父亲上前制止，被惊牛踩伤了脚，无法出工。遇此情况，父亲一时急火攻心，头痛欲裂，胸闷烦躁，欲吐不吐，腹痛如绞，大汗淋漓，这就是俗称的"生疬"，母亲急忙让我去找邻居堂兄。堂兄刚刚转业，服役时在部队医院，虽然不是从事医务工作，但耳濡目染，对生疬急救颇有一套。堂兄为父亲挑刺肩胛、刮痧背部，一番下来，父亲不一会竟痊愈如初。闲聊中，堂兄告知据医院的军医讲，这些方法就是我们老乡刘奎所传。自此开始对刘奎医术有所了解。

自踏入岐黄之门后，就购得《松峰说疫》一书，虽经常翻阅，然终未能窥其堂奥。2014 年，校对师祖柳吉忱公《温病学讲稿》，对柳氏医派"伤寒为法，法在救阳；温病为法，法在救阴"的核心理论有所体悟，遂撰写《胶东柳氏医派感染性疾病诊治特色初探》一文，参加中华中医药学会感染病分会 2019 年学术年会暨换届选举会议，会上，当选为感染病分会第六届委员会委员，论文被收入《论文集》。会后，恩师柳少逸先生特嘱要名正言顺，名实相符，下大力气对温病学进行系统研究探索，并特别指出，贵邦先贤刘奎的瘟疫学思想独具特色，可先从刘奎研究入手。

也许是老天有意考验我们，在被选为委员后刚刚 20 天，一场突如其来的疫情横扫大江南北，我县最早的疫病防控会议就是在我院的远程会诊室召开的，县委书记在此发出了第一号防控指令。从此，我便全身心地投入新型冠状病毒感染阻击战中，作为医院的抗疫前线总指挥和全县中医药专家组组长，聚精会神，不敢懈怠，一直奋战在第一线，始终保持战时状态。并在搞好疫情防控之余，于2020年8月8日完成《柳氏医学流派》书稿后，又开始搜集资料，焚膏继晷，探幽发微，将全部业余时间和主要精力投入到对刘奎的研究中，开始了本书的写作。而最早完成的《清代瘟疫大家刘奎生平及其学术思想考述》一文，参加了第四届中国中医药文化大会，于2020年9月19日进行演讲，获益良多。

2021年8月，中华中医药学会感染病分会计划在宁夏银川召开学术年会，我从《清代名医刘奎疫病学研究》一书初稿中摘录部分内容而成《清代著名医家刘奎生平事迹考述》《〈瘟疫论类编〉评介》两文，准备参加会议。可就在即将出发的前一天，接到通知，因银川疫情，会议延期。10月25日，银川疫情溢出的"五莲疫情"突然暴发。而疫情伊始，县城内的三所综合医院就有两家停诊，全体医务人员隔离，只有我们一家医院开门接诊。一边是全县如火如荼的学术年会，一边是全县亟待救治的危急重症患者，我们两者兼顾，两手都不放松，于是，我们吃住在单位，全力以赴投入。我们应用了《松峰说疫》的防治措施，如各个房间用艾灸烟熏消毒，将清肺排毒汤的麻黄易为浮萍汤剂漫灌，收效奇佳。由于我们防护到位，未发生院感事件，也没有一位职工感染，体现出了中医药在预防感染病方面的强大优势，也显示出刘奎疫病学方法的成熟高效。

古语有云："上有俎豆千秋，而且余烈光大，下有百世薪传。"《庄子·养生主》亦曰："指穷于为薪，火传也，不知其尽也。"积薪传火，相传不绝。在中医疫病学术发展史上，由于刘奎对疫病的集大成式的总结和发挥，因而成为当时乃至后世疫病防控的医学标杆，其理论与治疗实践就是这样生生不息地得以传承，在当今的条件下继续被研究、被应用、被发展、被记录。

深厚扎实的理论学养，活人无数的临床实践，博学多识的儒学功底，能诗善文的艺文才情，高德大义的济世仁心，大爱无垠的民本思想，是一代鸿儒大医刘奎的真实写照。天行健，德润身。大师有爱，生生不息。他的为人之道，为医之道，为学之道，为师之道，让一代代中医人传承和弘扬其学术思想和高尚风范。刘奎既是深谙岐黄、医德广被的瘟疫大师，又是于文史哲造诣深厚的儒者。对"做人"与"健康"之间关系的思考，使他的视野超越了医学范畴，延伸至史学、哲学等领域。在先哲时贤众多研究的基础上，结合自己的人生体验，对社会人情的思索，刘奎形成了学术性与普适性相结合的儒学观念、全科性与专科性相交融的医学理念。其医学思想强调立德养性的做人之道，汇医道、文道、人道于一炉，立意深邃，融会贯通，反映了他的博识才学和仁爱之心，更透露出浓浓的道德忧患精神，展现了一代儒医强烈的社会责任感，勤求古训、博采众方的学术观和以民为本、治病救人的价值取向。故刘嗣宗有发自肺腑的赞颂："吾闻之，其上者立德，其次则立功，其次则立言。若山人者，可谓兼而有之矣。"

吾学后辈，当守正创新，传庚接续，踔厉奋发，永续辉煌。